Kindermord im Krankenhaus

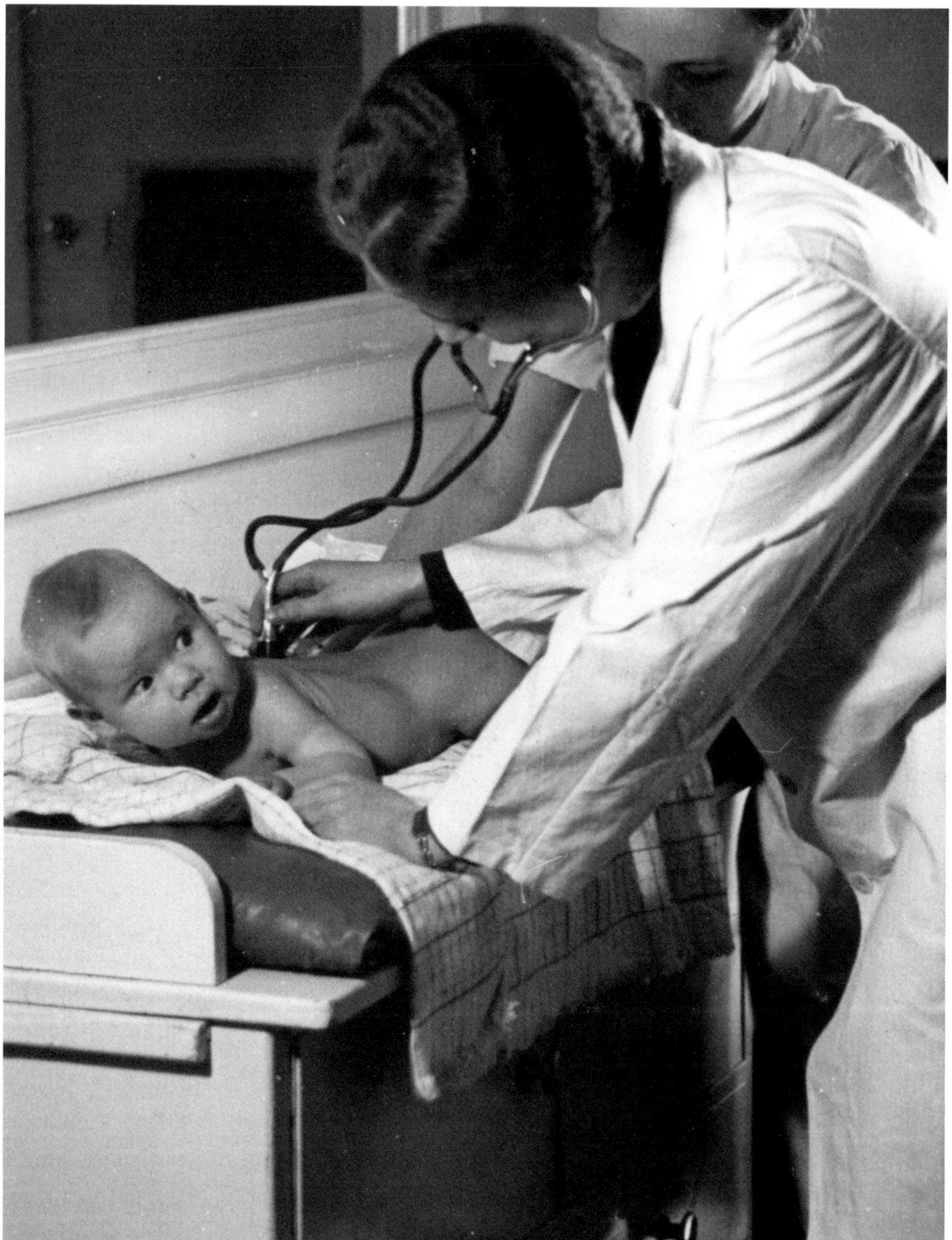

Andreas Babel

Kindermord im Krankenhaus

Warum Mediziner während des Nationalsozialismus in Rothenburgsort behinderte Kinder töteten

Edition Falkenberg

Mit freundlicher Unterstützung der

RWLE MÖLLER Stiftung

BÜRGER STIFTUNG CELLE

Finanzgruppe Sparkassenstiftung Schleswig-Holstein

Gesellschaft für Schleswig-Holsteinische Geschichte 1833

3., überarbeitete und erweiterte Auflage 2021

ISBN 978-3-95494-245-9

www.edition-falkenberg.de

Inhaltsverzeichnis

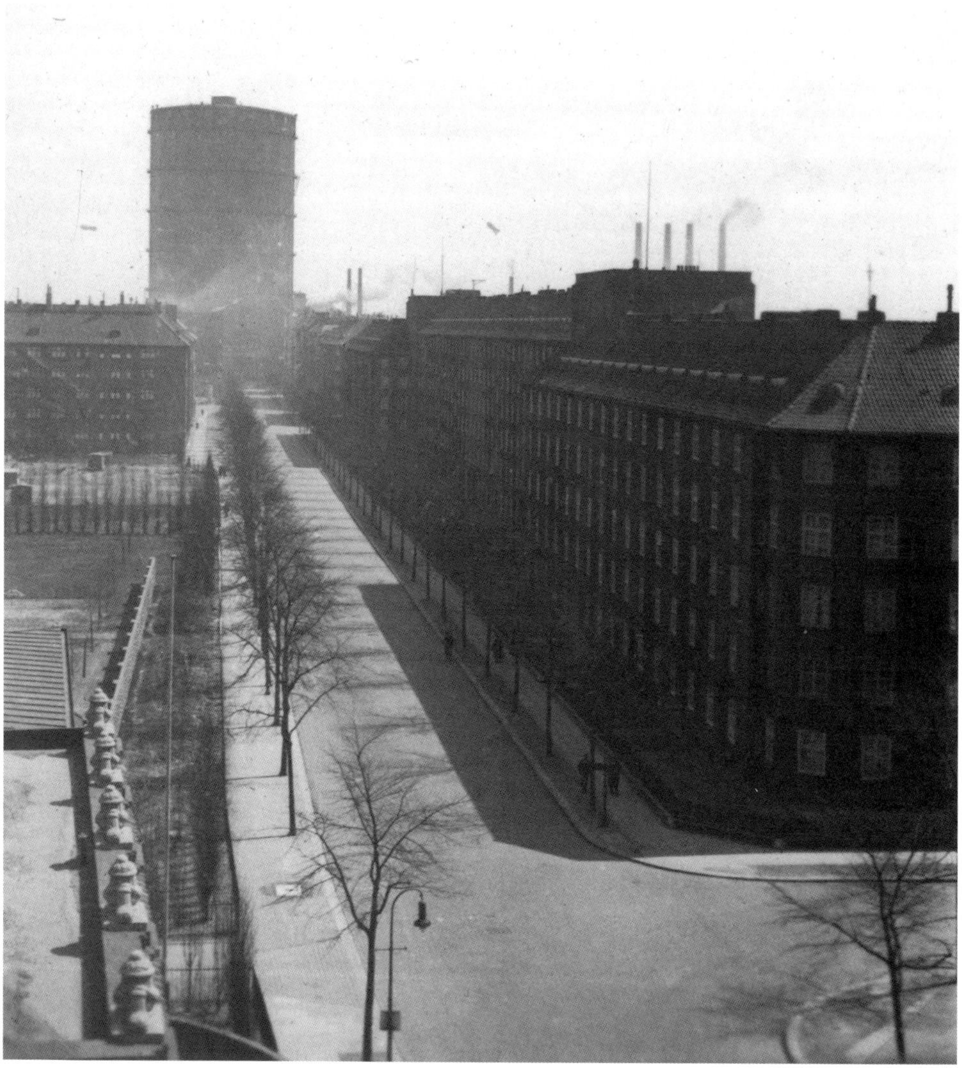

Vor den Bombenangriffen auf Rothenburgsort war der Stadtteil im Schatten des Gasometers von massiven fünf- bis sechsstöckigen Mietskasernen geprägt

Vorwort

Der nationalsozialistische Mord an behinderten Kindern, die sogenannte »Kindereuthanasie«, stellt eine besondere Verbrechenskategorie dar. Auf sozialdarwinistischem Denken beruhend, ging es bei dieser Aktion um die systematische Erfassung, Selektion, Ermordung und wissenschaftliche Verwertung von Opfern im Kindes- und Jugendalter. Die offizielle Bezeichnung als »Euthanasie« sollte besonders den Tätern, aber auch manchmal den Eltern, suggerieren, es handele sich um eine Art der Gnade, bei der es darum gehe, durch Sterbehilfe schlimmes, unerträgliches Leiden auf humane Weise zu verkürzen und zu beenden. Nichts an dieser Art der Verschleierung und Gewissensberuhigung entsprach der Wahrheit.

Kinder und bald auch Jugendliche wurden zunächst nach einem breiten Kriterienkatalog der Behinderung bzw. angenommener Beeinträchtigung der aktuellen oder zukünftigen Lebensqualität vom staatlichen Gesundheitsapparat anhand einer ständigen, bis fast zum Ende der nationalsozialistischen Gewaltherrschaft durchgeführten Meldebogenaktion erfasst. Die Vorbereiter und Administratoren dieses einem fiktiven »Reichsausschuss zur wissenschaftlichen Erfassung von erb- und anlagebedingten schweren Leiden« zugeordneten Mordens saßen in Berlin, in einer Abteilung der Privatkanzlei Adolf Hitlers, wo die Meldebögen vorsortiert und dann die Fälle ausgesondert wurden, die nicht in die Kindermordaktion einbezogen werden sollten. Den Rest der Meldebögen übergaben sie an drei medizinische Begutachter, die generell, ohne ein auf dem Meldebogen erfasstes Kind persönlich oder dessen Krankenakte je gesehen zu haben, über dessen Leben und Tod entschieden. Danach erfolgte die Einweisung in eine sogenannte »Kinderfachabteilung«, wobei den Eltern suggeriert wurde, dort kämen die bestmöglichen Behandlungsmöglichkeiten zum Einsatz. Die so in die »Reichsausschuss-Aktion« einbezogenen Kinder und Jugendlichen wurden ärztlich in »Kinderfachabteilungen« beobachtet, bevor dann auf Grundlage eines Berichts oder mehrerer weiterer Berichte des eine »Kinderfachabteilung« leitenden Arztes von Berlin eine Tötungs-»Ermächtigung«, die keineswegs einem Befehl gleichkam, ausgesprochen wurde. Dieser »Ermächtigung«, die der Verschleierung des Tatbestandes und der Entschuldigung der Täter diente, wurde regelmäßig nachgekommen und manchmal sogar schon vorwegnehmend entsprochen. In einigen Fällen wurden die Leichname der so zu Tode gekommenen Minderjährigen noch zu wissenschaftlichen Zwecken »verwertet«.

Die Mörder wussten genau, was sie taten, und die betreffenden Ärzte und Krankenschwestern waren fast ausnahmslos freiwillig der »Reichsausschuss-Aktion«

beigetreten oder zumindest in ihrem Getriebe verblieben. Sicher ist, dass es sich bei fast allen Beteiligten um »normale« Menschen handelte, die weder vor der nationalsozialistischen Gewaltherrschaft noch nachher aus der Reihe fielen oder generell als deviant gesellschaftlich auffällig wurden. Sie machten aus einer Reihe (oder Kombination) von Motiven beim Kindermord mit: dem Glauben an den Lebensunwert von Menschen, denen gemäß herrschender Ideologie ein Lebensrecht nicht mehr zustand; der Berufsausübung in einem gesicherten Arbeitsverhältnis; beruflichem Fortkommen und Aufstieg sowie finanzielle Vorteile (etwa im Rahmen einer sogenannten »Sonderzuwendung«); Autoritätsgehorsam und Pflichtbewusstsein gegenüber dem Staat und seinen Repräsentanten in Politik, Verwaltung und Medizin; der Erwartung, rechtlich nicht belangt zu werden; und weil die Beteiligten, von den leitenden Figuren abgesehen, scheinbar nur eine kleine Rolle in der stark arbeitsteilig gestalteten Mordaktion spielten und daher annahmen, die »eigentliche Verantwortung« dafür nicht übernehmen zu müssen. So kam es, dass diese ganz »normalen« Menschen behinderte Kinder bewusst und gezielt grausam ermordeten und über deren Tod erleichtert waren, oder auch Kinder teilweise jahrelang in Angst vor einem ärztlich beigeführten Tod leben ließen; die Eltern arglistig täuschten, sich hinter Falschbezeichnungen versteckten, Krankenakten fälschten, ihre Karriere vorantrieben und sich beruflich profilierten, sich so zum Instrument eines Massenverbrechens machten – und nachher so taten, als ob sie gar nichts Verwerfliches getan oder nur auf größten Druck hin bzw. mangels Alternative auf kleinstmöglicher Basis mitgemacht hätten.

Die Studie des Journalisten Andreas Babel bietet uns sowohl Innenansichten als auch Außenansichten von solchen Tätern, aber auch von solchen, die Täter hätten werden können, es aber nicht werden wollten oder konnten. Solche Ansichten sind selten. Aus der Innenansicht wissen wir fast generell nichts, abgesehen von ein paar Briefsammlungen und anderen schriftlichen Darlegungen, die tatnah entstanden. Nie ist es im Zusammenhang mit der Kindermord-Aktion vorgekommen, dass ein Täter aus Reue oder Einsicht über die eigene Schuld reflektierte. Die zahlreichen und in ihrem Gesamtumfang einzigartigen Interviews, die Andreas Babel mit Familienangehörigen und Außenstehenden mit großem journalistischen Gespür führte und deren Inhalt er akribisch darstellt, lassen, wenn auch nur begrenzt, doch manchmal Schlüsse über die Ansichten und Einstellungen der hier dargestellten Medizinerinnen und Mediziner zu, vor allem der Assistentinnen des Haupttäters Dr. Wilhelm Bayer, wie etwa der einst hoch angesehenen Ärztin Dr. Helene Sonnemann bezüglich des Lebens(un)wertes eines oder zweier von ihr untersuchten behinderten Kinder. Unter diesen Assistenten befand sich eine geringe Zahl derer, die die Mitwirkung am Krankenmord ablehnten: Dr. Lydia Fontana, Liesel Deidesheimer, Dr. Margarita van der Borg und Dr. Ingeborg Sammet. In der bestehenden Forschung sind solche Fälle nur selten bekannt geworden, und besonders hier erlauben die Darstellungen in diesem Buch einen Einblick, wie es zu der Verweigerung oder zumindest der Nichtmitwirkung kam. Neben solchen Innenansichten von Tätern und Nichttätern wird von Andreas Babel auch vieles zu den Reaktionen und Meinungen von Familienmitgliedern, Nachbarn usw. dargestellt, was Rückschlüsse darüber erlaubt, was man wissen oder auch nicht wissen konnte und wollte.

Trotz und zugleich mit dieser wichtigen Studie lässt sich feststellen: Auch im Hamburger Raum ist vielen über sehr lange Zeit hinweg die Erinnerung an die Kindermordverbrechen und an ihre Opfer schwergefallen. Wer sich nicht erinnern kann oder will, der kann auch aus der Vergangenheit nichts lernen. Selbst diese Art der (nachträglichen) Sinnstiftung ihres Todes bleibt den vielen Opfern verwehrt, deren Namen nicht mehr erfahrbar sind und deren Familienmitglieder nie von ihrem wahren Schicksal erfuhren. Angemessene persönliche wie auch gesellschaftliche Trauer und die Übernahme von Verantwortung sind so nur umso schwerer möglich.

In der hier vorliegenden dritten Auflage hat Andreas Babel seine Studie stark erweitert. Hinzugekommen sind weitere Details über die Lebensgeschichten des bereits dargestellten Personenkreises sowie weiterer Mitglieder des medizinischen Personals. Besonders der Teil über die als »Nicht-Beschuldigte« angeführten Personen wurde ausgeweitet. Es finden sich auch weitere Beschreibungen von Eindrücken von Patienten bzw. deren Familienmitgliedern in Bezug auf Ärzte, die in Verbindung zum »Reichsausschussverfahren« während des Nationalsozialismus gebracht worden sind. Diese erkannten mitunter erst mit dem Bekanntwerden der Namen dieser Ärzte, dass jene in solche Aktionen verwickelt waren. Hingewiesen sei auch auf die Angaben zur Person des Frank Will, dessen Eltern von Dr. Darges-Sonnemann mitgeteilt wurde, er solle angesichts seines Wasserkopfes und »Idiotismus« von ihnen ganz einfach bei kaltem Wetter nackt ans Fenster gestellt werden, um so das »Übel« loszuwerden. Dass es, wie der Autor anmerkt, in den vergangenen Jahren vermehrt zu Gedenkveranstaltungen zu Opfern der »Kindereuthanasie« in Hamburg und den historischen Geschehnissen gekommen ist, ist ausdrücklich zu begrüßen.

Abschließend soll noch auf eine weitere Sache hingewiesen werden. In einer Rezension von Johanna Meyer-Lenz in der Zeitschrift des Vereins für Hamburgische Geschichte wurde nicht nur Andreas Babels Studie deutlich kritisiert (im Gegensatz etwa zu Eckhard Heesch, der in seiner Besprechung im Psychiatrie-Verlag die Lektüre des Besuchs »dringend« empfiehlt), sondern auch auf das kurze Vorwort in der ersten Ausgabe des Buches recht ausführlich eingegangen. Dies ist ungewöhnlich, umso mehr, als die Redaktion des Magazins keine Replik zuließ. Die Rezensentin behauptete dabei, die von mir versuchte Antwort auf die Frage im Untertitel des Buches, warum Mediziner in Hamburg Kinder töteten, unter Verweis auf Arbeitsteilung, Karrieredenken, etc. spiegele eine nicht weiter reflektierte Selbstdarstellung der Täterinnen wider. Das ist absurd. Meine Darstellung bezog sich auf bahnbrechende Untersuchungen etwa des amerikanischen Sozialpsychologen Albert Bandura, der analysierte, wie »normale« Menschen durch »moral disengagement« unmoralische Handlungen rationalisierten, oder des deutschen Soziologen Stefan Kühl, der darstellte, wie ebensolche Menschen aus Mitgliedschaft in bürokratischen Organisationen heraus als Täter des Holocausts agierten. Eine Entschuldigung solchen Handelns ergibt sich daraus nicht, ein Erkenntniszuwachs im Hinzuziehen solcher Studien, wie ich meine, aber sehr wohl – gerade auch für Historiker.

Lutz Kaelber
Associate Professor der Soziologie Universität Vermont (USA)
im Februar 2021

Zum Geleit

Im Hamburger Kinderkrankenhaus Rothenburgsort wurden während der NS-Zeit grausame Euthanasie-Morde an Kindern begangen. Die Verinnerlichung einer verbrecherischen Ideologie ließ Frauen und Männer in weißen Kitteln, die sich von ihrem Berufsethos her eigentlich als Helfer der ihnen Anvertrauten verstanden, aus den unterschiedlichsten Motiven zu deren Mörderinnen und Mördern werden. Die Frage nach dem Mitmachen oder Verweigern stellte sich für alle, die in der Kinderklinik arbeiteten, an einem bestimmten Punkt in sehr drastischer Weise. Wer hier nicht von Anfang an klare Grenzen zog, nahm eine gewisse Verantwortung, ja Mitschuld billigend in Kauf. Dabei gab es durchaus auch Mitarbeiterinnen und Mitarbeiter, die sich dem Morden entzogen und kündigten. Auch und gerade ihnen schenkt die vorliegende Veröffentlichung in der erweiterten Auflage besondere Aufmerksamkeit.

Wer nicht kündigte, für den stellt sich die Frage nach dem Warum aus heutiger Perspektive umso nachdrücklicher. Neben der unhinterfragten Akzeptanz der ideologisch begründeten Euthanasie und der geistigen Bequemlichkeit, sich selbst kritisch mit der Sache auseinanderzusetzen, mag bisweilen auch eine falsch verstandene Hörigkeit gegenüber den Anordnungen von Vorgesetzten eine Rolle gespielt haben. Im Hintergrund stand vielfach sicher auch die Angst, sich durch Zuwiderhandeln und Verweigerung selbst Repressalien auszusetzen. Überdies lockte die Aussicht auf Karriere, wie man umgekehrt auch zu befürchten hatte, sich eine solche auf ewig zu verbauen.

Der Historiker und Journalist Andreas Babel hat dies alles im Blick, lässt sich aber weder zu monokausalen Erklärungen noch zu einfachen Lösungsansätzen hinreißen. Unabhängig davon führt er Leserinnen und Lesern die brutale Wahrheit von Rothenburgsort immer wieder klar vor Augen. Im Rahmen der hier praktizierten Euthanasie traten die betroffenen Menschen vollends in den Hintergrund, wurden als solche verleugnet und in ihrer Existenz als unwert diffamiert. Menschlichkeit und Menschenwürde wurden mit Füßen getreten und blieben am Ende ganz auf der Strecke. All dies ging über Einzelfälle weit hinaus, hatte vielmehr System und Methode und war von beschämenden Dimensionen.

Später haben die Täterinnen und Täter sich weitgehend in Schweigen gehüllt, abgestritten, was nicht klar zu beweisen war, und das unsägliche Leid der Opfer und ihrer Angehörigen dem Vergessen anheimgegeben. Dass durch die weitgehende Straffreiheit der Täterinnen und Täter und durch deren perfide

Verteidigungsstrategien die Opfer nachträglich erneut verhöhnt wurden, gehört zu den besonders grausamen Aspekten der Geschichte der Euthanasie-Morde von Rothenburgsort. Diese Geschichte lässt auch die zögerliche juristische Aufarbeitung und den aus heutiger Perspektive skandalösen Umgang der jungen Bundesrepublik mit diesem schwierigen Kapitel der NS-Gewaltherrschaft klar zutage treten. Die Schatten der NS-Zeit wirkten auch in diesem Fall so lange nach, dass darüber die einstigen Täter dahinstarben; dass damit auch ein Teil der Möglichkeit zur Rekonstruktion der vergangenen Wirklichkeit für immer verloren ist, schmerzt gerade aus Sicht der Opfer und ihrer Familien ganz besonders.

Umso dankbarer muss man Andreas Babel sein, dass er diesem bedrückenden Gegenstand ein methodisch beeindruckendes, in der Bewertung behutsam differenzierendes und der Problematik in ihren vielfältigen Aspekten angemessenes Buch gewidmet hat. Dass dieses im Jahre 2015 erstmals veröffentlichte und schon recht bald danach in einer zweiten Auflage erschienene Buch nun eine weitere, vielfach erweiterte Auflage erfährt, hat mit neuen Quellenfunden zu tun, die das gezeichnete Bild in der Breite zwar bestätigen, es aber in einem besonders schwer fassbaren Aspekt ergänzen und ihm auf diese Weise einen Teil seiner Asymmetrie nehmen. So lassen sich neben den Tätern nun auch die Nicht-Täter, die durch ihre Verweigerung gleichsam zu den »Helden« dieser traurigen Geschichte werden, und die ihrem Handeln zugrunde liegenden Motivlagen klarer fassen. Dass ihrer Passivität angesichts der erheblichen inneren Überwindung ein durchaus als aktiv zu beschreibendes Verweigern entspricht, nötigt Respekt ab. Es ist schon bemerkenswert, welche Aussagen über Handlungsmotive und Spielräume der Verfasser den in diesem Punkt alles andere als auskunftsfreudigen zeitgenössischen Quellenzeugnissen, den Vorgeschichten und den Nachkriegskarrieren sowie den Aussagen von nachgeborenen Angehörigen entlockt und in eine Gesamtdarstellung einflicht. Auf diese Weise ist ihm gerade auch in der erweiterten Auflage ein bemerkenswertes Buch über einen nur vermeintlich abseitigen Aspekt der NS-Geschichte gelungen, dem man auch nördlich der Elbe, aber im Grunde weit über den norddeutschen Raum hinaus eine zahlreiche Leserschaft wünscht.

Prof. Dr. Detlev Kraack
Stellvertretender Vorsitzender der
Gesellschaft für Schleswig-Holsteinische Geschichte
Plön, im Mai 2021

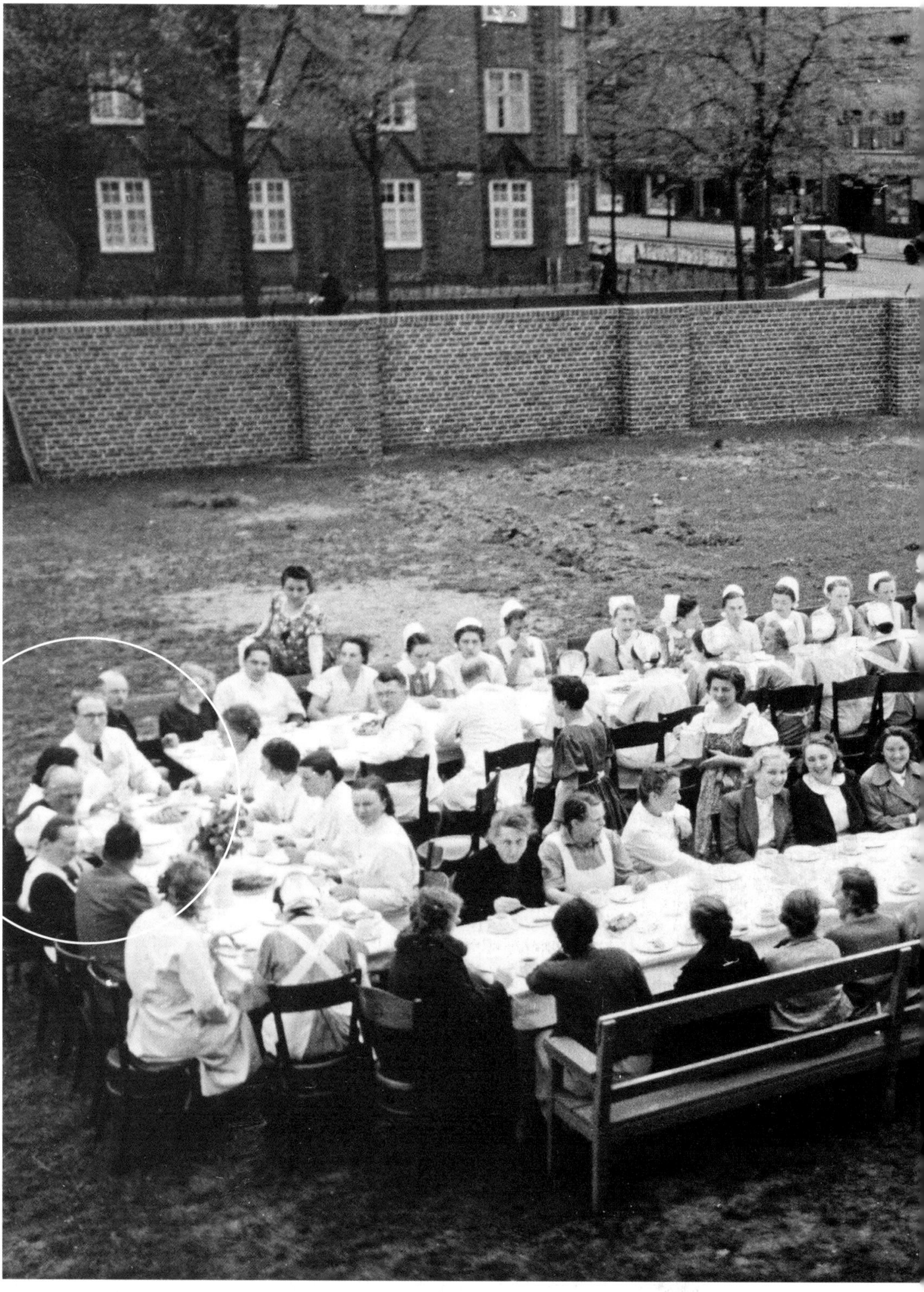

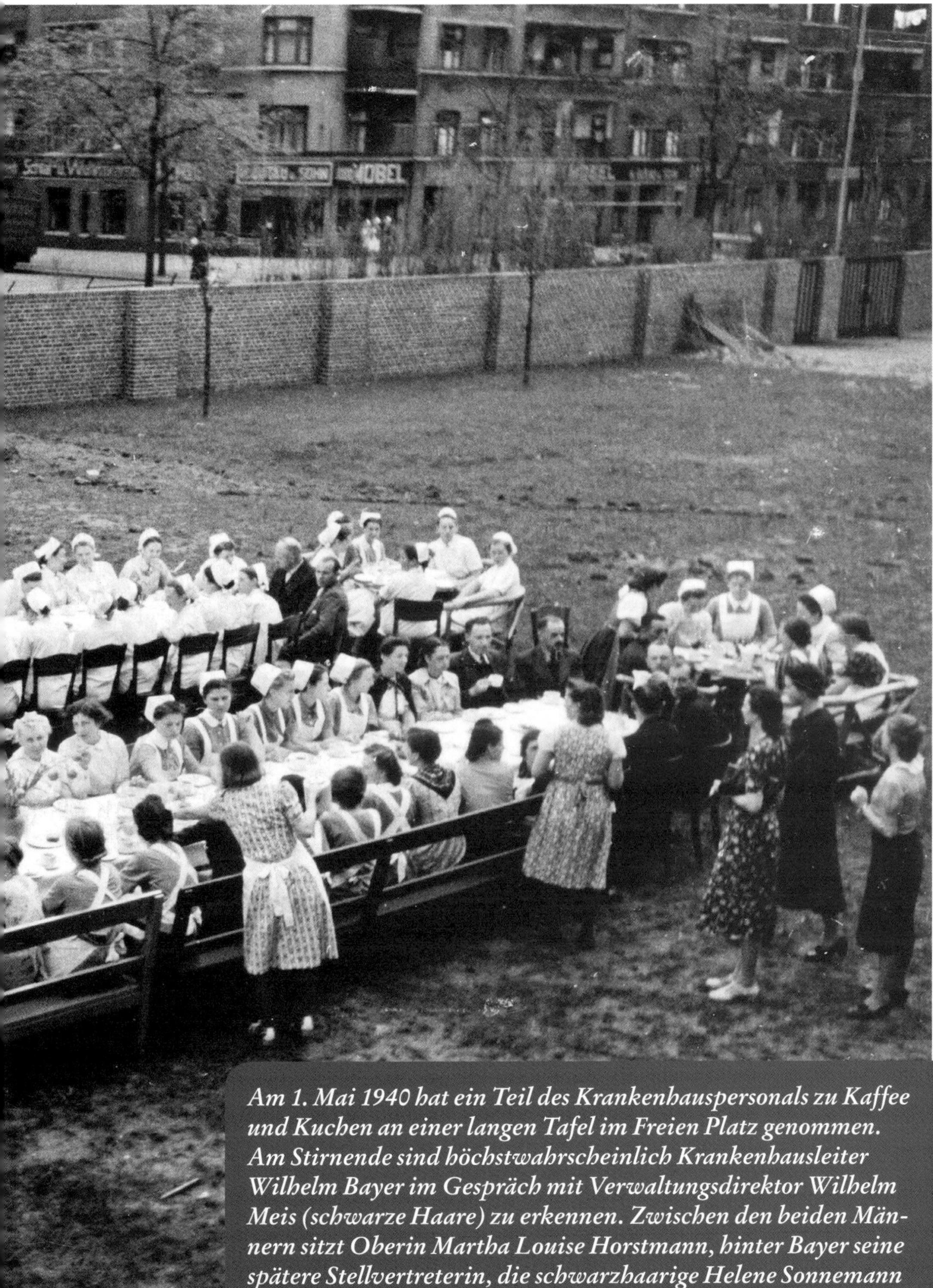

Am 1. Mai 1940 hat ein Teil des Krankenhauspersonals zu Kaffee und Kuchen an einer langen Tafel im Freien Platz genommen. Am Stirnende sind höchstwahrscheinlich Krankenhausleiter Wilhelm Bayer im Gespräch mit Verwaltungsdirektor Wilhelm Meis (schwarze Haare) zu erkennen. Zwischen den beiden Männern sitzt Oberin Martha Louise Horstmann, hinter Bayer seine spätere Stellvertreterin, die schwarzhaarige Helene Sonnemann (verdeckt)

Einleitung

Das Foto zeigt ein fröhliches Zusammensein im Freien. Weiße Laken bedecken die u-förmige Tafel, die von schweren Holzbänken und Stühlen umgeben ist. Langstielige Tulpen in Vasen zieren die Tische. Sonnenlicht schimmert durch das zarte Straßengrün. Es ist Anfang Mai 1940. Einige der Laubbäume werden die Bombenangriffe vom Hochsommer 1943 überstehen, die Wohnblocks an der Marckmannstraße in Hamburg nicht.[1] Das Leben auf dem Gelände scheint an diesem Tag fröhlich zu sein, es wird der »Tag der Arbeit« gefeiert. Nur wer sich das Foto genauer anschaut, entdeckt, dass etwas nicht stimmt: Auf der dicken Mauer, die übermannshoch das Krankenhaus von der Straße abgrenzt, ist Sicherheitsdraht gespannt. Wer hatte da etwas zu verbergen? Die Mauer ist so stabil, dass sie heute noch existiert. Nur in dem Bereich, in dem ein neues Haus errichtet wurde, ist sie unterbrochen. Die Gebäude auf der gegenüberliegenden Straßenseite existieren nicht mehr. Das Kinderkrankenhaus selbst ist auf dem Bild nicht zu sehen. Mediziner, Schwestern und sonstiges Personal haben sich zwischen ihm und dem Gasometer in Rothenburgsort versammelt. Das Foto muss aus einem der oberen Stockwerke des Isolierhauses aufgenommen worden sein, das parallel zur Marckmannstraße steht. An der Stirnseite der Sitzordnung haben Krankenhausleitung, Oberschwester und die Ärzte Platz genommen. Lediglich drei Männer und acht Frauen tragen einen weißen Arztkittel. Dr. Wilhelm Bayer war der einzige Arzt in Rothenburgsort, der nicht an die Front musste. Er leitete – wie einige seiner Untergebenen später aussagten – »*turmhoch*«[2] über ihnen stehend das Kinderkrankenhaus Rothenburgsort (KKR). Der Blick fällt auf die Reihe junger Frauen in Zivilkleidung, offenbar Angestellte der Krankenhausverwaltung, viele schwarzhaarig, nur wenige hellblond. Eine der blonden Damen lacht über das ganze Gesicht, auch ihre Nachbarinnen sind gut gelaunt.

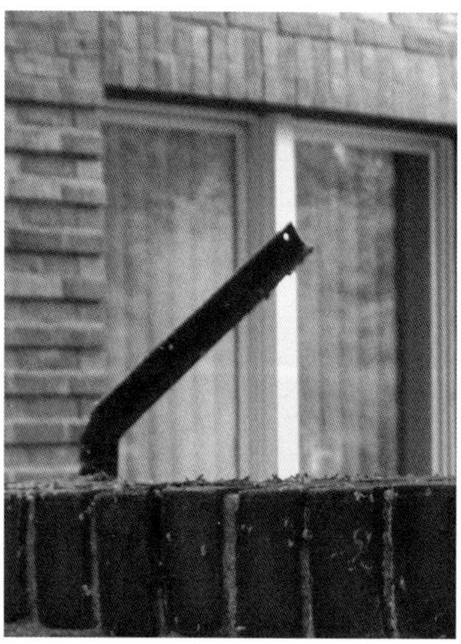

Einen Stahlträger, durch den in den 1940er Jahren Stacheldraht gespannt war, konnte man auch im Jahr 2019 noch auf der Mauer ums KKR-Gelände erkennen, die die Bombardierung Rothenburgsorts zum Teil überstanden hat

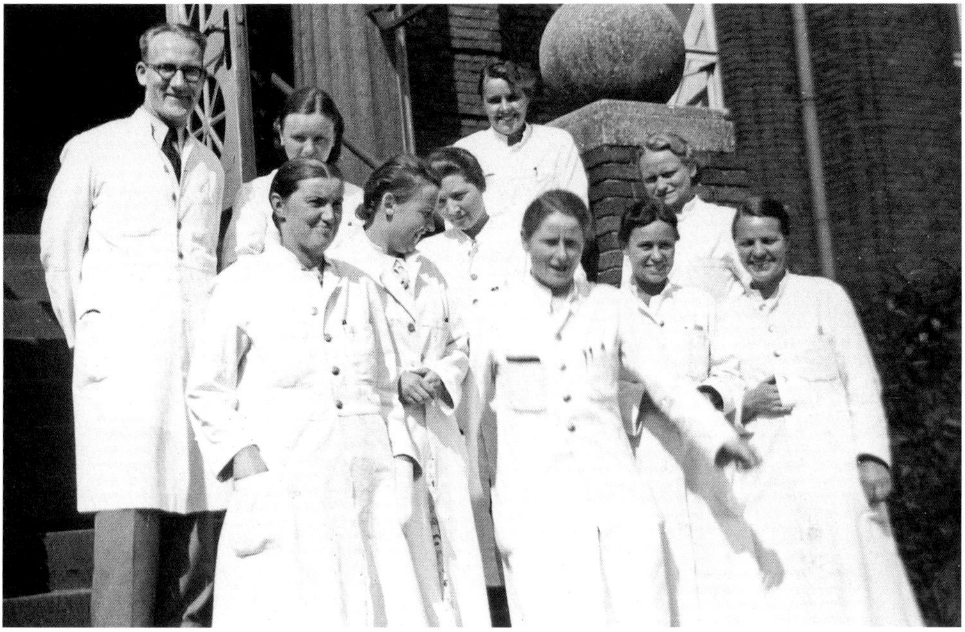

»Assistenten« hat die KKR-Ärztin Lotte Albers dieses Foto unterschrieben, das vor dem einstigen Haupteingang des Kinderkrankenhauses aufgenommen worden ist: Neben dem unbekannten Arzt sind zu erkennen: (von links vorne) Ilse Bauer, Ursula Petersen (dahinter), Ingeborg Sammet, Ingeborg Wetzel, Liesel Deidesheimer (hinten neben Kugel), Lotte Albers, Helene Sonnemann, Erika Rawie und Emma Lüthje. Das Bild muss im Jahr 1941 entstanden sein und zwar wahrscheinlich vor dem Monat Mai

Etwa zu der Zeit dieser idyllisch anmutenden Szene begann ein systematisches Morden im KKR. Einzelne Kinder wurden schon vorher getötet. Für sie spielte es keine Rolle, ob die Ärztinnen und Krankenschwestern feierten oder gewissenhaft ihren Dienst verrichteten. Die Kinder waren dem Tode geweiht. Es waren jene Mediziner und Krankenschwestern, die, statt Menschenleben zu retten, Kinder ermordeten, die geistig behindert waren.

Dr. Wilhelm Bayer war Karrierist. Er wollte Professor werden und strebte den Aufbau einer mustergültigen Klinik an. Er hatte sich der NSDAP angeschlossen, war der Marine-SA[3] beigetreten und stand hinter dem von Hitler befohlenen Euthanasieprogramm. In einem vordatierten, vermutlich im Herbst 1939 formulierten und in engem Kreise verbreiteten Schreiben Hitlers – auf seinem privaten Briefpapier – heißt es:[4] *»Reichsleiter Bouhler und Dr. med. Brandt sind unter Verantwortung beauftragt, die Befugnisse namentlich zu bestimmender Ärzte so zu erweitern, dass nach menschlichem Ermessen unheilbar Kranken bei kritischster Beurteilung ihres Krankheitszustandes der Gnadentod gewährt werden kann.«* Auf dieses Schreiben gehen alle Tötungen behinderter Menschen zurück, die unter der Bezeichnung »Euthanasie« in NS-Deutschland begangen wurden, obwohl es nach dem damaligen Strafgesetzbuch (§ 211 und 212) verboten war, jemanden vorsätzlich zu töten. Im großdeutschen Reich existierten mindestens 31 als »Kinderfachabteilungen« getarnte Vernichtungseinrichtungen.[5] Zumeist waren sie an bestehende Heil- und Pflegeanstalten angegliedert. Häufig – so auch im KKR – haben Ärzte die behinderten Kinder während des alltäglichen Betriebs ermordet. Heute geht man davon aus, dass mindestens 5.000 behinderte Kinder in Nazi-Deutschland umgebracht wurden. Wie viele es wirklich waren, ist nicht mehr ermittelbar, da viele Akten verloren gingen oder von Tätern und anderweitig Belasteten beseitigt wurden.

Die Tötung von behinderten Kindern basierte auf rassistischer Grundlage vor allem auf Überlegungen Hitlers und der Angehörigen seines Parteiapparates, nach denen die Pflege behinderter Menschen »unnütz« sei und den Staat nur viel Geld und Personal koste. Die freiwerdenden Mittel und Personen sollten anderen Zwecken dienen. Mit Beginn des Zweiten Weltkrieges brauchte das NS-Regime jeden Mann. In den Jahren 1940 bis 1945 waren es fast ausschließlich Frauen, die im KKR mit den »unnützen Essern« zu tun hatten. So die menschenverachtende Bezeichnung für Personen, die unerwünscht waren und derer man sich zu entledigen gedachte. Im Unterschied zu den Massenmorden an erwachsenen Behinderten in anderen Anstalten hat man bei den Tötungsaktionen von Kindern über jedes Opfer einzeln entschieden. Hebammen und Ärzte waren verpflichtet, behinderte Kinder den Gesundheitsämtern zu melden. Kinder, die an Trisomie 21 litten, sollten genauso erfasst werden wie solche, deren Köpfe auffällig klein oder groß gebildet waren. Außerdem wurden Kinder registriert, die schwer missgebildet waren, denen Gliedmaßen fehlten oder deren Köpfe schwere Spaltbildungen aufwiesen. Zudem waren Kinder betroffen, die Lähmungserscheinungen (auch ohne Spasmen) aufwiesen. Die Registrierten waren dem sogenannten *»Reichsausschuss zur wissenschaftlichen Erfassung von erb- und anlagebedingten schweren Leiden«* in Berlin mitzuteilen. Folgende drei ärztliche »Gutachter« entschieden anhand der von den Krankenhausärzten ausgefüllten Formulare, welches Kind zu töten war und welches überleben durfte: Werner Catel, Ernst Wentzler und Hans Heinze. Auf dem Postwege erhielten die Krankenhäuser schließlich die »Ermächtigungs«-Verfügungen.

Wilhelm Bayer und sein Kollege von der Heil- und Pflegeanstalt Langenhorn in Hamburg, Dr. Friedrich Hermann Franz Knigge, nahmen im Dezember 1940 an einem Treffen in Berlin teil, bei dem das Programm der »Kinder-Euthanasie« im kleinen Kreise mit eingeweihten Ärzten besprochen wurde. Im KKR wurden die Morde meist streng geheim gehalten, sodass selbst dort jahrelang Tätige nichts davon mitbekamen. Nur die Ärzte und leitenden Stationsschwestern waren eingeweiht. Die Kinder wurden von den Ärztinnen mit einer Überdosis des Schlafmittels Luminal getötet. In der Regel steckte Bayer ihnen bei der Visite einen Zettel zu, auf dem lediglich der Name eines Kindes vermerkt war – mit dem Zusatz *»Ermächtigung liegt vor«*. In der Mittagszeit, in der auf den Stationen wenig Betrieb herrschte, trat die Ärztin mit einer der auserwählten Schwestern ans Bett des betroffenen Kindes. Die Schwester hielt das Kind fest und die Ärztin

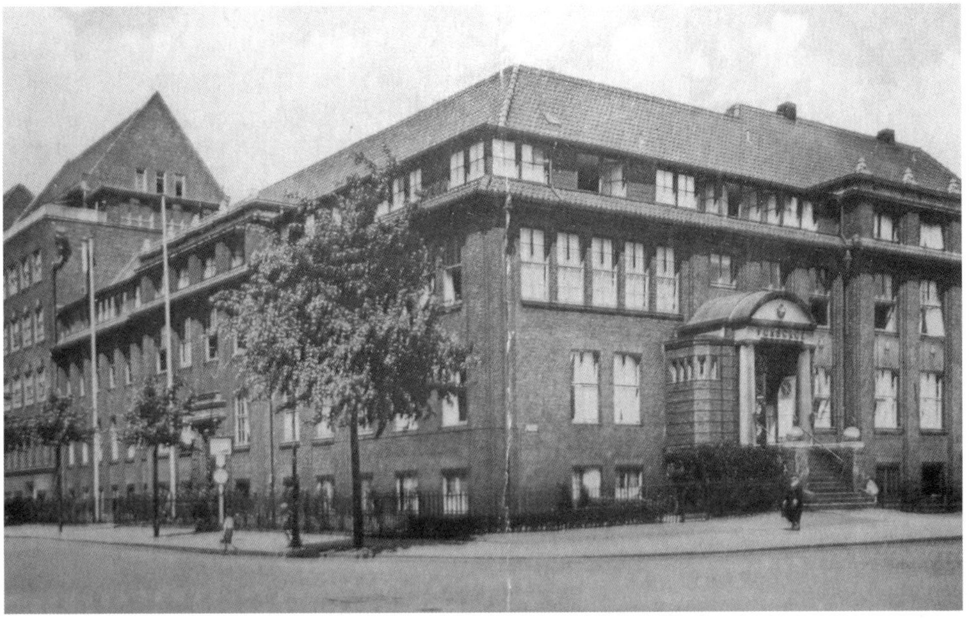

Diese Ansichtskarte der einstigen Krankenschwester Alwine Kotsch, geborene Büttner aus den 1930er oder 1940er Jahren zeigt das Hauptgebäude des Kinderkrankenhauses Rothenburgsort und den 1927 und 1928 errichteten Anbau (links im Bild), der das Gebäude der ehemaligen Realschule (1914 eröffnet; nicht im Bild) mit dem wenige Jahre danach gebauten Krankenhaus verband. So stieg die Bettenanzahl nach Auflösung der Realschule im Jahr 1941 auf 600 an

verabreichte die Spritze. Danach überließ man die Kinder, die eine Lungenentzündung bekamen, sich selbst. Zumeist starben sie nach drei Tagen qualvoll. Selten sagten die Krankenschwestern etwas über die Leiden der Kinder aus, aber Gerda Funkenberg schon: Sie hatte sich gewundert, warum geistig behinderte Kinder, die körperlich gesund waren, ins KKR kamen, wo sie doch ihrer Ansicht nach in Heil- und Pflegeanstalten besser aufgehoben gewesen wären. Als sie gerade ihr Schwesternexamen bestanden hatte, beobachtete sie bei zwei behinderten Kindern auf ihrer Station Folgendes: »*In der folgenden Nacht lagen die Kinder bläulich angelaufen da, hatten Schaum vor dem Mund, röchelten und nasenflügelten. In der darauffolgenden Nacht lagen die Kinder nicht mehr auf der Station, sie waren am Tage verstorben.*«[6] Manche Stationsschwestern, die den Ärzten bei der Verabreichung der Überdosis Luminal halfen, erhielten als »Belohnung« eine besondere Vergütung.[7]

Die Ärztinnen machten freiwillig mit. Einige waren davon überzeugt, dass sie das Richtige taten, dass sie die Kinder von ihrem Leiden »erlösten« und deren Familien von einer Last »befreiten«. So rechtfertigte Bayer während der Ermittlungen die Tötungen.

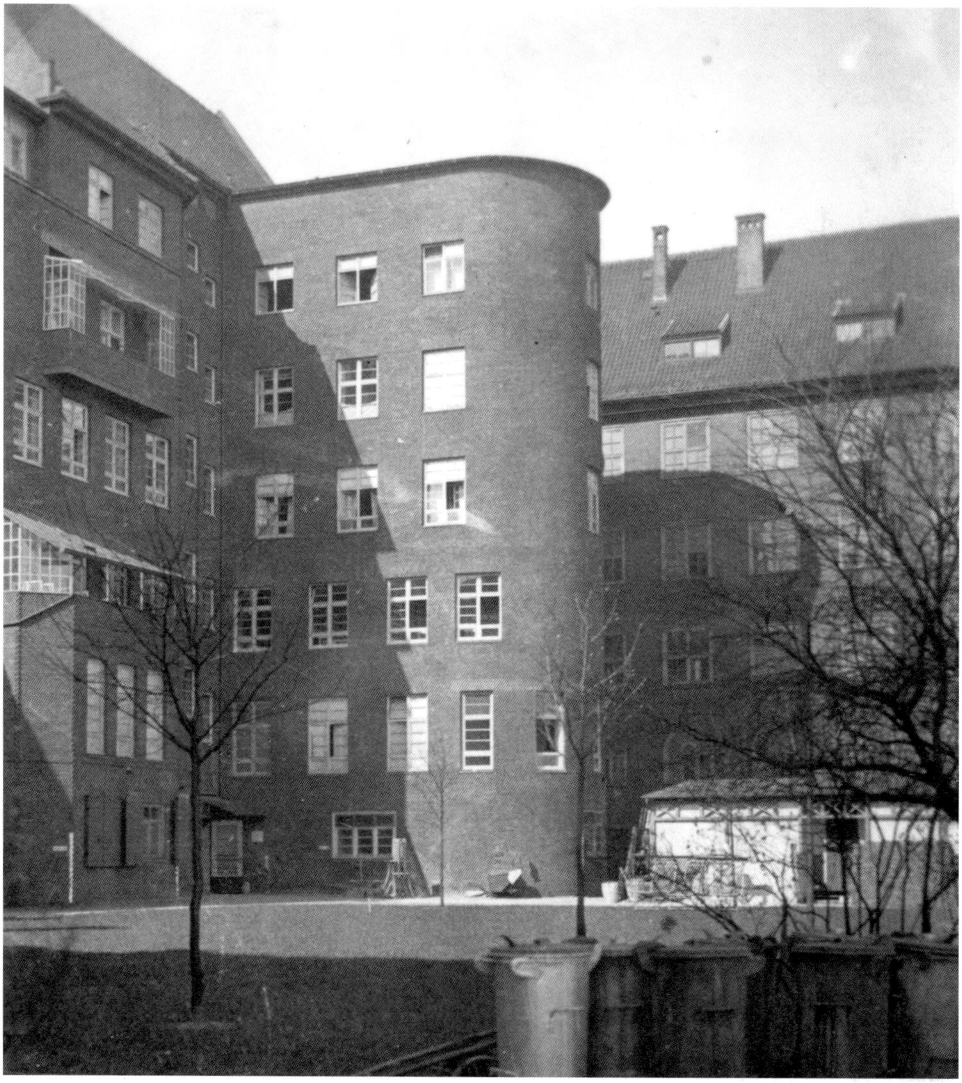

So sah das Kinderkrankenhaus Rothenburgsort (KKR) in der ersten Hälfte der 1940er Jahre von hinten aus. Rechts im Bild ist ein Teil des Gebäudes der ehemaligen Realschule zu sehen. Der markante Rundbau des 1928 fertig gestellten neuen vierstöckigen Backsteinbaus beherbergte im Keller den Leichenraum und davor den Sezierraum. Darüber hatte der Zahnarzt der Zahnstation seinen Behandlungsraum, im 1. Obergeschoss befand sich ein Patienten-Raum im Rundbau und darüber war der Kindertagesraum. Vom Schwestern-Kasino im Erdgeschoss und vom darüber liegenden Ärzte-Kasino aus hatte man den Rundbau mit dem darin befindlichen Leichenraum im Blick: Der Tod war also stets präsent

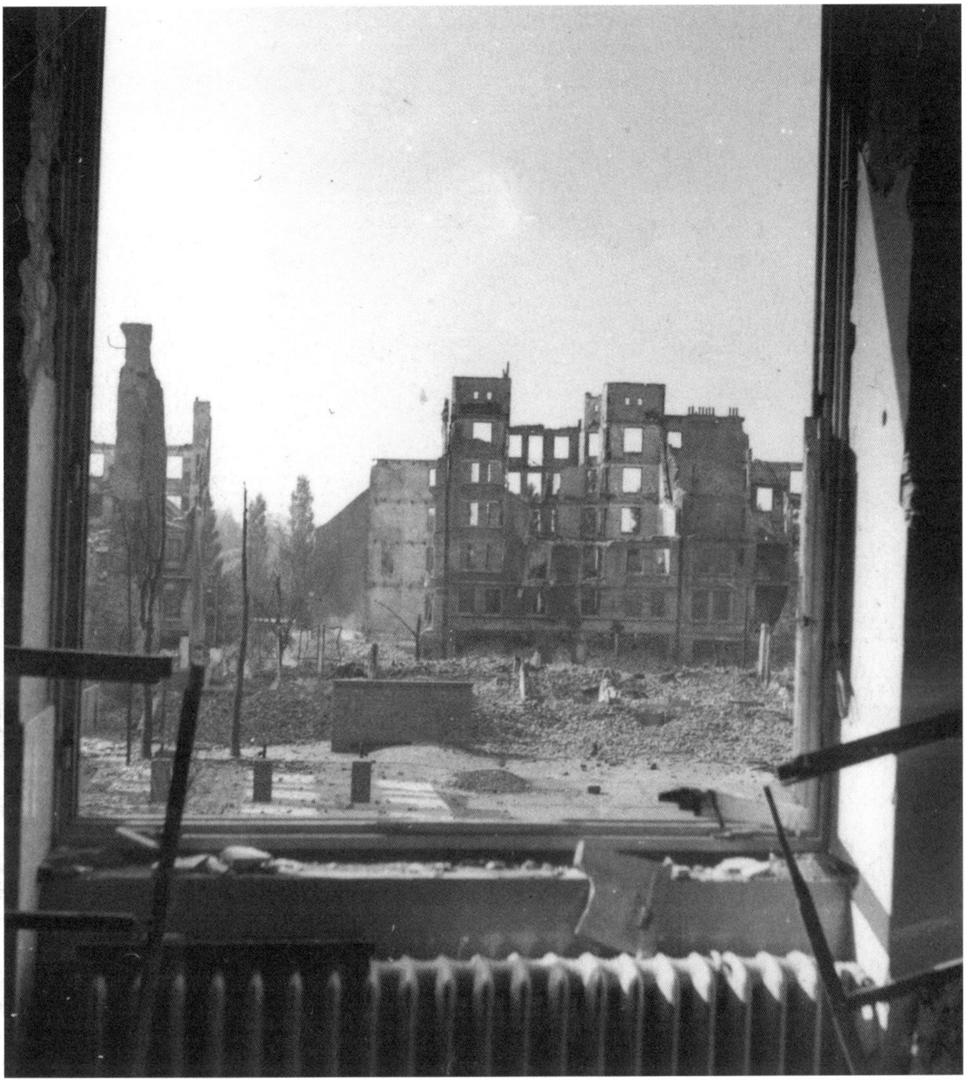

Von dem einst mit am dichtesten besiedelten Hamburger Stadtteil Rothenburgsort blieb nach den Bombenangriffen zwischen dem 25.7. und dem 3.8.1943 nicht mehr viel übrig. Bewohnbar blieben nur wenige Häuser. Aus dem ebenfalls schwer getroffenen Kinderkrankenhaus heraus fotografierte die Ärztin Lotte Albers unverdrossen weiter. Das von Deutschen erlittene Leid hielt sie in Form von Trümmerfotos dokumentarisch fest, sie reflektierte aber nicht das eigene Tun. Wohl fotografierte sie viele ihrer Patienten, die sie lieb gewonnen hatte, aber selbstverständlich keines ihrer Opfer

Nach dem Krieg ermittelten die Strafverfolgungsbehörden gegen die Täter. Es gab auch immer wieder Berichte über die Kindermorde in Zeitungen und Zeitschriften sowie in Buchveröffentlichungen. Götz Aly nannte 1984 die Namen der zehn beschuldigten Assistenzärztinnen, zu einem Zeitpunkt, als die meisten von ihnen noch am Leben waren.[8] Leider versäumten es Forscher, die Beschuldigten zu befragen. Ob sie auf gesprächsbereite Medizinerinnen getroffen wären, ist fraglich. »Beunruhigend in diesem Verfahren war nicht der Tod des Psychiaters Knigge, der während der Ermittlungen starb, auch nicht der überzeugte Nazi Wilhelm Bayer, der noch im April 1945 nach dem offiziellen Tod von Hitler dessen Bild mit Trauerflor behängen ließ, beunruhigend waren die Assistenzärztinnen des Rothenburgsorter Krankenhauses. Von elf Ärztinnen, die zwischen 1941 und 1945 dort arbeiteten, haben sich zehn ohne jeden Widerspruch an den vorsätzlichen Tötungen beteiligt. Diese Tötungen«, ergänzt Aly, »haben sie als Teil der ärztlichen Routinearbeit kennengelernt. Kaum eine dieser Frauen hatte bei diesen Taten auch nur die Spur eines schlechten Gewissens.«[9]

Die Taten und die Krankengeschichten der Opfer haben Marc Burlon[10] und Hildegard Thevs[11] in den Jahren 2009 beziehungsweise 2011 umfassend dargestellt. Beide jedoch wussten über die Täterinnen und ihre Strafverfolger nur wenig bis gar nichts zu berichten. Das soll die vorliegende Studie ändern. Wer waren die Medizinerinnen, die unter Wilhelm Bayer von 1940 bis 1945 behinderte Kinder getötet haben und von denen Burlon schreibt, dass über sie wenig bekannt sei?[12] Haben die Ärztinnen während der frühen Ermittlungen ihre Taten zu bagatellisieren versucht? Zeigten sie später Reue? Wie haben sie nach dem Krieg mit ihrer Schuld gelebt? Haben Sie jemals mit ihren Angehörigen darüber gesprochen? Keine der damals im KKR tätigen Ärztinnen lebt noch. Auch die zunächst beschuldigten Stationsschwestern dürften bereits gestorben sein. Das macht es zwar leichter, die Vorgänge zu behandeln, andererseits aber ist es nahezu unmöglich, mehr über die Motivation und die Gefühlslage der Frauen zu erfahren. Allerdings sind die Ermittlungsakten aus den Jahren 1945 bis 1949 erhalten geblieben, und so ist zumindest erkennbar, wie sich die Frauen rechtfertigten und wie sie damals ihre Taten sahen. Zudem standen 2014 noch einige Krankenschwestern als Zeitzeugen zur Verfügung, die während der NS-Zeit im KKR gearbeitet hatten. Familienangehörige, die die Zeit erlebt oder später mit ihren Vorfahren über die

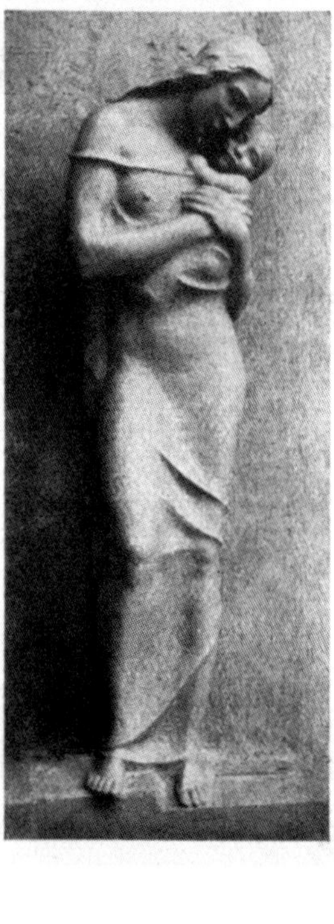

Die Skulptur »Mutterliebe« von Richard Kuöhl am ehemaligen Kinderkrankenhaus an der Marckmannstraße

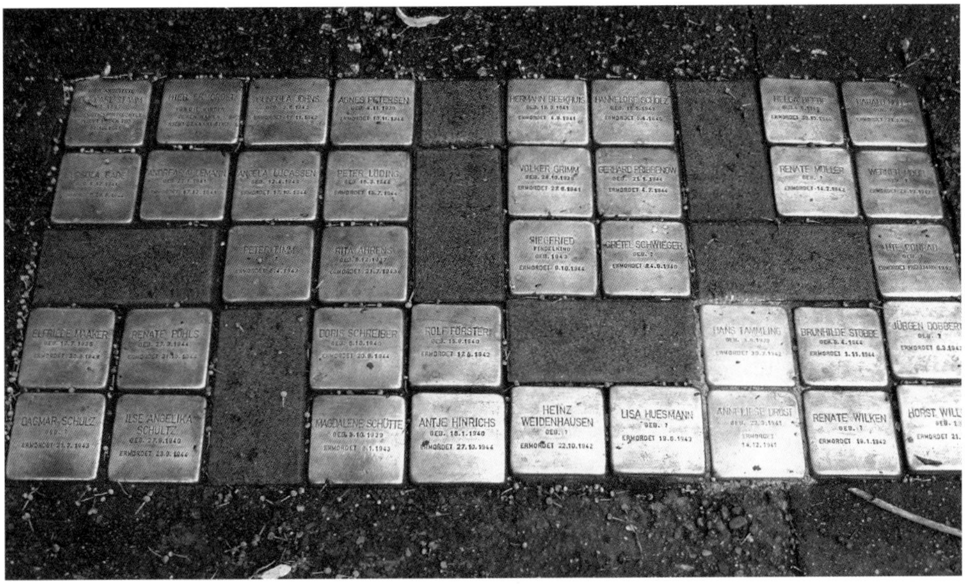

Seit dem 9.10.2009 erinnern 37 auf dem Gehsteig an der Marckmannstraße verlegte Stolpersteine an die NS-Opfer des KKR, 35 an die zu dem Zeitpunkt namentlich bekannten ermordeten Kinder, einer an die übrigen namenlosen Kinder und einer an den in den Selbstmord getriebenen jüdischen ehemaligen KKR-Leiter Carl Stamm (1867 bis 1941). Im Jahr 2019 ist ein weiterer Stolperstein für Elke Pünner hinzugekommen

Kriegsereignisse gesprochen haben, beantworteten überwiegend sehr offen auch tiefer gehende Fragen.

Bis zu fünf Jahre lang waren manche der Ärztinnen an der »Kinder-Euthanasie« beteiligt. Wie haben sie ihre Handlungen nach dem Krieg beurteilt? Haben sie überhaupt darüber nachgedacht? Sind Bayer und seine Assistenzärztinnen bestraft worden? Haben sie weiterhin Kinder behandelt? Das heile Bild, das alle Medizinerinnen nach dem Krieg von ihrer Person aufrechterhalten wollten, hat schon lange Risse. Die vorliegende Recherche bekräftigt die Tatsache, dass auch Ärztinnen sich an den Verbrechen des NS-Regimes beteiligten.

Die 18 Ärztinnen und 3 Ärzte des KKR, die allesamt den Krieg überlebten, lassen sich in drei Gruppen einteilen:

1. Jene Ärztinnen, die bereitwillig mitgewirkt haben bei den Verbrechen im Krankenhaus, sei es aus Überzeugung oder in der Hoffnung, so ihre Karriere zu fördern.
2. Jene Ärztinnen, die, wie zum Beispiel Ursula Bensel, ohne klinische Erfahrung waren und die – wie Bensel als Anthroposophin – »Euthanasie« eigentlich ablehnten, aber dann, vor die Entscheidung gestellt, die tödliche

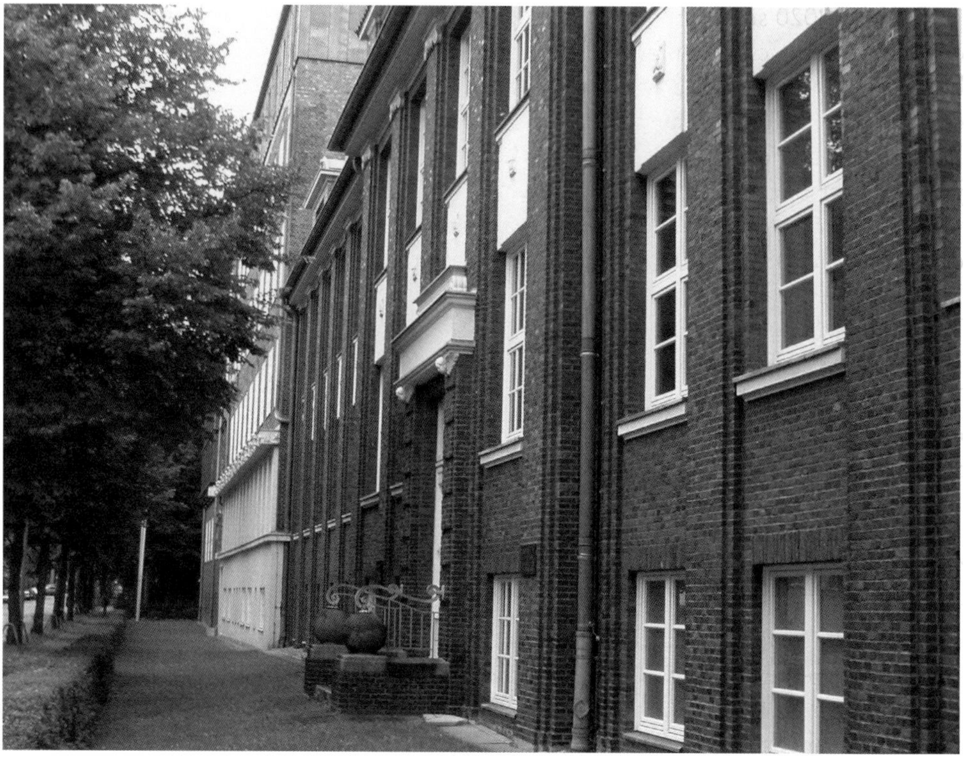

Das ehemalige Krankenhaus heute

Spritze verabreichten und damit ebenfalls schuldig wurden.

3. Jene Ärztinnen und Ärzte, die nicht mitgemacht haben. Diese waren unangepasste, selbstbewusste Persönlichkeiten, die sich anderen gegenüber eher verschlossen.

Zwei dieser standhaften Frauen blieben nach dem Krieg in Hamburg, die beiden anderen zog es in den Süden. Eine von ihnen, Lydia Fontana, kehrte in ihre Heimat Südtirol zurück. Die Ärztinnen, die keine Kinder getötet haben, waren deshalb nicht automatisch Heldinnen, wenngleich es hoch anzuerkennen ist, dass sie sich weigerten. Über diese persönliche Entscheidung hinaus hatte sich offenbar niemand im Krankenhaus unmissverständlich gegen die Ermordung der Kinder ausgesprochen. Es ist schwer zu sagen, wie viel die Einzelne durch ihren Widerstand hätte erreichen können. In der Mehrzahl machten die Frauen mit, ohne wirklichen Zwang – wie das Beispiel der Ärztinnen belegt, konnten sie auch Nein sagen! –, geleitet von Karrierestreben und unbedingtem Gehorsam. Und wohl auch, weil sie davon überzeugt waren, das Richtige zu tun, nämlich weniger »wertvolle« Menschen zugunsten derjenigen zu beseitigen, die es ohne sie leichter haben würden.

Im Mai 2020 stieß ich in den mittlerweile digitalisierten Ermittlungsakten auf eine Liste[13], die ich beim Studium der Papierakten im Staatsarchiv Hamburg und bei den in Bremen verwahrten Kopien nicht in Händen gehalten hatte. Hier hatte offenbar die Krankenhausverwaltung Ende der 1940er Jahre das medizinische Personal, das von 1940 bis 1945 im KKR gearbeitet hatte, aufgeführt. So konnte jetzt geklärt werden, wie lange die Assistenzärztinnen Erika Rawie, Lydia Fontana und der Assistenzarzt Heinz Graul im KKR waren. Außerdem wurden hier drei Assistenten aufgeführt, von denen bislang nichts bekannt war, Maria Mainka, Isabel Hahn und Friedrich Meyer – sowie der Chirurg und Anthroposoph Ernst Harmstorf. Sie alle verließen das KKR zu Beginn der Tötungsphase, ohne in den Krieg ziehen zu müssen. Zudem konnte so die Identität der Jungärztin Gertrude Werner geklärt werden, die in den letzten Kriegsmonaten ans KKR kam. Außerdem sind hier die Medizinstudenten aufgeführt, die im Rahmen ihrer Ausbildung zwischen nur einem Monat und bis zu gut einem Jahr im KKR waren.

Für die hier vorliegende dritte Auflage des Buches sind nun sechs ausführliche Biografien von Medizinern hinzugekommen, die nicht beschuldigt worden sind. Zusammen mit den vier bereits bekannten Verweigerinnen und dem Widerpart von KKR-Leiter Dr. Wilhelm Bayer, Professor Dr. Rudolf Degkwitz, bilden diese nun den zweiten Teil dieses Buches, sind sie »Die Nicht-Beschuldigten«. In diesem Teil erscheinen alle die Mediziner, deren Leben nun hauptsächlich im Jahr 2020 nachverfolgt werden konnte. Hier fanden sich erfreulich viele Angehörige bereit, meist sehr offen über ihre Vorfahren zu sprechen. Die Wahl des Titels für dieses Kapitel fiel mir schwer, weil die Palette von Widerständigen bis hin zu Mitläufern reicht.

Im ersten Teil werden »Die Angeschuldigten« porträtiert, neben Bayer sind das elf Assistenzärztinnen, von denen nur Erika Rawie nicht angeschuldigt war, aber nur deshalb nicht, weil sie schon kurz nach Kriegsende verstorben war. Auch zu ihrem Ende konnte einiges bislang Unbekannte in Erfahrung gebracht werden.

Hildegard Thevs hat die Todesbescheinigungen und Sterberegistereinträge für die Kinder des KKR gesichtet und miteinander abgeglichen. Sie hat herausgefunden, dass außer den angeschuldigten Ärztinnen und Bayer auch weitere Mediziner Todesbescheinigungen von Kindern mit Behinderungen unterschrieben

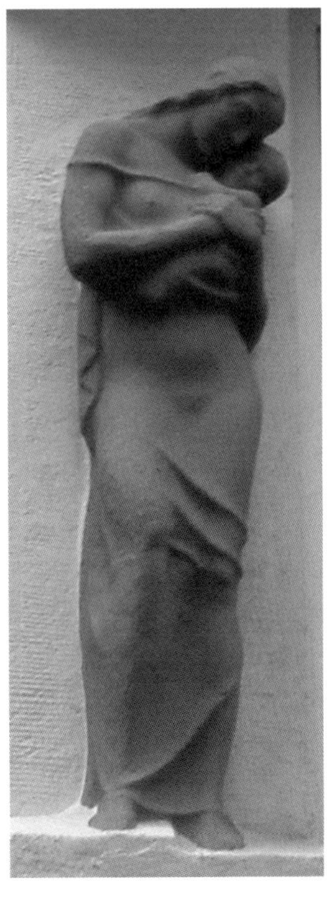

Auch heute noch steht die Skulptur für die eigentliche Aufgabe der Krankenhausmediziner, die Kinder zu heilen und anschließend ihren Müttern zurückzugeben

haben: und zwar der Medizinalpraktikant Arno Holter[14], der Assistenzarzt Heinz Graul[15] und die Assistenzärztinnen Ingeborg Sammet und Liesel Deidesheimer.[16] Kinder, die kurz nach der Aufnahme im KKR starben und für die eine nach dem Reichsausschussverfahren meldepflichtige Diagnose gestellt worden war, sind als NS-Opfer in das »Hamburger Gedenkbuch Euthanasie«[17] mit aufgenommen worden. Die oben genannten vier Mediziner haben von sechs solcher Kinder Todesbescheinigungen unterschrieben. Das bedeutet aber im Umkehrschluss nicht, dass die Kinder getötet worden sind. Sie könnten auch eines natürlichen Todes gestorben sein. Und es bedeutet auch nicht, dass der unterzeichnende Arzt das Kind getötet hat. Hier gilt die Unschuldsvermutung. Es zeigt aber, wie schmal der Grat war, auf dem sich alle Mediziner bewegten, die während der NS-Zeit im KKR arbeiteten. Wer von ihnen Täter wurde und wer nicht, darüber entschieden sie ganz allein. Es gehörte in diesem Krankenhaus aber dazu, dass die für eine Station zuständigen Assistenzärzte von Bayer auch mit der Tötung der Reichsausschuss-Kinder betraut wurden. Wie wir sehen werden, konnte man aber auch Nein sagen.

Sammet hat ab dem 25.6.1940 Wolf-Rüdiger Bendhaack im KKR behandelt. Er wurde am 26.4. desselben Jahres in Hohehorst-Löhnhorst geboren und starb am 15.7.1940. In der Todesbescheinigung ist als Todesursache vermerkt: *Myelocele, Pyodermie, Hirndruck, Bronchopneumonie, Lebensschwäche.* Sammet hat zudem Karin Kiencke ab 13.1.1941 behandelt. Die am 28.2.1940 in Hamburg Geborene starb mit noch nicht einmal einem Jahr am 17.2.1941. Als Todesursache ist genannt: *Bronchopneumonie, Mongolismus.*

Deidesheimer hat Jutta Bönig ab 15.4.1941 behandelt. Zwei Tage später starb das am 30.12.1939 in Hamburg geborene Mädchen. Als Todesursache ist vermerkt: *Spast. Diplegie, Schwachsinn, Pneumonie, Kreislaufschwäche.*

Holter hat Agnes Nienaber, geboren am 25.4.1940 Essen/Oldenburg, am 1.4.1941 im KKR aufgenommen. Nach sieben Wochen Aufenthalt dort starb sie am 20.5.1941. Als Todesursache ist angegeben: *Mikrocephalie, Bronchopneumonie.*

Graul hat die am 17.4.1939 in Pinneberg-Tesdorf geborene Christa Timm am 19.4.1940 im KKR aufgenommen. Das Mädchen starb dort am 25.5.1940. Als Todesursache ist vermerkt: *Hydrocephalus, Meningokokkenmeningitis.* Außerdem hat Graul die am 23.2.1935 in Hamburg geborene Erika Prüssing im KKR aufgenommen, und zwar am 6.11.1940. Das Mädchen starb am 12.11.1940 um 3.15 Uhr. Als Todesursache ist angegeben: *Spina bifida, Cysto*...(unlesbar), *Keuchhusten, Bronchitis.* Thevs geht davon aus, dass das Mädchen ein Reichsausschusskind war, das »nicht notwendigerweise ermordet« worden sein muss, wie sie meint.

Mit sozialdarwinistischem Denken wurden die Deutschen von Kindesbeinen an konfrontiert. Das Verhalten der Ärztinnen offenbart, wie das NS-Regime aus einer bereits lange vor ihm bestehenden menschenverachtenden Weltanschauung aus »ganz normalen«, scheinbar gefestigten und gebildeten Bürgern Mörder machte. Es sind eben keine Monster, die getötet haben, sondern Menschen wie du und ich. Das Besondere an den Vorgängen im KKR war, dass nicht eine der Ärztinnen, so der »Euthanasie«-Forscher Ernst Klee, ihre Untaten vertuschen wollte.

Er kenne keinen anderen NS-Fall, in dem alle Beschuldigten unverhohlen aussagten, dass sie Kinder getötet haben.[18] Wenn sich Klee auch bei einer der Ärztinnen irrt, so ist ihm doch zuzustimmen, wenn er sagte, dass sie kein Unrechtsbewusstsein gehabt oder gezeigt haben. Und: »Ich arbeite seit dreißig Jahren an der Aufarbeitung der NS-Zeit und habe es noch nicht erlebt, dass Täter ihre Untaten einsehen«, meinte Klee. Umso mehr kommt es darauf an, genau hinzuschauen, das Schweigen zu durchbrechen und Informationen zu veröffentlichen.

In Hamburg hat sich im begonnenen 21. Jahrhundert eine vielfältige Erinnerungs- und Gedenkkultur entwickelt. Neben der sehr aktiven KZ-Gedenkstätte Neuengamme und der aus der Mitte der Bürger getragenen Stolperstein-Initiative sowie dem Verein »Bertini«-Preis sind es vor allem engagierte Einzelpersonen und -gruppen, die mit den Opfern und ihren Angehörigen mitfühlen und jeder auf seine Art an die in NS-Deutschland begangenen Verbrechen erinnern. Davon ist im Ausblick die Rede. Auch dieses Buch soll einen Beitrag zum Gedenken und Erinnern leisten.

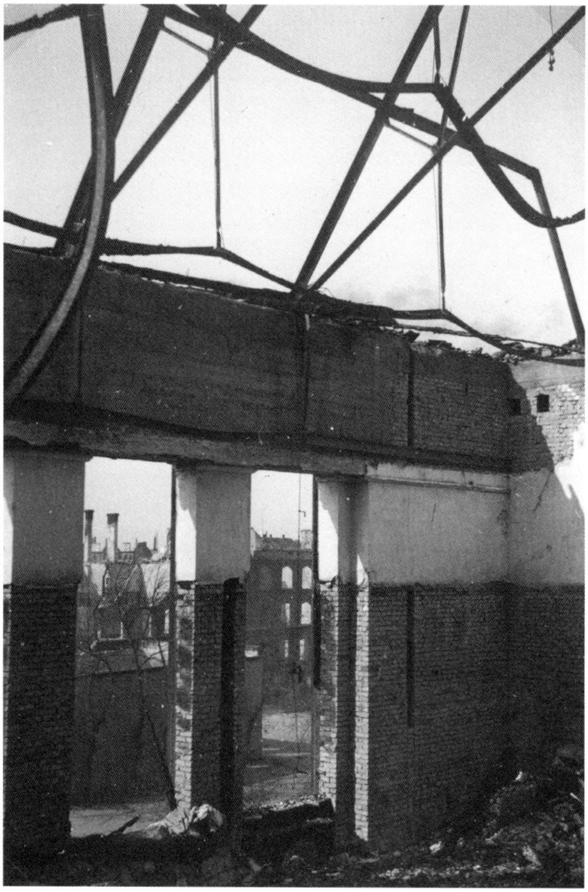

Während um sie herum der Bombenkrieg tobte, töteten Mediziner im Kinderkrankenhaus Rothenburgsort behinderte Kinder

1. Teil: Die Angeschuldigten

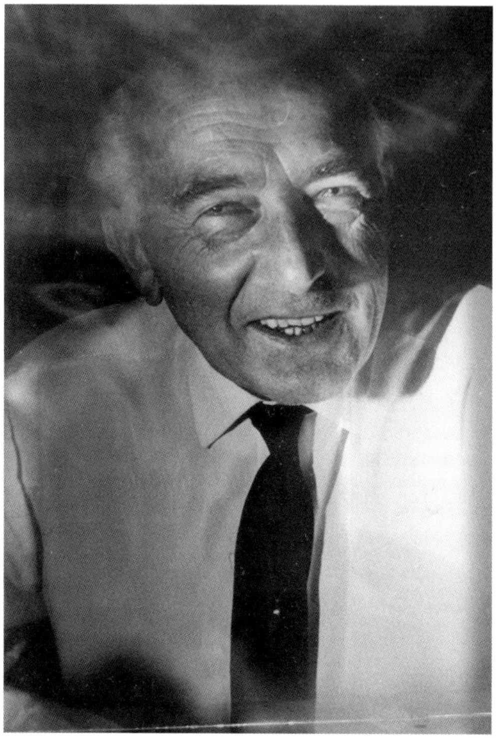

Wilhelm Bayer (1900 bis 1973)
Ende der 1960er Jahre

* 8.2.1900 in Nimptsch in Niederschlesien
† 18.4.1973
fünf Töchter, ein Sohn
seit 1934 verheiratet mit Elisabeth, geb. Sieveking (1913 – 2004)
als Leiter am KKR vom 1.7.1934 bis kurz nach Kriegsende 1945

Der Krankenhausleiter: Wilhelm Bayer

Wilhelm Bayer, am 8.2.1900 in dem damals etwa 2.000 Einwohner zählenden Ort Nimptsch in Niederschlesien als Sohn eines Postbeamten geboren, ging zunächst in Gnadenfrei zur Schule. Nach der Versetzung seines Vaters (* 1870) besuchte er ein Realgymnasium in Königsberg, später eines bis zum Abitur in Berlin. Er studierte von 1918 bis 1922 Medizin an der Universität Berlin. Anschließend war er Volontärarzt an der Universitäts-Frauenklinik Berlin (Prof. Bumm), an der Pathologie (Prof. R. Meyer) und an der Medizinischen Klinik (Prof. Goldscheider). Ab 1924 arbeitete er zunächst als Volontär- und dann als Assistenzarzt an der Berliner Universitätskinderklinik der Charité unter Leitung von Prof. A. Czerny. Dort verblieb er bis zu dessen Emeritierung im Jahr 1932. *»Ich betrachte mich als Czerny-Schüler«*, heißt es in seinem Lebenslauf.[1] Im Oktober 1932 wechselte Bayer nach Hamburg, wurde Assistenzarzt an der Universitäts-Klinik Eppendorf, doch wenig später ging er an das Hamburger Säuglingsheim Hochallee, wo er ab 1.4.1934 Leitender Arzt war. Nach nur drei Monaten dort ging er ans KKR, dessen Leitung er übernahm.

Im selben Jahr heiratete er die erst 21-jährige Elisabeth Sieveking, die den Beruf der Medizinisch-technischen Assistentin erlernt hatte. Aus der Ehe gingen fünf Töchter und ein Sohn hervor, die zwischen 1935 und 1944 geboren wurden. Vermutlich sind die Eheleute noch im Jahr ihrer Heirat in eine große Wohnung am Schwanenwik gezogen mit herrlichem Blick auf die Alster. Hier hat Bayer bis 1970 gelebt und eine Privatpraxis als Kinderarzt unterhalten. Eine seiner Töchter schilderte ihn als verschlossenen Menschen, sprach bewundernd von den Leistungen ihres Vaters, die er vor dem Krieg »auf die Beine gestellt hat«.[2] Er sei als Arzt eine Koryphäe gewesen. Gut aussehend, etwa 1,90 Meter groß, habe er vor allem auf Frauen gewirkt. Er liebte die Natur und hat »furchtbar gern im Garten gearbeitet«, was für ihn einen Ausgleich darstellte. Seine Persönlichkeit habe jeder spüren können, der ihn erlebte. Ihr Vater sei aber sehr eigen und schwierig gewesen. »In der Erziehung war er wahnsinnig streng. Wir Kinder«, fügte sie hinzu, »standen stramm – wie das früher eben so war.« Wenn nicht alles nach seinen Vorstellungen lief, handelte er »dementsprechend«. »Er hasste es wie die Pest, wenn wir Kinder Besuch von Freunden am Ihlsee hatten. Einmal kamen Jungs über den See und legten sich zu uns auf den Rasen. Er hat zwar nichts gesagt, weil ich dabei war, aber ich habe gesehen, dass er innerlich gekocht hat.« Auch mit dem Alter sei er »nicht erträglicher« geworden.

Prof. Rudolf Degkwitz, Leiter der UKE-Kinderklinik, schreibt über Bayer: *»Das Urteil meiner Assistenten ueber ihn, so wie auch mein eigenes, war: unkollegial, ruecksichtslos, hemmungslos und unehrlich. Er hat gefaelschte Protokolle ueber Versuche mit Keuchhusten in der Klinischen Wochenschrift veroeffentlicht, nachdem er meine Klinik verlassen hatte. Ich musste in der nachfolgenden Nummer dieser Zeitschrift auf die Unrichtigkeit dieser Protokolle hinweisen.«*[3]

In der Wohnung an der Außenalster gab er große Gesellschaften und lud gern Gäste ein. Bayer sei, so seine Tochter, eben »kein zurückgezogener Eigenbrötler« gewesen. An den Mittwochnachmittagen, wenn er keine Sprechstunde hielt, machte er viele Hausbesuche. Unter seinen Patienten waren Kinder, deren Eltern zur besseren Hamburger Gesellschaft zählten. Als 1941 die ersten Bomben auf Hamburg fielen, brachte Bayer seine Frau Elisabeth und die Kinder nach Sankt Peter-Ording. Er selbst blieb an der Elbe und fuhr nur an manchen Wochenenden zu seiner Familie.

Am KKR war er seit dem 1.7.1934 tätig – bis kurz nach Kriegsende 1945 als Leiter. Die beiden jüdischen Ärzte Dr. Carl Stamm und Dr. Oscar Herz mussten wegen ihrer Abstammung bereits 1933 das Krankenhaus verlassen. Der 1867 geborene Stamm beging wegen der Repressalien gegen ihn 1941 Selbstmord. Für ihn wurde 2009 ein Stolperstein vor dem KKR gesetzt – wie auch für die damals bekannten Opfer in diesem Krankenhaus. Zudem ist ein Park in Sichtweite des KKR nach dem seinerzeit beliebten Krankenhausleiter benannt worden.

Oscar Herz gelang es, rechtzeitig mit seiner Frau Nori auszuwandern. Sie emigrierten 1936 nach San Francisco. Die Familie des langjährigen KKR-Verwaltungsdirektors Wilhelm Meis hatte noch lange freundschaftlichen Kontakt mit Herz, wie die Meis-Tochter Margareta Veth berichtete.

Der linientreue Wilhelm Bayer baute die Hamburger Kinderklinik nach der Machtübernahme der Nationalsozialisten systematisch aus. Die Bettenzahl erhöhte sich von 180 im Jahr 1934 auf 400 im Jahr 1943. Waren diese Betten 1934 lediglich mit 25 Kindern und 60 Erwachsenen belegt, so hatte Bayer die Klinik schon vier Jahre später in ein reines Kinderkrankenhaus zurückentwickelt. In den 1940er Jahren seien die Betten *»immer voll belegt«* gewesen, lobpreiste Bayer seine eigenen Leistungen in seinem Lebenslauf. Bayer war als Mitglied der NSDAP sowie als Marine-SA-Angehöriger[4] dem System der Nationalsozialisten treu ergeben. So wundert es nicht, dass er der Idee, behinderte Kinder zu erfassen und bei einem gewissen Grad der Beeinträchtigung möglichst schnell und unauffällig zu beseitigen, große Sympathie entgegenbrachte. Einige Krankenschwestern sagten aus, dass Bayer auch selbst Spritzen gegeben habe, was er sonst *»den Assistentinnen überließ«, wie Gudrun Kasch meinte.*[5] Noch im Jahr 1944 war Bayer bemüht, über seine Kontakte zum Reichsausschuss,[6] auch im universitären Bereich Karriere zu machen. Laut Thevs sind seine Veröffentlichungen zu Ernährungsfragen im Frühjahr 1945 als Habilitationsschrift anerkannt worden. »Doch eine Professur blieb ihm versagt«, so Thevs.[7]

Bayer wurde zusammen mit seinem Kollegen Knigge in die Reichshauptstadt zu einer streng geheim gehaltenen Zusammenkunft eingeladen, wie er in den

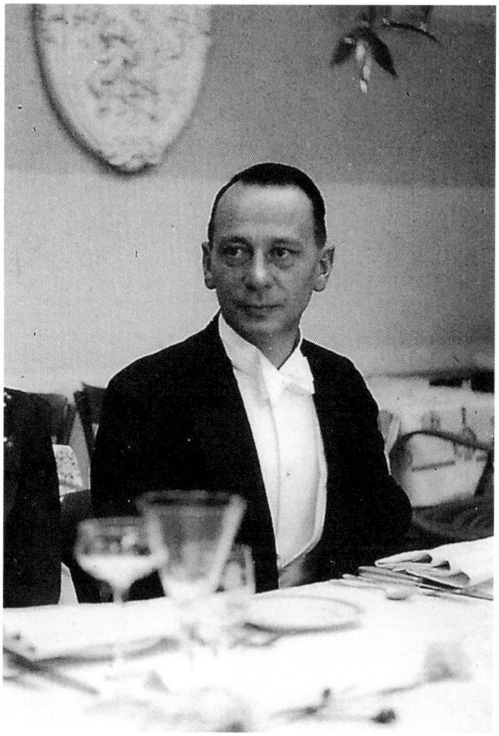

Wilhelm Meis (1894 bis 1973) im Jahr 1943. Er war von Ende der 1920er Jahre bis Anfang der 1960er Jahre in der Verwaltungsleitung des KKR tätig

Vernehmungen schilderte: »*Ende 1940 wurde mir auf einer Sitzung in Berlin mitgeteilt, dass ein Euthanasie-Gesetz geschaffen worden ist, und zwar der ›Reichsausschuss zur Erfassung erb- und anlagebedingter Leiden‹, dem die Durchführung des Gesetzes obliege. Auf einer Sitzung dieses Reichsausschusses in Berlin – es war wohl Ende 1940 oder Anfang 1941 – wurde nochmals betont, dass das Gesetz unterzeichnet sei, dass es aber erst nach Beendigung des Krieges veröffentlicht werden solle. Auf dieser Sitzung war der Ordinarius für Kinderheilkunde in Leipzig, Prof. Catel, zugegen.*«[8]

Ganz ähnlich sagte der stellvertretende ärztliche Direktor der Heil- und Pflegeanstalt Hamburg-Langenhorn, Dr. Friedrich Hermann Franz Knigge (* 11.8.1900 in Jever), am 13.6.1945 über diese Besprechung wegen der Tötung behinderter Kinder aus:

»*Im Dezember 1940 waren in Hamburg Herr Dr. Bayer vom Kinderkrankenhaus Rothenburgsort und ich durch Dr. Ofterdinger*[9] *nach Berlin geschickt worden, um an einer Sitzung des Reichsausschusses teilzunehmen. Die anwesenden Ärzte erhielten zunächst die Zusicherung, dass die Grundlage ihres ärztlichen Handelns absolut legal sei. Es liege ein mit der Unterschrift des ›Führers‹*

unterzeichnetes Gesetz vor, das Rechtskraft habe, aber wegen des Krieges nicht veröffentlicht werde.« [10]

Knigge und Bayer wurden bald nach dieser Sitzung die Leiter der als »Kinderfachabteilungen« getarnten Tötungseinrichtungen in Hamburg-Langenhorn beziehungsweise Hamburg-Rothenburgsort. Da Knigge während der Ermittlungen an den Folgen einer Kinderlähmung verstarb, konzentrierten sich die Nachforschungen des Hamburger Landgerichts fortan auf Bayer und die Vorkommnisse am KKR.

»In den Jahren 1941 bis Mitte 1943 wurden etwa 40 bis 45 Fälle behandelt. Eingewiesen in die Klinik waren etwa 90 Fälle. Im Jahr 1944 wurden etwa 7 Fälle behandelt. [...] *Dass den Eltern von einer mit 95 Prozent mit Todeswahrscheinlichkeit verknüpften Behandlung gesprochen wurde, sollte keine Täuschung, sondern nur den Eltern Beruhigung für später sein.* [...] *Was die Schwester Felicitas Holzhausen anbelangt, so hat sie was sie mir selbst gestanden hat, auf mich aus bestimmten Mißverständnissen heraus kurze Zeit geschimpft. Sie hat sich aber wieder voll und ganz hinter mich gestellt«,* [11] versuchte Bayer massive Vorwürfe von Holzhausen gegen ihn zu entkräften. Das Wort »behandelt« ist in diesem Zusammenhang nichts anderes als eine Tarnbezeichnung, ein Euphemismus für »Ermordung«.Als die Ermittlungen gegen Bayer begannen, ergriff das medizinische Personal des KKR Partei für ihn: *»Herr Dr. Bayer ist für die gesamte Schwesternschaft, angefangen von der Oberin bis zur jüngsten Lernschwester, in jeder Hinsicht ein vorbildlicher Anstaltsleiter, Arzt und Fürsorger und menschlicher Berater gewesen«,* [12] erklärten am 27.7.1945 die Oberin Martha Louise Horstmann, die Oberschwestern Milly Kohleick und Gertrud Menke sowie die Abteilungsvorsteherin Grete Rieckmann als Vertreter der gesamten Schwesternschaft des Kinderkrankenhauses Rothenburgsort. Zudem unterzeichneten die Ärztinnen Liesel Deidesheimer und Ursula Petersen als Vertreter der Ärzteschaft des Krankenhauses die Erklärung. Er habe *»alle Ausländerkinder mit genau der gleichen Güte, Rücksicht und Hilfsbereitschaft behandelt wie deutsche Kinder«*, heißt es darin weiter. Bayers Tätigkeit sei *»ausschließlich unter dem Gesichtspunkt der Nächstenliebe geleistet«* worden. Im Jahre 1942 habe er sich für die Oberin mit *»Kameradschaftlichkeit«* eingesetzt, weil diese Werturteile über Juden abgegeben haben soll, weswegen sie Schwierigkeiten mit der Gestapo bekommen habe. Am selben Tag erklärten die Ärztinnen von Lamezan, Bensel, Deidesheimer und Werner, dass sie Bayer *»jederzeit als einen unermüdlichen, einsatzbereiten und verantwortungsbewussten Klinikleiter«* [13] kennengelernt hätten.

Ein ganz anderes Bild vom Chefarzt, nämlich ein kritisches, zeichnete der damalige Medizinstudent Ernst-Hermann Maier, der sich in der Endphase des Krieges im KKR aufhielt: *»Die brutale Ausnutzung von Assistenzärzten und Schwestern habe ich miterlebt. Dr. Beyer* [sic!] *kennt keine Rücksicht«*, schreibt Maier am 26.6.1945 in seinem *»Bericht zur Anzeige gegen Dr. Beyer* [sic!] *Kinderkrankenhaus Rothenburgsort wegen organisierter Euthanasie«.* [14] Auch der damalige Verwaltungsdirektor des KKR, Wilhelm Meis, hatte keinen guten Eindruck vom ärztlichen Leiter der Klinik: *»Von einem Teil des Pflegepersonals weiss ich,* *daß es Dr. Bayer wegen seiner politischen Einstellung und seiner Art, mit dem Personal umzugehen, nicht schätzte.«*[15] Meis sagte aus, dass ausschließlich Bayers Sekretärin Frenz die *»Euthanasie-Sachen«* bearbeitet habe. Gertrud Frenz war seit Anfang April 1939 als Büroangestellte im Vorzimmer von Bayer tätig.[16] Sie habe anfangs ein gutes, ab Ende 1944 oder Anfang 1945 aber ein kritisches Verhältnis zu dem Chefarzt gehabt. Das begründete sie damit, dass sie erst zu diesem späten Zeitpunkt entdeckt hatte, dass im KKR systematisch behinderte Kinder umgebracht wurden: *»Erst sehr viel später habe ich bemerkt, daß mit der ›Behandlung‹ der Kinder etwas bestimmtes gemeint war.«* Frenz wollte vier Jahre lang nicht mitbekommen haben, dass man im KKR behinderte Kinder gezielt tötete. Das ist sicherlich eine Schutzbehauptung, denn der Sekretärin muss doch aufgefallen sein, dass alle Kinder, deren »Behandlung« vom Reichsausschuss freigegeben worden war, wenig später gestorben sind.

Wie Bayer innerhalb des Hauses sicherstellte, dass die Tötung der Kinder nur im kleinen Kreise bekannt blieb, schilderte Frenz wie folgt: *»Sobald eine Ermächtigung vom Reichsausschuß kam, mußte ich Dr. Bayer einen kleinen Zettel schreiben mit dem Namen des Kindes und dem Zusatz, daß die Behandlung genehmigt sei. Diesen Zettel steckte Dr. Bayer zu sich und nahm ihn zur Hauptvisite mit.«*[17] Im Februar oder März 1945 ordnete Bayer gegenüber Frenz an, dass sie den von ihr angelegten *»Reichsausschuß-Ordner«* vernichten solle, damit er nicht den Alliierten in die Hände falle. Zu dieser Zeit war das Ende des Krieges für den Krankenhauschef also absehbar. Das Morden aber dauerte an. Frenz wandte sich an den Verwaltungsdirektor. Meis riet ihr, dass nichts vernichtet werden sollte. Also entschied sich die Chefsekretärin, die Akten an den Reichsausschuss nach Berlin zurückzuschicken.

Meis war gegen die Tötungen, um den guten Ruf des KKR nicht zu gefährden: *»Über die Tatsache, dass Dr. Bayer Euthanasiebehandlungen in dem Krankenhaus vornehmen werde, hat Dr. Bayer mir niemals etwas gesagt. Etwa 1940 erzählte mir Dr. Bayer gelegentlich, dass man an ihn herangetreten sei, um durch ihn Euthanasie vornehmen zu lassen. Ich habe Dr. Bayer gesagt, dass er das nicht machen dürfe im Interesse des Krankenhauses. Damit brach Dr. Bayer das Gespräch ab«*, sagte Meis am 18. März 1948 aus.[18] Er meinte, Bayer hätte den Vorstand des KKR darüber informieren müssen, dass er behinderte Kinder im KKR töten lasse. Der Arzt Dr. Friedrich Thieding, Mitglied des KKR-Vorstands, habe gegenüber Meis erklärt, *»dass er die Euthanasie grundsätzlich für das Krankenhaus Rothenburgsort ablehne«.*[19] Auch die Oberin Martha Horstmann sagte aus, sie habe Bayer abgeraten, *»Euthanasiebehandlungen«* im KKR vorzunehmen.[20] In verschiedenen umfangreichen, schwer erträglichen Aussagen rechtfertigte Bayer die Morde als menschlichen Akt der Nächstenliebe und pervertierte die Taten dadurch umso mehr. Er sprach von *»Mißgeburten«* und *»mißgebildeten Wesen«* sowie von *»leeren Menschenhülsen«* und *»Mißgestaltungen und Entgleisungen«*.[21] Er gab an, die unselbstständigen Kinder töten lassen zu haben, um ihren Müttern und deren Familien ein unbeschwertes Leben zu ermöglichen. Die Entscheidung, das Kind zu beseitigen, habe er den Müttern abgenommen, auch das sei eine weitere

»Heldentat«, denn die Mütter hätten sich selbst Vorwürfe ob dieser Entscheidung machen können, meinte Bayer. Er selbst hat diese Zweifel offenbar nie gehabt. In einer längeren Abhandlung führte er zahlreiche Fürsprecher der »Euthanasie« ins Feld, die seine Auffassung stützten.[22] Zweifelsohne gab es derartige Ansichten[23] schon lange bevor sich das nationalsozialistische Weltbild durchsetzte.

Mindestens vier Frauen haben Bayer auch in einem anderen Umfeld, seinem halb privaten und seinem familiären, kennengelernt: Irma Rohweder war *»Sprechstundenhilfe in der Privatpraxis bei Dr. Bayer im Haus Schwanenwik«*. Sie habe nur *»ab und zu im Krankenhaus Rothenburgsort ausgeholfen«* und ansonsten *»die Nachtschwestern betreut, die in Schwanenwik schliefen«*.[24] Lotte Stein, geborene Eickhorst, kam im September 1943 in die *»Privatwohnung Bayers zur Betreuung der Schwestern«* und auch *»zur privaten Hilfe«*.[25] Ein Jahr lang habe sie dort *»gewirtschaftet«*. Sie erinnerte sich an das ermordete Kind Angela Lucassen. Dieses Kind *»litt ausschließlich an Krämpfen«*. Das kräftig gebaute Kind sei *»in keiner Weise mißgestaltet oder idiotisch«* gewesen. Deshalb habe sie gehofft, dass es nicht getötet werden würde. Nicht nur dieses Kind ist ein Beweis dafür, dass die Kinder, die Bayer in »seinem« Krankenhaus töten ließ, keineswegs derart »missgestaltet« oder gehandicapt waren, als dass sie nicht ein menschenwürdiges Leben hätten führen können. Burlon weist nach, dass die Kriterien des Reichsausschusses oft nicht auf die getöteten Kinder zugetroffen haben. Die Säuglingsschwester Gerda Funkenberg gab an, dass sie im Zeitraum von November 1943 bis Juni oder Juli 1944 als *»Privatpflegerin bei den Kindern Dr. Bayers, die er nach St. Peter evakuiert hatte«*, gearbeitet habe.[26] Für Hildegard Hauser hatte Bayer offenbar dieselbe Verwendung: Die Frau sagte aus, dass sie *»erhebliche Zeit Privatschwester bei Dr. Bayer in St. Peter«* gewesen sei.[27]

Wilhelm Bayers Frau Elisabeth stammte aus der angesehenen Hamburger Familie Sieveking. Sie war von 1977 bis 1984 Vorsitzende des DRK-Ortsvereins von Bad Segeberg.[28] Die Ehefrau überlebte den 1973 verstorbenen Mediziner um gut 30 Jahre. Im Jahr 2002 gab sie dem damaligen Doktoranten Burlon aus Hamburg bereitwillig Auskunft über die Rothenburgsorter Zeit ihres Mannes. Bayer lernt man durch die Lektüre von Burlons Arbeit aber nicht näher kennen.

Eine Tochter Bayers schilderte ihren Vater facettenreicher: »Unsere Eltern haben uns Kinder nie eingeweiht und so gut wie nie über frühere Zeiten gesprochen«, sagte die Apothekerin. Ihre Geschwister seien »sehr erstaunt« darüber gewesen, dass Elisabeth Bayer mit dem Hamburger Mediziner gesprochen hat. Dessen Doktorarbeit habe sie gelesen und den Eindruck gewonnen, dass Burlon ihren Vater als Ewiggestrigen abstempelt. So sei er aber gewiss nicht gewesen.

Aber auch ihre Geschwister hätten festgestellt, dass sie wenig über ihren Vater wissen. Aus seiner Kindheit wüssten sie nahezu nichts. »Mein Vater war da sehr verschlossen. Und heute ärgere ich mich, dass ich nicht mehr gefragt habe. Wir haben uns aber auch nie getraut, zu fragen«, so die Tochter. Besonders habe es Bayer geschmerzt, dass er nach dem Krieg keine Anstellung an einem Krankenhaus mehr fand. »Er war ein Typ, der ein großes Krankenhaus brauchte. Das war das Schlimmste für ihn, dass er das nicht wiederbekommen hat.« Und dieser

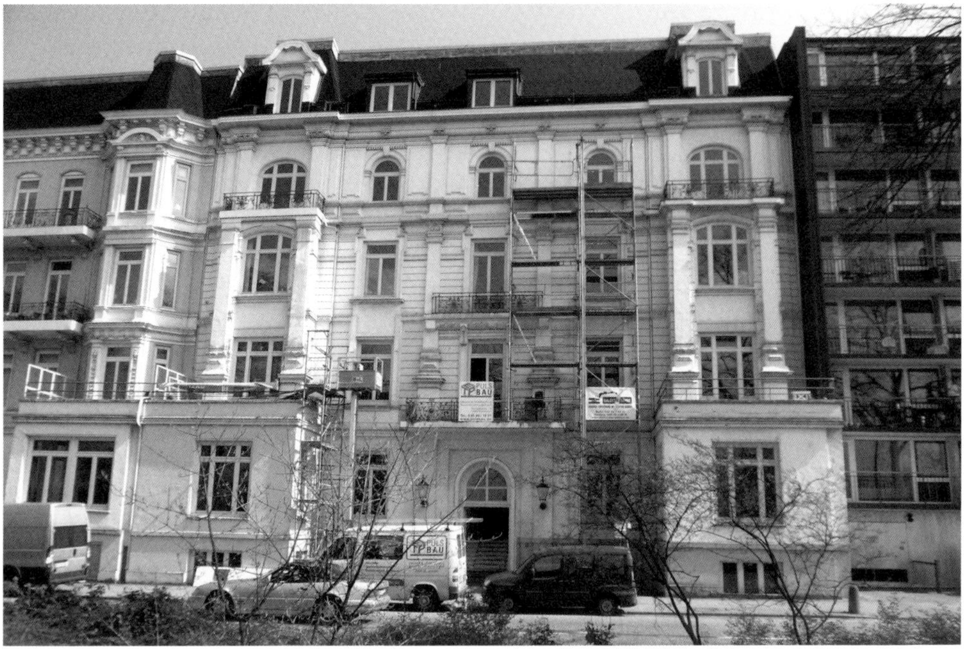

In diesem vornehmen Haus am Schwanenwik hatte Wilhelm Bayer jahrzehntelang seine Wohnung und Privatpraxis

Fakt habe nichts mit den Anschuldigungen in Bezug auf die Kindertötungen zu tun, sondern mit den »Querelen innerhalb der Hamburger Ärzteschaft« damals, die Nahrung vor allem von Professor Rudolf Degkwitz erhalten hätten. So hätten bestimmte Kreise verhindert, dass Bayer sich Professor nennen durfte. Seine Habilitationsschrift liege noch immer ohne Adressaten im Keller des Bad Segeberger Hauses, das sie unweit ihres einstigen Elternhauses bewohnte. Natürlich sei er »in gewisser Weise verbittert« gewesen, da er kein Krankenhaus mehr leiten durfte und auch keinen Professorentitel erhielt.

Die Kindertötungen, die unter Aufsicht und Verantwortung ihres Vaters in Rothenburgsort durchgeführt wurden, sieht seine Tochter nicht kritisch. Er habe ja nur die, »wie man damals sagte, vollidiotischen Kinder töten lassen, die wirklich nicht mehr lebensfähig waren. Das Euthanasieproblem ist damals fast überall so gelöst worden«, wie ihr Vater das getan habe. Die Generation ihrer Kinder sehe das heute ganz anders als ihre Generation und die ihres Vaters. Er habe »bis zum Schluss seine Ansichten so vertreten. Er hatte es schwer zu akzeptieren, wie das in den nachfolgenden Jahren gehandhabt wurde«, sagte sie.

Nach seiner Suspendierung 1945 hoffte Bayer eine Weile, die Leitung des Krankenhauses zurückzubekommen. Als Arzt durfte er zunächst nicht arbeiten. Als er »praktisch rehabilitiert war«, bewarb er sich »überall«, 1950 auch bei der Gesundheitsbehörde, für die er einen Lebenslauf verfasste. »Aber alle hatten die Hose voll gehabt, ihn einzustellen«, vermutete die Tochter. So betätigte er sich auch als Lektor und erstellte kleine Schriften über Säuglinge. Er habe vor allem für die AOK gearbeitet, erinnerte sich seine Tochter. Sie kann nicht verstehen, wie man nach dem Krieg nicht anerkannte, was er zuvor geleistet hatte. Er sei derjenige gewesen, der, als die Bomben fielen, ins Krankenhaus gefahren sei und geholfen habe.

Als er nach dem Krieg wieder als niedergelassener Kinderarzt arbeiten durfte, funktionierte er seine Wohnung zur Praxis um und stellte eine Sprechstundenhilfe ein.

Rita S. beschrieb Bayer als sehr großen, schlanken und »militärisch akkuraten Menschentyp« mit einem weißen Kittel und »guten Manieren«. Er hatte nach ihrem Empfinden auch etwas sehr Forsches an sich, »was seine militärische Ausstrahlung noch verstärkte«[29]. Sie erinnerte sich, dass er jeden Patienten persönlich in einer großen Diele empfing. »Unsere vier Kinder mussten sich bei den Impfungen immer in einer Reihe aufstellen, wie zum Appell«.[30] Rita S. ließ ihre Kinder von 1955 bis 1968 von Bayer behandeln und hatte nie etwas am Erfolg seiner medizinischen Arbeit auszusetzen. »Hätten meine Großeltern um Bayers Vergangenheit gewusst, so hätten sie ihm nach eigener Aussage nie ihr Vertrauen geschenkt«, hat ihr Enkel Mathis Fischer, als er sich im Rahmen einer Schülerarbeit mit dem Thema auseinandersetzte, im Gespräch von seinen Vorfahren erfahren. **Astrid Wörn** war von Geburt an und bis 1969 Bayers Kinderpatientin. »Wilhelm Bayer trug eine weiße Arztjacke, die Hamburgern als sogenannte ›Eppendorfer‹ bekannt ist und dem Ganzen eine Art militärische Aura, etwas Lazaretthaftes verlieh. Diese Stimmung beunruhigte mich als Kind zutiefst«, erinnerte sich die 1954 Geborene.[31]

Auch **Ilka K.** (* 1958) war als Kind Patientin des einstigen KKR-Leiters in dessen Privatpraxis. Ihre Erinnerungen an Dr. Bayer sind positiv: »Er war immer sehr freundlich und liebenswürdig und niemals grob oder fahrig! Er hat sich immer zu mir heruntergebückt, mich auf den Arm genommen, mich auf die Behandlungsliege gesetzt und lächelnd getätschelt. Von daher hatte ich nie Angst vor ihm. Meine Eltern hielten große Stücke auf diesen Mann und seine Diagnostik – wenn sie gewusst hätten!« Sie konnte sich noch an hohe Räume erinnern mit viel dunklem Holz – die Dielen knarrten bei jedem Schritt – und an ein altes Schaukelpferd im Wartezimmer.

Ihr Bruder (* 1951) mochte den Kinderarzt nicht, empfand ihn als schroff, autoritär, wenig feinfühlig und hat sich in seiner Gegenwart überhaupt nicht wohlgefühlt. Ihre Schwester (* 1949) – Frühgeburt und von Beruf Ärztin – war wie sie geschockt, als sie von Bayers Vorgeschichte erfuhr. Sie hatte ihn als sympathischen und freundlichen Mann in Erinnerung. Er habe immer eine Eisenbahn fahren lassen, wenn sie im Behandlungszimmer war. Und das Wartezimmer verfügte für die damaligen Verhältnisse über »nette Spielsachen«. Das Fazit der Schwester: »Er war ein guter Kinderarzt, was ihn natürlich keinesfalls rehabilitiert.«

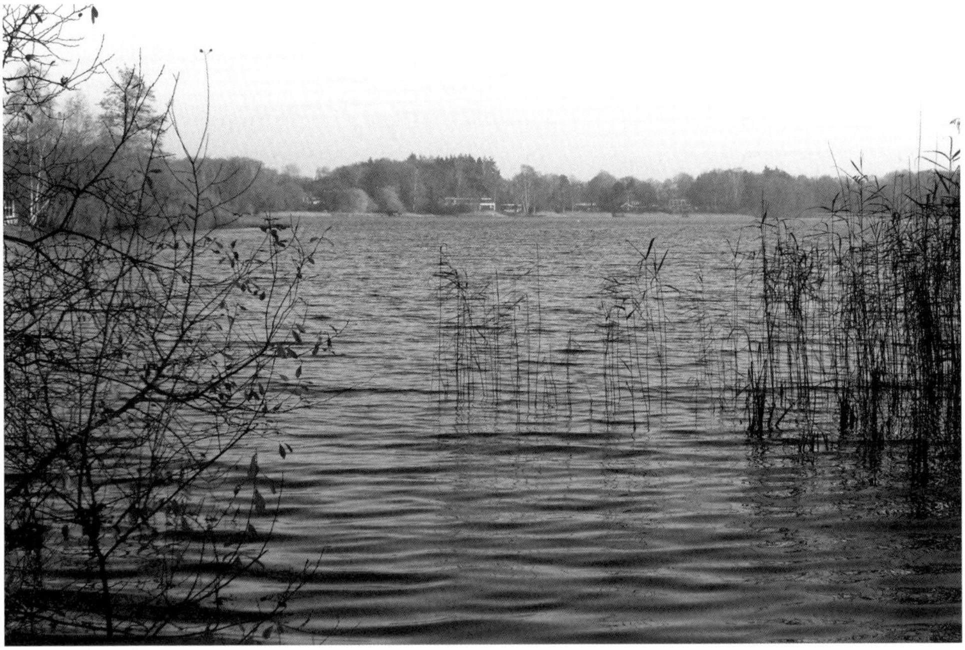

Am idyllisch gelegenen Ihlsee in Bad Segeberg verlebte Wilhelm Bayer seine letzten Jahre. In der Nähe liegt er auch begraben

Ilka K. vermutete: »Wir Mädchen waren hellhäutig und weißblond, mein Bruder dunkelhaarig mit braunen Augen – etwas banal – aber vielleicht hat das bei dem Mann eine Rolle gespielt. Was dort im Kinderkrankenhaus Rothenburgsort passiert ist, ist so unfassbar grauenvoll!! Wie dieser Mann dann später agiert hat, um sich reinzuwaschen – und das mit Erfolg – kann unglaublich wütend machen, ist aber sicherlich auch der damaligen ›Nachkriegs-Kollektivblindheit‹ geschuldet. Aber das soll und wird uns immer wachsam halten!!«[32]

Die Abrechnung erledigte Bayer selbst. Und das offenbar besonders gut. Denn er hatte ein teures Hobby: In Antiquitätengeschäften stöberte er nach schönen Stücken. Einige erwarb er und schmückte damit seine Praxis. »Ich kann mich nicht erinnern, dass ich bei ihm drei oder vier Bücher auf dem Nachttisch gesehen hätte«, sagte die Bayer-Tochter. Wohl habe er aber medizinische Fachbücher gelesen. Einen Fernsehapparat habe er sich nur angeschafft, um die 19-Uhr-Nachrichten und am Sonntagmorgen den »Aktuellen Frühschoppen« zu sehen. Er habe sich selbst politisch nie geäußert. Auch in seinem Urteil über Politiker sei er sehr zurückhaltend gewesen. »Er war schon konservativ«, meinte sie über seine politische Einstellung. Er habe aber »uns Kinder in keinster Weise beeinflusst«.

1955 entdeckte Bayer durch Zufall ein Grundstück am Ihlsee in Bad Segeberg. Die Familie siedelte um, die Kinder beendeten ihre Schullaufbahn zum größten

Teil hier. Den Vater sahen sie weiterhin meist nur an den Wochenenden, denn er arbeitete bis 1970 weiterhin in seiner Kinderarztpraxis in Hamburg. Danach machte er für etwa zwölf Monate in Bad Segeberg eine Kinderarztpraxis auf. »Und war sehr schnell sehr bekannt«, so die Tochter. Von seinem Altersruhesitz am Ihlsee hatte Bayer nicht viel. Er starb am 18.4.1973, drei Jahre, nachdem er dort eingetroffen war, nach einer Operation in einem Krankenhaus. Er sei »kein einfacher Patient« gewesen, meinte seine Tochter. Vielleicht hätten die Pfleger deshalb sein Zimmer gemieden. Jedenfalls war niemand anwesend, als er an einer Embolie im Krankenbett starb. Seine Witwe Elisabeth blieb in dem Haus am Ihlsee, ihren Mann hat man auf dem Friedhof in unmittelbarer Nähe des Sees bestattet.

Als die Tochter in Hamburg studierte, hatte sie ihren Vater von einer anderen Seite kennengelernt. Er sei damals »viel weicher« gewesen. So kam er zum Beispiel in ihr Studierzimmer und fragte sie, ob sie nicht ein Malzbier zusammen trinken oder sich ein gemeinsames Essen zubereiten wollten. Auch nahm er sie zu medizinischen Vorlesungen an der Universität Hamburg mit, die er häufig hörte. »Einmal hat er mir Bilder von missgestalteten Kindern gezeigt. Da habe ich einen Schreck bekommen. Ich habe mir gedacht: Dass es so etwas überhaupt gibt. Die erkannte man gar nicht als Mensch«, schilderte sie ihre damaligen Eindrücke. Wo die Fotos geblieben sind, wisse sie nicht. Für ihren Vater führte sie ins Feld, »dass kein einziges Elternpaar gegen ihn ausgesagt hat«. Er habe aber seinen »rigorosen Standpunkt bis zuletzt« beibehalten, sagte sie, um dann nach einer kurzen Pause anzufügen: »Irgendwann, ganz zum Schluss, als er selbst schon krank war, sagte er zu einer meiner Schwestern, er hätte einiges anders gemacht, wenn er das aus der heutigen Sicht sehe. Wobei er sich aber nicht klar ausgedrückt hat, was er genau meinte.«

Verbittert äußerte die Bayer-Tochter, dass der Onkel ihrer Mutter, der ebenfalls beschuldigte Leiter des Hamburger Haupt-Gesundheitsamtes Hermann Sieveking (1867 bis 1954), immer ausgesagt habe, dass er von den Tötungen nichts gewusst habe. Die Aussagen der Ärztinnen belegen aber genau das Gegenteil. Doch sollte man die Schuld gegeneinander aufwiegen? Mildert die Verstrickung

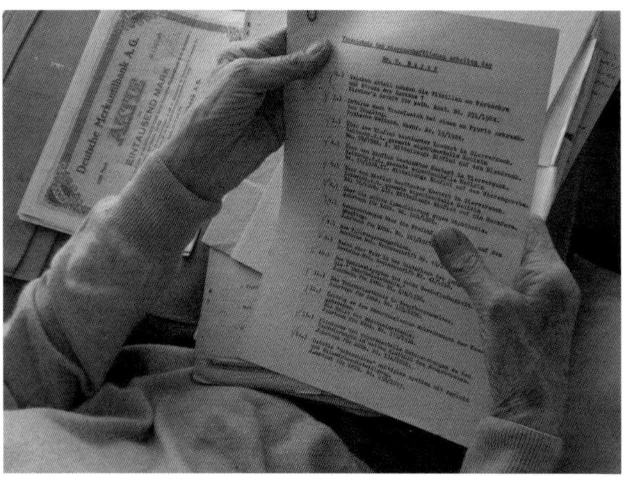

Bayers Tochter hält eine Publikationsliste des Mediziners in ihren Händen

oder mildern die Taten des einen die Schuld des anderen? Wer ihren Vater und die anderen Ärztinnen heute verurteile, »soll sich an die eigene Nase fassen und überlegen, was sie gemacht hätten«. Auch heute, meinte sie, seien solche Taten wieder möglich. »Die Menschen ändern sich doch nicht!« Das hätten Versuche mit Schülern, bei denen diese manipuliert worden seien, gezeigt. Obwohl ihr Vater und ihre Tochter »ein Pott und eine Pann« gewesen sind, sich in den knapp vier Jahren, in denen sie sich als Opa und Enkeltochter kennenlernten, offenbar sehr gut leiden konnten, habe ihre Tochter heute eine rigorose Haltung den Ärzten aus der NS-Zeit gegenüber. Diejenigen, die behinderte Kinder getötet oder das angeordnet hätten, seien allesamt »Mörder«, meine die Enkelin. Davon wolle sie selbst aber natürlich nichts hören, sagte die Bayer-Tochter. Und dann fand sie in der Liste von Aufsätzen, die Dr. Wilhelm Bayer nach dem Krieg verfasste, einen über Hämatome. »Das ist ja genau das Gebiet, mit dem sich meine Tochter heute viel beschäftigt ...«

Bayers Enkeltochter beantwortete offenherzig meine Interviewfragen.[33] Die Medizinerin, die an einer großen Klinik in Berlin arbeitete, wollte nicht (»nach einigem Hin- und Herüberlegen«), dass ihr Name genannt wird.

Sie sind 1969 geboren, Ihr Großvater ist am 18.4.1973 gestorben: Haben Sie noch Erinnerungen an ihn?

»Nein, ich habe keine Erinnerung an meinen Großvater.«

Wann und wie haben Sie davon erfahren, dass gegen Ihren Großvater wegen der Tötung behinderter Kinder während der Jahre 1940 bis 1945 ermittelt wurde?

»Ich bin mir nicht sicher, wann das war. Mit eigentlichen aktiven Erkundigungen habe ich tatsächlich erst zusammen mit meinem Mann begonnen, das wird höchstens zehn Jahre her sein.«

Hat es innerhalb der Familie kontroverse Diskussionen über die Rolle von Wilhelm Bayer bei der »Kinder-Euthanasie« gegeben? Wenn ja, an was erinnern Sie sich?

»Nur ansatzweise. Zwischen meiner Mutter und mir, mit einer Tante und meinem Onkel habe ich das Thema nur gestreift. Ich habe auch selber wohl schnell abgebrochen unter dem Eindruck, dass die Kinder meines Großvaters bei diesem Thema verständlicherweise verletzlich sind. Außerdem musste ich immer feststellen, dass ich viel zu wenig weiß und auch selbst daran schuld bin.«

Haben Sie mit Ihrer Großmutter Elisabeth über die Taten Ihres Großvaters während der NS-Zeit gesprochen? Wie war deren Haltung dazu?

»Ich habe wenig gefragt und sie hat wenig erzählt. Wenn sie von sich aus erzählte, ging es meistens um seinen heldenhaften Einsatz, als das Krankenhaus wohl wegen der Bombenangriffe evakuiert werden musste. Um Schuld und Tötungen von Patienten ging es nicht. Ich meine, einmal nach seiner Parteizugehörigkeit gefragt zu haben. Das wurde dann eher abgetan und heruntergespielt. Er sei erst sehr spät eingetreten, als alle eintreten mussten.«

Wie empfinden Sie den von den Nationalsozialisten gebrauchten Ausdruck »Euthanasie« für diese Taten?

»Als Zynismus.«

Wie bewerten Sie es, dass die Strafverfolgung gegen Ihren Großvater und die beteiligten Ärztinnen eingestellt wurde? Hätte es aus Ihrer Sicht eine Verurteilung geben müssen?

»Ich habe zwar über die Prozesse gelesen, es fällt mir aber schwer, zu beurteilen, ob es juristische Hindernisse gegen eine Verurteilung gab. Ich habe es so verstanden, dass der Verlauf nur so möglich war, weil ein großer Teil der Beteiligten, inklusive der Juristen, noch selbst in der Ideologie steckte, auf die sich mein Großvater berief. Ich finde, es hätte eine Verurteilung geben müssen, weil es meiner Meinung nach sicher ist, dass er schuld war an den Tötungen der Kinder. Was fehlte zur Verurteilung, habe ich letztendlich nicht ganz verstanden. Zumindest hätte er nicht mehr praktizieren dürfen. Allerdings habe ich es immer so verstanden, dass mein Großvater sich schon sehr schwer bestraft fühlte, weil er nicht weiter im Krankenhaus arbeiten durfte. Nach den Andeutungen meiner Großmutter stelle ich mir vor, dass er verbittert und gebrochen war. Die Frage ist, was man mit einer Verurteilung mehr erreicht hätte. Es ist fraglich, ob es dann mehr Einsicht und Reue gegeben hätte.«

Wie bewerten Sie die Rolle Ihres Großvaters? War er bedingungsloser Karrierist, der Professor werden wollte, oder hat er tatsächlich aus Liebe zu den Menschen gehandelt, indem er die Familien von der Belastung durch »nicht lebenswerte Geschöpfe befreite«, wie er das angab?

»Ich stelle mir vor, dass er vor allem ein ›Machtmensch‹ war. Dazu gehört Ehrgeiz für die Karriere, aber auch die Genugtuung, Wirkung und Einfluss auf andere zu haben, was ja zum Beispiel bedeuten kann, dass man ihnen erklärt, was für sie (und ihre Kinder) am besten ist. Und dass man über Leben und Tod bestimmt. ›Aus Liebe zu den Menschen gehandelt‹ – kann ich so überhaupt nicht akzeptieren. Und in der Bezeichnung ›nicht lebenswert‹ steckt der ideologische Kern des Verbrechens.«

Meinen Sie, dass er Ihnen ehrlich geantwortet hätte?

»Je nachdem, wie weit er sich distanziert hätte von seiner früheren Haltung. Ich kann mir vorstellen, dass er in seiner Ideologie bleiben musste, um sich nicht ganz zu verlieren, und dass man deshalb auch nicht mit ihm diskutieren konnte.«

Meinen Sie, dass er mit sich im Reinen war? Dass er sein Tun nicht bereute, sondern dass er meinte, richtig gehandelt zu haben?

»Das kann ich kaum beurteilen. Wenn er bereut hat, hat er es zumindest nicht ›an die große Glocke gehängt‹. Aber schließlich war er sicher ein intelligenter Mann. Deshalb kann ich mir nicht vorstellen, dass er mit sich im Reinen war.«

Haben Sie noch Fotos Ihres Großvaters oder Erinnerungsstücke an ihn, die Sie in Ehren halten?

»Fotos habe ich nicht, ich wüsste auch nicht, dass es Fotos von meinem Großvater und mir gibt. Ich habe das Haus, das er für seine Familie gekauft hat, von meinen Tanten und meinem Onkel gekauft. Dort gibt es noch einige alte Details, die er angeschafft hat. Ich halte sie nicht in Ehren wegen seiner Person, sondern eher trotz seiner – weil sie alt sind und Geschichte haben und weil ich sie schön finde. Tatsächlich haben/hatten wir vielleicht einen ähnlichen Geschmack.«

Wie bewerten Sie die Person Ihres Großvaters insgesamt?

»Er war bestimmt ein beeindrukkender Mann mit wahrscheinlich auch bewundernswerten Fähigkeiten, der schwere Fehler gemacht und seine Macht missbraucht hat.«

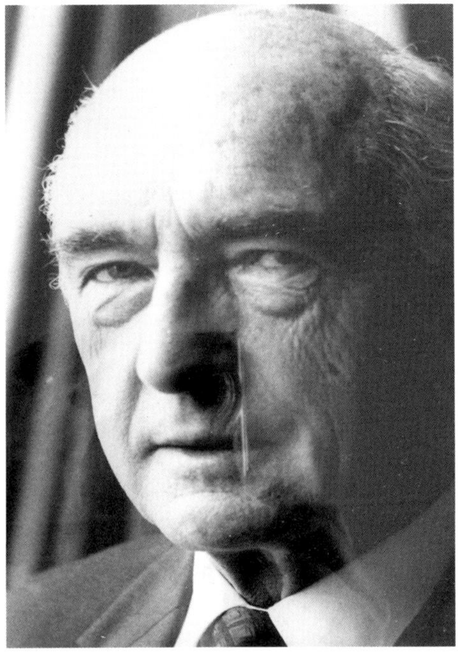

Wilhelm Bayer Anfang der 1970er Jahre

1973, in Bayers Todesjahr, wollte der damalige Hamburger Oberstaatsanwalt Dr. Dietrich Kuhlbrodt das Verfahren um die Kindertötungen von Rothenburgsort wieder aufrollen.[34] Gegen zwei der Beschuldigten sind die nach Kriegsende begonnenen Ermittlungen nämlich nicht eingestellt worden. Einer davon war ein damaliger Mitarbeiter des Gesundheitsamtes, der während der NS-Zeit zum stellvertretenden Gesundheitssenator in der Hansestadt aufgestiegen war. Der Prozess kam aber nicht in Gang, weil dem hochrangigen Verwaltungsmann bescheinigt wurde, dass er nicht in der Lage sei, dem Prozess zu folgen – er könne sich nicht auf die verschiedenen Sachverhalte der etwa tausendseitigen Anklageschrift konzentrieren, hieß es in einem ärztlichen Gutachten.

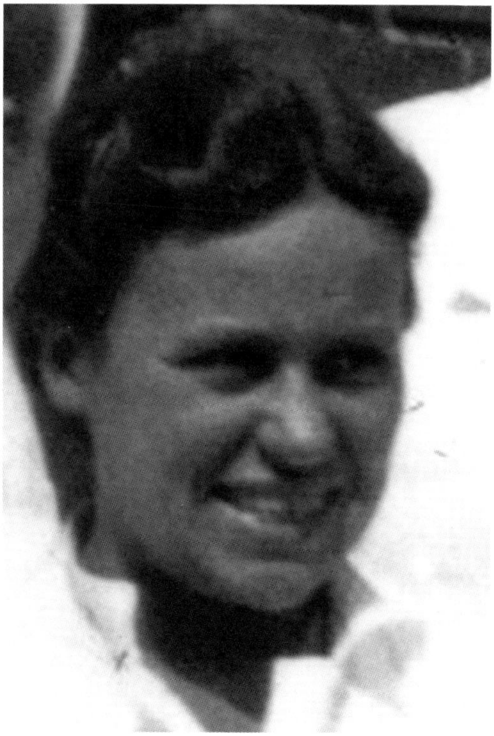

Helene Sonnemann (1911 bis 1998)

* 13.3.1911 in Flensburg
† 10.9.1998 in Celle
verheiratet seit 1952 mit dem einstigen Hitler-Adjutanten Fritz Darges (1913–2009), hieß fortan Darges-Sonnemann
keine Kinder
vom 1.8.1937 bis 15.10.1943 am KKR

Die Stellvertreterin: Helene Sonnemann

Dr. Helene Sonnemann war Karrieristin. Im Alter von 30 Jahren hatte man sie zur Sekundärärztin am KKR gemacht, also zu Bayers Stellvertreterin. Vier Jahre zuvor begann die am 13.3.1911 in Flensburg geborene Medizinerin ihre Ausbildung am KKR. Nach der Bombardierung von Rothenburgsort entschied sie sich dagegen, nach Hamburg zurückzukehren. Sie nahm in Celle, wohin sie mit dem Krankenhauspersonal und den Patienten geflüchtet war, ein Angebot des dortigen Krankenhauses an. Hier machte sie Karriere, stieg 1951 zur Leiterin der Kinderklinik auf und heiratete 1952 den einstigen persönlichen Adjutanten von Adolf Hitler, Fritz Darges. Sie wurde beschuldigt, mindestens zwölf Kinder im KKR getötet zu haben.

Andreas Ahlemann (* 22.1.1941 in München) starb am 17.12.1941. Er war der Enkelsohn des NSDAP-Reichstagsabgeordneten Georg Ahlemann und Sohn des Doktors der Chemie Heinz Helmuth Ahlemann. Seine Eltern waren bei seiner Geburt bereits 42 beziehungsweise 40 Jahre alt. Der Knabe kam als Zangengeburt mit einem Gewicht von 4000 Gramm zur Welt. Die Mutter Marie Luise Ahlemann hatte von ihrem verstorbenen ersten Mann das Rittergut Karbow mit Jagdrevier in Vorpommern geerbt, auf halbem Weg zwischen Greifswald und Wolgast gelegen. Seiner Pflegerin, die Andreas im Alter von zehn Monaten nach Rothenburgsort brachte, fiel von Anfang an auf, dass das Baby sehr still war, auf nichts reagierte, aber sehr gut trank. Als der Junge sieben Monate alt war, bemerkte auch die Mutter, dass das Kind »*nicht ganz normal*« war. Der Direktor der Universitätsklinik Greifswald informierte nicht den Reichsausschuss, auch niemanden an der Universitäts-Kinderklinik Charité in Berlin, wohin sich die Mutter wandte. Dort stellte man die Diagnose »*kleiner Kopf mit verstärkter Ansammlung von Hirnflüssigkeit in den Innenräumen*« und »*Keuchhusten*«. Die Berliner verlegten Andreas nach Rothenburgsort. Sonnemann nahm ihn im KKR auf. Dabei stellte sie fest, dass der Säugling keinen kranken Eindruck machte, dass aber sein Gesichtsschädel im Verhältnis zum Hirnschädel groß und die Stirn niedrig waren. Sie meldete das Kind mit der zusätzlichen Bezeichnung »*Idiotie*« dem Reichsausschuss. Sonnemann verabreichte Andreas Ahlemann die Todesspritze.[1]

Hermann Beekhuis (* 18.3.1941 in Weener, Ostfriesland), starb ebenfalls durch Sonnemanns Hand, und zwar am 4.9.1941, als er noch kein halbes Jahr alt war. Er wurde mit Hasenscharte, Wolfsrachen und verwachsenen Zehen geboren. Das Gesundheitsamt Leer wies ihn ins KKR ein, wo Sonnemann ihn am 25. Juni untersuchte. Sie beschrieb Hermann als hochgradig untergewichtiges Kind. Die genaue Untersuchung ergab außerdem, dass unter den Augenlidern die Augäpfel fehlten. Sie vermutete zudem, dass ein Wasserkopf bestand. Sie stellte auch einen Nabelbruch fest, aber völlig intakte Herz- und Atmungstätigkeit. Er litt außerdem unter einer hochgradigen Blutarmut. Man verlegte das Kind zwischen Rothenburgsort und Wentorf mehrfach hin und her. Mehrere Ärztinnen behandelten es, unter anderem Lotte Albers. »Die Frage, ob seine schweren Leiden angeboren oder erworben waren, spielte offenbar zu keinem Zeitpunkt eine Rolle«, meint Thevs.[2]

Ute Konrad (* 19.10.1940 in Hamburg-Wandsbek) kam vermutlich im Dezember 1941 im Alter von 14 Monaten nach Rothenburgsort. Krankenschwester Maria Kersten gab vor dem Untersuchungsrichter an, dass sie beobachtet habe, wie die Mutter von Ute während eines Gesprächs mit Dr. Sonnemann auf dem Flur zusammenbrach. Die Mutter meinte später dazu, Sonnemann habe ihr gesagt, dass ihr Kind »*geistig minderwertig*« sei. Wegen angeblicher »*congenitaler cerebraler Unterentwicklung und Broncopneumonie*« sei Ute am 28.8.1942 gestorben, heißt es in den Unterlagen des Krankenhauses. Die Wahrheit ist, dass Sonnemann dem Mädchen eine Luminalinjektion verabreichte, während Stationsschwester Gertrud Menke das Kind festhielt.[3]

Renate Müller (* 5.5.1941 in Hamburg) kam mit einem Wasserkopf, einer Lähmung der unteren Gliedmaßen und einer Rückenmarksspalte zur Welt. Sonnemann verabreichte ihr die tödliche Spritze, an deren Folgen sie am 14.2.1942 verstarb.[4]

Werner Nohr (* 29.6.1941 in Hamburg) hatte das Down-Syndrom. Zwei Monate verbrachte das Kind im KKR, wo Sonnemann ihm eine Spritze verabreichte. Werner Nohr verstarb am 28.10.1942.[5]

Harro Noll (* 10.1.1941 in Hamburg) kam mit einer schweren Behinderung, einer Blasenektopie, im KKR zur Welt. Seine Blase lag außerhalb des Körpers. Auf Sonnemanns Station blieb Harro sechs Monate lang. Sonnemann gab ihm eine Luminalspritze. Harro Noll verstarb am 21.3.1942.[6]

Renate Wilken (* 10.5.1941 in Hamburg) kam mit dem Down-Syndrom zur Welt. Sonnemann verabreichte die tödliche Spritze, während ihre Freundin Dr. Ingeborg Wetzel das Kind hielt. Man wollte an diesem Tag offenbar die Krankenschwester Gertrud Menke, eine Pastorentochter, »*schonen*«, hieß es. Diese gab aber später an, an sechs bis sieben Fällen von »*Sterbehilfe*« an ihrer Station mitgewirkt zu haben. Renate Wilken wurde nur etwas älter als acht Monate. Sie starb am 19.1.1942.[7]

Die Staatsanwaltschaft hat diese sieben getöteten Kinder Helene Sonnemann zugeordnet. Insgesamt soll die Ärztin aber mindestens zwölf Kinder getötet haben, heißt es in den Ermittlungsakten. Warum sie vom KKR ans Celler Krankenhaus wechselte, erläuterte sie folgendermaßen:

»Ich schied 1943 aus dem Kinderkrankenhaus Rothenburgsort aus, da es fraglich war, ob das durch Bomben schwerbeschädigte Krankenhaus wieder eingerichtet werden würde, und Celle mir eine planmässige Stelle anbot. Dadurch kam es mit Dr. Bayer zu einem Bruch, seit über zwei Jahren habe ich mit Dr. Bayer

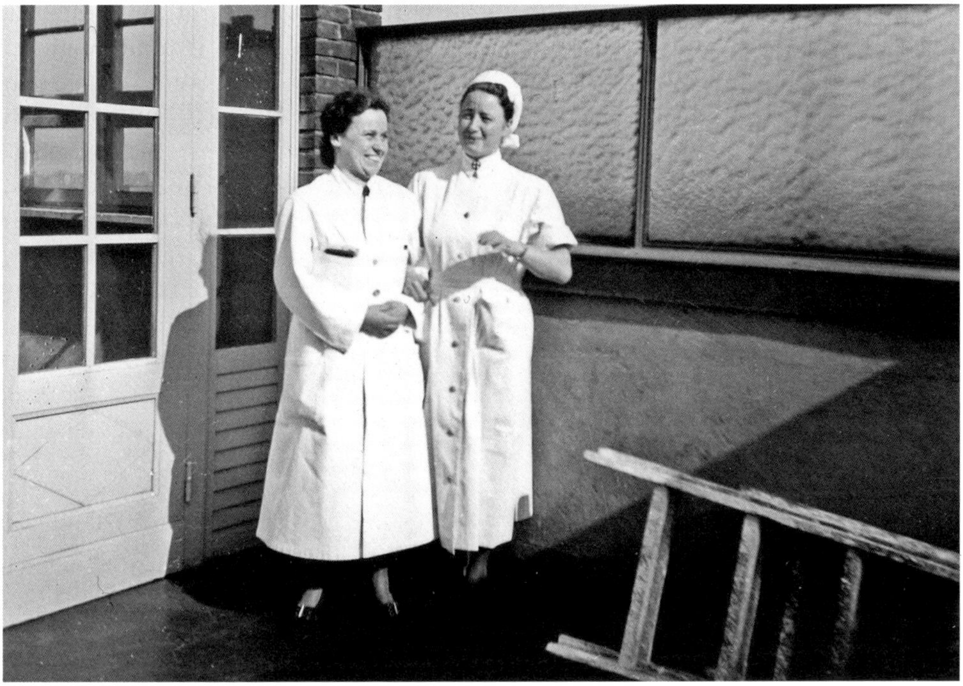

Helene Sonnemann mit ihrer für Fotos typischen Handhaltung zusammen mit Schwester Harriet Stoltenberg vor dem KKR (undatiert)

keine Verbindung mehr gehabt.«[8] Sie gab an, dass die Ärztin Ingeborg Wetzel sie von den Vernehmungen in Kenntnis gesetzt habe. Sie, Sonnemann, habe dann darüber mit Martha Müller gesprochen. Müller war eine beschuldigte KKR-Krankenschwester, die nach Kriegsende Sonnemann von Rothenburgsort ans Celler Krankenhaus gefolgt war.

»Ich weiß, daß Dr. Bayer in mehreren Fällen selbst die Injektion gemacht hat. In einem Falle kann ich es mit absoluter Bestimmtheit sagen«, belastete Sonnemann ihren Vorgesetzten. *»Es wurde darüber gesprochen, daß zunächst andere Assistenzärzte versucht haben ohne Mithilfe der Schwestern die Injektion zu machen. Es ist technisch unmöglich bei einem Kinde eine Injektion von über 5 ccm zu machen, ohne dass das Kind gehalten wird. Das Kind wehrt sich und die Kanüle würde sofort abbrechen. Darüberhinaus spritzt sich die ölige Flüssigkeit von Luminal so schwer, dass jemand assistieren muss. Ich bin niemals allein gegangen, um eine Sterbehilfespritze zu verabfolgen.«*[9]

Was die Einschätzung der Anzahl der von ihr getöteten Kinder angeht, meinte Sonnemann: *»Ich glaube, daß ich selbst etwa 5 Euthanasiefälle gehabt habe.«* Zu den Taten sagte sie weiter aus: *»Ich habe mir ausnahmslos die Kinder bei Verabfolgung der Injektion durch die Stationsschwester halten lassen. Ich entsinne mich,* *dass mir Oberschwester Menke Kinder gehalten hat.«* Und etwas später: *»Ich habe in Rothenburgsort Luminal-Injektionen von 5 bis 7 Kubikzentimetern, je nach Alter des Kindes, gemacht.«*[10] Zu der Dimension des Tötungsprogramms sagte sie: *»Bis zu meinem Ausscheiden aus dem Kinderkrankenhaus Rothenburgsort im Juni 1943 sind etwa 40 Euthanasiefälle vorgekommen. Mir ist nicht bekannt, daß auch nur einer der Assistenzärzte gegen die Euthanasie eingestellt war.«*

Am 8.9.1948 vernahm ein Ermittlungsrichter Sonnemann vor dem Amtsgericht Celle. *»Ich habe Dr. Bayer nach meiner Entlassung noch einmal gesprochen und wir haben die zwischen uns bestehenden Differenzen bereinigt. Ich weiss ganz genau, dass Dr. Bayer auch selbst Sterbehilfeinjektionen gemacht hat«*, gab Sonnemann über ihr Verhältnis zu dem Leiter des Kinderkrankenhauses zu Protokoll. Zur Rolle des Amtsarztes Professor Sieveking sagte sie: *»Ich kann mir nicht vorstellen, dass Professor Sieveking nicht gewusst hat, dass die Reichsausschusskinder Sterbehilfe erhielten.«* Sie sei damals der Überzeugung gewesen, *»dass Professor Sieveking als Amtsarzt noch eine besondere Instanz war und das bestärkte mich auch in dem Bewusstsein, dass die Sterbehilfe gesetzmässig sei«*. Danach befragt, wie sie während des Krieges mit behinderten Kindern in Celle umgegangen sei, sagte Sonnemann: *»In Celle habe ich auch Fälle von Idiotie gehabt. Ich habe sämtliche Kranke an das zuständige Gesundheitsamt verwiesen. In Celle sind keine Fälle von Euthanasie in der von mir geleiteten Abteilung vorgekommen.«* Ob diese behinderten Kinder in anderen »Kinderfachabteilungen« ermordet wurden oder überlebten, ist nicht bekannt.

In ihrer Geburtsstadt Flensburg absolvierte Sonnemann die Schulzeit an ein- und derselben Einrichtung. Dieser Anstalt blieb sie offenbar bis an ihr Lebensende treu verbunden. Es ist an Perversion nicht zu überbieten, wie sich diese Frau zunächst im Jahr 1961 in der Festschrift zum 75-jährigen Bestehen der Einrichtung[11] selbst lobpreiste und sich schließlich 25 Jahre später gar als Festrednerin feiern ließ.[12] Gerade 1961 hätten kritische Köpfe wissen können, dass eine Helene Sonnemann 20 Jahre zuvor in Hamburg begonnen hatte, behinderte Kinder zu töten. Das Nachrichtenmagazin »Der Spiegel« berichtete nämlich im Jahr 1961 zweimal über die Morde an den Kindern und erwähnte dabei sämtliche zehn beschuldigten Ärztinnen, so auch Helene Sonnemann. Nun mag das niemand gelesen haben oder nicht wahrgehabt haben wollen, dass es sich bei der ehemaligen Schülerin des »Staatlichen Oberlyzeums in Flensburg« um eben diese Todesärztin handelte. Zur 100-Jahr-Feier war dann offenbar gar keine Erinnerung mehr vorhanden: Sonnemann und ihr Mann Fritz Darges saßen als Honoratioren in der ersten Reihe des »Deutschen Hauses«, wo die 75-Jährige auch die Festrede hielt.

Ihr Abitur bestand die 19-Jährige im Frühjahr 1930 mit dem Prädikat »gut«.[13] Diese Note erhielt sie in Religion, Deutsch, Französisch und Erdkunde. Sehr gute Leistungen wurden ihr attestiert in Geschichte (Staatsbürgerkunde), Mathematik, den Naturwissenschaften Physik, Chemie und Biologie sowie in Kunst. Nur genügend waren ihre Leistungen in Musik, den Leibesübungen und merkwürdigerweise auch in Latein, einem für Mediziner ja nicht gerade unwichtigen Fach. Zumindest einer ihrer Lehrer soll überzeugter Nationalsozialist gewesen sein.[14]

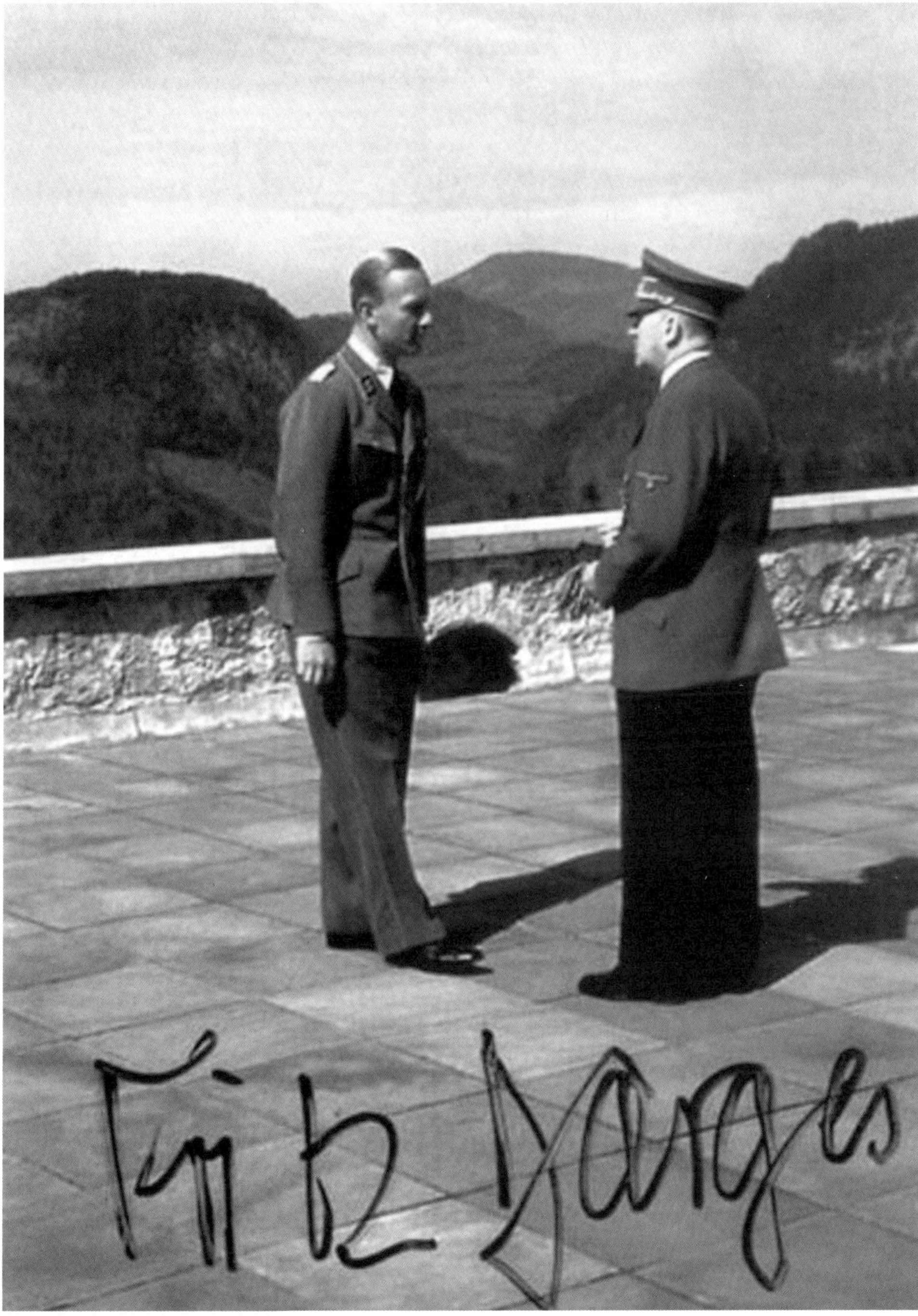

Den einstigen SS-Offizier und Hitler-Adjutanten Fritz Darges (1913 bis 2009) heiratete Helene Sonnemann im Jahr 1952. Mit ihm lebte sie in Celle

»Aus dem Leben einer Ärztin« ist das Kapitel der Festschrift der Auguste-Viktoria-Schule Flensburg« überschrieben[15], das sie mit Helene Darges, geborene Sonnemann, unterzeichnete, obwohl sie ja eigentlich Darges-Sonnemann hieß: »Im Frühjahr 1917 wurde ich in die 1. Klasse der Auguste-Viktoria-Schule eingeschult. Da zu der damaligen Zeit der Besuch der sogenannten ›höheren Schule‹ schon vom 6. Lebensjahr an möglich war, hatte ich das große Glück, vom ersten bis zum letzten Schuljahr die gleiche Schule besuchen zu können. [...] Nach komplikationslosem Verlauf der Schuljahre bestand ich Ostern 1930 die Reifeprüfung. Meine Begabung lag deutlich auf naturwissenschaftlich-mathematischem Gebiet. Mein Berufswunsch ging seit frühester Kindheit dahin, Ärztin zu werden, obgleich ich keine näheren Beziehungen zu diesem Beruf hatte. In unserer Familie gab es keinen Arzt, und da wir alle niemals ernstlich krank waren – die kleineren Leiden wie Masern und Halsentzündungen behandelten die Eltern allein – kannte ich auch keinen Arzt aus der Sicht des Patienten. Mein Vater erlaubte und finanzierte mir ein Hochschulstudium und ließ mir freie Entscheidung in der Berufswahl, auch nachdem ihm kurz nach meinem Abitur von der Ärztekammer ein warnender Bericht ins Haus geschickt wurde, seine Tochter nicht Medizin studieren zu lassen, weil der Arztberuf überfüllt und aussichtslos sei. [...]

Einen zweiten gut gemeinten Rat befolgte ich ebenso wenig, als ich umgehend nach dem Abitur auf die Universität zog, nämlich den, vor der Berufsausbildung den Haushalt zu erlernen. Bei der langen Dauer des von mir erwählten Studiums wollte ich keine Zeit verlieren. Ausreichende hauswirtschaftliche Kenntnisse habe ich mir in den Ferien erworben. Nach den vorgeschriebenen elf Semestern bestand ich im Herbst 1935 in Hamburg das medizinische Staatsexamen und promovierte anschließend zum Doktor der Medizin.« Zuvor studierte sie in Bonn, Gießen und München.

Und nun beginnt die interessante Schilderung ihrer Zeit am Kinderkrankenhaus Rothenburgsort: »Im Jahre 1938, als ich inzwischen 27 Jahre alt geworden war, konnte ich stolz das erste Gehalt in Höhe von 70 Reichsmark empfangen, was sich im nächsten Jahr, nachdem ich eine Planstelle erhalten hatte, auf 150 Reichsmark erhöhte. Diese glückliche Zeit war nur von kurzer Dauer. Nach Kriegsbeginn wurden sehr bald von den insgesamt zehn Assistenten fünf eingezogen, so daß wir fünf weiblichen Assistenten allein mit dem Chefarzt zurückblieben.«

Sie hob im Folgenden hervor, welche Anstrengungen durch den Kriegseinfluss auf die Medizinerinnen und die Krankenschwestern zukamen: »Sehr bald begannen dann die fast täglichen Luftalarme. In den Kellern der Klinik wurden Notunterkünfte geschaffen, und sobald die nächtlichen Alarme häufiger wurden, schleppten wir jeden Abend die etwa zweihundert großen Kinder vorbeugend in den Keller. Die hundert Säuglinge blieben, bis die Sirene ertönte, auf den Stationen, um dann im Dauerlauf in den Keller geschafft zu werden. Jeder einzelne vom Personal hatte seine vorher bestimmten Säuglinge, auf jedem Arm einen, in den Keller zu tragen. Durch Übung gelang es, mit etwa 20 Helfern in 8 bis 10 Minuten alle Säuglinge in die Schutzräume zu befördern. Nach der Entwarnung ging es in gleicher Weise wieder nach oben. Die Nachtruhe währte dann durchschnittlich noch fünf Stunden. Im Hochsommer 1943 erfolgten die großen Luftangriffe, bei denen in einer Nacht von unserem Stadtteil, der über hunderttausend Einwohner zählte, nicht ein Haus unbeschädigt blieb. Das Krankenhaus wurde hierbei weitgehend zerstört. Mit Hilfe der Wehrmacht wurden wir aus der brennenden Stadt, die einem Schlachtfeld glich, evakuiert. Für mich begann, zusammen mit dreihundert[16] zum Teil schwerkranken Kindern, mit etwa siebzig Schwestern und fünf Ärztinnen, eine Irrfahrt von vier Tagen. Zwischendurch nächtigten wir in Notlagern und teilweise unter freiem Himmel, immer wieder durch schwere Luftangriffe aufgeschreckt. Nach erheblichen Umwegen gelangten wir nach Celle. Dort fanden wir Aufnahme in einer Schule, die innerhalb eines halben Tages notdürftig als Hilfskrankenhaus eingerichtet wurde.

Erstaunlich war es, wie gut die zum Teil schwerkranken Kinder diese Strapazen überstanden hatten. An geregelte ärztliche Versorgung und Pflege sowie vernünftige Ernährung war unterwegs gar nicht zu denken. Trotzdem haben wir nur wenige Kinder verloren. Nach etwa drei Monaten konnte das Hilfskrankenhaus aufgelöst werden.«

Und nun folgt die Erklärung dafür, warum Sonnemann in Celle blieb und nicht nach Rothenburgsort zurückkehrte: »Der Celler Oberbürgermeister bot mir die Leitung der etwa siebzig Betten umfassenden Kinderabteilung des Celler Krankenhauses an. Im Oktober 1943 trat ich dort meine neue Tätigkeit an. Hier wirke ich noch heute. Viele und sich ständig erweiternde Aufgaben habe ich in meinem Wirkungsbereich zu lösen gehabt. Mein Wunsch ist es, daß es mir vergönnt sein möge, den mir liebgewonnenen Beruf noch einige Zeit in dem augenblicklichen Rahmen ausüben zu dürfen. Stände ich als Abiturientin noch einmal vor der Frage der Berufswahl, so würde ich auch heute die gleiche Entscheidung treffen wie vor 31 Jahren.«

Es gab nichts zu bereuen für die damals 50-Jährige, nichts zu entschuldigen, keinen Fehler einzugestehen. Möglicherweise lässt sich die Formulierung des Wunsches, weiterhin Ärztin sein zu »dürfen«, auf die Diskussion innerhalb der Hamburger Ärztekammer zurückführen, die zu jener Zeit überprüfte, ob den Todesärztinnen von Rothenburgsort die Zulassung entzogen werden solle. Die Entscheidung trafen die Hamburger Mediziner wie die Hamburger Richter zwölf Jahre zuvor: Sie meinten, die Ärztinnen hätten nichts Unrechtes getan, alle durften weiter praktizieren.[17]

Zur 100-Jahr-Feier ihrer alten Schule sorgte die mittlerweile 75-Jährige sogar für eine positive Schlagzeile im »Flensburger Tageblatt«[18]: »Junge Generation zu zusätzlicher Leistung anspornen« ist ein Zitat aus Sonnemanns Festrede. Sie wies darin darauf hin, dass »erst die Weltkriege, der zunehmende Frauenüberschuß, Inflation« die Belange der Frauen als einschneidende Ereignisse unterstützt hätten. In ihrer Schul- und Studienzeit sei »Sparsamkeit wichtiger Erzieher« gewesen. »Ausbildung statt Aussteuer« habe es bei ihr und ihren Kommilitoninnen geheißen. Der Wunsch nach Unabhängigkeit und Selbstständigkeit habe eine große Rolle gespielt, der Wunsch nach Familiengründung zurückgestanden. Weiter meinte sie, dass sie als Studentin benachteiligt worden sei: »Professoren zeigten sich zynisch, Studenten voreingenommen, Zimmerwirtinnen ablehnend.« Ihre Ausbildung im Krankenhaus sei »anstrengend und ein stiller Kampf um freiwerdende Stellen« gewesen. Sonnemanns Mann Fritz Darges erinnerte sich in seinem »Epilog« auf seine Frau[19], dass sie »durch den Krieg gezeichnet und durch persönliche Erlebnisse traumatisiert gewesen« sei, als er sie im Hause seiner Schwester kennenlernte. Dass sie nach dem Krieg ihre Täterrolle als Kindermörderin anerkannt und verarbeitet hatte, ist unwahrscheinlich.

Am 14.4.1944 berichtete der im Konzentrationslager Bergen-Belsen inhaftierte Jozef Gilter in seinem Tagebuch: »Hofenbergs achtjährige Tochter ist aus dem Kinderkrankenhaus in Celle zurückgekommen. Die Kinder, die nicht aus dem Lager waren, hatten dort Obst und Apfelsinen bekommen, aber sie nicht. Während der Luftangriffe durfte sie – im Gegensatz zu den anderen Kindern – nicht in den Luftschutzkeller gehen. An ihrem Bettchen gab es ein Schild: ›Jüdin‹.«[20] Zu diesem Zeitpunkt war Helene Sonnemann bereits federführend am Celler Kinderkrankenhaus tätig und wird diese Maßnahmen befürwortet haben.

Dass Darges-Sonnemann in ihrer Celler Abteilung ein strenges Regiment führte und strikt darauf achtete, dass die Arbeitsabläufe vernünftig eingehalten wurden, erinnerte ein Mediziner, der namentlich nicht genannt werden möchte und der während seiner Ausbildung auch in der Kinderabteilung des Celler AKH seinen Dienst versah. Während ihrer Verabschiedung in den Ruhestand im Frühjahr 1976 verglich Darges-Sonnemann ihren Berufsweg mit einer Wanderung und stellte fest: »Das Ziel ist ohne Unfall erreicht.«[21] Mit heutigem Kenntnisstand kommt dieser Satz einer Verhöhnung ihrer Hamburger Opfer gleich. Im Celler Garnison-Museum wurde der Orden ausgestellt, den Darges-Sonnemann für ihren Einsatz erhalten hatte, als sie an der Spitze von 200 kranken Kindern nach Celle kam. Von der Ende 2009 aufgedeckten Beteiligung an Kindermorden in dem Hamburger Krankenhaus[22] war bei der Ausstellung dieses Exponats keine Rede. »Der Bilderrahmen mit dem Orden und Text- und Bilddokumenten wurde abgehängt, auch im Einverständnis mit dem Fördervereins-Vorsitzenden Hans-Dieter Hegers. Die Sache ist ja ziemlich eindeutig«, so Jochen Meiners, Leiter des Bomann-Museums, der die ehrenamtlichen Betreuer des Garnison-Museums anleitete. Dazu sagte Celles Oberbürgermeister Dirk-Ulrich Mende: »Ich kenne das Garnison-Museum bisher nicht aus eigener Anschauung und lasse das Konzept gerade überprüfen. Ist es nicht in Ordnung und werden dort tatsächlich unkommentiert und ohne Hinweis auf die verwerflichen menschenverachtenden Verstrickungen Orden und Auszeichnungen ausgestellt, werde ich mich umgehend einschalten. Grundsätzlich halte ich nichts davon, Relikte aus der Geschichte dieser Stadt zu verstecken. Sie sind realer Teil unserer Vergangenheit. Die Frage ist: Wie biete ich sie dar, damit sie zu einer kritischen Auseinandersetzung führen, die unsere moralischen Werte in den Fokus rücken und die NS-Zeit als menschenverachtendes Regime entlarven? Unsere Pläne für ein NS-Dokumentationszentrum zeigen, dass die Stadt Celle diese Auseinandersetzung sucht«.[23] Später beauftragte die Stadt einen Historiker damit, die Exponate des Garnison-Museums wissenschaftlich aufzuarbeiten und sie mit einem neuen Konzept der Öffentlichkeit tatsächlich museal zu präsentieren. Die Pläne für ein NS-Dokuzentrum lagen auch 2021 noch auf Eis – die leere Stadtschatulle sei schuld, hieß es.

»Ich glaube, dass die Ärztinnen viel mehr Kinder als die nachgewiesenen 56 in Hamburg-Rothenburgsort getötet haben«, vermutet Burlon:[24] »Leider sind viele Akten während des Krieges verloren gegangen, so dass die genaue Anzahl nicht mehr zu ermitteln ist, sie könnte aber in den Hunderten liegen.« Achteinhalb Jahre lang hat der Psychiater über die beiden Hamburger Kinderfachabteilungen geforscht. »Im KKR gab es zu Beginn eine von Oberärztin Sonnemann verwahrte Flasche Luminal (50 Kubikzentimeter), an der bei Bedarf die tödliche Spritze aufgezogen wurde«, schreibt Burlon. Andere als die ihr konkret zugeordneten Fälle konnte man ihr im Detail nicht mehr nachweisen. Burlon hat beim Aktenstudium von Sonnemann den Eindruck einer »verbissenen und verhärmten Frau« gewonnen, »die das umgesetzt hat, was der Krankenhausleiter Dr. Wilhelm Bayer angeordnet hat – und das ohne mit der Wimper zu zucken«. Thevs geht ebenfalls von ungefähr zwölf durch Sonnemanns Hand getöteten Kindern aus. Die genaue Zahl lasse sich nicht angeben, da sich Beschuldigte gegenseitig belasteten, so Thevs. Nach Auskunft der im Jahre 2002 hochbetagten Elisabeth Bayer hatten sich ihr Mann und Sonnemann überworfen. Er habe eine unliebsame, aufstrebende Konkurrenz in ihr gesehen, meint Burlon. Das wäre eine Erklärung dafür, dass Sonnemann ab August 1943 in Celle geblieben ist. Sie selbst erklärte dazu: »Ich war nach den Bombenangriffen auf Hamburg mit den Resten unseres zerstörten 400 Betten Kinderkrankenhauses […] sozusagen auf der Flucht, als wir endlich hier in Celle aufgenommen wurden. Der grösste Teil der Kinder wurde in der sofort als Hilfskrankenhaus eingerichteten Hehlentorschule untergebracht. Herr Oberbürgermeister Meyer nahm sich unser in geradezu väterlicher Weise an und schon nach kurzer Zeit bot er mir eine Anstellung hier am Kinderhospital an. Es sollte hier nämlich eine Kinderschwesternschule aufgebaut werden und er suchte als Vorsitzender der Vereinigten Celler Krankenhäuser dafür einen Kinderfacharzt. Der Aufbau der Schule war auch der Grund, der den Staat Hamburg nach längeren Verhandlungen bewog, mich aus meiner Dienstverpflichtung dort zu entlassen. […] Ich wurde aber hier nach den Schrecken des Krieges, die wir überstanden hatten, von allen Seiten so warm und offen aufgenommen, dass ich mich sofort wohlfühlte und ganz mutig zu Werke ging. Herr Dr. Jessen war offensichtlich sehr glücklich darüber, die Verantwortung in junge Hände geben zu können. Er trat auch sofort seine ganze Kinderambulanz hier im Hause an mich ab. […] Daneben blieben einige Schwestern aus dem Hamburger Haus hier.«[25]

In Celle hielt sich jahrzehntelang das Gerücht, Dr. Darges-Sonnemann sei mit der selbst ernannten »Ersten Dame des Dritten Reichs«, Emmy Göring, geborene Sonnemann, verwandt. Die Tochter der ehemaligen Staatsschauspielerin und von Hitlers Stellvertreter Hermann Göring, Edda Göring, gab bereitwillig Auskunft. Sie verwies eine direkte Verwandtschaft zwischen Helene Sonnemann und ihrer Mutter Emmy Göring in das Reich der Fabel. »Meine Frau Mama hat mir nie etwas erzählt von einer Kinderärztin namens Sonnemann«, sagte sie.[26] Da Helene Sonnemanns Vater Paul mit Vornamen hieß, ist eine hochgradige Verwandtschaft mit

Emmy und Edda Göring ausgeschlossen. Denn Emmys Brüder hießen Wilhelm, Hans und Karl.

Knapp sieben Monate nach dem Tod von Fritz Darges Ende 2009 äußerte sich ein Neffe der 1998 verstorbenen Frau:[27] »Meine Tante Helene sagte zu Edda Göring, geborene Sonnemann, dass sie in der NS-Zeit zwar gern verwandt gewesen wäre, aber es bestand wohl doch nur eine Namensgleichheit.« Auch diese Äußerung ist bezeichnend für die Einstellung der Medizinerin. Der Neffe distanzierte sich von vielen Dingen, die seine Tante und deren Mann, der als Hitlers letzter lebender Adjutant galt, während der NS-Zeit getan hatten, aber: »Man muss die damalige und bis in die 1950er Jahre übliche Toleranz gegenüber der Euthanasie bedenken«, sagte er. Sonnemann hatte die Celler Kinderklinik mit Schwesternschule aufgebaut und viele Kinder der Region Celle gerettet, so ihr Neffe. »Wir in unserer Familie sind alle Anti-Nazis«, behauptete der Mann, der nicht möchte, dass sein Name und sein Wohnort genannt werden. »Im Nachhinein bin ich tief von meinem Onkel enttäuscht. Denn früher hat er sich im Rahmen von vielen sehr heftigen Diskussionen immer als geläuterter, nur von der Macht verführter Nazi hingestellt. Er hat aber offenbar seine Gesinnung niemals abgelegt. Unsere Tante hat ihn wohl immer gebremst. Aber als sie gestorben war, hat er sich von den Falschen bestätigen und von Neonazis instrumentalisieren lassen«, meinte der Neffe. »Ich will nicht unterstellen, dass meine Tante die Nazi-Gesinnung weitergetragen hat, ich hatte eher nicht den Eindruck.« Sein Onkel sei als junger Mann »von der strahlenden Macht korrumpiert und angezogen« worden. Aus dieser »Verführung« allein könne man ihm keinen Vorwurf machen. Die zweite Frage sei, inwieweit diese jungen Menschen zu Tätern geworden sind. Fritz Darges seien keine Straftaten nachzuweisen gewesen. Die Vorwürfe der »Kindereuthanasie« am Hamburger Kinderkrankenhaus waren den Neffen und Nichten von Dr. Darges-Sonnemann bekannt. »Ich gehe von einer reinen Mittäterschaft aus falsch verstandenem Gehorsam gegenüber ihrem Chef aus. Wir haben von ihr damals nicht viel mehr gehört, als dass sie dort involviert war. Die Taten muss man aber unter damaligen Gesichtspunkten betrachten. Meine Tante hatte uns gesagt, dass sie das heute keinesfalls mehr so machen würde.« Als die Ermittlungen liefen, habe seine Tante Angst gehabt, dass sie ihre Position verlieren könne. »In der Situation der NS-Zeit war sie sich der vollen rechtlichen Tragweite ihrer Handlungen nicht bewusst. Sie war ehrgeizig und wollte Karriere machen. Warum sie nicht nach Hamburg zurückkehrte, darüber kann man nur spekulieren«, so ihr Neffe. In Celle wollte seine Tante zur »höheren Gesellschaft« gehören. Ihr Mann Fritz Darges sei als erster wirklicher Manager des Deutschen Roten Kreuzes in Celle »hoch verehrt worden«.

Sie sei ja eigentlich Chirurgin gewesen und habe nach dem Krieg in einem damals noch ländlich wirkenden Krankenhaus vielen Kindern und Jugendlichen das Leben gerettet, habe er von vielen gehört. Auf der anderen Seite habe wohl die Überlegung der Machbarkeit gestanden. Sie habe versucht, alles für die Patienten zu erreichen. »Diejenigen, denen man nicht helfen konnte, wurden verdrängt«, meinte ihr Neffe. Da könne er sich eben Ausdrucksweisen wie »kann ich nichts mehr mit anfangen« oder »geht nicht« vorstellen. »Das, was nicht machbar ist, damit will man sich nicht beschäftigen. Das hat auch etwas mit den großartigen Erfolgen dieser Mediziner-Generation zu tun, die ihnen das Penicillin ermöglicht hat. Ich war entsetzt, dass Ärzte, die heilen sollen, das Gegenteil tun. Das war absolute Verblendung, vielleicht hat das auch etwas damit zu tun, dass sie Macht über Leben und Tod hatten. Hinzu kommt die Karrierefrage, vor allem bei Frauen. In späteren Jahren haben wir von Karriereweibern gesprochen«, sagte der Neffe. Es verwundert ihn nicht, dass nahezu alle dieser Ärztinnen kinderlos geblieben sind und bis zum Rentenalter Praxen betrieben haben oder anderweitig beruflich tätig gewesen sind. »Ihrer moralischen Schuld war sich diese Generation nicht bewusst. Sie hat eine Art Deckungsgemeinschaft gebildet, deren Mitglieder sich gegenseitig geschützt haben. Solange sie nicht nach außen Nazilieder gegrölt haben, hat ja keiner gewusst, was sie gemacht hatten und wie sie dachten. Die Ärztinnen bildeten offenbar eine soziale Gruppe, die gleichgesinnt war«, vermutete der Neffe. Eine weitere der Rothenburgsorter Todesärztinnen, Dr. Ingeborg Tyrolf-Wetzel, sei eine enge Freundin seiner Tante gewesen. Ob Dr. Lotte Albers, die zweite Ärztin neben Wetzel, die Sonnemann 1947 im Entnazifizierungsverfahren einen »Persilschein« ausgestellt hat, eine gute Freundin gewesen sei, wisse er nicht. Da Wetzel Ende der 1940er Jahre während der Ermittlungen neben Sonnemann auch Albers als Freundin angegeben hat, kann man davon ausgehen, dass sich die drei Medizinerinnen noch lange gut verstanden haben.

Seiner älteren Schwester ist eine Formulierung von Darges-Sonnemann aus den 1960er Jahren in Erinnerung: »Ich habe doch nichts Schlimmes gemacht. Das war doch damals so üblich.« In einer anderen Diskussion habe seine Tante in späteren Jahren einmal geäußert, dass »passive Sterbehilfe doch nicht schlimm sein kann« bei unheilbaren Fällen, bei denen sich die Sterbenden quälen, wohlgemerkt. Das, was in Hamburg geschehen sei und das durch ihre Hand (»das war mir nie so bewusst«), das sei aber »aktiver Mord«, so ihr Neffe: »Wahrscheinlich benötigen meine Geschwister die ›Verdrängung‹, um sich die schönen Erinnerungen zu erhalten. Vielleicht sehe nur ich Onkel und Tante kritischer als die meisten meiner Geschwister, da ich mich sehr ausführlich und kritisch mit meiner Mutter darüber unterhalten habe.«[28]

Eine ehemalige Mitarbeiterin von Sonnemann, **Elisabeth Heiser-Pape** (* 30.7.1927), schrieb mir:[29] »Weder verhärmt, noch unnahbar, sondern freundlich, aufgeschlossen und außerordentlich engagiert, so erlebte ich Frau Dr. Darges vom April 1945 bis 1975 als Chefärztin und Schulleiterin im früheren Kinderhospital. Ich gelangte am 10.4.1945 nach dem einzigen Bombenangriff auf das Bahnhofsviertel Celle [...] 17-jährig als Rot-Kreuz-Krankenschwesternhelferin ins Kinderhospital. Da ich meine Ausbildung an der Lehrerinnen-Bildungsanstalt nicht fortsetzen konnte, nahm man mich in den ersten Kurs ab 1.10.1945 als Schülerin der Kinderkrankenpflege auf. Unsere Ausbildung wurde zum größten Teil von Frau Darges getragen, d.h. Unterricht mittags oder abends nach Feierabend. Auf der Säuglingsstation herrschte Schwester Martha Müller mit harter Hand. Sie hatte für uns Anfängerinnen wenig Verständnis. [...] Wir anderen suchten oft Rat und Hilfe und viel Verständnis bei Frau Dr. Darges. Frau Dr. Darges wohnte damals im

Haus. So konnte man Tag und Nacht um Hilfe bitten. Als Nachtwache bei schwerkranken Kindern – viele nach der Flucht aus den Ostgebieten. Außer Frau Dr. Darges gab es für die gesamte Kinderabteilung nur noch einen Oberarzt. Wir Schülerinnen, die im Herbst 1945 anfingen, bekamen von Frau Dr. Darges-Sonnemann vor allem viel Motivation und Hilfe, im Gegensatz zu der damaligen Unterrichtsschwester. 1957 holte mich Frau Dr. Darges von der chirurgischen Kinderstation in die Schule, da keine ausgebildete Unterrichtsschwester mit zwei Examen zur Verfügung stand. Dabei stand sie mir mit Rat und Tat zur Seite. Ich musste dann die neu zu gründende Krankenpflegeschule aufbauen. Am Anfang meiner Tätigkeit an der Schule half ich Frau Dr. Darges – als Vertretung ihrer Sekretärin – in der Privatsprechstunde. Da gab es z.B. zwei Karteien: eine, aus der Rechnungen erstellt wurden und eine zweite für Patienten und deren Eltern, die aus sozialen Gründen keine Rechnung erhielten. Auch Kinder aller Angestellten befanden sich in dieser Kartei. Bevor Frau Dr. Darges in Celle die Tätigkeit aufnahm, hatte das Kinderhospital keinen ›Kinderfacharzt‹. Das Haus leitete Dr. Jessen, der sich dann hauptsächlich mit seiner Röntgentherapie und Diagnostik beschäftigen konnte. Für die Pflege wurden von Diakonissen Kinderpflegerinnen angelernt. So fand sich für Frau Dr. Darges hier ein weiteres Beschäftigungsfeld. Ich habe in mehr als 50 Jahren keinen jungen Arzt kennen gelernt, der nicht ein gewisses Streben nach ›Höherem‹ hatte. Von den Geschehnissen in Hamburg gab es nur ungewisse Gerüchte, denen niemand hier Glauben schenken konnte. Das ist ein sehr dunkles Kapitel, doch in den ersten Jahren nach dem Krieg drang nur wenig davon an die Öffentlichkeit. Ich kann mich bei aller Verabscheuung dieser Taten auch nur zu der Zeit äußern, die ich mit Frau Dr. Darges erlebte. Sicher kann sich aus heutiger Sicht kein junger Mensch mehr vorstellen, wie groß der Zwang und die Indoktrination in dieser Zeit waren und zu was Menschen im ›3. Reich‹ gezwungen wurden.« Soweit Elisabeth Heiser-Pape. Sie und ihr Mann standen keineswegs dem rechten Gedankengut nahe. Ganz im Gegenteil: Ihre Schwiegermutter Else Heiser war während der NS-Zeit in der Opposition und engagierte sich politisch.[30]

Bis zum Berufsende behindertenfeindlich?

»Was jetzt kam, hat mich wirklich schockiert. Sie hat nämlich gesagt, also dann kann ich Ihnen den Rat geben, wenn das Kind krank wird, gehen Sie nicht zum Arzt oder stellen sie es in den Durchzug, dann kriegt das Kind eine Lungenentzündung und dann gehen Sie eben nicht zum Arzt. Dann stirbt es. Das hat sie so gut wie wörtlich gesagt. Das hat sich so eingebrannt in mein Gedächtnis. Und daraus ersehe ich ihre Einstellung zu solchen gehandicapten Menschen«, zitiert der Historiker Dr. Raimond Reiter eine Celler Mutter, die mit ihrem behinderten Kind Hilfe bei der Kinderärztin Dr. Darges-Sonnemann suchte.[31]

Reiter weist in seiner Untersuchung darauf hin, dass sich die Medizinerin auch im NS-System hätte weigern können, die tödlichen Luminalspritzen zu setzen. Sie zweifelte aber offenbar bis zuletzt nicht, dass ihr Tun mit dem von ihr abgelegten

Eid, den Menschen zu helfen, zu vereinbaren sei, denn die eingangs zitierten Worte sagte die Ärztin nicht vor 1945, sondern erst im Jahre 1969.[32] Sieben Jahre später ging sie in den Ruhestand.

Auch Reiter kommt zu dem Ergebnis, dass die Ärztin zwölf Kinder getötet hat. »Die Taten selbst sind unstrittig. Da Dr. Sonnemann als Haupttäterin erkannt wurde, dürfte die tatsächliche Zahl der von ihr getöteten Kinder deutlich höher liegen«, denkt Reiter.[33] Der Historiker bewertet die damaligen Taten völlig anders als das Landgericht Hamburg. Alle Beschuldigten wurden nämlich noch nicht einmal angeklagt, weil die Juristen ihnen fehlendes Unrechtsbewusstsein attestierten. Reiter meint aber, dass die Mediziner und Krankenschwestern heimtückisch gegen die Eltern der Patienten und grausam gegen die Kinder selbst vorgegangen seien. Manchen Eltern sei eine ernsthafte Behandlung in Aussicht gestellt worden.[34] »Auch gab es eine Zeugendarstellung, nach der dieses Tötungsverfahren zu einem qualvollen Tode führen konnte, bei dem die Kinder blau angelaufen waren und Schaum vor dem Mund hatten. Der Tod der Kinder trat ein bis zwei Tage nach der Spritze ein. Damit wurde gegen die hilflosen Kinder grausam vorgegangen. Heimtücke und Grausamkeit bei Tötung waren aber schon nach dem Strafgesetzbuch von 1942 Gründe, strafrechtlich von einem Mord und nicht nur einem Totschlag auszugehen. Hinzu kommt die Fälschung der Einträge in den Patientenakten«, schreibt Reiter.[35] Er hat sich mit einigen Zeitzeugen unterhalten, die ihm die Medizinerin in einem guten Licht schilderten. »Ihre Beteiligung an einem NS-Verbrechen in Hamburg im Zweiten Weltkrieg passte wenig in das Bild und die Erinnerungen«, erklärte Reiter. »In Erinnerungen in Kreisen der Schwestern ist eine ungebrochene Verehrung erkennbar. Unser Blick auf die Geschichte verändert sich im Laufe der Zeit, so ist es auch im Falle Dr. Helene Darges-Sonnemann. Dabei genügt es manchmal nicht, an lieb gewonnenen Erinnungsbildern festzuhalten«, so Reiter.[36]

»Es ging uns darum, die Geschichte aus der Sicht des AKH zu schildern, um damit in eine Zukunft zu gehen, die in eine andere Richtung gehen kann. Wir haben durch Reiters Nachforschungen keine Hinweise dafür erhalten, dass Dr. Darges-Sonnemann ihrer Denkweise hier bei uns hätte Taten folgen lassen«, betonte der damalige ärztliche Direktor des Krankenhauses Dr. Friedhelm Bartels.[37] Diese Worte stehen natürlich in krassem Gegensatz zu der Aussage der Patientenmutter über Sonnemanns Äußerung aus dem Jahre 1969. Zudem hat die Ärztin auch selbst zugegeben, von Herbst 1943 bis Kriegsende, wie damals vorgeschrieben, behinderte Kinder gemeldet zu haben. Deren weiterer Weg wird bei einem bestimmten Grad der Behinderung zu deren Tötung in einer Kinderfachabteilung geführt haben.

»Es wird nie laufen können ...«

Norbert Schumachers Eltern hatten es von Anfang an nicht leicht.[38] Als er im Jahr 1950 sechs Wochen alt war, hatte er eine Magen-Darm-Entzündung. Er musste eine Woche lang ins Allgemeine Krankenhaus Celle. Als er gesund entlassen wurde,

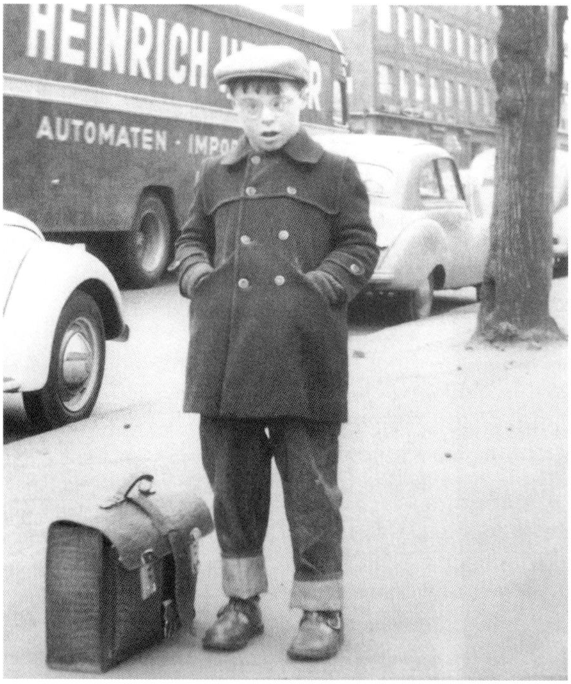

Norbert Schumacher Ende der 1950er Jahre auf dem Weg ins Kinderheim, in dem er einige Jahre verbrachte

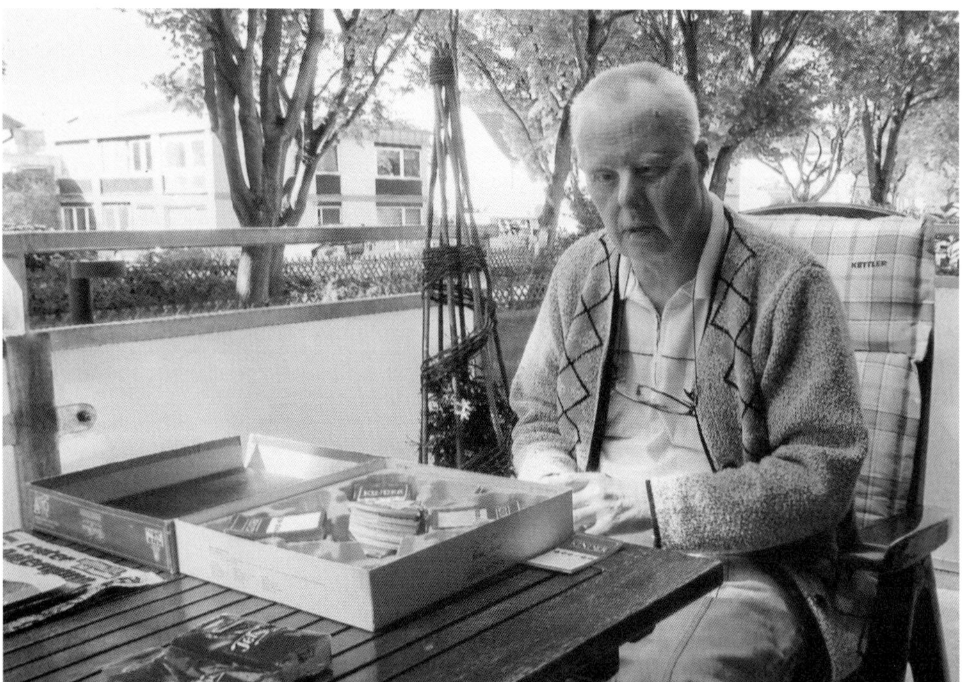

Norbert Schumacher auf dem elterlichen Balkon in Celle

nahm die Leiterin der Kinderstation, Dr. Helene Sonnemann, das Ehepaar beiseite und sagte ihm: »Eines wollte ich Ihnen noch sagen: Ihr Kind hat mongoloide Idiotie. Es wird nie laufen können, es wird nie sitzen können und es wird nie sprechen können.« Über diese Diagnose war das Ehepaar damals geschockt. Es wusste nichts damit anzufangen. Was wollte die Medizinerin, die während der NS-Zeit in einem Hamburger Krankenhaus behinderte Kinder ermordet hatte, ihnen damit sagen? »Ob das alles etwas mit dem Gesetz zur Verhinderung erbkranken Nachwuchses zu tun hat?«, wollte Norberts Vater **Hubert Schumacher** (* 1926) nach einem meiner Vorträge im November 2016 von mir wissen.

Erst als Norbert drei Jahre alt war, klärte ein anderer Celler Kinderarzt das Ehepaar darüber auf, was es mit seiner Krankheit, er hat Trisomie 21, auf sich hat. Obwohl Norbert erst mit viereinhalb Jahren zu laufen begann, machten sich seine Eltern keine großen Gedanken darüber, dass ihr Junge anders als andere Kinder war. Als er dann laufen konnte, stellte Norbert allerhand Blödsinn an. »Wir haben deshalb viel Ärger mit den Nachbarn gehabt. Das hat ja keiner verstanden damals, dass Norbert nichts dafürkonnte. Nur eine Nachbarin nahm ihn immer in Schutz und sagte ihren Kindern, dass sie den Norbert in Ruhe lassen sollten. Der könne ja nichts dafür«, sagte **Klara Schumacher** (* 1927). Sein großes Hobby waren jahrzehntelang Quiz-Spiele. Bei Günther Jauchs »Wer wird Millionär?« kam er immer bis zur 1000-Euro-Frage. 2014 erkrankte Norbert Schumacher an Demenz und kam 2016 in ein Pflegeheim. Seine Eltern durfte er auch im Jahr 2020 noch jedes Wochenende besuchen und schlief dann in seinem Zimmer dort. In der Coronazeit nahmen seine Eltern Norbert wieder fest bei sich zu Hause auf.[39]

»... morgens sind Sie das Übel los«

Frank Will war eine Hausgeburt.[40] Er ist im Jahre 1959 zu spät geboren, und als er schließlich den Bauch seiner Mutter Inge verließ, da war er ganz blau angelaufen. Er muss einen vorkindlichen Hirnschaden erlitten haben, vermutet seine Mutter heute, die sich im Jahr 2021 immerhin schon 90-jährig noch immer um Frank kümmerte. Als Frank eineinhalb Jahre alt war, mussten seine Eltern mit ihrem Zweitgeborenen die Celler Kinderklinik aufsuchen. Dort trafen sie auf die Leiterin Dr. Helene Darges-Sonnemann. Sie nahm das Paar beiseite, nur ein junger Arzt war noch dabei, als die Medizinerin sagte: »Ihr Sohn hat einen Wasserkopf, das ist völliger Idiotismus. Seine Haut ist so locker wie ein Dackelfell. Ziehen Sie ihren Sohn aus, stellen sie das Kinderbett vors offene Fenster, morgens sind Sie das Übel los«, riet die Ärztin Anfang der 60er Jahre dem Wathlinger Ehepaar zur aktiven Sterbehilfe. Ein solcher Rat aus dem Mund dieser Medizinerin war kein Einzelfall. »Sie war sehr herrisch, der junge Arzt war ihr hörig und blabberte ihr alles nach. Er sagte uns, dass wir unser Haus verkaufen können und nach Rotenburg ziehen müssten, denn dort in die Anstalten müsse unser Sohn hin«, sagte **Inge Will**.

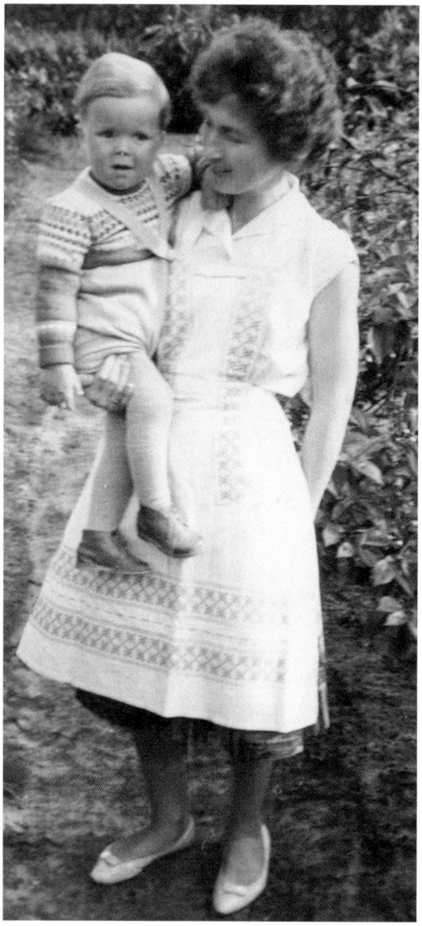

Inge Will kümmert sich von Beginn an mit viel Engagement, Liebe und Leidenschaft um ihren Sohn

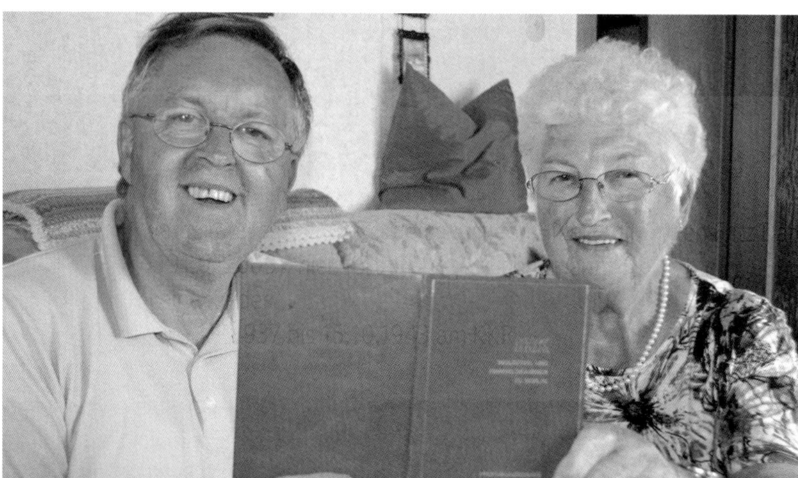

Frank Will und seine Mutter Inge sind stolz auf seinen Gesellenbrief

Doch so kam es nicht. Das Ehepaar fuhr völlig konsterniert nach Hause nach Wathlingen. Wills alter Hausarzt aus Hänigsen riet ihr, in der Göttinger Kinder-Uniklinik vorstellig zu werden. Dort nahm sich Dr. Franz-Josef Schulte (1930 bis 2019), von 1980 bis 1995 Leiter der UKE-Kinderklinik, des Jungen an. »Bringen Sie ihn mal drei Wochen lang her, dann sehen wir weiter«, meinte er. Gesagt, getan. Besuchen konnte die Mutter ihr Kind nicht. Der Mediziner war ganz begeistert von seinem neuen Patienten. Die Belegschaft der Klinik hatte ein Schaukelpferd und eine Spielzeug-Eisenbahn organisiert, mit denen Frank laut und anhaltend spielte. »Wir haben hier so richtig unseren Spaß«, erläuterte Schulte der Mutter am Telefon. Nach drei Wochen Klinikaufenthalt in Göttingen sagte er: »Es ist noch zu früh, etwas zu sagen, aber unserer Meinung nach ist er ein Spätzünder. Er kann normal eingeschult werden.«

Als Frank fünf Jahre alt war, sprach die Mutter noch einmal kurz mit dem Mediziner. »Schulen Sie ihn ein. Wenn es Probleme gibt, melden Sie sich«, bestärkte er die Wathlingerin erneut, sich von der Fehldiagnose der Dr. Darges-Sonnemann nicht kirre machen zu lassen. Er wollte mit einem neu auf den Markt gekommenen Glutamin-Produkt versuchen, den Entwicklungsprozess zu beschleunigen. Frank Will schaffte trotz vieler Hänseleien seinen Hauptschulabschluss und legte erfolgreich seine Gesellenprüfung als Textilreiniger ab. Viele Jahre lang arbeitete er in diesem Bereich bei der Lebenshilfe Celle.

Erinnerungen

»Mein zweiter Sohn A. ist am 24.4.1956 in der Landesfrauenklinik in Celle zur Welt gekommen. Nachdem die Schwangerschaft ohne Komplikationen verlaufen war, mussten wir leider sehr bald feststellen, dass A. mit einem schweren Herzfehler geboren wurde. Zunächst konnte ich meinen Sohn nach Hause mitnehmen. Sein Gesundheitszustand verschlechterte sich jedoch zusehends (blaue Hautfarbe, Erstickungsanfälle, Schaum vorm Mund). Mir zur Seite stand in dieser Zeit der Celler Kinderarzt Dr. N. (inzwischen verstorben). Auf seine dringende Empfehlung hin wurde mein Sohn vier Wochen nach seiner Geburt auf die Kinderstation des Allgemeinen Krankenhauses eingewiesen. Bei meinen täglichen Besuchen konnte ich ihn dort nur durch eine Glasscheibe hindurch sehen. Das allein war eine sehr schmerzvolle Erfahrung. Ich erinnere mich nicht, dass ich zu dieser Zeit eine fundierte Mitteilung über den Gesundheitszustand meines Sohnes bekam. Einzige Ansprechpartnerin war für mich eine ältere Krankenschwester, zu der ich Vertrauen gefasst hatte. Auf Nachfrage hieß es lediglich, es ginge A. nicht gut, man müsse aber noch abwarten. Dass es zu dieser Zeit irgendwelche medizinischen Eingriffe gegeben hätte, ist mir nicht erinnerlich. Rückblickend habe ich eher den Eindruck, man hat lediglich abgewartet. Eines Tages fragte ich die mir inzwischen bekannte Schwester, ob es nicht sinnvoller wäre, den Jungen mit nach Hause zu nehmen. Schließlich hatte sich ja an seinem Zustand auch nach zwei Monaten nichts verändert. Die Schwester schien unschlüssig. Sie meinte zwar, dass

Mutterliebe durch nichts zu ersetzen sei (an diese Worte erinnere ich mich genau), eine solche Entscheidung jedoch nur von der Chefin getroffen werden könne. Einige Tage später hatte ich Mut gefasst und ging zu Frau Darges-Sonnemann. Sie sagte, sie könne mein Ansinnen zwar verstehen, viel Sinn mache das aber nicht. Seine Aussichten zu überleben, seien äußerst gering. Ich solle meinen Sohn lieber dort lassen, innerhalb der kommenden vierzehn Tage würde sich eh entscheiden, was aus ihm wird. Sie wundere sich ohnehin, dass er noch atme. Der Zustand meines Sohnes sei eher hoffnungslos. Die Belastung wäre für mich viel zu groß, wenn es mit ihm zu Hause zu Ende ginge. Sie könne das nicht befürworten. Ich beriet mich mit meinem Ehemann, sowie einem Freund der Familie und dem Kinderarzt Dr. N. und kam zu dem Entschluss: Wenn A. ohnehin sterben müsse, dann könne das auch zu Hause in meinen Armen geschehen.

Ich unterschrieb eine entsprechende Erklärung und holte meinen Sohn ab. Die Schwester übergab ihn mir und sagte mit einem freundlichen Blick: ›Gut gemacht!‹ Mein Sohn hatte einen schwierigen Start ins Leben und musste sich später zwei aufwendigen Herz-Operationen in der Göttinger Uniklinik unterziehen. Später entwickelte er sich weitgehend normal, erlernte einen Beruf, lebte selbständig, hatte zahlreiche Freunde und engagierte sich sehr stark in der Jugend- und Gemeindearbeit. Er starb mit 41 Jahren an Leukämie. Als ich in den Zeitungsartikeln von Herrn Babel die Passagen über Frau Darges-Sonnemann gelesen habe, lief es mir eiskalt den Rücken hinunter. Ich sah sie wieder vor mir und mir wurde klar, an welch seidenem Faden das Leben meines Sohnes damals offenbar gehangen hatte. Ich möchte mir nicht vorstellen, was vielleicht geschehen wäre, wenn ich ihn damals nicht zu mir nach Hause geholt hätte. I.F.«[41]

Und der jüngere Sohn dieser Zeitzeugin antwortete auf Nachfrage: »Meine Mutter hat mir zwar seinerzeit gesagt: ›Die (Sonnemann) hat so getan, als ob ich A. gleich hätte wegwerfen können.‹ Aber nach intensiver Befragung stellte sich heraus, dass dies doch wohl eher eine persönliche Deutung meiner Mutter war. Ehrlich gesagt, ich finde die Geschichte auch ohne den Begriff ›wegwerfen‹ schockierend. Vielleicht, weil ich meinen Bruder sehr lieb hatte …«[42]

»Aus dem Kind wird nichts!«

Nein, mit seinen Kindern hat er nie darüber gesprochen. Auch mit seiner hochbetagten Mutter tat er das nie – das hätte die alte Dame seelisch nicht verkraftet. Er hat das Erlebnis immer mit sich herumgetragen: die Worte, die herzlosen, die kalten, die sich in sein Gedächtnis eingebrannt haben – für immer. »Aus dem Kind wird nichts und da ist nichts oder nicht viel zu machen.« So äußerte sich Dr. Darges-Sonnemann 1974 dem jungen Familienvater gegenüber. Er hatte sein drittes Kind, das wenige Tage zuvor in der Landesfrauenklinik in Celle zur Welt gekommen war, in die Kinderabteilung des AKH gebracht. Das Kind war mit körperlichen Behinderungen geboren worden. Das traf das Ehepaar aus dem Dorf im Celler Westkreis damals völlig unvorbereitet. Die beiden ersten Kinder – ein Mädchen und ein Junge – waren ohne Beeinträchtigung ins

Leben eingetreten. Nicht so Luna (Name geändert). Sie wurde mit Fehlstellungen an Füßen, Hüften und Unterkiefer geboren. Damals war er durch Darges-Sonnemanns Worte so vor den Kopf gestoßen, dass er die Beurteilung der Chefärztin der AKH-Kinderklinik gar nicht richtig einordnen konnte. »Ich war entsetzt und kümmerte mich um die Aufnahme in ein anderes Krankenhaus«, sagte der Celler. Die körperlichen Beeinträchtigungen konnten durch mehrere Operationen größtenteils abgestellt werden. Luna war ein fröhliches, quicklebendiges Kind. Die Fotos in dem Familienalbum zeigen, dass die Kleine stets im Mittelpunkt der Drei-Generationen-Familie stand. Die Großeltern kümmerten sich rührend um ihre Enkeltochter, auch um die Eltern zu unterstützen. Luna lernte erst mit knapp zwei Jahren laufen und auch etwas später als ihre Altersgenossen Fahrrad fahren. Zur Grundschule kam sie mit knapp sieben Jahren – sie ist im Oktober geboren. Im Anschluss besuchte sie die Hauptschule und machte einen »guten Abschluss« an der zweijährigen Berufsfachschule in Altenhagen, einem Stadtteil von Celle. »Im Rahmen ihrer Möglichkeiten hat sie sich sehr gut entwickelt und einen guten Leistungsstand erreicht«, freute sich ihr Vater. Sie litt zwar darunter, dass sie keine hochhackigen Schuhe tragen konnte, erinnerte sich die heutige Ehefrau des Vaters – aber sie meisterte ihr Leben mit Bravour. Als Dr. Darges-Sonnemann 1998 gestorben war und der Familienvater die Todesanzeige in der Celleschen Zeitung sah, dachte er daran, dass er eigentlich mit seiner Tochter einmal zu ihr hätte gehen und ihr sagen sollen: »Schauen Sie mal, was aus meiner Tochter geworden ist.« Nach dem erfolgreichen Besuch der Berufsbildenden Schule in Celle startete die junge Frau in die Berufsausbildung. Sie absolvierte eine kaufmännische Lehre und hatte einen Job in Aussicht. Luna führte ein nahezu selbstständiges Leben. Später hatte Luna auf dem Grundstück der Eltern im Celler Westkreis ein eigenes kleines Appartement mit Dusche und allem Drum und Dran. Im April 2001 starb sie.

Luna (Name geändert) war ein lebensfrohes Kind,
von dem Helene Sonnemann 1974 meinte: »Aus dem Kind wird nichts!«
Luna starb im April 2001 an Kreislaufversagen

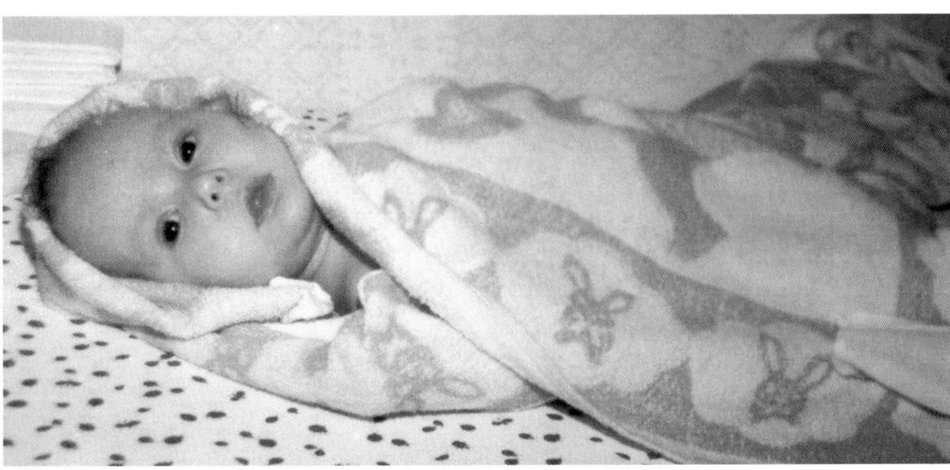

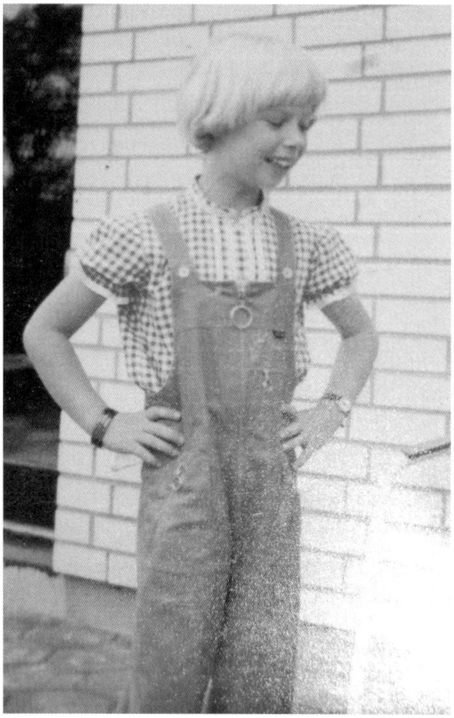

Luna als größeres Kind

Der Notfall-Mediziner stellte fest, dass die junge Frau an einem Kreislaufversagen gestorben war – ein Tod, der nichts mit ihren Beeinträchtigungen zu tun hatte. Auch heute noch – mehr als zehn Jahre nach Lunas Tod – muss ihr Vater immer wieder an die Szene zurückdenken, als er der klein gewachsenen, resoluten Medizinerin gegenüberstand, die mit offenem, wehendem Arztkittel so kalt von seinem neugeborenen Kind gesprochen hatte. »Diese Nazi-Ärztin hatte das offenbar noch immer verinnerlicht, dass man einen arischen Menschen züchten müsse«, erklärte sich der Vater das während unseres Gespräches im Jahr 2011. »Über ihre taktlosen, kalten und abweisenden Aussagen habe ich immer wieder nachdenken müssen. Meine Frau und ich haben uns dann geschworen, das Kind bestmöglich zu begleiten.«

Bekannt geworden ist, dass Darges-Sonnemann ein 1966 geborenes Kind mit frühkindlichem Hirnschaden ein Jahr lang auf der Kinderstation betreut hat. Die Familie war der Medizinerin dafür sehr dankbar, sagte der Vater von Udo dem Autor im Frühjahr 2017 nach einem seiner Vorträge über die Kindermorde[43], und sie war umso bestürzter, zu hören, dass sie andere behinderte Kinder eigenhändig getötet hatte.

Ursula Raab wurde 1957 als schwer krankes neugeborenes Baby fast drei Monate in der Celler Kinderklinik Celle, unter der Leitung von Darges-Sonnemann, behandelt. 1965 wurde ihr Bruder geboren, auch er war als Neugeborener schwer krank und wurde ebenfalls drei Monate in der Kinderklinik Celle dieser Medizinerin behandelt. Die Achtjährige hat damals oft ihre Eltern begleitet, wenn sie den Bruder besuchten. In Celle, wie sicherlich auch in anderen Kinderkliniken, war »Hospitalismus« üblich, das heißt, die Eltern durften ihre Babys nur durch eine Scheibe sehen, Hautkontakt war verboten.

Wenn die Eltern auf der Station das Baby betrachteten, musste Ursula im Eingangsbereich in einer Art Kinderspielecke warten. Darges-Sonnemanns Büro befand sich direkt gegenüber. »So konnte ich diese Frau beobachten und erinnere mich an meine Eindrücke. Mal abgesehen davon, dass sie keinen besonders warmherzigen Eindruck machte, so fiel mir schon ihr Umgang mit den Eltern der doch z.T. todkranken Babys auf. Wenn die Eltern sich nach dem Befinden ihres Kindes erkundigten, so wurden sie nicht etwa ins Büro gebeten, sondern nur auf dem Flur ›abgefrühstückt‹.

Vom mangelnden Datenschutz einmal abgesehen, auch eine nicht gerade menschliche Geste«, meinte Ursula Raab.

Der Bruder war in so großer Lebensgefahr, dass seine Eltern die Nottaufe durchführen ließen. Auch Ursula wurde acht Jahre zuvor notgetauft. Eine Krankenschwester machte das damals, weil sie wohl den baldigen Tod des Mädchens befürchtete. Als der Bruder notgetauft wurde, war Darges-Sonnemann im Urlaub und eine Vertretungsärztin hatte die Leitung der Klinik übernommen. Diese »kleine Ärztin«, so erinnerte sich die im Jahr 2016 90-jährige Mutter, soll bei der Untersuchung des Kindes in Gegenwart der Eltern ausgerufen haben: »Aber der schreit doch, also will er doch leben!« Offenbar hat sie dann Behandlungen veranlasst, die das Leben des Bruders gerettet haben. »Meine Mutter und ich vermuten jetzt, dass Frau Dr. Darges-Sonnemann bei der Übergabe vielleicht die Anordnung gegeben haben könnte, meinen Bruder sterben zu lassen«, sagte Ursula Raab.[44]

Ilse H., geborene Ziesenniß (* 1950) entwickelte mit sechs Jahren Diabetes und war seitdem jährlich für vier bis sechs Wochen »zu Gast« im Celler Kinderhospital. Mit zehn Jahren hatte sie eine schlimme doppelseitige Lungenentzündung und eine schwere Bronchitis. Sie hört noch heute die Stimme der Ärztin, wie sie zu ihren Eltern sagte: »Es ist nicht sicher, dass wir sie durchbekommen.« Und: »Die wird sowieso keine 30.« Diese Bemerkung brannte sich in ihr Gedächtnis förmlich ein. »Heute bin ich 66 Jahre alt und trotz des Diabetes noch ganz gut beieinander.« Zu Beginn des Jahres 1956 wurde ihr jüngster Bruder geboren. Schon sehr bald war klar, er ist sehr krank. Er litt an einem Herzfehler. Nach einer Nottaufe zu Hause brachten die Eltern den drei Tage alten Jungen ins Kinderkrankenhaus nach Celle in die Obhut von Dr. Darges-Sonnemann. »Nach wenigen Tagen erhielten wir die Nachricht, der Junge sei gestorben, er sei abzuholen. Als meine Eltern dann dort waren, überreichte man ihnen ein Schnürbündel aus Wellpappe mit einer Paketschnur umwickelt.«[45]

Anders verhielt sich Sonnemann in der eigenen Familie, zumindest ihren Eltern gegenüber: Diese zogen 1955 zusammen mit Tochter und Schwiegersohn in die gerade fertiggestellte Doppelhaushälfte in Celle und wohnten fortan im ersten Obergeschoss. Das Erdgeschoss bereitete Darges-Sonnemann so vor, dass es ohne große Mühe in eine kleine Praxis umgewandelt hätte werden können. Es gab große Wandschränke im Erdgeschoss mit Waschbecken und Garderobe. »Eines ist klar: Wenn sie ein Kind bekommen hätte, hätte sie ihre Chefarzt-Position verloren. Das war damals so üblich«, sagte ihr Neffe.[46] Mit über 40 Jahren hatte Sonnemann mindestens eine Fehlgeburt, es klappte nicht mehr mit dem Nachwuchs, und dies hat sie ihr Leben lang belastet.

Ihr Vater Paul Sonnemann (* 30.3.1877 in Hannover) starb in Celle am 8.11.1970 im Alter von 93 Jahren. Mit seiner Frau Frieda Sonnemann, geborene Müller (* 28.2.1879 in Ahnsen, Kreis Göttingen), zog er ungefähr 1907 nach Flensburg. Frieda Sonnemann starb 1963 in Celle. Helene hatte eine Schwester, Gerda (* 14.7.1914 in Flensburg), die 1940 heiratete und nach Hamburg zog.[47] Helene war die Lieblingstochter ihres Vaters, sie wickelte ihn um den Finger. Das gesamte Familiengeld wurde für Helenes Medizinstudium verwendet, ihre drei Jahre jüngere Schwester musste deshalb nach dem Abitur zu Hause die Dienstmagd ersetzen, die man sich nicht mehr leisten konnte. Ihre Schwester Helene setzte sich aber vehement dafür ein, dass Gerda, die sehr kinderlieb war, eine Ausbildung bekam, sie vermittelte ihr eine Säuglingsschwesternausbildung im KKR. Der Sonnemann-Neffe meinte, dass seine Tante seine Mutter aber auch darin bestätigte, direkt nach dieser erfolgreichen Ausbildung zu heiraten, weil sie offenbar nicht wollte, dass ihre Schwester Gerda mitbekam, wie schon vor der »harten Euthanasie«-Phase als nicht lebenswert erachtete Säuglinge »ausgesondert« wurden.

Bezüglich Rothenburgsort habe ihm seine Mutter nur erzählt, »dass sie während ihrer Ausbildung von ihrer Oberschwester energisch ermahnt wurde, die kleinen Säuglinge nicht zu sehr ins Herz zu schließen, wenn sie die schreienden Kinder getröstet hatte, denn diese Kinder würden sowieso sterben«. Er vermutet, dass seine Mutter erst später (in den 50er oder 60er Jahren) erkannt hat, »dass diese Kinder für die Euthanasie vorgesehen waren«. Von einer Beteiligung seiner Tante an den Tötungen habe seine Mutter damals nichts gewusst. Er vermutet, dass seine Mutter damals am KKR nur gespürt hat, dass etwas für sie nicht richtig war. Seine Mutter habe nur erzählt, »dass sie den Teil ihrer Ausbildung, der mit dem Tod zu tun hatte, nicht ertragen wollte und deshalb nicht mehr als Kinderkrankenschwester tätig sein wollte«.[48]

Als Helene Sonnemann feststellte, dass ihre Schwester zu ihrer Hochzeit 1940 keine Aussteuer erhalten sollte, ging sie in die besten Flensburger Geschäfte und kaufte auf Rechnung ihres Vaters, der nichts davon wusste, hochwertige Möbel und Bettwäsche, »die wir heute noch haben«, wie der Neffe sagte: »Man glaubt ja nicht, dass ein Mensch diese zwei Seiten hat, auf der einen das Kalte, auf der anderen dieses Fürsorgliche.«

Paul Sonnemann war ein »etwas weltferner, freigeistiger Forscher, er wurde nicht umsonst ›Herr Lexikon‹ genannt«, erinnerte sich sein Enkel. Als Erinnerungsstück an ihn hat er sein 20-bändiges Meyers Konversationslexikon aus den Jahren 1896 bis 1900 aufbewahrt. Unter anderem hat Paul Sonnemann dieses Lexikon teilweise sehr detailliert korrigiert. Darin sind seine Anmerkungen und aus heutiger Sicht richtigen Verbesserungen enthalten, sagte sein Enkel. Oft zog er sich in sein Studierzimmer zurück, auch als seine Kinder noch kleiner waren und den Vater gebraucht hätten, doch dieser habe sich nicht so sehr für die Mädchen interessiert, denn das sei die Sache seiner Frau gewesen. Er sei »sehr intellektuell« gewesen, mikroskopierte viel und spielte Geige. Schon in jungen Jahren fiel er durch modische Extravaganzen auf. Seit einer »Dandy-Phase«, die er in England auslebte, besorgte er sich ausgefallene Modestücke von der Insel – sogar noch nach seiner Heirat. So schnitt er sich die Beine seiner Hosen ab und lief quasi in Shorts herum, lange bevor diese in Mode kamen. Zudem war er auch Anhänger der Freikörperkultur. »Das alles hat seine Töchter wohl sozial irritiert«, kommentierte der Enkel. Paul Sonnemann wollte ursprünglich Arzt werden, stattdessen wurde er Landvermesser. Er arbeitete bis zu seinem 70. Lebensjahr in der Flensburger Stadtverwaltung und schaffte es dort zum Amtsleiter (Vermessungsdirektor). Mit Geld konnte er nicht richtig umgehen, daher übernahm schon ab früher Jugend die heranwachsende Helene das Organisatorische in der Familie. Vor einer Bahnfahrt kommandierte sie beispielsweise ihre Mutter herum: »Nimm du das Kind (damit war die drei Jahre jüngere Schwester gemeint), ich nehme das

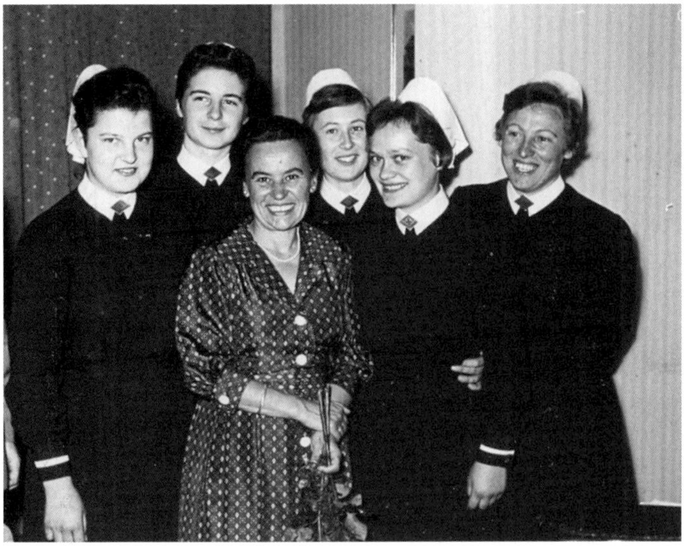

Helene Sonnemann im Kreise von Krankenschwestern in Celle, ganz rechts ist Elisabeth Heiser-Pape (1927) zu sehen, eine langjährige Weggefährtin*

Gepäck.« In den Inflationsjahren organisierte die Zwölfjährige, wer das Geld, das der Vater täglich von der Stadtkasse holte, schnellstmöglich in welchen Geschäften wie einsetzen sollte, ehe es noch mehr an Wert verlor. Von der Mutter Frieda, die aus einer Familie mit Hugenotten-Vorfahren stammte, hätten beide Töchter die schwarzen Haare und das Quicklebendige geerbt, so der Neffe. Frieda baute in den acht Jahren, die sie in dem Haus ihrer Tochter in Celle zubrachte, ein regelrechtes soziales Netzwerk auf. »Jeder kannte die alte Frau Sonnemann«, erinnerte er sich an seine Ferien, in denen er als Knabe in vielen Geschäften Besorgungen für seine Oma gemacht hat. Solch ein Sozialnetz hatte sie auch schon vorher in Flensburg.

Wie es dazu kommen konnte, dass seine Tante ihren hippokratischen Eid vergaß? Eine Cousine habe ihm gesagt, dass der Klassenlehrer ihrer Tante ein überzeugter Nazi gewesen sei, der die Kinder und Jugendlichen sicher stark beeinflusst habe. »Und außerdem waren meiner Tante immer die ›Anderen‹, die ›feine Gesellschaft‹, die peergroups, wie man neumodisch sagen würde, wichtiger, als darüber nachzudenken, ob es wirklich richtig ist, was man von ihr verlangte«, sagte ihr Neffe. »Damals muss es so gewesen sein, dass man allgemein meinte, dass es unwertes Leben gibt. Und dann ist es auf eine erschreckend nationalsozialistische Weise so überspitzt worden … Sie war eine derjenigen, die sich wohl zuerst der Schuld gar nicht bewusst waren, weil sie meinten, dass sie etwas Gutes für die Menschheit tun, nicht für das einzelne Wesen, sondern für das Ganze«, versuchte sich ihr Neffe die Gedankenwelt seiner Tante zu erklären. Sie werde sich gesagt haben: »Wenn man etwas macht, dann macht man es richtig« und dazu habe es am KKR eben auch gehört, behinderte Kinder zu töten.

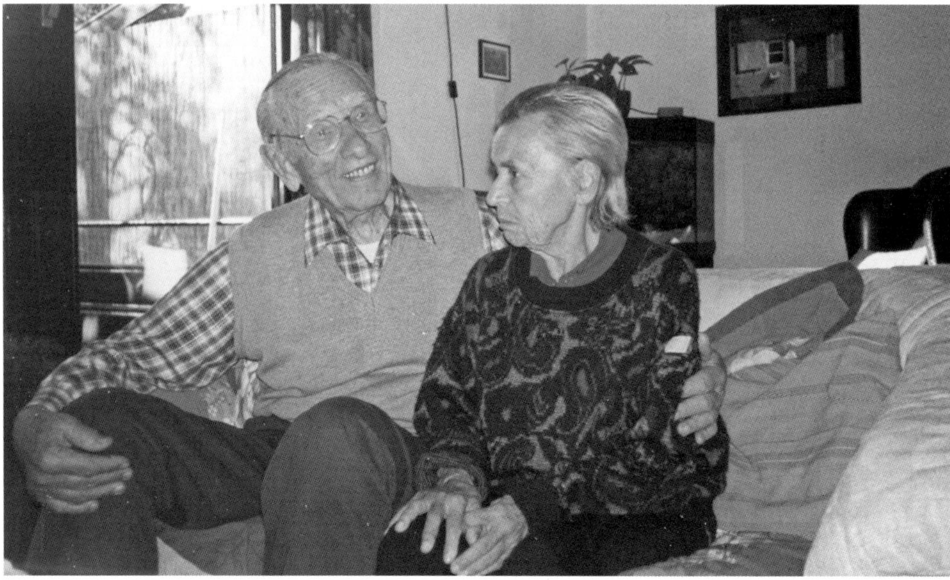

Dr. Helene Darges-Sonnemann mit ihrem Mann Fritz Darges in den Jahren 1996 oder 1997

Sie habe sicher auch nicht weg von der »Euthanasie« gewollt, als sie mit den kranken Kindern aus Hamburg floh und länger als geplant in Celle blieb, sondern um den Fittichen ihres Chefs zu entgehen, »um selber Karriere zu machen«, glaubte ihr Neffe.

Helene Sonnemanns Vater Paul misstraute den Ärzten, obwohl er doch selbst einer werden wollte. Er suchte erst einen Mediziner auf, als er ein Furunkel am Hinterteil entdeckt hatte, das er nicht selbst herausschneiden konnte. Alles andere hat er selbst therapiert und behandelt. »Ärzte sind solche Nichtwisser, da gehe ich nicht hin«, sagte ihm sein Großvater noch in hohem Alter. Einen Arzt oder eine Ärztin wollte er aber auf jeden Fall in seiner Familie haben – wohl nicht so sehr aus Prestigegründen, sondern eher, um seinen eigenen verhinderten Berufswunsch zu erfüllen. So ermöglichte er seiner Erstgeborenen anstelle des nicht vorhandenen Sohnes das Studium. Helene wollte wohl ursprünglich Lehrerin werden und war auch künstlerisch begabt. »Das ist eben das Ying und Yang bei meiner Tante. Auf der einen Seite das Organisationstalent, das Herrische bei ihr, auf der anderen Seite das Künstlerische und Harmoniebedürftige. Wir besitzen einige Bilder und sonstige Kunstwerke von ihr, die wirklich schön sind. Die zeugen zumindest von ihrer Begabung auch auf diesem Gebiet. Der Grund für diese Ambivalenz ist vielleicht ihre Linkshändigkeit«, vermutete ihr Neffe. Seine Tante habe ihm öfter gesagt, dass sie eigentlich »umerzogene« Linkshänderin und »jetzt richtig beidhändig« sei, denn sie könne sowohl mit links wie mit rechts gleich gut schreiben und sogar mit links besser operieren. »Sie wollte ja eigentlich Chirurgin werden und sie war die Beste in ihrer Ausbildungsgruppe, aber ihr ist ein weniger begabter, weniger intelligenter, aber männlicher Kollege vorgezogen worden, da blieb ihr nichts anderes übrig, als Kinderärztin zu werden. In der Kinderheilkunde war die männliche Konkurrenz nicht so groß«, wusste der Neffe.

Ganz nah erlebten das Ehepaar der in Celle niedergelassene Nervenarzt Dr. Büttner und seine Kinder, der mit Darges und seiner Frau Darges-Sonnemann das Doppelhaus in unmittelbarer Nachbarschaft zu Kinderklinik und Krankenpflegeschule gebaut hatte. **Dr. Johannes Büttner** wuchs in der Nachbar-Doppelhaushälfte im Celler Hehlentorgebiet auf. Der Mediziner hat nur noch sehr spezielle Erinnerungen an die Kinderärztin: »Von der Geschichte von Frau Darges-Sonnemann aus der Zeit, bevor wir Nachbarn wurden, wusste ich nichts. Ich war allerdings damals auch noch sehr jung. Als wir Nachbarn wurden (1955), war ich fünf Jahre alt. Der Kontakt war nie sehr intensiv, ich habe allerdings später, als ich schon aus dem Elternhaus ausgezogen war und begonnen hatte, Medizin zu studieren, bei verschiedenen Begegnungen Frau Darges-Sonnemann als eine sehr korrekte und engagierte Ärztin erlebt. Was mir seltsamerweise aus dieser Zeit im Gedächtnis geblieben ist und besonders imponiert hat, war ihre zur damaligen Zeit sicher nicht selbstverständliche Unbestechlichkeit gegenüber auch kleineren Anerkennungen seitens der Pharmaindustrie. Das hat mir sehr imponiert. Auch kann ich mich noch an die Besuche der Neffen erinnern, die immer gern gesehene Gäste waren und von dem Ehepaar Darges offensichtlich sehr geschätzt und gefördert wurden.«[49] Als Büttners ausgezogen waren und die neu Hinzugezogenen erst kurz hier wohnten, stellte das ältere Ehepaar den Kindern Osternester in den Garten. »Sie haben sie quasi als Ersatzkinder betrachtet, weil sie selbst keine Kinder hatten«, berichtete der Nachbar. Wenn eine der Familien im Urlaub war, dann erhielt die jeweils andere den Schlüssel der anderen Haushälfte, um dort nach dem Rechten zu sehen. Das Paar ist immer gern auf festliche Bälle gegangen und hat Konzerte und Theateraufführungen besucht. Fritz Darges war nicht nur SS-Mann, sondern offenbar auch ein Schöngeist, ein regelrechter Fan der Oratorien, die in der Stadtkirche aufgeführt wurden. Öfter saßen die Nachbarn auf einer der beiden Terrassen im Sommer zusammen. Dabei wurde nie über die lange zurückliegende Vergangenheit gesprochen. Nur so viel: »Mensch, was können wir glücklich sein, dass wir in Frieden leben. Krieg ist etwas Schreckliches«, soll Darges zu seinen deutlich jüngeren Nachbarn gesagt haben.

Am 10.9.1998 starb Helene Darges-Sonnemann. Zum Schluss war sie dement und saß im Rollstuhl. Ihr Mann überlebte sie um mehr als elf Jahre.

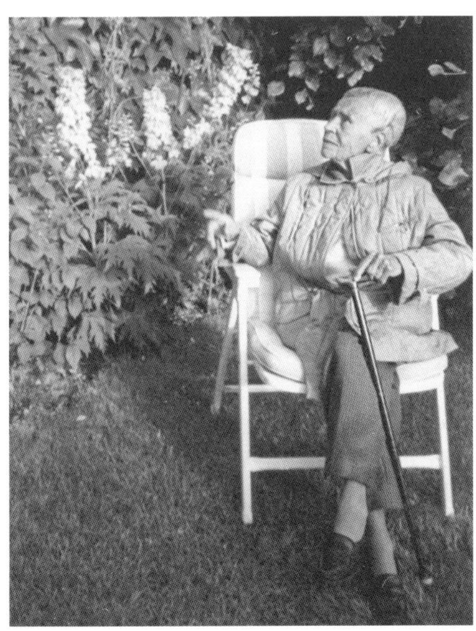

Dr. Helene Darges-Sonnemann in den Jahren 1996 oder 1997

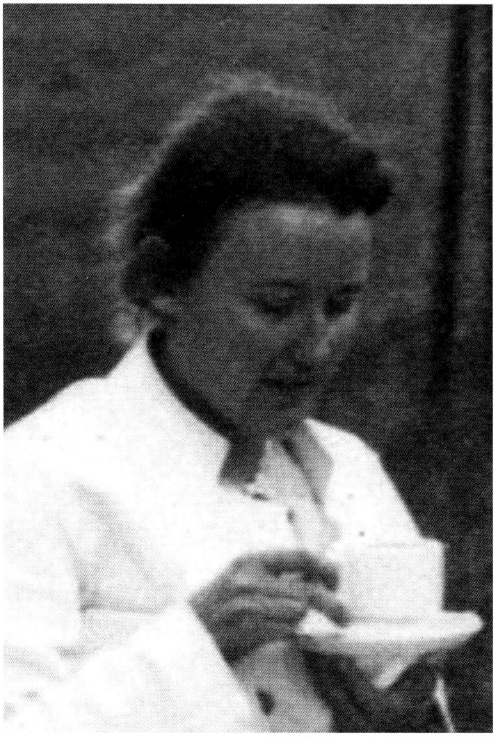

Ingeborg Wetzel (1912 bis 1989)

* 2.11.1912 in Hamburg
† 24.3.1989 in Hamburg-Rahlstedt
1963 Heirat mit Dr. Walter Tyrolf in Celle
hieß fortan Tyrolf-Wetzel
keine Kinder
am KKR vom 1. Juni 1940 bis 4. Dezember 1944

Die Rätselhafte: Ingeborg Wetzel

Ingeborg Wetzel wurde am 2.11.1912 als zweites Kind eines Lehrers und seiner Frau, die offenbar Hausfrau war, geboren. Sie starb im Alter von 76 Jahren in der Hansestadt, der sie ihr Leben lang treu geblieben war. Wetzel wohnte jahrzehntelang mit ihrer Mutter unter einem Dach und nahm auch ihren wenig älteren Bruder, einen verschrobenen Menschen, bei sich auf. Spät, nämlich mit 50 Jahren, heiratete sie. In der gerichtlichen Voruntersuchung Mitte bis Ende der 40er Jahre bemühten sich die Ermittler, zu denen auch Dr. Walter Tyrolf gehörte, so viel wie möglich über das Personal des KKR herauszubekommen. Eben diesen Richter nahm Ingeborg Wetzel 1963 zum Mann.

Wetzel hat man in den Ermittlungen sechs Tötungen zugeordnet. Thevs hat zudem herausgefunden, dass sie auch das später wahrscheinlich von Ortrud von Lamezan getötete Kind Ursula Bade (1.12.1941 bis 28.8.1944) untersucht hat. Sie stellte bei der Aufnahmeuntersuchung fest, dass sich das Kind in einem guten Allgemeinzustand befand. Es machte aber einen »*blöden Eindruck*«, schien nichts zu verstehen, wenn es angesprochen wurde, laufe nur an der Hand und sei liebesbedürftig. Wetzels Diagnose lautete »*Debilität*«.[1]

Auch Antje Hinrichs (16.1.1940 bis 27.10.1944) ging durch Wetzels Hände. Sie lag aber nur wenige Tage am Anfang ihres letzten Lebensmonats auf ihrer Station, die sie Anfang Oktober 1944 von Lotte Albers übernommen hatte.[2]

Angela Lucassen (12.4.1943 bis 17.10.1944) erhielt von Ingeborg Wetzel die Todesspritze. Die Ärztin beschrieb das Kind laut Thevs als ein körperlich gut entwickeltes Mädchen, »*das sich unter schrillem Aufschreien gegen die Untersuchung wehrte. Die Aufmerksamkeit ist mit keinem Mittel zu erzielen*«. Ihre Diagnose lautete »*Idiotie*«. Angela befand sich vor ihrem Tod nur zwei Wochen im KKR. Dessen Leiter Wilhelm Bayer hatte wohl schon vorher den Reichsausschuss über diesen Fall informiert. Die Mutter des Kindes, die nichts unversucht ließ, um ihm zu helfen, war nämlich zuvor in Bayers Privatpraxis vorstellig geworden. Thevs hat herausgefunden, dass dieses Kind am schnellsten von allen ihr bekannten »Reichsausschusskindern« getötet wurde. Die Stationsschwester Martha Müller assistierte hierbei.[3]

Elfriede Maaker (19.7.1936 bis 30.6.1941) war schon fast fünf Jahre alt, als Wetzel sie tötete. Sie starb im Altonaer Kinderhospital, hat Thevs ermittelt. Nach einem Bombenangriff waren 80 Kinder von Rothenburgsort dorthin verlegt worden. Wetzel als aufnehmende Ärztin schilderte Elfriede als ein graziles Mädchen in schlechtem Allgemeinzustand mit hochgradigem Wasserkopf. Dessen Umfang hatte innerhalb von 16 Tagen um vier Zentimeter zugenommen. Zudem diagnostierte sie »*Idiotie*« und »*vorzeitige Pubertät*«, was sie offenbar an einer beidseitigen Brustdrüsenschwellung festmachte. Hermann Sieveking, der damalige Leiter des Hamburger Gesundheitsamtes, besuchte das Kind, um die Angaben zu überprüfen. Er bestärkte Wetzel in ihrem Glauben, »*dass die ›Euthanasie‹ eine absolut sichere Rechtsgrundlage habe*«. Das sagte die Medizinerin bei einer Vernehmung im Jahr 1948 aus. Die Stationsschwester Gudrun Kasch hielt das Mädchen fest, während Wetzel ihm die tödliche Spritze verabreichte.[4]

Bei dem von Gisela Schwabe getöteten Zwillingskind Renate Pöhls erwähnt Thevs, dass Wetzel und Petersen es fürsorglich behandelten.[5]

Das etwa zweijährige **Findelkind Siegfried**, das am 9.10.1944 getötet wurde, gehört zu Wetzels Opfern. Bei seiner Aufnahme in Rothenburgsort stellte Lotte Albers neben »*Idiotie*« und dem Wasserkopf fest, dass es blind und taub war. Es folgten viereinhalb Wochen der Qual im KKR, wie Thevs schreibt. Sie spricht von »etlichen sehr eingreifenden und quälenden Untersuchungen«. Auch dieses Kind tötete Wetzel, assistiert von Martha Müller. Wenige Tage zuvor nahm sie noch »belastende Untersuchungen« vor, »deren diagnostischer oder therapeutischer Wert nicht erkennbar ist«, wie Thevs es ausdrückt.[6]

Auch die Todesbescheinigung von **Heinz Weidenhausen** (20.11.1939 bis 22.10.1942) unterschrieb Wetzel. Sie behandelte das Kind nur drei Tage lang und bezeichnete es nach Thevs als »*voll idiotisch*«. Stationsschwester Wanda Kreth hielt das Kind fest, während Wetzel ihm die Luminalspritze verabreichte.[7]

Nach der detaillierten Auflistung wechselte Dr. Wetzel häufig den Einsatzort am KKR. Sie arbeitete nach diesen Unterlagen[8] vom 1.6.1940 bis zum 4.12.1944 im KKR, und zwar im Einzelnen: 1.6.1940 bis 15.4.1941 Infektionsabteilung, 16.4.1941 bis 29.6.1941 Kinderstation FK, 30.6.1941 bis 15.11.1941 Praxisvertretung wegen Fliegerschadens, 16.11.1941 bis 29.7.1943 Kinderstation, 30.7.1943 bis 30.9.1943 Ausweichkrankenhaus Celle, 1.10.1943 bis 4.5.1944 Wohldorf Ausweichkrankenhaus, 5.5.1944 bis 30.9.1944 Säuglings- und Kleinkinderabteilung und 1.10.1944 bis 4.12.1944 Chirurgie und A-Station.

Am 4.5.1948 vernahm Landgerichtsrat Steckel unter anderem Wetzel, die damals am Erdkampsweg in Fuhlsbüttel wohnte.[9] In der Vernehmung gab die Medizinerin an, dass ihr Vater der Oberstudiendirektor im Ruhestand Paul Wetzel und ihre Mutter Emmy Wetzel, geborene Watpool, seien. Von 1933 bis 1938 studierte sie an den Universitäten Greifswald und Würzburg. Anschließend war sie ein Jahr lang Volontärärztin in Greifswald. Nach ihrem Ausscheiden im Dezember 1944 übernahm sie die Leitung des Hilfskrankenhauses in Bispingen. Am 1.6.1946 wurde sie hauptamtliche Schulärztin am Gesundheitsamt in Wandsbek. Am 15.9.1947 machte sie sich als Kinderärztin in Rahlstedt selbstständig. Mit dem ehemaligen Leiter des KKR, Dr. Bayer, habe sie »*keine nähere Verbindung*«, sagte sie aus. Mit Fräulein Dr. Albers sei sie befreundet. Diese sei wiederum mit der Krankenschwester Gudrun Kasch befreundet. Vor zwei Tagen habe sie ihre Freundin Sonnemann in Celle besucht. Mit anderen ehemaligen Assistenzärztinnen des

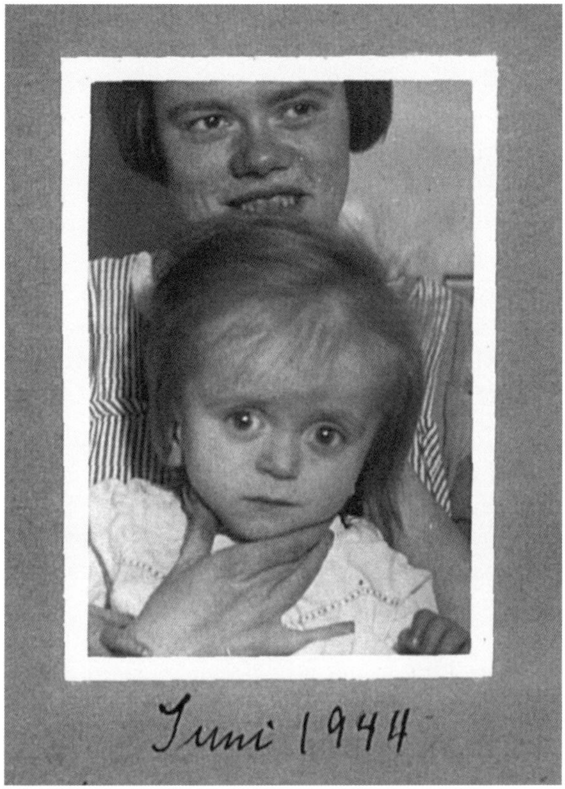

Siegfried wurde das etwa zweijährige Findelkind genannt, das nach einer Luminalspritze, die ihm Ingeborg Wetzel verabreichte, am 9.10.1944 im KKR starb

KKR, es werden nur Dr. Lüthje, Dr. Schwabe und Dr. Breitfort erwähnt, habe sie keine Verbindung.

Zu ihrer Entschuldigung sagte sie: »*Ich möchte gleich bei dieser Gelegenheit betonen, dass ich nicht den leisesten Zweifel darüber gehabt habe, dass die Angaben Dr. Bayers über das Vorliegen eines Gesetzes gestimmt haben.*« Das tödliche Gift, das die Ärztinnen den behinderten Kindern verabreichten, bekam sie von ihrer Vorgesetzten: »*Das Luminal holte ich mir von Fräulein Dr. Sonnemann, die das Medikament unter Verschluß hatte.*« Etwas später sagte sie, dass eine Schwester Müller mit Sicherheit »*das Kind gehalten*« habe. Ob damit Martha Müller gemeint ist, ist nicht ganz klar. »*Ich möchte annehmen, dass wir Assistenzärztinnen alle positiv zu der Euthanasie an geisteskranken Kindern standen. Ich habe jedenfalls nicht gemerkt, dass irgendeine von uns der Euthanasie ablehnend gegenüberstand.*« Am 27.7.1948 wurde Dr. Wetzel erneut vernommen.[10] Damals wohnte sie am Wehlbrook in Rahlstedt. *»Ich bin mit Fräulein Dr. Sonnemann in das Zimmer gegangen und habe das Kind bei Verabfolgung der Spritze gehalten«*, sagte sie zur Ermordung von Renate Wilken am 19.1.1942. Bei einer anderen Vernehmung gab Dr. Sonnemann an: *»Mir fällt jetzt ein, dass mir nicht die Oberschwester Gertrud Menke das Kind Renate Wilken gehalten hat, sondern die Assistenzärztin Dr. Wetzel.«* Man habe diese Krankenschwester nicht mit der Durchführung dieser »Aktion« belasten wollen, da sie Pastorentochter gewesen sei. Weiter gab Wetzel zu Protokoll: *»Bei uns Assistenzärztinnen bestand nicht der leiseste Zweifel darüber, dass Professor Dr. Sieveking über die Durchführung der Euthanasie unterrichtet war, denn meiner Auffassung nach schrieb er auch Berichte an den Reichsausschuß. Einige Wochen, nachdem Dr. Sieveking die Kinder besichtigt* [sic!] *hatte, kam von Berlin her die Genehmigung* [sic!] *zur Euthanasie.* [...]*«* Am 30.8.1948 schrieb ein Vertreter der Anwaltskanzlei Dr. Seydel, Willhöft, Dr. Junge dem Untersuchungsrichter.[11] Er vertrat die beiden Assistenzärztinnen Wetzel und Sonnemann. In seinem Schreiben behauptete er, dass Dr. Bessau, Berlin, und Dr. Catel, Leipzig, die beide dem Reichsausschuss für die Tötung behinderter Kinder angehört hätten, *»Anti-Nazis«* gewesen seien: *»Es war den hier Angeschuldigten bekannt, daß die beiden bekannten Wissenschaftler dem Ausschuss angehört haben. Deren Autorität hat unzweifelhaft dazu beigetragen, daß die Anordnungen des Reichsinnenministeriums auch hier in Hamburg durchgeführt worden sind. Es wird deshalb beantragt, Herrn Prof. Dr. Catel, der jetzt in einem Sanatorium in Mammolshöhe in der amerikanischen Zone tätig ist, in diesem Verfahren noch zu hören, bevor die gerichtliche Voruntersuchung geschlossen wird.«*

Bei der Evakuierung des KKR im Sommer 1943 muss die Kinderärztin eine Knieverletzung erlitten haben. Das gab ihr Vater auf einem mit *»GK-Einsatz«*[12] *überschriebenen Dokument an. Er meinte dort, sie habe sich diese bei einer »Rettungsaktion in Rothenburgsort« zugezogen.*[13]

Zusammen mit ihrem ein Jahr älteren Bruder Paul-Gerhard wuchs Ingeborg Wetzel als Tochter des Lehrers und Lehrerausbilders Dr. (später Prof.) Friedrich Wilhelm Paul Wetzel in der Nähe der Alster mitten in Hamburg auf. Der Paul Gerufene wurde am 29.1.1882 in Niemegk, Landkreis Zauch-Belzig nördlich von Dessau, geboren und starb an seinem Geburtstag des Jahres 1950 im Alter von 68 Jahren in Hamburg.[14] Die Mutter wurde sehr alt: Emmy Hildegard Else Wetzel, in Greifswald am 22.9.1885 geborene Watpool, starb erst mit nahezu 99 Jahren in Rahlstedt.[15] Ihre Tochter war zwei Jahre zuvor in ein nahe gelegenes Altenheim eingezogen.

Als Ingeborg Wetzel 1918 für das Lyzeum am Lerchenfeld angemeldet wurde, hat man als Wohnadresse zunächst Mittelstraße, 2. Obergeschoss, vermerkt. In den historischen Hamburger Adressbüchern[16] erfährt man mehr über Ingeborgs Vater und die Adressen der Familie: Mindestens von 1913 bis 1923 lebte der Oberlehrer an der Mittelstraße. 1926 findet sich die Adresse Mühlendamm. 1929 steht im Adressbuch: Dr. phil., Studienrat, Leiter des Wilhelm-Gymnasiums, Moorweidenstraße. Das Direktorenhaus stand direkt neben der Schule.[17] Hier wird auch die Tochter zumindest bis zu ihrem Studienbeginn gewohnt haben. 1939 war der

Vater Prof. Dr. phil. und Schulleiter der Richard-Wagner-Schule, Hartwichusstraße. Auch 1943 ist er dort vermerkt, jetzt als Oberstudiendirektor. Von 1926 bis 1933 war der Vater Leiter des Wilhelm-Gymnasiums (WG), anschließend wechselte er in derselben Funktion an eine Hamburger Aufbauschule. 1921 wurde das Gymnasium Doppelanstalt: neben den humanistischen Zweig trat die Deutsche Oberschule. Beide hatten einen zweijährigen gemeinsamen Unterbau. Einer der beiden Initiatoren dieser Schulreform war Wetzel, der seit Ostern 1922 am WG unterrichtete. In der 1956er-Schulchronik wird davon berichtet, dass er die Eliteanstalt Schulpforta besucht habe und dass er temperamentvoll gewesen sei.[18] Er sei ein »hervorragender Pädagoge« gewesen, »von dessen bedeutenden Fähigkeiten und Verdiensten die glänzende Entwicklung, die das Wilhelm-Gymnasium unter seiner Leitung nahm, ein beredtes Zeugnis ablegt«.[19]

Ein anderes Licht auf den Pädagogen wirft der Fall des Wetzel-Schülers Holm.[20] Im Jahr 1942 legte die Gestapo eine Akte dazu an. Darin ging es um Aktivitäten der »*Swing-Jugend*«, die als »*Veranstalter von Hausbällen durch Schüler(innen) der Oberschule für Jungen und der Oberschule für Mädchen im Alstertal*« durchgeführt worden seien. Darüber habe Paul Wetzel Protokolle angefertigt. Aus diesen gehe hervor, dass die Zusammenkünfte »*keinen ausgesprochenen politischen Hintergrund*« gehabt hätten, sondern aus »*einer allgemeinen Verwahrlosung der Jugend*« herrührten, so die Gestapo. Weil ihm sein Nachkriegsvermieter vorhielt, daran mitgewirkt zu haben, dass sein Schüler Holm »*im KZ landete*«, nahm Wetzel dazu Stellung: Holm habe »*eine Sammlung sittlich anstößiger Gedichte mit entsprechenden Illustrationen in die Schule gebracht*«. Er sei bei einem Kontrollgang dazugekommen und habe die Blätter konfisziert. Holm habe auch Zusammenkünfte in die Wege geleitet, bei denen die Schüler Alkohol konsumiert hätten, führte Paul Wetzel aus.

In den Jahren 1919 bis 1926 besuchte seine Tochter das »Neue Staatliche Lyzeum am linken Alsterufer«.[21] Ihr Betragen und ihr Fleiß waren meist gut bis sehr gut. Von Ostern bis Michaelis 1920 fehlte sie an 36 Unterrichtstagen, von Michaelis 1920 bis Ostern 1921 an weiteren 19 Tagen. Von Michaelis 1922 bis Ostern 1923 fehlte sie wieder oft: dieses Mal an 30 Tagen. Ihre Leistungen in Zeichnen und Handarbeit waren auf eine Vier abgerutscht. Im Turnen bekam sie in diesem Schuljahr gar eine Fünf, nachdem sie in den Jahren zuvor zunächst eine Drei, dann eine Vier hatte. Das elfjährige Mädchen schien in schwacher körperlicher Verfassung gewesen zu sein. Von Ostern 1923 bis Ostern 1926 verbesserten sich seine Leistungen. Fehltage waren nicht mehr verzeichnet. Selbst im Turnen schaffte es wieder eine Drei. Im letzten Schuljahr auf dem »Staatlichen Lyzeum auf dem Lübeckertorfeld« von Michaelis 1925 bis Ostern 1926 war Wetzel eine mittelmäßige Schülerin. Auf der Rückseite des Anmeldeformulars (November 1918) zur ersten Klasse findet sich die handschriftliche Notiz, aus der hervorgeht, dass Ostern 1926 die Ummeldung zur Klosterschule stattgefunden hat, gibt Ruben Herzberg, Historiker und Leiter der Klosterschule, an.[22]

Wetzel legte erst Ostern 1933 ihr Abitur ab, da war sie bereits 20 Jahre alt.[23] Den Grund für die späte Reifeprüfung nannte sie in ihrer handschriftlich abgefassten

Abhandlung *»Mein Bildungsweg«*, den sie dem Gesuch um Zulassung zur Reifeprüfung am 12.12.1932 beifügte. Hier schrieb sie, dass sie in der Sexta des Lyzeums vom Lübeckertorfeld mit Französisch begonnen habe. Englisch habe sie nicht gehabt. Sie sei nach dem Wechsel auf die Klosterschule deshalb gezwungen gewesen, *»das gesamte englische Pensum von Sexta bis Quarta in einem Jahre nachzuholen«*. Weil sie stets Schwierigkeiten hatte, das Klassenziel in diesem Fach zu erreichen, habe sie im Herbst 1930 beschlossen, sich in die Obersekunda zurücksetzen zu lassen. *»Während meiner ganzen Schulzeit lagen meine Interessen auf dem Gebiet der Naturwissenschaften: Physik, Chemie und Biologie. Am liebsten habe ich mich mit biologischen und medizinischen Fragen beschäftigt.«* So wundert es nicht, dass sie bereits zu diesem Zeitpunkt »*Ärztin*« als Berufswunsch angab. Durch einen »*Wertungsbogen für die Leistungen in den Leibesübungen*« der Oberprima 1932/1933, Klasse Ia/2, erfahren wir, dass Wetzel wegen gesundheitlicher Probleme zeitweise vom Turnen befreit war. Sie maß 164 Zentimeter und wog 64,1 Kilogramm. Besonders schwächlich war sie zu diesem Zeitpunkt also nicht.

Ein Lehrer charakterisierte die Abiturientin wie folgt: Sie sei *»von zarter Gesundheit, still, gewissenhaft und fleißig«*. In der Klasse sei sie *»nie tonangebend, sondern verhält sich durchaus passiv, ist aber freundlich und gefällig«*. Im Gegensatz zu ihrem *»zarten Äußeren«* sei sie *»willensstark und selbstsicher«*. Ihr Hauptinteresse galt der Biologie und der Chemie. In diesen Fächern hatte sie Arbeitsgemeinschaften belegt. Auch während ihrer Zeit an der Klosterschule war sie öfter krank. Ihre Abiturleistungen in Turnen wurden mit »*genügend*« bewertet. Dasselbe schlechte Prädikat erhielt sie in Latein, Religion, Französisch, Mathematik, Englisch und Geschichte. Gut war sie in Deutsch, Erdkunde, Biologie, Physik, Chemie, Musik und Zeichnen. Ihre Deutsch-Prüfungsarbeit ist leider nicht überliefert. Die Pädagogen benoteten sie aber mit »*durchaus gut*«. Die Mathematik-Prüfungsarbeit erhielt die Note »*nicht genügend*«.

»Der Kindermord durch die Kinderärzte des Kinderkrankenhauses Rothenburgsort ist eine viel zu wenig bekannte Grässlichkeit. [...] Dass eine der Täterinnen hier zur Schule gegangen ist, war auch mir [...] nicht bekannt«, meinte Herzberg, der Wetzel als »Kindsmörderin mit Hippokrates-Eid« bezeichnet. »Wir haben uns an der Klosterschule in den letzten Jahren ein wenig mit zwei anderen Schülerinnen unserer Schule beschäftigt, die in der Zeit des Nationalsozialismus im Kreise der Geschwister Scholl Widerstand geleistet haben, Traute Lafrenz und Margaretha Rothe. Dass unsere Schule auch eine Mörderin im Ärztekittel hervorgebracht hat, ist eine bittere Tatsache, die uns in Zukunft beschäftigen sollte«, so Herzberg.

Den Hauptteil ihres Studiums absolvierte Wetzel in Greifswald, wo zu diesem Zeitpunkt ihre Großmutter mütterlicherseits, Christin Alma Johanna Watpool, geborene Schimmelpfennig (1856 bis 1939), noch lebte. Der Großvater mütterlicherseits, Robert Joachim Christian Watpool (1844 bis 1910) erblickte in Lubmin das Licht der Welt und wurde später Lehrer. Der Großvater väterlicherseits, Paul Friedrich Wilhelm Wetzel (1858 bis 1938) war Kantor. Seine Frau verstarb schon

1917. Nur für kurze Zeit wechselte Wetzel zwischendurch 1936/1937 an die Universität Würzburg. Ihre Dissertation erhielt in Greifswald die Note »gut«. Dort bestand sie am 22.11.1938 auch die ärztliche Prüfung. Das Urteil über diese Prüfung lautete »sehr gut«. Wetzel gab an, dass sie seit 1.4.1938 BDM-Ärztin, aber nicht in der NSDAP gewesen sei. Anfang des Jahres 1939 arbeitete sie vier Monate lang am Allgemeinen Krankenhaus St. Georg in Hamburg, ehe sie für ein Jahr wieder nach Greifswald zurückkehrte.

Prof. Dr. Bischoff, der Direktor der Universitäts-Kinder-Klinik und Kinderpoliklinik Greifswald, bescheinigte ihr, dass sie vom 23.5.1939 bis 31.5.1940 an seiner Einrichtung zunächst als Medizinalpraktikantin und dann als Volontärärztin gearbeitet habe: *»Fräulein Dr. Wetzel war fleissig und stets bestrebt, die ihr zugewiesene Arbeit pünktlich und sorgfältig zu erledigen. Entsprechend der Zeitverhältnisse fielen umfangreiche Laboratoriumsuntersuchungen mit in ihren Aufgabenkreis. Sie erledigte diese zu meiner vollen Zufriedenheit.«*

Neben diesem Zeugnis finden sich zwei weitere in ihrer Personalakte der Gesundheitsverwaltung.[24] Diese ist angelegt worden, weil Wetzel vom 1.6.1946 bis 15.9.1947 hauptamtliche Schulärztin in Hamburg war. Für eine amtsärztliche Untersuchung nannte sie als durchgemachte Kinderkrankheiten Keuchhusten, Masern und Diphtherie. Besonders interessant ist natürlich das Zeugnis, das Dr. Bayer, der Leiter des KKR, ihr am 4.12.1944 ausstellte: *»Nach Übernahme der Ausweichkrankenhäuser in Hamburg-Wohldorf durch das Kinderkrankenhaus Rothenburgsort ging Fräulein Dr. Wetzel nach Wohldorf und übernahm dort im Olgaheim die ärztliche Betreuung. Hierselbst war gleichfalls die Wöchnerinnenabteilung des Krankenhauses wieder eröffnet worden. Nachdem auch das zweite Ausweichkrankenhaus in Wohldorf belegt wurde, wurde ihr die Betreuung beider Häuser übertragen.«* Nach Bayers Angaben kehrte Wetzel am 5.5.1944 an die Marckmannstraße ins Haupthaus zurück. Vor dem Hintergrund ihrer Taten klingt folgender Satz den Opfern und ihren Angehörigen gegenüber äußerst respektlos: *»Sie wusste sich stets den Bestrebungen des Hauses anzupassen.«* Sie heilte, wen es zu heilen galt, und sie tötete, wer als nicht wert erachtet wurde, weiterleben zu dürfen. Bayer versäumte es nicht, auch auf ihr wissenschaftliches Interesse hinzuweisen. Trotz der Kriegszeit und des *»Sonderprogramms«*, in das sie eingebunden gewesen sei, habe sie *»kleine wissenschaftliche Arbeiten«* verfasst. War mit »Sonderprogramm« die Kindertötung gemeint? *»Den kleinen Kranken war sie eine aufopfernde und stets pflichtbewusste Ärztin«*, meinte Bayer – so verhöhnte er Wetzels Opfer vollends.

Wetzel hat man Ende 1944 an die *»Anlage Wintermoor«* in der Lüneburger Heide der *»Krankenhaus-Sonderanlagen Aktion Brandt«* notverpflichtet. Sie leitetete das Hilfskrankenhaus Bispingen, das in der sogenannten Iserhatsche untergebracht war. Heute ist rund um das Haus, das von einer Weltausstellung nach Bispingen umgesetzt worden ist, ein Landschafts- und Vergnügungspark entstanden. Am 6.2.1946 stellte Dr. Ernst Tetzner, der ärztliche Leiter des Ausweichkrankenhauses Wintermoor (an das Universitäts-Krankenhaus Hamburg-Eppendorf angegliedert), Wetzel ein *»Interimszeugnis«* aus. Tetzner bestätigte seiner

Assistenzärztin der inneren Abteilung (250 Betten) des Ausweichkrankenhauses Wintermoor (insgesamt 850 Betten), dass sie dort seit dem 4.12.1944 tätig war. *»Sie hat seitdem das 17 Kilometer von hier entfernt gelegene, der inneren Abteilung angegliederte Hilfskrankenhaus Bispingen (mit 70 Betten) weitgehend selbständig geleitet.«* Ihre Tätigkeit dort habe der einer Oberärztin entsprochen, meinte der Krankenhausleiter. *»In den ersten Wochen lagen in Bispingen nur kranke Kinder, deren Versorgung sie auf Grund ihrer mehrjährigen Erfahrung vorbildlich durchführte. Danach kamen interne Kranke (darunter auch Fälle von Tuberkulose) nach Bispingen«*, beschrieb Tetzner die Patienten, die Wetzel mit ihrem Team zu versorgen hatte. Im Bispinger Hilfskrankenhaus sei ein Röntgenapparat eingebaut worden. So konnte sich Wetzel auch in dieses Gebiet einarbeiten. *»Bei ihren Patienten und Untergebenen war sie wegen ihres ruhigen Wesens allgemein beliebt und geschätzt.«* Zwei Monate später verließ Wetzel Bispingen und kehrte nach Hamburg zurück. Am 18.4.1946 begann sie dort ihre Tätigkeit als Schulärztin. Zum 31.7.1947 kündigte Wetzel diese Stelle, weil sie sich als Kinderfachärztin niederlassen wollte. Sie war aber bereit, *»für den Fall meiner Niederlassung nebenamtlich die Funktion eines Schularztes wahrzunehmen«*, schrieb sie. Zum 15.9.1947 entließ man sie aus ihrer Stellung einer Schulärztin des Gesundheitsamtes. Dr. Wetzel ließ sich als Kinderärztin im September 1950 in einem kleinen, neu erbauten Haus an der Amtsstraße in Rahlstedt nieder. Sie nahm ihre Mutter Emmy und ihren Bruder Paul-Gerhard bei sich auf. Bruder und Mutter, ja auch der Vater starben, ohne Spuren hinterlassen zu haben. Vom Vater sind zumindest einige seiner deutschnationalen Schulbücher überliefert.[25]

Paul Wetzel schrieb 1947 über seine damalige Wohnsituation am Erdkampsweg: *»Wir bewohnen jetzt mit meiner Tochter, die in Hamburg als Schulärztin (Kinderfachärztin) angestellt ist, 2 kleine, ohne Tür ineinander gebaute Zimmer mit nur behelfsmäßiger Schlafgelegenheit für meine Tochter. Gelegentlich erwarten wir auch noch unseren Sohn aus der Gefangenschaft zurück.«*[26] Wetzel, der 1933 NSDAP-Mitglied geworden war, wurde zum Kriegsende suspendiert. Er gab an, dass seine 10.000 Bücher umfassende Bibliothek 1943 verbrannt sei. Paul-Gerhard Wetzel *»wurde erst im Jahre 1949 aus jahrelanger polnischer Kriegsgefangenschaft entlassen, kehrte krank und arbeitsunfähig zurück, hat erst vor kurzem einen Aushilfsposten erhalten und verdient dabei einen Arbeiterlohn. Die Tochter hat sich vor einiger Zeit als Fachärztin niedergelassen. Die wirtschaftliche Lage unserer Jungärzte dürfte bekannt sein. Jedenfalls hält sich Frl. Dr. Wetzel aus ihrer jungen Praxis eben mühsam über Wasser«*, heißt es in einem Brief aus dem Jahr 1950.

Von Ende 1949 bis etwa 1957 war **Annegret Schröder** als Kind Patientin bei Dr. Wetzel. In diesen Jahren lernte sie auch Sigrid Laubert kennen, die offenbar von Anfang an deren Sprechstundenhilfe war. »Es ist erschreckend für mich zu erfahren, dass ›meine‹ Frau Dr. Wetzel diese verabscheuungswürdigen Taten begangen hat! Wie ist es bloß möglich, dass ein Mensch zwei so verschiedene Gesichter und Seelen hat!! Meine Gedanken und Erinnerungen kommen zurzeit nicht zur Ruhe!«, reagierte die 1943 Geborene auf einen Artikel im

»Hamburger Abendblatt«[27] und weitergehende Informationen über die Rahlstedter Kinderärztin.

Im Januar 1962 begann sie als Arzthelferin bei Dr. Wetzel. Sie bezeichnete diese als »eine sehr gute Diagnostikerin, liebevoll und geduldig im Umgang mit den meist bei der Untersuchung schreienden Kindern«. Sie habe sich »in ihrer ruhigen Art intensiv« um sie gekümmert. Die beiden Frauen mikroskopierten zusammen. »Meine Mitschülerinnen der Berufsschule haben mich oft beneidet, weil ich so eine ›tolle Chefin‹ gehabt habe.«

Schröder lernte auch Wetzels Mutter gut kennen. Sie bezeichnet sie als »eine rührende, ganz feine und vornehme alte Dame«. Den Bruder empfand sie als »unheimlich und abwesend«. Er habe »nie gegrüßt oder ein Wort gesagt«. Über ihn wurde nie gesprochen, auch Jahre danach nicht. Für die junge Annegret gab es auch etwas »Geheimnisvolles« dort: Immer mal wieder kam ein Mann mit einem schwarzen, wallenden Mantel und einem großen, schwarzen Schlapphut hinten vom Garten durch die Terrassentür in das Wohnzimmer, das neben dem Sprechzimmer lag und somit für sie einsehbar war. Es wurde dann oft sehr leise gesprochen. »Ich erfuhr nur, dass Frau Doktor einen Freund hat, der aber noch verheiratet ist. Also alles heimlich! Auch eine Reise in das Tessin mit ihm bekam ich mit.«

Den wahren Grund, warum sie ihre Praxis aufgab, verschwieg Wetzel der jungen Frau. Diese ging davon aus, dass eine Krebserkrankung wieder aufgebrochen sei. Beim Abschied am 30.9.1963 bat sie die Jüngere sehr, den Kontakt zu ihr zu halten, denn: »Annegret, Sie sind für mich wie eine Tochter geworden und ich möchte Ihr weiteres Leben begleiten«. Und das war auch so bis kurz vor ihrem Tod.

Und dann war sie »einfach« verheiratet und hieß von da an Tyrolf-Wetzel. Nichts in den vielen Telefongesprächen von Schlaganfall und Pflege ihres Mannes. Das fand Schröder schon damals etwas merkwürdig, aber sie mochte die Ältere nicht fragen. Auch vom Tod des Ehemannes teilte die Witwe ihr nur lapidar mit: »Es war eine Erlösung« für ihn.

Als Schröder 1967 in Rahlstedt heiratete, war die Ärztin bei den Zeremonien dabei. Im Glückwunschschreiben als Unterschrift nur: »Ihre Ingeborg Tyrolf-Wetzel und Mutter«, als wenn der Mann nicht existierte.

Nachdem 1972 Schröders erster Sohn geboren war, kam von Ingeborg Tyrolf-Wetzel sofort ein Glückwunschtelegramm in die Klinik. »Wir wohnten inzwischen seit 1970 in Norderstedt, sie besuchte mich bald nach der Geburt, um meinen Sohn zu sehen. Ich sehe sie noch vor mir, wie sie meinen Kleinen auf dem Wickeltisch gründlich untersuchte und höre sie noch sagen: ›Glückwunsch, er ist ein ganz gesundes und normales Kind!‹ Was für eine doppeldeutige Bemerkung aus heutiger Sicht mit dem Hintergrund ihrer scheußlichen Taten!!«

Ganz anders reagierte die Ärztin auf den zweiten Sohn, der 1975 geboren wurde. Während der Geburt hatte es Komplikationen gegeben, das Kind hatte zeitweise zu wenig Sauerstoff erhalten und im Alter von sechs Wochen stellte man fest, dass der Junge an zerebralen Bewegungsstörungen (Vorstufe von spastischer Lähmung) litt und das Gehör noch nicht entwickelt war. »Mit Hilfe eines tollen Kinderarztes, der Begleitung in der Sondersprechstunde der Alsterdorfer Anstalten, einer speziellen Heil-Gymnastik (ich wurde auch angelernt) und Üben, Üben und Üben wurde unser Kind ›geweckt‹ und mit elf Monaten hörfähig und gesund! Er hat sein Abitur gemacht und ist ein lebensfroher und glücklicher Mensch!« Mit dem Wissen um Wetzels NS-Vergangenheit fiel es Schröder »wie Schuppen von den Augen«. Damals hatte sie sich bloß geärgert und gewundert, warum sie so lange keinen Besuch von Frau Dr. Tyrolf-Wetzel erhalten hatte, um auch dieses Kind zu »begutachten«, zumal die junge Familie wieder näher an Rahlstedt herangezogen war. »Ich habe ihr am Telefon immer von diesem Sohn und meinen Sorgen berichtet. Ihre wenige Anteilnahme hatte mich schon erstaunt. Nun ist mir das alles klar – bei der Diagnose und fraglichem Ausgang!! Als mein Sohn gesund war, kam sie dann auch«, berichtete Schröder.

Bis kurz vor Wetzels Tod im Jahre 1989 hielten die Frauen telefonischen Kontakt, auch wenn die zunehmend kränklicher werdende Frau oft klammerte und die Jüngere über Gebühr für sich einnehmen wollte. Schröder besuchte sie auch im Altenheim. Öfter musste Tyrolf-Wetzel ins Krankenhaus und war sehr einsam.

32 Jahre lang lebte die Medizinerin an der Amtsstraße in Rahlstedt. Am 25.10.1982 siedelte die fast 70-jährige Tyrolf-Wetzel innerhalb des Stadtteils um: Sie zog in ein neu gebautes Altenheim Am Hegen um, wo sie wahrscheinlich eine der ersten Bewohnerinnen war. Hier starb sie am 24.3.1989, noch nicht 77-jährig.

Dr. Andreas Lentz (*1939) ließ sich als Internist in dem Haus an der Amtsstraße nieder. Er erinnerte sich, dass die gesamte Garage vollgemüllt war, als Wetzel ins Altenheim ging. Als »nette und zurückhaltende Person« habe er die ältere Frau empfunden. Von ihrer Vorgeschichte wusste er nichts. Auch nach 1982 sah er die klein gewachsene Frau »gelegentlich, wenn mein Kollege, der sie behandelte, in Urlaub war« und wusste, »dass sie als Kinderärztin sehr beliebt war«. Und noch eines fiel ihm ein: Sie hat für die Kinderwagen der Mütter einen Unterstand bauen lassen. Seine Frau Marianne berichtete Näheres zu Wetzel: »Am Altbau haben wir nichts geändert. 1996 kam der Neubau hinzu. Sie hatte nur eine winzige Praxis mit einem Sprechzimmer hinter einem kleinen Vorraum. Außerdem hatte sie ein Schlaf- und Wohnzimmer und ein Badezimmer im Erdgeschoss. Oben lebte die Mutter.«

In der Gerüstbau-Firma Hinrichs nebenan erinnerte sich die Seniorchefin an die kleine – wie sie richtig schätzt – »nicht mal 1,65 Meter« große Frau. Sie lebte allerdings erst seit 1978 in dem Haus, hat Dr. Wetzel-Tyrolf also nur vier Jahre erlebt. »Man hat es ihr nicht angesehen, dass sie Ärztin war. Mörderisch« sei die Endsechzigerin Auto gefahren, erinnerte sich die einstige Nachbarin: »Da mochte man gar nicht hingucken.« Viel habe sie nicht von der Medizinerin gewusst – nur so viel, dass sie Ärztin war und allein lebte.

»War da nicht was mit Drittem Reich? Haben die nicht Versuche gemacht?«, fragte **Bärbel Hundertmark**, die 2011 an der Amtsstraße wohnte. »Das verwischt sich aber alles in meiner Erinnerung«, sagte sie. Sie habe die Kinderärztin als »sehr angenehm« in Erinnerung. Ihr jüngstes Kind, 1967 geboren, habe aber schon die Nachfolgerin von Wetzel betreut, meinte sie sich zu erinnern. **Brigitta Steidl-Wosgien** ist mit ihrem 1962 geborenen Sohn bis 1964 zu der Kinderärztin gegangen. Sie sei eine »sehr zurückhaltende Person« gewesen. Sie beschreibt sie als schlaksig,

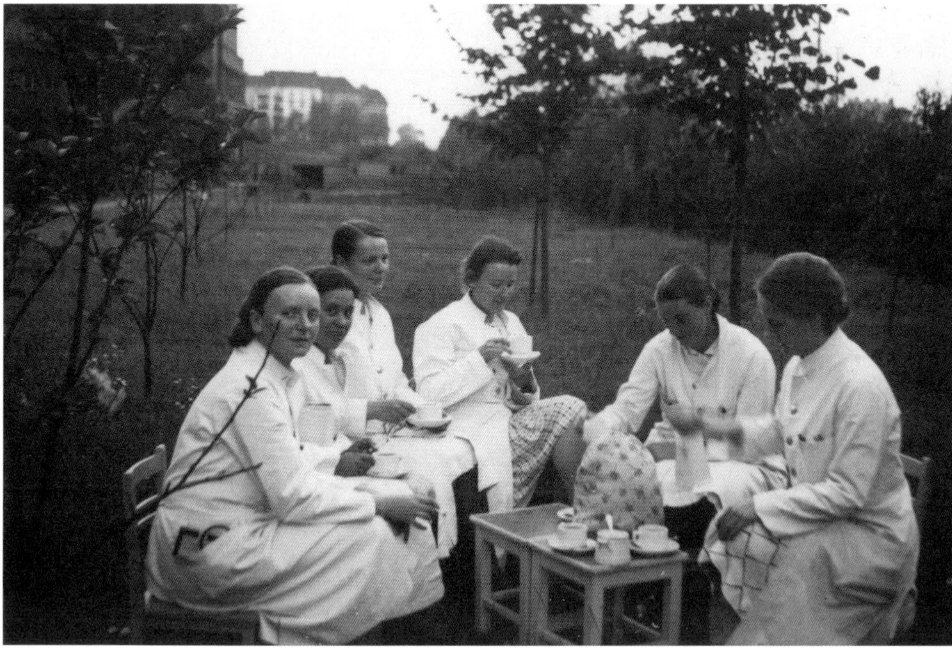

Kaffeeklatsch 1941 oder 1942 von sechs Todesärztinnen am KKR: (von links) Ursula Petersen, Helene Sonnemann, Emma Lüthje, Ingeborg Wetzel, Ilse Bauer und Lotte Albers. Zusammen töteten sie mindestens 39 Kinder

schlank. Sie habe blaue Augen gehabt. Von ihrem Mann habe sie nichts mitbekommen, auch von anderen Angehörigen nicht. Steidl-Wosgien betrieb eine Konditorei an der Rahlstedter Bahnhofstraße, die etwa 100 Meter von der Praxis entfernt lag. Dort habe die Medizinerin hin und wieder eingekauft, ohne dass es tiefergehende Gespräche gegeben habe. Als im ansonsten tratschigen Rahlstedt bekannt geworden sei, dass sie geheiratet hat, »hatten sich alle gewundert«. Eine Kundin, die die Ärztin gekannt hat, habe gesagt: »Ach was, dieser Teufel?« Aus Steidl-Wosgiens Sicht »traute man ihr nicht unbedingt eine männliche Begleitung zu«. Ende 2012 identifizierte die Konditorin Wetzel auf zwei Fotos, die sechs Ärztinnen beim Kaffeeklatsch im Freien zeigen.

Erich Meyer war bis zu seinem zwölften Lebensjahr Patient bei Dr. Wetzel. Der 1946 in Rahlstedt Geborene war »Behindertenschullehrer«. Von seinem 1912 geborenen und 1998 verstorbenen Vater Walter habe er erfahren, dass Wetzel in früheren Jahren am KKR tätig gewesen ist. Als er studierte, las er Ende der 1960er Jahre über die Tötungen der behinderten Kinder. Und dort sei ihm schon der Name seiner einstigen Kinderärztin aufgefallen. »Das war für mich aber nur als Information interessant«, sagte er. »Donnerwetter, das ist ja deine alte Ärztin gewesen«, habe er sich damals gedacht. Wetzel habe er als engagierte, hilfsbereite und kompetente Kinderärztin kennengelernt. Sie sei als Kinderärztin sehr anerkannt gewesen und wurde diagnostisch als sehr fähig angesehen. Die Mutter von Wetzel habe er als »freundliche Person« wahrgenommen. Als sie gehört hätten, dass Wetzel geheiratet hatte, habe sich seine Mutter gewundert, denn die Ärztin sei ja schon in fortgeschrittenem Alter gewesen. An eines erinnerte er sich auch noch in Dankbarkeit. Er hatte eine Art asiatische Grippe und Wetzel kam jeden Tag zu ihm nach Hause und verpasste ihm eine Spritze. »Sie hat mich durchgekriegt. Ja, sie hatte schon einen guten medizinischen Ruf«, meinte Meyer.

Seine Schwester **Edith Kerling** hat ihre Erinnerungen an Wetzel 2012 aufgeschrieben.[28] »Ich erinnere mich noch sehr gut an Fr. Dr. Wetzel und ihre Praxis in der Amtsstraße. Ihr Wartezimmer war liebevoll mit kleinen Holzfiguren an den Türen der Behandlungsräume ausgestattet. An der Decke des Wartezimmers hing ein buntes Mobile. Auch befanden sich dort Bilder- und Lesebücher für Kinder sowie einiges Spielzeug. Was ich aus meiner heutigen Sicht sagen kann, war sie eine verantwortungsbewusste Ärztin, die jeder Erkrankung auf den Grund ging und die richtige Diagnose stellte. Hier einige Beispiele: Im Jahre 1950 am Heiligen Abend bekam ich plötzlich starke Bauchschmerzen. Meine Mutter fuhr mit mir in die Praxis von Frau Dr. Wetzel. Obwohl es abends und dann noch Heilig Abend war, untersuchte und behandelte sie mich und stellte die Diagnose Blinddarmentzündung. Da ich, schon bevor ich in die Schule kam, an chronischen Nierenbeckenentzündungen litt, hatte Frau Dr. Wetzel nichts unversucht gelassen, die Gründe hierfür zu ermitteln. Auch machte sie bei schwereren Erkrankungen Hausbesuche. Da ich als Kind sehr dünn und blass war, bekam ich von ihr Höhensonne verschrieben. War man als Kind besonders ›tapfer‹, erhielt man aus einer Dose ein Bonbon. Auch erinnere ich mich noch an einige Dinge ›außerhalb‹ der Praxis. So an die Mutter von Frau Dr. Wetzel. Sie trug immer einen schwarzen Persianermantel und eine -kappe. Sie grüßte immer freundlich. Auch erinnere ich mich an ihren Bruder. Er trug immer einen beigen Popelinmantel, eine dunkle Baskenmütze und eine Brille mit gelben Gläsern. Mir erschien er immer etwas unheimlich. Er grüßte nicht und es schien, als würde er die Menschen, denen er begegnete, gar nicht wahrnehmen.«

Und ihr Bruder Erich ergänzte: »Je mehr ich darüber nachdenke, umso mehr schält sich für mich jenes Moment heraus, das schließlich viele Bereiche der NS-Zeit betrifft: In Anlehnung an das Übergreifende: Wie war es möglich, dass eine kompetente Kinderärztin, die man als Helferin erfuhr, zuvor Kinder tötete?«[29]

Dr. Hans-Ulrich Fitzke (*1946) lebte zurzeit unseres Gespräches in Dahme. Seine Eltern wohnten zwei Häuser neben dem von Dr. Tyrolf-Wetzel. Er meinte sich zu erinnern, dass die Medizinerin »sehr lange praktiziert hat«. Sie sei »immer zu uns ins Haus gekommen und hat meine Eltern und meinen Urgroßvater behandelt«. Sie seien immer zufrieden gewesen. Es sei »niemals ein Wort über die Vergangenheit dieser Ärztin« gefallen. Von Wetzels Vorgeschichte zu erfahren, überraschte den Ex-Rahlstedter sehr.

Sabine Moraw-Dieckmann (*1947) und ihre drei Geschwister, das fünfte Geschwisterkind starb bereits 1944 an Tetanus, waren Patienten bei Dr. Wetzel. Die Diplom-Bibliothekarin war bis zu ihrem 13. oder 14. Lebensjahr Patientin bei der Kinderärztin. Ihre Eltern waren überzeugte Nationalsozialisten, sich selbst bezeichnete sie als eher links. Ihr 1950 geborener Bruder entwickelte sich anfangs normal. »Er war ein hübsches Kind«, sagte sie. Als er zwei oder drei Jahre alt war, wurde er von Wetzel gegen Pocken geimpft. »Diese Impfung durfte man eigentlich nur erhalten, wenn man gesund war, mein Bruder hatte aber irgendetwas. Er hat dann einen Impfschaden gehabt und eine Hirnhautentzündung bekommen. Frau Dr. Wetzel hat ihn dann mit Höhensonne bestrahlt und das war vollkommen verkehrt.« Der Bruder wurde schwerstbehindert. Anfangs konnte er noch sprechen, später nur noch auf einfache Ja- und Nein-Fragen antworten. »Er saß zu Hause und schrie herum. Früher war es ja noch nicht so, dass diese Kinder zur Schule gehen mussten. Das hat die Familie fast an den Abgrund gebracht. Aber meine Eltern hätten dieses Kind doch nie töten lassen. Sie taten sich schon schwer damit, es in ein Heim abzugeben.« Für ihre Eltern war es ein Makel, ein behindertes Kind zu haben. Für sie war es wichtig, »dass es ein Kunstfehler war, dass sie nicht selbst ein behindertes Kind produziert hatten«, so Moraw-Dieckmann. Die Mutter (*1912) sei eine »Wahrheitsfanatikerin« gewesen, es war den Eltern aber nicht möglich, Wetzel nachzuweisen, dass sie einen ärztlichen Fehler begangen hatte. »Und auf einmal war die Krankenakte meines Bruders aus der Praxis verschwunden.« Im Kampf um Anerkennung eines ärztlichen Fehlers hatten ihre Eltern keine Chance. »Meine Eltern waren schon sehr alleine. So ein Mensch wird ja auch geliebt. Meine Eltern haben unendliche Therapien mit ihm gemacht. Wir haben auch eine Erbschaft gemacht, die ist dafür draufgegangen. Ich erinnere mich noch, wie die Leute auf der Straße behinderte Kinder und deren Angehörige anglotzten.« Ihr Bruder lebte später in einem Heim. Er war auch manisch depressiv und hatte gewisse Schübe. Bei einem »Brabbel-Anfall« verschluckte er sich während des Essens und starb dabei. An Wetzel selbst hatte Sabine Moraw-Dieckmann keine schlechten Erinnerungen. Sie habe »ein bisschen streng« und wie eine alte Frau gewirkt, obwohl sie genauso alt wie ihre Mutter war. Sie beschrieb sie als schlanke, schmale Person mit hellen Haaren, eventuell einer Dauerwelle und einer Brille. Für sie habe sie wie »eine vertrocknete, alte Jungfer« ausgesehen. So überraschte es sie ebenfalls,

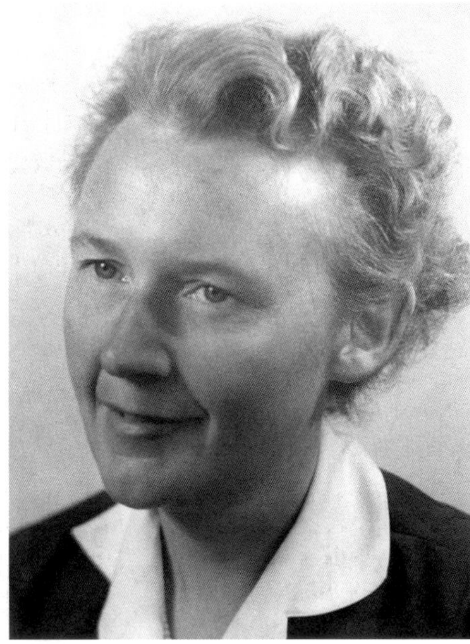

Die Ärztin hat auf die Rückseite dieses Bildes für ihre ehemalige Auszubildende Annegret Schröder »Zur Erinnerung an die ›schweren‹ Lehrjahre. 30.9.63« geschrieben. Anschließend setzte sich die Medizinerin zur Ruhe

als sie hörte, dass sie 1963 geheiratet hat. Moraw-Dieckmann erinnerte sich auch noch an Hausbesuche, bei denen Wetzel Salbei-Tee zum Gurgeln verschrieb oder Rotlicht-Anwendungen, die kleinere Wehwehchen kurierten. Die Versuche Anfang der 50er Jahre, ihrem Bruder zu helfen, bezeichnete sie aber als »Herumdoktorei«.

Auf den Spuren des Richters Walter Tyrolf

Sich auf Walter Tyrolfs Spuren zu begeben, ist interessant, weil er gleich nach Kriegsende damit beauftragt war, die Ermittlungen gegen die Verantwortlichen der beiden Hamburger »Kinderfachabteilungen« aufzunehmen und weil er 14 Jahre nach Einstellung der gerichtlichen Voruntersuchung eine der damals angeschuldigten Todesärztinnen heiratete, nämlich Ingeborg Wetzel. Er kannte die Familie von Ingeborg Wetzel mindestens schon seit 1950, wie ein Brief belegt, der sich in den Personalunterlagen ihres Vaters Paul befindet.[30]

Die Nachfahren des Hamburger Richters Tyrolf lebten zurzeit unserer Gespräche dort, wo ihr Großvater einige Jahrzehnte lang bis 1963 wohnte – in Hamburgs bester Stube Blankenese. Und sie nutzten noch bis Ende 2011 sein einstiges Ferienhaus in Rantum auf Sylt. Tyrolfs Tochter und deren Ehemann verstarben wenige Wochen nacheinander um den Jahreswechsel 2011/12. Dr. Lothar L. und seine Frau waren 2011 bereits sehr krank und wollten nicht an der Aufarbeitung der Familiengeschichte mitwirken. Einer ihrer Söhne arbeitete als Redakteur beim »Stern«. Und angeblich sollte ausgerechnet ein Artikel in diesem Magazin schuld am Tod der ersten Frau von Tyrolf, also der Großmutter dieses Mannes, sein. Denn: Henri Nannen bezeichnete den Opa im August 1962 in einem Leitartikel zu dem Beitrag »Im Namen des deutschen Volkes«[31] als menschenverachtenden Nazi-Juristen, woraufhin die Oma angeblich einen Herzinfarkt erlitt und kurz darauf starb. Nur ein halbes Jahr später heiratete der Opa eine andere, und weil das nicht so gut angekommen wäre im hanseatischen Umfeld, tat er das im beschaulichen Celle, wo sie keiner kannte – außer der treuen Dr. Helene Darges-Sonnemann natürlich, die als Trauzeugin fungierte und sicherlich alles Notwendige arrangiert hatte. Das wäre aber auch ein gefundenes Fressen für die Presse in Hamburg gewesen: Der einstige Sondergerichts-Staatsanwalt, der in der Endphase des Krieges über 15 Todesurteile gegen angebliche Plünderer gefordert hatte, die auch vollstreckt worden sind, und Richter des Landgerichts Hamburg, der nach dem Krieg den Nazi-Regisseur Veit Harlan zweimal freigesprochen hatte, ehelichte eine Kinderärztin, gegen die er Ende der 40er Jahre selbst ermittelt hatte, weil sie im KKR in der NS-Zeit eigenhändig behinderte Kinder getötet hatte. Das Glück der derart durch die nationalsozialistische Zeit geprägten Eheleute war aber keinesfalls perfekt: Tyrolf erlitt 1964 einen Schlaganfall, er verließ sogar die Blankeneser Villa, um sich im Haus seiner Frau von ihr pflegen zu lassen. Den beiden blieben noch sieben gemeinsame Jahre, ehe Tyrolf 1971 verstarb.

»Wer als Richter oder Staatsanwalt nach dem 31. Oktober 1962 im Amt verbleibt, obwohl er an einem Todesurteil mitgewirkt hat, das nach objektiver Rechtsnorm ungerechtfertigt ist, wird seines Amtes enthoben, verliert für sich und seine

Hinterbliebenen jeden Anspruch auf Ruhestandsbezüge und wird außerdem wegen Anstellungsbetruges zur Rechenschaft gezogen«, forderte Henri Nannen 1962 in seinem Leitartikel.[32] Gegen den Richter Walter Tyrolf wurde ermittelt, aber kein Jurist ist in der Bundesrepublik Deutschland für seine Unrechtsurteile während der NS-Zeit zur Rechenschaft gezogen worden. Tyrolf hat auch nicht die goldene Brücke in den bezahlten Ruhestand betreten, die der Bundestag allen belasteten Richtern bis zum 30.6.1962 offengehalten hatte, meinte Nannen. In dem »Ermittlungsverfahren gegen Hamburger Richter und Staatsanwälte, die an einem Todesurteil des Sondergerichts Hamburg vom 17.8.1943 gegen die im 4. Monat schwangere Anna Jozefowicz mitgewirkt haben«[33], versuchten die

Anna Jozefowicz wurde vom Sondergericht Hamburg wegen angeblichen »Plünderns« zum Tode verurteilt, dann aber begnadigt

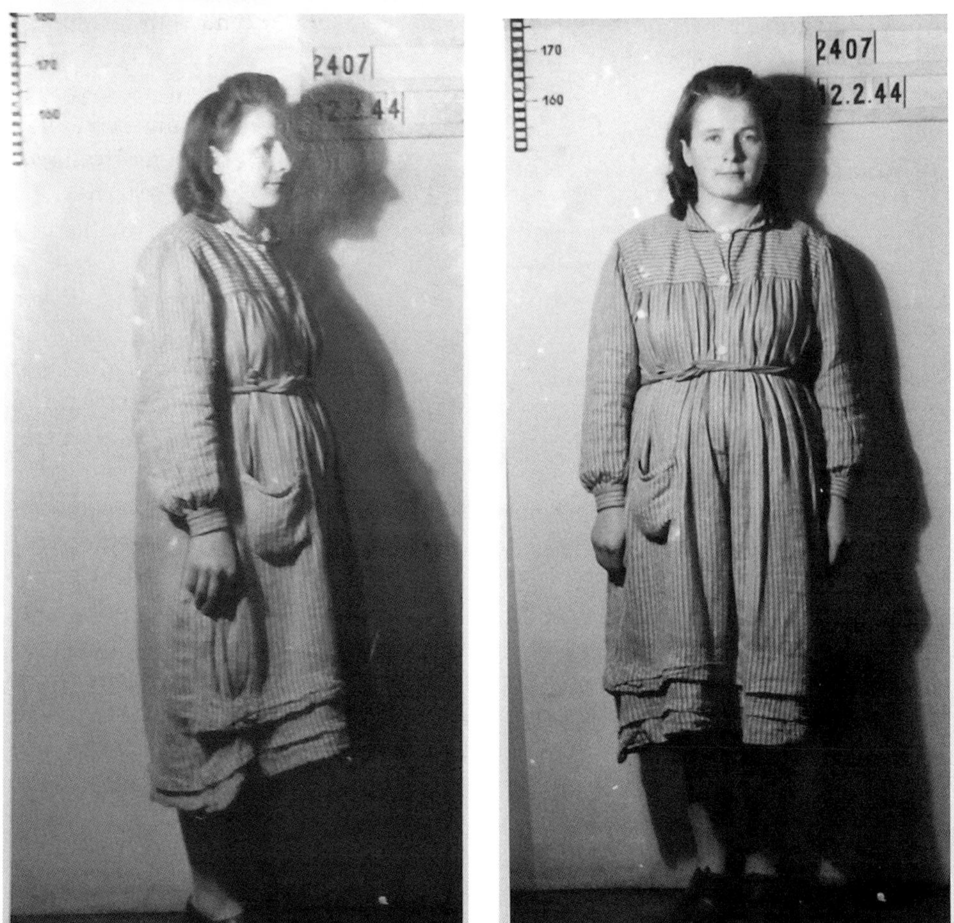

Behörden reichlich spät herauszufinden, ob Tyrolf in seiner Eigenschaft als ermittelnder Staatsanwalt am Sondergericht der Nationalsozialisten für aus heutiger Sicht ungerechtfertigte Todesurteile mit verantwortlich zu machen war. Auf der Akte hat man am 4.5.1960 vermerkt, dass die Verjährung in dieser Sache bereits vier Tage später, nämlich am 8.5.1960, begann.

Am 11.6.1960 nahm Tyrolf zu den Vorwürfen ausführlich Stellung. Natürlich stellte er seine Rolle dabei in einem ganz anderen Licht dar, als er sie offenbar tatsächlich ausgefüllt hatte. In dieser nicht abgeschlossenen Untersuchung verstrickte sich Tyrolf in Widersprüche. So behauptete er, dass er keine andere Wahl gehabt hätte, als bei bestimmten Delikten wie Plünderei die Todesstrafe zu fordern. Zumindest im Fall der polnischen Zwangsarbeiterin Anna Jozefowicz (*1921) seien keine Indizien für Plünderung gegeben, hieß es in der Untersuchung kurz vor Tyrolfs Demission aus gesundheitlichen Gründen. Tyrolf log in seinen Erklärungen mehrfach. So wurde ihm nachgewiesen,[34] dass er nie ein Gnadengesuch für die zum Tode verurteilte 21-jährige schwangere Polin einreichte, was er behauptet hatte. Die beiden überlieferten Gnadengesuche stammten aus der Feder des Verteidigers. So wie er sich für die hübsche Frau eingesetzt habe, so habe er in allen Fällen versucht, die Leben der Plünderer zu retten, für die das damalige Strafgesetz nur die Todesstrafe vorsah, gab er an. Tatsächlich waren es aber mindestens 15 Todesurteile, die er beantragte und die dann auch vollstreckt wurden. Anna Jozefowicz und ihre am 29.1.1944 geborene Tochter Alina überlebten übrigens. Die Tochter blieb ihre ersten drei Lebensjahre von der Mutter getrennt, verbrachte diese in Krankenhäusern und Heimen in Norddeutschland, ehe die deutschen und polnischen Behörden ermittelten, wo sich die Mutter aufhielt, und sie das Kind zu ihr nach Polen bringen ließen.[35] Eine Wiedergutmachung für das ihnen zugefügte Leid haben offenbar weder Mutter noch Tochter erhalten.[36] Eine Suche nach den beiden Frauen in Polen blieb bislang ohne Ergebnis.

Er habe seinen Großvater quasi gar nicht kennengelernt, sagte der »Stern«-Mitarbeiter, und: »Die Wetzel kannte ich überhaupt nicht.« Dass sein Opa ein NS-Täter war, sah er auch so. »Das ficht mich gar nicht an«, meinte er. Dass die Hochzeit von Walter Tyrolf und Ingeborg Wetzel in Celle stattfand, habe sicher mehr als den Grund gehabt, dass die Hamburger Presse nicht auf diese Verbindung aufmerksam werden sollte. Selbst vor den eigenen Familienangehörigen habe das Paar das geheim gehalten. »Meine Mutter wusste davon nichts. Deshalb hatte sie damals einen ziemlichen Brass auf meinen Großvater.« Die Ehe seiner Großeltern habe unter keinem guten Stern gestanden. Seine Großmutter sei angeblich von den Nationalsozialisten verfolgt worden. »Mein Großvater sah das offenbar so, dass er mit dieser Frau nicht so steil Karriere machen konnte.« Aber trotzdem blieben sie ja die gesamte NS-Zeit über und bis zu ihrem Tod im September 1962 ein Paar. Der Enkel bezeichnete es selbst als »wenig glaubwürdig«, dass seine Mutter wenig über ihren Vater sagen könne, aber es sei nun einmal so. Seine Mutter wusste nicht, wo sich Tyrolf und Wetzel kennengelernt haben. Sie habe erst von der Verbindung erfahren, als er bei seiner zweiten Frau eingezogen sei. Aus einem Gespräch mit seiner Mutter habe er nicht ganz klar entnommen, ob der Wegzug zu einem Bruch geführt habe. Die beiden hätten nämlich von vornherein kein gutes Verhältnis zueinander gehabt. So habe Tyrolf sein ganzes Leben »kein persönliches Wort« an seine Tochter gerichtet, so der Enkel: »Das Verhältnis zwischen Tochter und Vater war nicht besonders gut.«

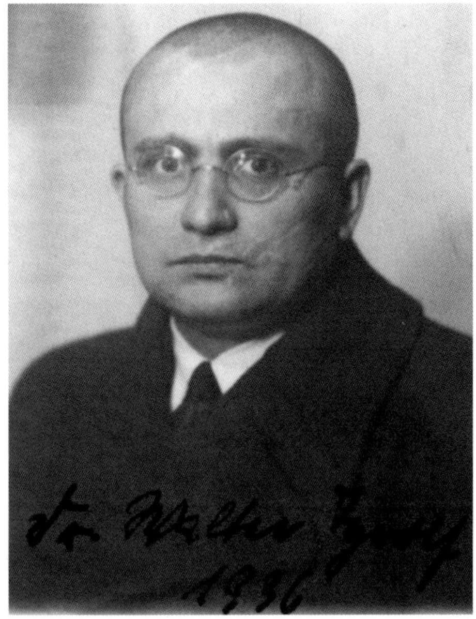

1963 heiratete Ingeborg Wetzel den Richter Dr. Walter Tyrolf (1901 bis 1971), hier in einer Aufnahme von 1936

Schon in den 30er Jahren habe seine Großmutter Pflegekinder bei sich aufgenommen. Das sei ihr eine Herzensangelegenheit gewesen. Das seien auch behinderte Kinder gewesen. Seinen Großvater stufte er als braun angehauchten »Mitläufer« ein, er sei »kein Hardcore-Nazi« gewesen, obwohl die Dinge, die er als Staatsanwalt getan habe, eine andere Sprache sprächen. Auch habe er seine Netzwerke gehabt. Er vermutete, dass sein Opa »eher dagegen war«, sich dann aber immer weiter eingelassen habe. Seine Mutter habe ihm gesagt, dass er nur für Urlaube Kollegen am Sondergericht vertreten habe, ansonsten aber beim Landgericht gewesen sei. Das ist aber mitnichten der Fall, da er jahrelang fürs Sondergericht ermittelte. Er wisse von seiner Mutter, dass sein Großvater »keinen Bock« auf einen Fronteinsatz gehabt habe. Gestorben sei seine Großmutter mit Sicherheit nicht wegen des Nannen-Leitartikels im »Stern«, so der Journalist. Sie sei vielmehr hypertonisch gewesen, habe also unter Bluthochdruck gelitten. »Ich halte das für abwegig, wenn man ihren Tod in einen Zusammenhang mit solch einem Artikel stellt«, sagte ihr Enkel. »Da war die Ehe schon zerrüttet.«

Tyrolfs Schwester Johanna Tyrolf, die in Zeitz lebte, sei während der NS-Zeit regimekritisch gewesen. Sie war im Adressbuch 1947/48 als Ärztin an der Geraer Straße verzeichnet. 1962 muss sie noch praktiziert haben, wie aus einem Brief Tyrolfs hervorgeht. Auch seine Großmutter sei ganz klar regimekritisch gewesen und habe daraus kein Hehl gemacht. Sie habe in der Öffentlichkeit das Regime kritisiert, sei aber nicht irgendwie organisiert gewesen. »Sie hatte ihr Herz auf dem rechten Fleck«, meinte der Enkel, der sie aber nie kennengelernt hat. Sie starb schon einige Jahre vor seiner Geburt. Weil sie von Nachbarn aus Blankenese wegen dieser freien Meinungsäußerung denunziert worden sei, habe seine Großmutter mit seiner Mutter untertauchen müssen. Sie seien etwa ein Jahr lang bei einer Försterin im Fichtelgebirge untergekommen. Von Ingeborg Wetzel wisse er so gut wie gar nichts. Sie soll längere Zeit Krebs gehabt haben. Sie sei auch im Gespräch eine Persona non grata gewesen.

Für Burlon zeigt Walter Fritz Tyrolf »eine bemerkenswerte Verstrickung mit dem Fall«.[37] Er hebt hervor, dass Tyrolf kein »makelloser« Beamter war, »denn die Nationalsozialisten wollten ihn wegen ständiger Steuerhinterziehungen (auch in der Nachkriegszeit liefen aus ähnlichen Gründen von 1950 bis 1958 mehrere Disziplinarverfahren gegen [...] Tyrolf) und einer unangemeldeten Nebentätigkeit 1944 als Richter in den Osten schicken. Hierzu kam es jedoch nicht, sondern er wurde Staatsanwalt am Sondergericht Hamburg. [...] Frau Bayer gab zusätzlich an, dass Tyrolf sie zu Hause besucht habe und mit ihrem Mann lange Gespräche über die ›Euthanasie‹ geführt habe.«

Aus der Personalakte[38] von Tyrolf geht Folgendes hervor: Er wurde am 12.1.1901 in Zeitz geboren (seine Vorfahren stammen aus dem kleinen Ort Unterbodnitz in der Nähe von Zeitz). Er besuchte von 1907 bis 1910 die Mittelschule und von 1910 bis 1919 das Stiftsgymnasium Zeitz. Dort bestand er Ostern 1919 das Abitur. Von Mai 1919 bis Mai 1920 studierte er Jura an der Universität Leipzig, anschließend bis Ende des Wintersemesters 1921/22 in Frankfurt am Main. Er wechselte an die Thüringische Landesuniversität Jena und legte dort die Staatsprüfung am 6.10.1923 mit »ausreichend« ab. Im Dezember 1923 wollte er nach Zeitz versetzt werden, was aber abgelehnt wurde. Wahrscheinlich hat er dann in Frankfurt weiterstudiert, wo er bereits 1921 in die schlagende studentische Verbindung »Corps Austria« aufgenommen worden war,[39] und promovierte am 24.2.1926 dort. Am 29.3.1926 heiratete er Dr. Luise Tyrolf, geborene Ritter. Am 20.12.1927 wurde das einzige Kind, Tochter Barbara Christa Tyrolf, geboren. Luise Ritter hatte die 1. juristische Prüfung im Oktober 1924 in Jena mit »ausreichend« bestanden und promovierte dort am 27.3.1925, ein Jahr vor ihrem späteren Ehemann. Wegen eines chronischen Magenleidens auf nervöser Grundlage und einer chronischen Mandelentzündung verzögerten sich ihre Prüfungen. Mitte Oktober 1926 beendete sie ihre juristische Laufbahn auf eigenen Wunsch.[40]

Am 24.12.1927 bescheinigte das Landgericht Stendal Walter Tyrolf in einem Zeugnis, dass er dort ab 16.9.1927 als Hilfsrichter eingesetzt war, wobei er seine Urteile fast durchweg mit erheblicher Verspätung abgegeben habe. *»In seinem Auftreten ist der Gerichtsassessor Dr. Tyrolf wenig gewandt«*, hieß es damals noch.[41] Ab 1.1.1931 war er Richter am Landgericht Hamburg, am 1.1.1934 beförderte man ihn zum Landgerichtsrat in Hamburg. Am 5.6.1940 wurde er *»Hilfsarbeiter«* bei der Staatsanwaltschaft Hamburg – was so viel bedeutet, dass er offenbar zu diesem Zeitpunkt seine Ermittlungstätigkeit für das Hanseatische Sondergericht der Nationalsozialisten aufnahm. Er sprach Französisch, aber kein Englisch, er hatte nicht gedient, er war wie seine erste Frau evangelisch-lutherischer Religion. In einer Beurteilung aus dem Jahr 1943 wurde er wie folgt beschrieben: *»Dr. Tyrolf ist über den Durchschnitt befähigt. Er ist ein kluger, umsichtiger und fähiger Jurist mit schneller Auffassungsgabe und gutem Urteilsvermögen. Er besitzt auch einen praktischen Blick und Verständnis für die Bedürfnisse des Lebens. Dr. Tyrolf ist außerordentlich vielseitig interessiert. Dadurch wird er hin und wieder so weit von seiner Berufsarbeit abgelenkt, daß darunter nach wie vor die pünktliche Lieferung seiner Arbeiten leidet. Dieser Mangel ist auf nicht ausreichenden Fleiß* *und nicht ausreichende Zuverlässigkeit zurückzuführen; das möge sich allerdings zum Teil durch die Kriegsverhältnisse erklären lassen, da sich seine Familie seit Anfang des Krieges außerhalb Hamburgs aufhält und er daher allein für sich zu sorgen hat. Das Auftreten ist gewandt, höflich und sicher. Hinsichtlich seiner nationalsozialistischen Einstellung und seiner sozialen Gesinnung bestehen keine Bedenken*«, attestierte ihm am 25.2.1943 der Landgerichtspräsident. Handschriftlich sind Äußerungen der höheren Reichsjustizbehörde hinzugefügt. Danach neigte er zu Unpünktlichkeit und häufig blieben auch wiederholte Mahnungen erfolglos. »*Dr. Tyrolf wirkt etwas als Sonderling.*« In einer weiteren Beurteilung hieß es: »*Intellektuell ist er zweifellos erheblich über dem Durchschnitt. Er ist vielseitig gebildet, insbesonders auch auf medizinischem Gebiet (er hat das Physikum gemacht). Offenbar macht Dr. Tyrolf nichts aus sich.*«

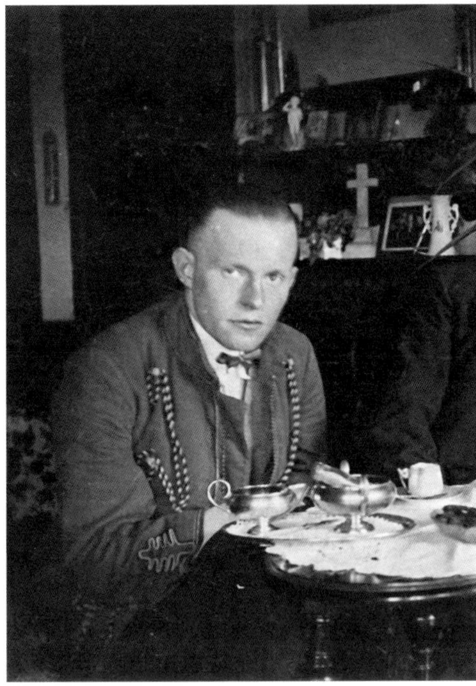

Werner Osenberg (1900 bis 1974) war mit Walter Tyrolf offenbar von Kindesbeinen an befreundet (Aufnahme aus den 1920er Jahren)

Am 8.10.1942 schrieb Prof. Dr. Werner Osenberg als Direktor des Instituts für Werkzeugmaschinen an der Technischen Hochschule Hannover einen Brief an das Hamburger Landgericht. Darin bat er, dass man Tyrolf eine nebenamtliche Tätigkeit genehmigen möge. Er solle bei juristischen, kaufmännischen (Tyrolf war auch ausgebildeter Diplomkaufmann) und verwaltungsmäßigen Fragen, die bei der Durchführung des seitens des Oberkommandos der Marine erteilten Auftrags zu lösen waren, beraten. Osenberg hatte in der Endphase des Dritten Reichs zwei wichtige Aufgaben: Zum einen erstellte er eine Kartei des deutschen Hochschulwesens. Sie sollte eine Übersicht über die führenden Köpfe Deutschlands ermöglichen. Zum anderen sorgte er dafür, dass etwa 5.000 Wissenschaftler und Hilfsarbeiter von der Front zurückgeholt wurden, um für die Rüstung zu forschen beziehungsweise zu arbeiten. Für diese Rückholaktion wurde Osenberg verständlicherweise in gewissen Kreisen verehrt.[42]

Die Verbindung zwischen Tyrolf und Osenberg wird schon in gemeinsamen Zeitzer Kindertagen entstanden sein, denn beide stammten aus der Stadt und waren nur ein Jahr auseinander. Nach Meinung der Historiker Birgit Schlegel und Michael Jung war Osenberg überzeugter Nazi.[43] Er war neben Helene Sonnemann Trauzeuge bei der Hochzeit von Tyrolf und Wetzel in Celle. Es war nicht nur eine

Akademiker-Hochzeit, sondern auch eine Nazi-Feier. Osenberg lebte seit den 50er Jahren und bis in die 70er Jahre hinein in Gehrden. Osenbergs Witwe, Maria Osenberg, verbrachte ihren Lebensabend seit dem Jahr 2007 in einer Seniorenanlage in Berlin und hat es sich zur letzten Aufgabe gemacht, das Bild ihres Mannes für die Nachwelt geradezurücken. Tyrolf und dessen zweite Frau hätten sie einmal in Gehrden besucht. Sie wisse aber nichts über die beiden. Sie vermutete, dass ihr Mann dafür gesorgt hat, dass Tyrolf als unabkömmlich gestellt wurde, also nicht an die Front geschickt werden durfte.

Tyrolfs erste Frau Luise starb am 2.9.1962. Drei Tage nach ihrem Tod schrieb Landgerichtspräsident Sommerfeld an Tyrolf: »Die Nachricht, daß Ihre Gattin gestorben ist, hat mich sehr betrübt, und ich darf Ihnen versichern, daß ich zutiefst mit Ihnen fühle. Sie hatten mir schon erzählt, daß Ihre Gattin unter dem neuerlichen Angriff gegen Sie im ›Stern‹ sehr gelitten hat. Ich kann mir wohl vorstellen, daß der Tod eine unmittelbare Folge dieser Aufregung ist. Umso betrüblicher für Sie! Ich hoffe, daß Sie Ihren Schmerz verwinden, und wünsche Ihnen alles Gute.« Nur gut ein halbes Jahr später heiratete er Ingeborg Wetzel. Nach Auskunft des Celler Melderegisters war Dr. Tyrolf mit zweitem Wohnsitz in Celle an der Schlepegrellstraße bei Helene Darges-Sonnemann und ihrem Mann Fritz Darges ab dem 15.2.1963 registriert und meldete sich am 15.10.1963 wieder ab. Er war also acht Monate lang in Celle unter der Adresse einer der KKR-Todesärztinnen mit Zweitwohnsitz verzeichnet. Der Richter hatte sich offenbar nur in das Einwohnerverzeichnis eintragen lassen, um hier heiraten zu können. Das habe seine Tante Helene ihm auf Nachfrage so erläutert, erinnerte sich Sonnemanns Neffe. Er habe nämlich das Türschild Walter Tyrolf gesehen und seine Tante danach befragt. Auch seine Schwester erinnerte sich daran. »Aber irgendwann einmal hat meine Tante zu uns so etwas gesagt wie: ›Man muss doch etwas für seine Freunde tun; nach dem Tod von Oma (Frieda Sonnemann) haben wir den Ehemann von meiner Freundin Inge hier bei uns angemeldet, um ihnen die Hochzeit hier in Celle zu ermöglichen, denn das ging ohne Celler Meldeadresse nicht. Die sind in Hamburg zu bekannt und wollten hier in aller Ruhe heiraten.‹«[44] Für Burlon »symbolisiert die Ehe mit der Assistenzärztin den engen Kontakt der akademischen Eliten«. Juristen und Mediziner seien in der »Euthanasie« eine unheilvolle Liaison eingegangen. Burlon vermutet, dass Tyrolf und Wetzel über das Ermittlungsverfahren Kontakt bekommen haben. »Beweise dafür gibt es jedoch nicht.«[45]

Mit fast 85 Jahren erinnerte sich eine ehemalige Nachbarin aus Rantum auf Sylt daran, wie sie Dr. Tyrolf kennengelernt hatte: »Tyrolf hat Rantum irgendwann in den 50ern als Ferienort besucht. Er wohnte zunächst bei dem damaligen Lehrer Boy Kaiser[46], bevor er dann sein eigenes Ferienhaus baute. Das Ehepaar Tyrolf fiel im Dorf auf, weil es zu den Sommerurlauben mehrere geistig behinderte Kinder mitbrachte und betreute. Diese haben sie wohl – zumindest teilweise – auch ständig in ihre Familie aufgenommen. Einer dieser geistig behinderten ›angenommenen Söhne?‹ hat mit ihnen auch noch das neu erbaute Ferienhaus besucht«, teilte der Sohn dieser Nachbarin mit.[47] Tyrolf, der eine Kinderärztin heiratete, die behinderte Kinder umbrachte, hat gemeinsam mit seiner vorherigen Frau behinderte

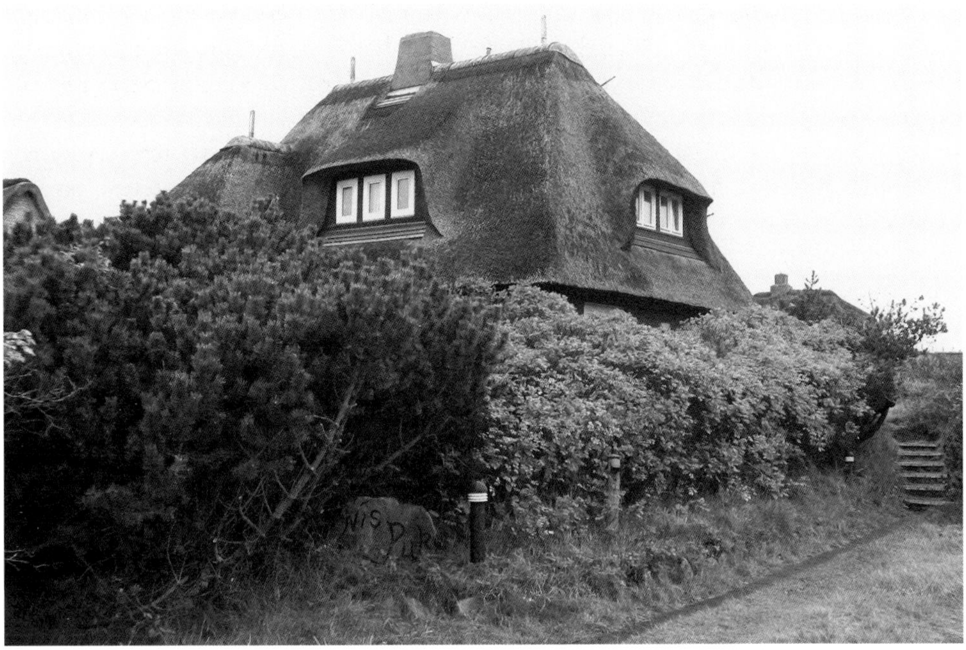

Von diesem Ferienhaus in Rantum, Stiindeelke, hatten Ingeborg Wetzel und Walter Tyrolf wenig. Tyrolfs Nachfahren nutzten es aber noch bis zu seinem Abriss im Jahre 2012

Kinder betreut? »Bei Tyrolf bietet sich natürlich der Gedanke an, dass er durch sein Engagement für Behinderte in der Nachkriegszeit Vergehen aus der Nazizeit kompensieren wollte?!«, kommentierte der Sohn der ehemaligen Nachbarin diesen Sachverhalt. Direkt neben Tyrolfs Haus hatte der Hamburger Jura-Professor Hermann Schwenn (er lebte wie Tyrolf in Blankenese) sein Ferienhaus. Dessen jüngerer Sohn Rudolf (1951–2019) war 2015 der Chef der Gaststätte »Morsum Kliff«. Er hat Tyrolf nur als Junge kennengelernt. Dem Haus, das Schwenns an der Stiindeelke in Rantum nach Rudolf Schwenns Erinnerung 1959 bauten, sei zwei Jahre später das Haus von Tyrolf gefolgt. Wenn Tyrolf sein Ferienhaus erst 1961 hat errichten lassen, dann hatte er nicht viel davon. Denn 1963 erlitt er einen Schlaganfall, von dem er sich bis zu seinem Tod im Jahr 1971 nicht wieder erholte. Prominentenanwalt **Johann Schwenn** (*1947) erinnerte sich noch gut an Tyrolf als »etwas kauzigen, älteren Herrn«, der Kriminalromane gelesen habe.[48] Er wusste auch noch, wie Tyrolf einmal »wie ein Berserker eine Strandburg gebaut hat mit Ausmaßen und einer Höhe, wie ich sie noch nie gesehen hatte«.

Woher Tyrolfs offensichtlicher Reichtum stammte, ist unklar. Laut Personalakte von Luise Tyrolfs Vater Carl Ritter war dieser nicht vermögend und Tyrolfs Vater war lediglich Lehrer. Keine Anzeichen für besondere Vermögenswerte also.

Von seinem Sylter Nachbarn Tyrolf habe Schwenn nur gewusst, dass er bei einer Hamburger Schwurgerichtskammer war. Und obwohl er sich als Anwalt intensiv mit der NS-Zeit und den Juristen Hamburgs beschäftigt habe, sei ihm Tyrolf nie untergekommen. »Von seiner Tätigkeit in der NS-Zeit wusste ich gar nichts«, sagte Johann Schwenn. »Über NS-belastete Kollegen wurde zu Hause wertend gesprochen. Darüber ist mir gegenüber kein Geheimnis gemacht worden«, so der Anwalt. Seine Mutter war während der NS-Zeit Referendarin in Hamburg und hat auch Sondergerichtsverhandlungen gehört. Ob diese öffentlich waren oder nur für eine geladene Öffentlichkeit, konnte Schwenn hingegen nicht sagen. Helmut Schmidt habe zu dieser geladenen Öffentlichkeit gehört, meinte Schwenn.[49] Also könnte es durchaus denkbar sein, dass auch Henri Nannen bei einer solchen Verhandlung gewesen ist. Schwenn hat in den 1990er Jahren für einen Fall die Personalakte von Kurt Steckel studiert. Insgesamt müsse man sagen, dass die »Euthanasie«-Fälle allesamt bis auf wenige Ausnahmen mit einer »merkwürdigen Milde« behandelt worden seien, wobei man hervorheben müsse, dass der Begriff »Euthanasie« ein Euphemismus sei, denn man müsse vielmehr von »besonders niederträchtigen Tötungen« sprechen, sagte Schwenn. Tyrolf sei ja kein Einzelfall, sondern vielmehr exemplarisch für die Haltung in der Bundesrepublik der frühen Jahre. Am 15.11.2011 wurde das Tyrolf'sche Haus in Rantum verkauft. Ebenfalls im November 2011 teilte der Tyrolf-Neffe mit, dass das Ritter-Familiengrab auf Europas größtem Friedhof, nämlich Ohlsdorf, zum Jahresbeginn 2012 eingeebnet werde, weil sich niemand mehr um die Grabstätte kümmere.

Franz Ritters Vater, Dr. Justus Ritter,[50] war der letzte Jurist einer angesehenen Richter-Dynastie am Hamburger Oberlandesgericht. Dessen Schwester Luise, Tyrolfs erste Frau, war ja ebenfalls promovierte Juristin. Die Familie Ritter lebte wie Tyrolf in Blankenese, wenige Gehminuten voneinander entfernt. »Ich habe ihn ganz gut gekannt. Als wir Kinder waren, waren wir viel bei ihm und haben mit den Kindern dort gespielt, die leider geistig angeknackst waren, aber das war uns egal«, sagte der jüngste der drei Ritter-Söhne über seinen Onkel. Tyrolf hatte am Sülldorfer Kirchenweg einen großen Garten, der »teilweise steppenartig« gewesen sei. 1965 habe er Walter Tyrolf wohl zuletzt gesehen. Das sei im Altonaer Krankenhaus gewesen, wo er schon bettlägerig gewesen sei. Tyrolfs zweite Frau, Ingeborg Tyrolf-Wetzel, habe er auch noch kennengelernt. Er habe sie aber vielleicht drei- bis fünfmal gesehen.

Sein Onkel habe viel in »Goßlers Park«, dem Wohnhaus seiner Eltern und der Großeltern, verkehrt. Meistens habe man sich bei der Großmutter getroffen, zum Kaffee oder auch viel zum Mittagessen. Dass er aus Thüringen stammte, sei nicht zu merken gewesen. Er habe eher norddeutsch gesprochen. Sein Haar habe er immer sehr kurz gehalten, gab **Franz Ritter** (*1943) an.

Ende 1963 verzog Tyrolf nach Hamburg-Rahlstedt an die Amtsstraße zu seiner neuen Frau, in deren beengtes Haus, in dem auch noch die Mutter und bis wenige Monate vor Tyrolfs Einzug der Bruder Paul-Gerhard[51] wohnten. Am 17.4.1964 ging ein Pensionierungsantrag beim Gericht ein, der von seiner Frau unterzeichnet ist. »Frau Dr. Tyrolf-Wetzel ist zwar bereits als Pflegerin bestellt«. Laut ärztlicher Bescheinigung litt Tyrolf an einer Halbseitenlähmung mit Sprachstörung infolge eines Insultes (Schlaganfalls). In einem weiteren Dokument ist die Rede von vier Disziplinarstrafen gegen den Richter in der Zeit von 1950 bis 1957. Am 11.6.1964 wurde ihm mitgeteilt, dass sein Ruhegehalt für seine Dienstzeit von 42 Jahren und 187 Tagen 1646,03 DM beträgt. Auf einem anderen Dokument ist vermerkt, dass seine Ehefrau ihre freiberufliche Tätigkeit am 30.9.1963 aufgegeben hat. Sie schloss ihre Praxis offenbar, um ihren Mann zu pflegen.

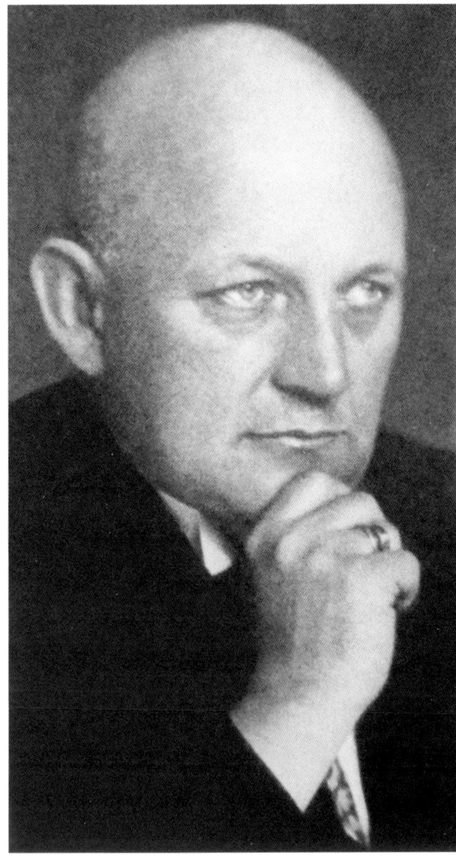

Ingeborg Wetzels Vater war in Hamburg ein erfolgreicher Pädagoge, der sich mit dem NS-Regime einließ

Ganz zum Ende gab Ingeborg Tyrolf-Wetzel ihren Mann in andere Hände. Er kam in ein kleines, abseits gelegenes Pflegeheim in Goldenbek (Gemeinde Pronstorf, Landkreis Bad Segeberg). **Ewald Schepanski** (*1920) erinnerte sich 42 Jahre nach Tyrolfs Tod noch gut an seinen einstigen Patienten.[52] Tyrolf wurde von Schepanskis Frau, einer ausgebildeten Krankenschwester, in Goldenbek gepflegt. Tyrolf konnte sich in seinen letzten Wochen nur noch mit Finger- und Handbewegungen verständigen. »Er war im Wesen völlig kaputt durch den Schlaganfall«, meinte Schepanski, dessen Sohn sich nach 45 Jahren auch noch an Tyrolf erinnerte. Tyrolf lag in einem Einzelzimmer. Schepanskis Ehefrau berichtete ihm vom Besuch der Tyrolf-Wetzel. Die Kinderärztin soll zu der examinierten Krankenschwester gesagt haben: »Ich schließe mich hier ein bei meinem Mann. Und Sie haben hier nichts zu suchen.« Und dann habe sie ihm eine Spritze verpasst. »Das hat meine Frau rausgekriegt. Als Tyrolfs Frau wieder weg war, hat meine Frau Tyrolf vor seinem Bett liegend gefunden. Sie hat ihn mit einem Besucher zusammen wieder ins Bett gehoben, da war er aber schon tot«, berichtete Schepanski, dessen Frau längst verstorben ist: »Dass sie ihrem Mann eine Giftspritze verabreicht haben muss, ist natürlich eine Vermutung. Woher meine Frau die hatte, weiß ich nicht. Aber Frau Tyrolf war wohl so raffiniert, dass sie die Spuren verwischen konnte. Aber es ist doch verdächtig, dass sie sich einschließt und meine Frau durfte nicht dabei sein, denn sie war doch Krankenschwester. Meine Frau war so aufgeregt und berichtete mir von diesem ungewöhnlichen Vorfall. Ich bin gleich am nächsten Tag noch nach Rahlstedt gefahren. Ich wollte diese Frau sprechen. Da öffnete mir die Mutter die Tür und sagte: ›Aber bitte bleiben Sie im Flur stehen, ich darf Sie nicht in die Wohnung lassen.‹ Ich habe die Frau nicht gesehen, sondern wurde von einer Person aus der Wohnung verwiesen. Da wurde ich stutzig: Sind das Nazi-Ärzte gewesen? Ich hatte da was drüber gelesen. Wo ich die Vorgeschichte dieser Frau nun so weiß, dann komme ich auf diesen Nenner, dass sie ihrem Mann eine Giftspritze gegeben haben muss.«

Der zweite Ermittler

Auch der Richter Kurt Steckel ermittelte gegen die Kinderärztinnen. Er führte offenbar die meisten Vernehmungen. Belege dafür, dass Tyrolf und Wetzel sich jemals als Ermittler und Beschuldigte gegenübersaßen, gibt es nicht. Die Lektüre von Steckels Personalakte[53] offenbart ein differenziertes Bild des Mannes, der im Gerichtssaal bisweilen als »brutal« bezeichnet wurde.[54] Es ist nämlich offenkundig, dass Steckel in den ersten Jahren mit den Nationalsozialisten nichts zu tun haben wollte, vielmehr ein Mann der Natur und der Jagd war und nach dem Krieg eine verwaiste Nichte bei sich aufnahm, also sehr menschlich agierte. Steckel ist für das Thema von Bedeutung, weil er die Ermittlungen gegen die Mediziner von Hamburg-Rothenburgsort übernahm, die Walter Tyrolf begonnen hatte. Steckel wurde 1901 in Willgarten, Kreis Fischhausen (Ostpreußen), geboren. Sein Vater war wie der von Tyrolf Lehrer. Seine beiden Staatsexamen schloss er (wie Tyrolf) lediglich mit der Note ausreichend ab. Das erste Staatsexamen bestand er 1923 in Königsberg, das zweite 1927 in Berlin. Am 15.11.1929 heiratete er Doris Steckel, geborene Steiner-Burschat, deren Vater Tierarzt war.

Kritisch war noch eine Beurteilung des Gau-Personalamtsleiters der NSDAP im Jahr 1936 abgefasst: »*Sein Benehmen gegenüber der Bewegung ist auch heute noch recht kühl. Er gehört nicht einmal der NSV an und nimmt an den Veranstaltungen und Versammlungen seiner Ortsgruppe, zu denen er ebenfalls eingeladen wurde, keinen Anteil. Trotz mehrfacher Werbung ist Steckel bisher nicht Bezieher der NS-Presse geworden.*« Da es hier um eine etwaige Beförderung des Juristen ging, kam die NSDAP-Stelle zu dem Ergebnis: »*Sein Verhalten rechtfertigt nicht die Übertragung einer Beförderstelle.*« Im Jahr 1938 bescheinigte man ihm, dass er nun an den NSDAP-Veranstaltungen teilnehme. Am 1.2.1939 hat man ihm attestiert, dass er »*eine Persönlichkeit*« sei, »*die unbedingt sich durchzusetzen und sich Autorität zu verschaffen weiß*«. »*Neuerdings*« sei er zum »*Kreisjägermeister für Königsberg Stadt und Land bestellt worden*«. Und zu seiner politischen Einstellung hieß es hier: »*In politischer Hinsicht habe ich die Überzeugung, daß er innerlich fest zum nationalsozialistischen Staat steht.*« Der NSDAP trat Steckel erst am 1.1.1941 bei. Seine Mitgliedsnummer war dementsprechend hoch: 8.482.845. Außerdem gehörte er dem Rechtswahrerbund, der Deutschen Jägerschaft und dem Ostpreußischen Freiwilligenkorps an. Am 26.4.1942 vermählte sich Steckel erneut, knapp eineinhalb Jahre nach der Scheidung. Dieses Mal heiratete er in Königsberg

Charlotte Duschek, geborene Goebel. Ein Dokument des Reichsjustizministers (»*Der RMdJ Berlin*«) vom 20.2.1945 beweist, dass Steckel am berüchtigten Volksgerichtshof gewirkt hat, wenn auch nur kurz. Es heißt hier, dass das Ministerium Steckel »*zur Dienstleistung an die Reichsanwaltschaft beim Volksgerichtshof, zur Zeit in Potsdam, Amtsgericht, abgeordnet*« habe. Dieser Fakt steht in merkwürdigem Widerspruch zu einer Aussage in den Akten, dass Steckel Anfang Februar 1945 aus der Partei ausgestoßen worden sei, weil er »*in Verdacht stand, an den Vorgängen des 20. Juli 44 beteiligt gewesen zu sein*«. Warum der Parteiausschluss so spät nach dem Mordanschlag auf Hitler erfolgte, ist ebenfalls unklar.

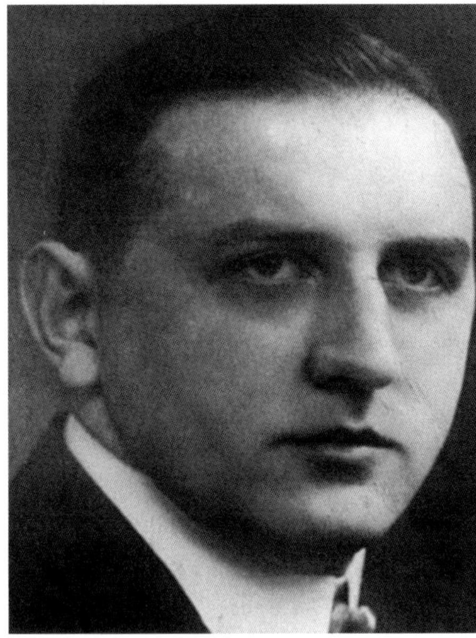

Der Hamburger Landgerichts-Jurist Kurt Steckel (1901 bis 1967) ermittelte neben Walter Tyrolf gegen das KKR-Personal

In seinen letzten Lebensjahren wechselte Steckel oft den Wohnort: Vom Jungfrauenthal verzog er am 1.10.1962 an die Isestraße. Ein halbes Jahr später, am 18.4.1963, ging er nach Hamburg-Sasel, an die Saselbeckstraße. Diese Adresse behielt er als zweiten Wohnsitz ab dem 9.2.1965 bei, während er seinen Hauptwohnsitz zu diesem Zeitpunkt erstmals nach dem Krieg außerhalb von Hamburg wählte, nämlich in Brodhausen/Freilassing, Bergstraße. Das geschah offenbar schon am 14.12.1964, neun Tage bevor Amtsmediziner feststellten, dass er als Richter am Hamburger Landgericht dauerhaft dienstunfähig sei. Seine schwere Erkrankung hinderte ihn aber nicht daran, seine Zulassung als Rechtsanwalt zu beantragen. Am 28.8.1965 ließ man ihn als Rechtsanwalt im Freistaat Bayern zu. Weniger als zwei Jahre später war er tot. Die Todesanzeige ist am 4.8.1967 veröffentlicht worden. Kurt Steckels Nichte Ingrid Steckel soll schon verstorben sein. Beide Enkel begrüßten die Recherche, wollten oder konnten aber nichts dazu beitragen.

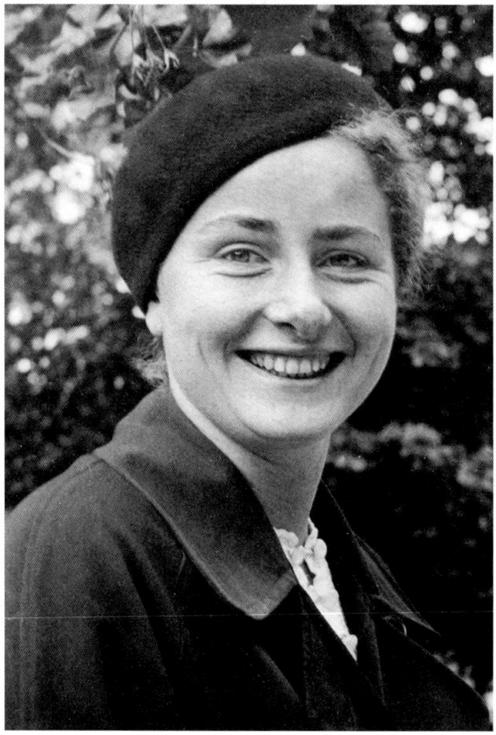

Lotte Albers (1911 bis 1992)

* 3.11.1911 in Hamburg
† 31.1.1992 in Hamburg
unverheiratet, keine Kinder
am KKR vom 1.4.1940 bis 30.9.1944

Die Naturliebhaberin: Lotte Albers

Von Dr. Lotte Albers ist durch die Ermittlungsakten bekannt, dass sie Ende der 40er Jahre am Barmbeker Krankenhaus arbeitete. Während ihrer Vernehmung meinte sie, sie könne wohl bei acht bis zehn Kindern Sterbehilfe geleistet haben.[1] In der gerichtlichen Voruntersuchung wiesen die Ermittler ihr hingegen die meiste Zahl an Getöteten zu, nämlich 14.[2]

Ob Albers oder ihre Vertretung dem Kind **Jürgen Dobbert** (* 12.5.1942 in Boizenburg an der Elbe, † 6.3.1943) die Todesspritze verabreichte, ist laut Thevs nicht eindeutig zu ermitteln.[3] Das Kind überwies man auf die Säuglingsstation 2, wo Albers Stationsärztin war. Es litt offenbar schon bald nach seiner Geburt unter Krämpfen und reagierte nicht auf seine Umgebung. Es galt als »*idiotisch*«, sonst aber als gesund. Dieses Kind hat sich über Stunden quälen müssen, ehe sein Tod eintrat, so Thevs. Dass die Kinder leiden mussten, ehe sie starben, bestritten Wilhelm Bayer und Friedrich Knigge bei den Vernehmungen.

Am 17.5.1942 starb **Rolf Förster** (* 15.9.1940 in Hamburg), nachdem ihm Albers eine Spritze gegeben hatte. Die Eltern von Rolf lebten auf der Veddel und hatten vier ältere Kinder. Rolfs Kopfumfang betrug bei seiner Geburt schon 42 Zentimeter und nahm in den folgenden Wochen auf 55 Zentimeter zu. Das Kind wurde wegen seines Kopfes immer »*Dutt*« genannt. Die Schwestern bezeichneten es als »*niedlich*«. Albers ließ sich bei Rolf ausnahmsweise nicht assistieren, als sie ihm die Todesspritze verabreichte.[4]

Vermutlich gehörte auch **Heinke Hoffmann** (* 22.12.1939 in Meldorf) zu den Opfern von Rothenburgsort. Dort starb das Mädchen, dessen Eltern in Burg in Dithmarschen lebten, am 7.11.1941. Albers berichtete nach dem Krieg den Ermittlungsrichtern, dass das Kind einen Wasserkopf hatte. Es war bei einer Untersuchung gestorben, bei der Todesfälle »*unter normalen Umständen äußerst selten*« seien, gab sie zu Protokoll. Der Tod des Kindes sei »*unbeabsichtigt*« gewesen, obwohl es bereits dem Reichsausschuss gemeldet worden war. Das Kind wurde bei den Ermittlungen nicht in die Opferliste aufgenommen.[5]

Die am 4.11.1938 in Hamburg geborene **Agnes Petersen** starb am 10.11.1941, sieben Tage nach ihrem dritten Geburtstag. Albers gab ihr, assistiert von der Krankenschwester Gudrun Kasch, eine Luminalspritze, die sie langsam tötete. Agnes kam in einer offenbar gut situierten Familie des Schiffsbauers Walter Petersen aus Wilhelmsburg gesund zur Welt. Wohl mit einer Hirnhautentzündung kam das Kind im Juni 1939 nach Rothenburgsort, wurde aber bald gesund entlassen.

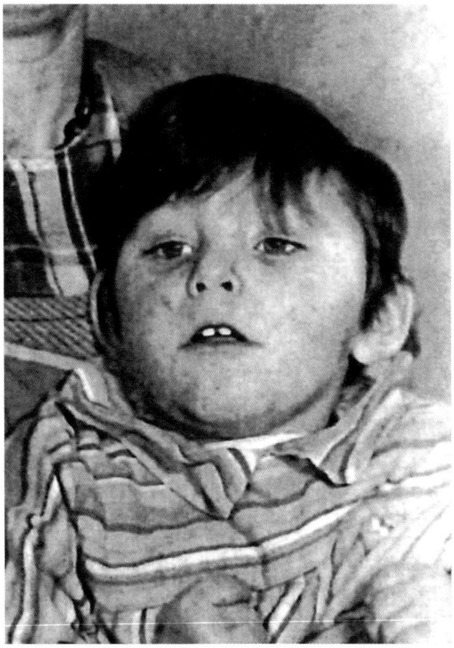

Gebhard Pribbernow (geboren am 21.1.1940) starb am 4.7.1944 im KKR

Offenbar hatte diese Entzündung Entwicklungsstörungen zur Folge. Ärzte stellten die Diagnose »*Geistesschwäche nach epidemischer Hirnhautentzündung*«. Einzelne Krankenschwestern hatten einige Kinder offenbar so lieb gewonnen, dass sie die Obhut über die Kleinen bei anstehenden Verlegungen nicht abgeben wollten, wie aus einem Brief von Bayer an seinen Langenhorner Kollegen Knigge deutlich wird.[6]

Der am 21.1.1940 in Schwarmitz (Kreis Grünberg, Schlesien) geborene **Gebhard Pribbernow** starb am 4.7.1944 an einer Lungenentzündung. Es lässt sich nicht klären, ob er eine Luminalspritze verabreicht bekommen hatte. Aussagen von Albers und der Krankenschwester Martha Müller stehen gegeneinander. Das Kind schaue sein Gegenüber an und lächle, vermerkte Stationsärztin Albers. Gebhard hatte einen zu kleinen Kopf und eine derart verkrampfte Arm- und Beinmuskulatur, dass er weder greifen noch sich fortbewegen konnte. Er war auch im Alter von vier Jahren noch nicht in der Lage, feste Nahrung zu sich zu nehmen.[7]

Die am 6.10.1940 in Hamburg geborene **Doris Schreiber** starb am 20.8.1944 durch eine Spritze, die ihr Albers gab, wobei ihr Schwester Müller assistierte. Die Familie mit den beiden älteren Söhnen lebte in Eimsbüttel. Das Kind entwickelte sich normal, lief mit einem Jahr, sprach viel und war sauber und trocken. Mit knapp eineinhalb Jahren erkrankte es an einem »*Abklatsch von Scharlach*«. Zwei Monate später erlitt es erstmals einen von Krämpfen begleiteten Anfall. Die Krämpfe nahmen an Häufigkeit und Dauer zu. Doris blieb nun in der Entwicklung zurück und verlor erworbene Fähigkeiten. Die vermeintliche Scharlacherkrankung könnte auch eine Hirnhautentzündung gewesen sein, die diese schlimmen Folgen hatte. Im Juni 1943 erlitt Doris bis zu 40 Anfälle pro Tag. Später ließen die Anfälle nach, um dann aber wiederzukehren. In Folge einer Myelografie[8] bekam das Kind eine Blasenlähmung und Einschränkungen seiner Beweglichkeit. Aus dem agilen Mädchen wurde nun ein mattes, teilnahmsloses und stilles Kind, das sich nicht mehr hinstellen konnte. Die Mutter fand ihre Tochter am 20.8. bewusstlos im Krankenhaus vor. Um 17.30 Uhr tat sie ihren letzten Atemzug.[9]

Die am 5.10.1939 in Hamburg geborene **Magdalene Schütte** starb am 8.1.1943. Das Kind wurde im Alter von zweieinviertel Jahren in den Alsterdorfer Anstalten als »*idiotisches Kind*« aufgenommen. Nach fünf Monaten verlegten die Verantwortlichen das Kind nach Rothenburgsort. Magdalene war nach Thevs ein sogenanntes »*Liegekind*«, das unselbstständig war und sich nicht altersgemäß bewegen konnte. Sie beobachtete aber ihre Umgebung, schien einiges zu verstehen und reagierte mit Lachen darauf. Die Anstaltsleitung entließ sie im September 1942. Ihre Mutter brachte sie aber im November wieder ins KKR. Albers diagnostizierte die »*Little'sche Erkrankung*«. Damit waren damals spastische Lähmungen gemeint. Nach sechs Wochen spritzte Albers ihr Luminal. Die Stationsschwester Margarete Rieckmann hielt das Kind fest.[10]

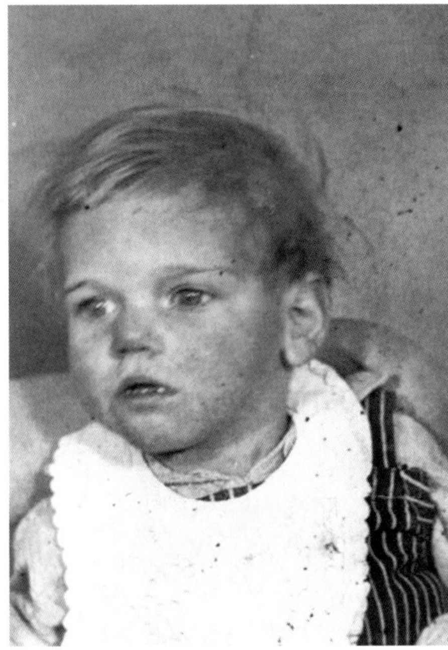

Ilse Angelika Schultz wurde am 27.9.1940 in Hamburg geboren und starb am 23.9.1944 nach einer Spritze, die ihr Lotte Albers verabreicht hatte

Auch **Ilse Angelika Schultz** gehörte zu den Opfern von Albers. Sie kam am 27.9.1940 in Hamburg zur Welt und starb nach Verabreichung einer Überdosis Luminal am 23.9.1944. Nach eineinhalb Jahren hatten sich Entwicklungsstörungen bemerkbar gemacht. Ein Arzt diagnostizierte »*Schwachsinn (durch Geburtstrauma?)*«. In den Alsterdorfer Anstalten nahm die zarte Eineinhalbjährige mit ihrem schmalen Kindergesicht und den blauen Augen das Personal sehr für sich ein. Sie lebte aber in ständiger Unruhe und schrie fast unaufhörlich. Im Frühjahr 1943 zog die Familie an die Schwanenwik in die Nachbarschaft von Wilhelm Bayer. Der wies das Kind in sein Krankenhaus mit der Diagnose »*Krampfzustand bei Hirnanomalie*« ein. Die Mutter erinnerte sich, dass Angelika »*zu vier oder fünf anderen Kindern, die geistig nicht normal waren, im Zimmer in der Realschule gleich unten im Erdgeschoss, erstes Zimmer rechts*« kam. Bayers Diagnose lautete »*Idiotie Hydrocephalus*«.[11]

Das am 30.9.1937 in Lokstedt geborene Mädchen **Gretel Schwieger** brachte Albers ebenfalls um. Dabei half ihre spätere Freundin Gudrun Kasch mit. Ärztin und Krankenschwester gaben nach dem Krieg die Tötung dieses Kindes zu, das am 24.6.1940 für immer die Augen schloss. Das Kind lag acht Monate im Kinderkrankenhaus Rothenburgsort, offenbar mit einer Hirnhautentzündung, an der es erblindete.[12] Die Ermordung von Gretel Schwieger war die erste Tötung im KKR, welche die Ermittler nachweisen konnten. Die Tat ereignete sich einige Monate vor der Instruierung der Hamburger Chefärzte in Berlin.

Der am 5.6.1939 in Leer (Ostfriesland) geborene **Hans Bajo Eggen Tammling** war ein weiteres Opfer von Albers. Wann und wie er ins Kinderkrankenhaus

Rothenburgsort kam, ist nicht bekannt. Der dreijährige Hans lag auf der Kleinkinderstation, als er von Albers die Todesspritze erhielt. Hans starb am 30.7.1942. Außer der Angabe »*geistige Unterentwicklung*« auf dem Totenschein fehlen alle Hinweise auf die Art seiner Behinderung und die eigentliche Todesursache, hebt Thevs hervor.[13]

Bei einer Vernehmung gab Albers an, dass ihr Vater Ernst, der Kaufmann war, im Dezember 1946 verstarb. Ihre Mutter Bertha war eine geborene Rohr. Albers besuchte wie Ingeborg Wetzel das Realgymnasium Klosterschule und legte dort im Jahre 1931 ihr Abiturexamen ab. Von 1931 bis 1936 studierte sie in Hamburg Medizin. Im Dezember 1936 bestand sie ihr Staatsexamen und promovierte dann bei Professor Rudolf Degkwitz, dem ehemaligen Bayer-Chef und dessen ärgstem Widersacher, »*über Blutzuckerbestimmungen*«. Aus der Degkwitz-Schülerin wurde später die eifrigste Kindermörderin des KKR. Der Partei oder einer ihrer Gliederungen habe sie nicht angehört. Schulzeit, Studium und berufliche Laufbahn absolvierte sie weitgehend in Hamburg. Am 1.4.1940 kam sie als Volontärärztin ans KKR. Am 30.9.1944 schied sie aus, weil sie an das Krankenhaus Barmbek dienstverpflichtet worden sei. Dort war sie noch zum Zeitpunkt der Vernehmung am 18.5.1948 als Assistenzärztin tätig.[14] Auf ihrer Station lag bald nach ihrem Eintritt ins KKR ein »*idiotisches Kind*«, sagte sie aus. »*Ich entsinne mich, daß Dr. Bayer mich gefragt hat, ob ich bereit wäre, selbst die Sterbehilfespritze zu verabfolgen, oder ob ich Hemmungen hätte. Ich verneinte diese Frage, zumal ich positiv zu der Euthanasie eingestellt bin.*« Weiter sagte sie zu dieser Thematik: »*Was die Frage der Euthanasie anbelangt, so habe ich meine Handlungsweise für absolut gesetzmäßig angesehen.*« Sie habe keinen Zweifel gehabt, dass es ein Gesetz darüber gab. Bestärkt sei sie in dieser Ansicht gewesen, weil es die »*amtlichen Vordrucke zu Berichten an den Reichsausschuss*« gegeben habe. Ihr sei gesagt worden, dass die »*Euthanasie aus außenpolitischen Gründen geheimgehalten werden sollte*«. Deshalb sei im Kollegenkreis »*nicht viel darüber gesprochen*« worden. »*Ich kann nur sagen, daß ich im vollen Glauben an die Rechtmäßigkeit und Gesetzmäßigkeit der Euthanasie gehandelt habe und mir niemals auch nur der geringste Gedanke gekommen ist, daß meine Handlungsweise ärztlich und gesetzlich unzulässig sein könnte. Aus diesem Grunde habe ich den gesamten Sachverhalt auch unumwunden so geschildert, wie er sich zugetragen hat, denn ich habe in dieser Angelegenheit nichts zu verheimlichen.*«

Als Sechsjährige begann Albers in der renommierten Hamburger Privatschule von Margarete Mittell und Ina Redlich ihre Schullaufbahn.[15] Dieses Institut war zeitweise gleichzeitig Realschule und Realgymnasium und lag am Graumannsweg. »*Ostern 1918 trat ich in die Realschule von Frau Dir. Mittell ein und erhielt dort Ostern 1928 das Reifezeugnis. Anschließend machte ich die Obersekunda in einem Internat in Heidelberg durch. Nach einer Aufnahmeprüfung trat ich Ostern 1929 in die Unterprima der Klosterschule ein*«, schrieb die 18-Jährige in ihrem Lebenslauf anlässlich ihres Gesuchs »*um Zulassung zur Reifeprüfung des Realgymnasiums*« zu Ostern 1931.[16] Albers war eine gute Schülerin. Am besten war sie in Mathematik. Im Reifezeugnis belohnten die Pädagogen sie mit

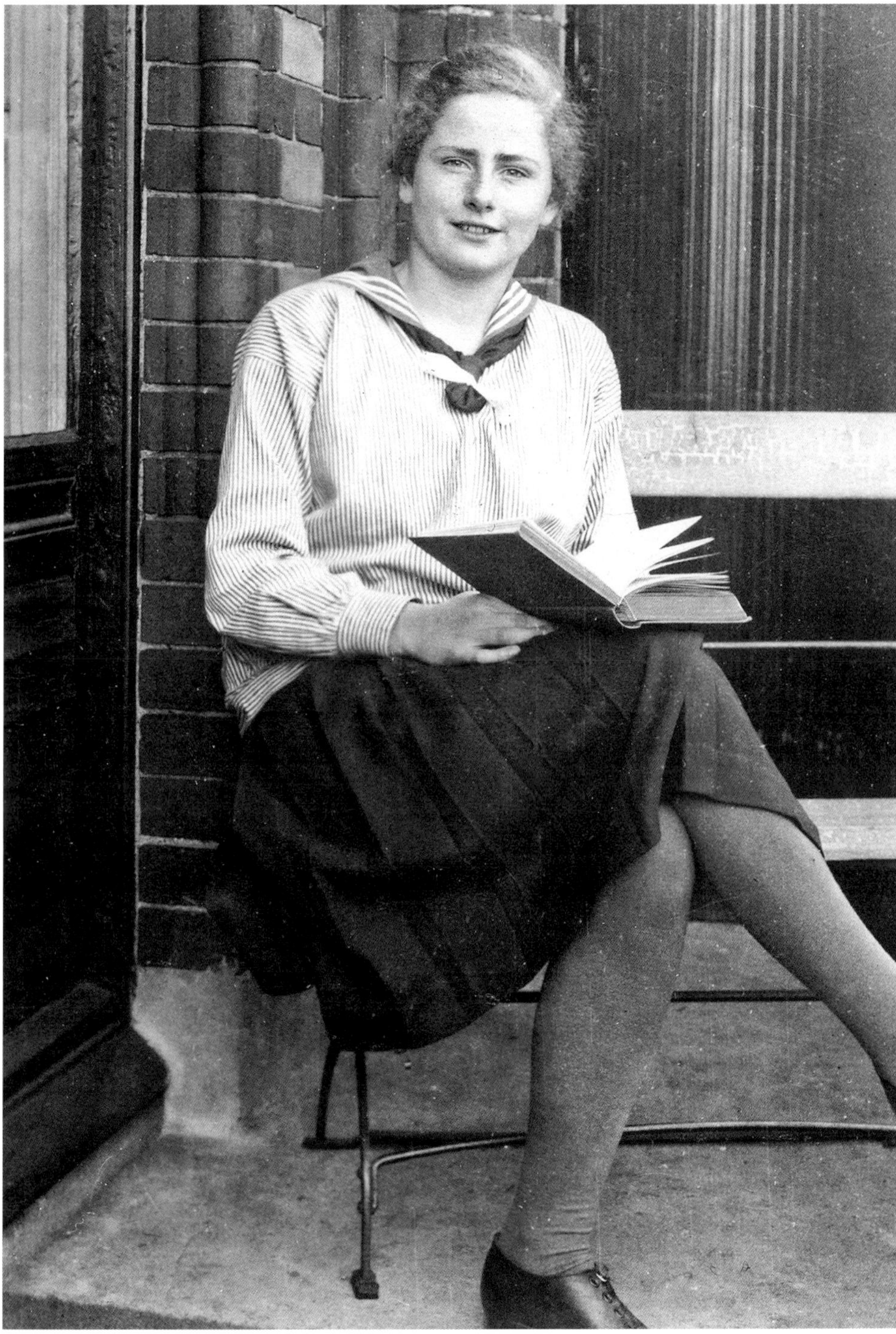

Lotte Albers als Schülerin.
Ihr Abitur legte sie 1931 an der Klosterschule in Hamburg ab

der Gesamtnote 1, obwohl sie in der Abitur-Prüfungsarbeit eine Zwei geschrieben hatte, aber die Klassenleistung war wohl durchgehend sehr gut. Ebenfalls eine Eins erhielt sie in Physik und im Turnen. In Chemie, Biologie, Zeichnen und Handschrift bekam sie eine Zwei, in den anderen Fächern eine Drei. Ihre Führung und ihre Teilnahme am Unterricht waren sehr gut, wurde ihr bescheinigt. Den Religionsunterricht hat Albers nicht besucht. Die Abiturarbeiten schrieb sie im Januar 1931 (Deutsch: 3, Mathematik: 2, Französisch: 2 und Lateinisch: 4). Von einem Lehrer wurde sie wie folgt charakterisiert: *»zuverlässig und freundlich. Eine gute Klassenkameradin, in der Klassen* [sic!] *beliebt«*. Wenige der Schülerinnen haben bei *»Beruf, den die Schülerin zu wählen gedenkt«* etwas anderes als *»unbestimmt«* angegeben. Albers wusste zu diesem Zeitpunkt aber, was sie wollte. Sie wollte ihr mathematisches Talent nutzen und *»Versicherungs-*(unleserlich) *Mathematikerin«* werden. Ihr Lehrer Prof. Schupp kritisierte die Lateinarbeit von Albers harsch. Die Übersetzung eines Seneca-Textes (»Trost beim Tode des geliebten Sohnes«) misslang ihr: *»Verfasserin lässt sich Vokabelfehler und in der Auffassung des Textes Entgleisungen zu Schulden kommen. Schreibt auch stellenweise ein Deutsch, als ob es nicht ihre Muttersprache wäre; wie auf Stelzen; das positiv Gute kann das nicht aufwiegen.«* Die Deutscharbeit setzte sich mit dem Thema »Spannungen zwischen Künstlertum und Bürgertum in Thomas Manns Werken« auseinander. Der Lehrer Degenhardt kritisierte die Deutscharbeit von Albers: *»Manches, besonders im ersten Teil, ist nicht einwandfrei, der Ausdruck ist nicht immer entsprechend.«* In der Einleitung zu ihrer Arbeit schrieb Albers: *»In jedem Werke Thomas Manns finden wir die Spannungen zwischen Künstlertum und Bürgertum. Ich habe nicht alles von ihm gelesen, ich weiß nur aus kurzen Besprechungen, kleinen Abschnitten aus diesem oder jenem Werk, daß diese Spannungen immer wiederkehren; gut kenne ich nur die ›Buddenbrooks‹, ›Tonio Kröger‹ und vielleicht noch die Studie ›Die Hungernden‹.«* Inhaltlich fand sie heraus: *»Detlef, in der Studie ›Die Hungernden‹, findet über den Weg der Bitterkeit, als er auch andere Ausgestoßene sieht, eine Lösung in der Nächstenliebe, nachdem er dieselben Erfahrungen durchgemacht hat wie Tonio Kröger.«*

Vom KKR ging Albers ans Allgemeine Krankenhaus (AKH) Barmbek, wo sie zumindest die nächsten fünfeinhalb Jahre arbeitete. Am 1.2.1952 zog sie nach Harburg, Schloßmühlendamm, wo sie 40 Jahre lang bis zu ihrem Tod lebte und auch jahrzehntelang praktizierte.[17]

Gerhild Jacob war bis 2011 für die Seniorenarbeit der evangelischen Kirchengemeinde St. Trinitatis Harburg zuständig. Sie kannte die Kinderärztin, war mit ihren drei Kindern dort. Zuletzt Mitte der 1970er Jahre, schätzte sie. Sie suchte wohl fünf bis sieben Jahre lang diese Praxis auf. Sie empfand die groß gewachsene Medizinerin als »etwas spröde, aber gründlich«. Sie wählte noch den Begriff »nichtssagend«. Später habe sie die Frau nie wieder in Harburg gesehen. Als sie von Albers' Taten in Rothenburgsort erfuhr, meinte Gerhild Jacob: »Da vergeht mir ja alles.« Sie sei froh gewesen, wenn sie die Praxis schnell wieder verlassen konnte. Man habe dort »extrem lange Wartezeiten mit drei Kindern« gehabt. Ein bis zwei Sprechstundenhilfen hätten für die Ärztin gearbeitet, die immer im weißen Kittel in der Praxis anzutreffen gewesen sei. »Sie hat kein Einfühlungsvermögen gegenüber den Kindern gezeigt«, meinte Jacob. Sie hatte den Eindruck, als sei der Arztberuf nur ein Job für sie gewesen. »Mein jüngster Sohn hatte damals eine ansteckende Krankheit und musste in einem dunklen Raum warten, in dem es keine Spielsachen gab«, erinnerte sich die Mutter ungern an den Aufenthalt am Schloßmühlendamm.

Heide Greibaum (*1940) war etwa 25 Jahre lang Sprechstundenhilfe bei Lotte Albers, bis diese mit mehr als 75 Jahren ihre Praxis 1987 aufgab.[18] Heide Greibaum arbeitete bis Anfang der 1960er Jahre in dem Kinderheim »Birkenhöhe« in Ehestorf, südlich von Harburg. »Und Frau Albers war dort Heimärztin«, so Greibaum. Die damalige Kinderpflegerin wollte sich verändern und Albers bot ihr einen Job als Sprechstundenhilfe in ihrer Praxis an. Die ehemalige KKR-Krankenschwester und Albers-Freundin Gudrun Kasch lernte sie an, war dann aber bald nicht mehr Teil des Praxis-Teams. Schon ganz am Anfang ihrer Tätigkeit berichtete Albers der jungen Frau von den Geschehnissen in Rothenburgsort. »Damit ich darauf vorbereitet war, falls Gerede darüber aufkommen sollte. Für mich stellte sich das so dar, als habe sie gar keine andere Möglichkeit gehabt. Sie ist ja nicht dazu gezwungen worden, aber das war damals eben die Zeit. Es wurde eben so gemacht«, sagte Greibaum. Sie hatte damals aber das Gefühl, dass ihre Taten die Ärztin sehr belasteten, auch wenn sie sich das nicht anmerken ließ. Ganz im Gegenteil: Sie sei sehr diszipliniert gewesen. Sie sei »Ärztin durch und durch« gewesen, hatte keine geregelten Arbeitszeiten, sondern habe auch nachts Hausbesuche gemacht und auch »Zigeuner«, so nannte Greibaum die ethnische Gruppe der Sinti und Roma, besucht, deren Kinder sie behandelte. »Wenn sie gebraucht wurde, war sie da.«

Im Gegensatz zu ihren Freundinnen Helene Sonnemann und Ingeborg Wetzel hatte Albers offenbar keine Berührungsängste mit behinderten Kindern. Als Greibaum durch mich erfuhr, dass Sonnemann Müttern noch weit nach 1945 empfahl, ihren Kindern Sterbehilfe zu leisten, sagte sie: »Da war sie weit von entfernt. Wir hatten auch schwerstbehinderte Patienten. Sie hat sich auch um die behinderten Kinder liebevoll gekümmert.«

In dem alten Haus am Schlossmühlendamm war im Erdgeschoss die Löwenapotheke, im ersten Obergeschoss die Kinderarztpraxis und im 2. Obergeschoss lebte Albers in einer großzügigen Wohnung, in der sie lange Zeit auch ihre Mutter bei sich aufgenommen hatte.

In der Praxis arbeiteten drei Sprechstundenhilfen bis zur Aufgabe der Praxis. In dem großen Wartezimmer stand ein Schaukelpferd, »das immer fürchterlich quietschte«, erinnerte sich Heide Greibaum. Außerdem lag in der Mitte ein Spielteppich, auf dem Straßen und Häuser abgebildet waren. Die Kinder brachten sich ihre eigenen kleinen Fahrzeuge zum Spielen mit. Bis die Vorsorgeuntersuchungen Anfang der 1970er Jahre eingeführt wurden, vergab die Praxis keine Termine. Wenn es voll war, musste man eben länger warten.

Neben dem Wartezimmer gab es ein kleines Isolierzimmer, in dem die Kinder mit Verdacht auf ansteckende Krankheiten warten mussten, eine Toilette und an einem kleinen Flur einen Vorraum, das Laborzimmer und nur ein Sprechzimmer.

Lotte Albers fuhr bis ins hohe Alter noch Auto, einen Wagen mit Automatikgetriebe. Damit war sie an den Wochenenden oft in ihrem kleinen Holzhaus in Klecken. Von den Aufenthalten dort kam sie manchmal voller blauer Flecken zur Arbeit, weil sie eigenhändig schwere körperliche Arbeiten verrichtet hatte, bei denen hin und wieder wohl auch etwas schiefging, wie beim Bäumefällen, meinte Greibaum.

Mitte der 1980er Jahre habe sie eine neue Hüfte bekommen, sich aber immer noch sehr gerade gehalten. Zum Schluss wollte sie aber nicht mehr so viel arbeiten, und ihre Sprechstundenhilfe half ihr, die Praxis aufzulösen, und kümmerte sich um ihre einstige Chefin bis zu deren Tod. Zu dem Zeitpunkt ließen sich auch immer mehr Kinderärzte in Harburg nieder, erläuterte Greibaum. In ihren letzten Jahren hat sie für sie eingekauft und sie betreut. Als die Kräfte nachließen, meldete Albers sich in einem Pflegeheim in Neugraben an. Doch dorthin zog sie nicht mehr um. Sie kam ins Krankenhaus, wo sie verstarb. Als es zu Ende ging, hat Greibaum den Bruder angerufen, damit dieser von der Medizinerin Abschied nehmen konnte. Heide Greibaum saß an ihrem Sterbebett. Welche Krankheit Lotte Albers hatte, wusste ihre treue Begleiterin nicht.

Norbert Schokol (* 1943) begleitete seine beiden Kinder bei Arztbesuchen am Schloßmühlendamm, von 1963 bis in die 1970er Jahre hinein.[19] »Wir waren glücklich und zufrieden, dass wir sie als Hausärztin für unsere Kinder hatten, denn ihre Diagnosen haben immer gestimmt.« Die Medizinerin hat klare Ansagen gemacht, die Untersuchungen gingen schnell. »Die Kinder wollten gar nicht großartig aufmucken. Das verlief damals so, wie wir das wollten«, beschrieb Schokol die Vorgehensweise der Ärztin. Er beschrieb die blonde Brillenträgerin als resolut, hager und sehr groß. »Für mich war sie das Sinnbild einer Ärztin, so wie sich das gehört.« Er nannte zwei Beispiele, bei denen er mit einem Kind zunächst in einem Krankenhaus vorstellig geworden war. Beide Male sei er ergebnislos nach Hause geschickt worden und habe dann die kleinen Patienten Albers vorgestellt Bei dem einen Kind stellte sie richtigerweise einen Armbruch und bei dem anderen zu viel Magensäure fest. »Sie kam auch zu uns nach Hause zu Untersuchungen. Wir hatten großes Vertrauen zu ihr.«

Christian Kock (* 1949) und seine Schwester waren von klein auf Patienten bei Dr. Albers.[20] »Ich war baff, als ich das gelesen habe, aber es war bei ihr wohl so wie bei vielen, die das verdrängten«, meinte Kock. Er hatte nie Angst vor Albers, vor den Besuchen bei einem burschikosen Zahnarzt, der meinte, er solle sich nicht so anstellen, schon. Albers empfand er als »ruhig, nett, freundlich«. Sie sei auf die Kinder eingegangen. Wenn der Arztbesuch vorbei war, war für die beiden Geschwister erst einmal Reitstunde angesagt: auf den beiden Steinskulpturen vor der Löwenapotheke. Die Ärztin hatte in einem Haus an einer Nebenstraße zwei Räume angemietet, in denen Höhensonnen standen, die die kleinen Kocks genossen. Bei seinem letzten Besuch im Alter von 12 oder 13 Jahren habe die Ärztin ihm ein Furunkel entfernt. In den 1950er Jahren sei sie wohl die einzige Kinderärztin in diesem Teil von Harburg gewesen, meinte Kock. Auch seine Frau und deren vier Geschwister waren dort Patienten.

Ganz andere Erfahrungen hat eine Patientenmutter später mit Dr. Albers gemacht. **Marlene Schaub** war bei der Lektüre eines Artikels[21] über Dr. Lotte Albers »sehr erschrocken und aufgewühlt«.[22] Ihr erster Sohn wurde im Jahr 1977 geboren und sie erkundigte sich im Bekanntenkreis nach einer guten Kinderärztin. »Frau Dr. Albers wurde mir als ältere und erfahrene Medizinerin genannt.« Als das Kind etwa fünf Wochen alt war, begann der Kleine seine Nahrung unverdaut wieder auszuspucken. »In dieser Zeit hätte ich den Rat der Kinderärztin gebraucht.« Ein ermutigendes Wort wäre wohltuend gewesen. Stattdessen bekam sie zweimal Einweisungen in ein Krankenhaus. Danach hat sie den Kinderarzt gewechselt. Dem erwachsenen Sohn geht es sehr gut. Schaub hat Albers »als empathielos empfunden«. Bei den Untersuchungen musste die damals 26-jährige Mutter beiseitetreten und das Kind wurde von den Arzthelferinnen gehalten. Hausbesuche fanden nicht statt und die Diagnosen waren in ihrem Fall unzutreffend. »Die Erinnerung an diese Zeit der Sorgen macht mich immer noch traurig, weil ich mich so hilflos gefühlt habe.« Die Rechtsprechung Ende der 1940er Jahre sei »doch noch einmal ein Beweis dafür, dass damals das Bewusstsein für den Wert jedes Lebens auch noch nicht in den Köpfen der Juristen verankert war«. Marlene Schaub abschließend: »Auch wenn es keine Konsequenzen gibt, so ist es doch interessant, dass wir aus der Nachkriegsgeneration unbemerkt aktive Täter der Nazi-Zeit getroffen haben.«

Die Hamburgerin **Cornelia Kost** (* 1962) berichtete von ihren Erinnerungen an ihre einstige Kinderärztin:[23] »An Lotte Albers kann ich mich gut erinnern. Wir fuhren aus Neuwiedenthal nach Harburg, weil sie die einzige Kinderärztin war. Ich habe sie als extrem strenge und kalte Ärztin erlebt. Ich habe mich vor den Besuchen bei ihr sehr gefürchtet und wollte nie da hin. Meine Mutter musste mich einmal mit Gewalt in das Haus zerren, weil ich mich noch vor der Tür weigerte, hineinzugehen. Sie hatte einen weißen Kittel an und stellte knapp und direktiv ihre Fragen. Als wir Keuchhusten hatten, verweigerte sie uns Medikamente gegen den Hustenreiz mit dem Hinweis, wir sollten uns zusammenreißen. Das werde ich nie vergessen, meine Mutter schrie rum, ich solle mich beherrschen, und wir Kinder standen vor Husten fast am Ersticken im Bett. Ihre brutalen Impfungen haben mir eine lebenslange Angst vor Spritzen beschert. Erst mit dem Artikel in der Mopo[24] habe ich erfahren, dass sie eine Mörderin war. Ich kann jedes Klischee über solche Verbrecher leider nur bestätigen. Sie war bis zum Schluss ein böser Mensch.«

Auch **Christiane Döring** (* 1961) kann »nur Negatives« über ihre einstige Kinderärztin berichten.[25] Sie war von klein auf und bis zu ihrem 18. Lebensjahr bei Albers Patientin. »Sie war mir sofort unsympathisch. Ich empfand sie als falsch, das kam auch durch ihre süßliche Art zu sprechen.« Ihre Mutter zwang sie, sich bei ihrer Kinderärztin mit einem Blumenstrauß zu verabschieden, obwohl sie so unter der Medizinerin gelitten hatte, so die spätere Französisch- und Lateinlehrerin im September 2020. Ihre Mutter (* 1922) sei »sehr arztgläubig« gewesen.[26] Zudem sei die Mutter mit ihr wegen jeder Kleinigkeit zu Albers gegangen. Auch, wenn sie mal gar keine Symptome zeigte, musste sie »zur Kontaktpflege« in die Arztpraxis. Für ihre Mutter sei es wichtig gewesen, dass sie »funktionierte«. Mit drei Jahren musste sie sechs Wochen lang ins Kinderheim nach Ehestorf, wo Albers Heimärztin war. »Ich war ein Stubenhocker, blass und spiddelig, deshalb sollte ich in diesen Kinderknast.« Dort gefiel es ihr gar nicht. Als sie in einem Bett einmal auf der falschen Seite lag, herrschte sie eine Erzieherin an, sie solle sich gefälligst »richtig« hinlegen.

Die Pädagogin, die zeit ihres Lebens in Harburg lebte, hat sich durch die Erfahrungen mit Albers später komplett von der Schulmedizin abgewandt, vertraut heute einer Heilpraktikerin und ist absolute Impfgegnerin. »Mein siebenjähriger Sohn ist gegen nichts geimpft und er ist kerngesund und war noch nie krank. Die Kinderkrankheiten soll man sich lieber austoben lassen«, so Döring. Sie wirft ihrer Kinderärztin vor, sie unnötigerweise behandelt zu haben, anstatt ihrer Mutter Verhaltensänderungen nahezulegen. So musste sie als zwölfjährige Gymnasiastin stets um 19 Uhr zu Bett gehen. Und weil sie deshalb so schlecht schlafen konnte, ging ihre Mutter mit ihr zu Albers. Zunächst verschrieb diese ihr Baldrian und, als das nicht half, Schlaftabletten mit Brom. Als sie in der 11. Klasse ein Attest für den Sportunterricht erhalten wollte, lächelte Albers sie süßlich an und sagte: »Geh mal zum Sport, das tut dir gut.« Eine schöne Erinnerung hat Christiane Döring dann aber doch an die Besuche in der Kinderarztpraxis: Als Belohnung durfte sie danach auf einer der beiden großen Figuren vor der Löwenapotheke sitzen. Und viel später: Die Schüler einer ihrer Klassen lauschten ihr im »Werte und Normen«-Unterricht gebannt, als sie von ihren Erfahrungen mit ihrer einstigen Kinderärztin berichtete, die während der NS-Zeit behinderte Kinder getötet hatte.

Albers hat den Bruder von **Sönke Pesch** (* 1962) Mitte der 1970er Jahre gerettet.[27] Der 1969 Geborene klagte über starke Leibschmerzen und hatte hohes Fieber. Dr. Albers kam von Harburg nach Neugraben zum Hausbesuch, mahnte dann zur Eile und kümmerte sich darum, eine unverzügliche Krankenhauseinweisung vorzunehmen. Im AKH Harburg wurde sein Bruder nach einem Blinddarmdurchbruch gerade noch rechtzeitig operiert. Die Ärzte meinten, dass es »auf Messers Schneide« gestanden habe.

Sönke Pesch selbst war allenfalls in der Grundschulzeit noch Patient am Schloßmühlendamm. Er selbst hat die Behandlung als professionell empfunden. Die Ärztin war eine große Respektsperson für ihn. »Sie war auf eine – wenn auch sehr reservierte – Art doch freundlich und zugewandt und wirkte sehr routiniert auf mich.« Alles ging sehr zügig vor sich, jeder Handgriff »saß«. Die Haare trug Frau Dr. Albers zum Dutt hochgebunden, was ihre Erscheinung sicher noch strenger wirken ließ. Aber Angst hatte Pesch nicht vor Frau Dr. Albers.

Sönke Pesch beantwortete die Frage, wie er als ehemaliger Kinder-Patient das Wirken der Ärztin in der Nachkriegszeit im Wissen um die Taten während der NS-Zeit beurteilt: »Nun, diese Frage ist meines Erachtens nicht leicht zu beantworten, weil es sicherlich zu einfach wäre, ihr mit dem heutigen Wissen um die und der heutigen Bewertung der NS-Zeit zu begegnen. Wenn ich richtig informiert bin, wurde Frau Dr. Albers wegen ihrer Verbrechen in der NS-Zeit zwar angeklagt, aber nie verurteilt. So formal betrachtet ist gegen ihr Wirken in der Nachkriegszeit zunächst vielleicht nichts einzuwenden. Allerdings hängt dieser Umstand sicher auch damit

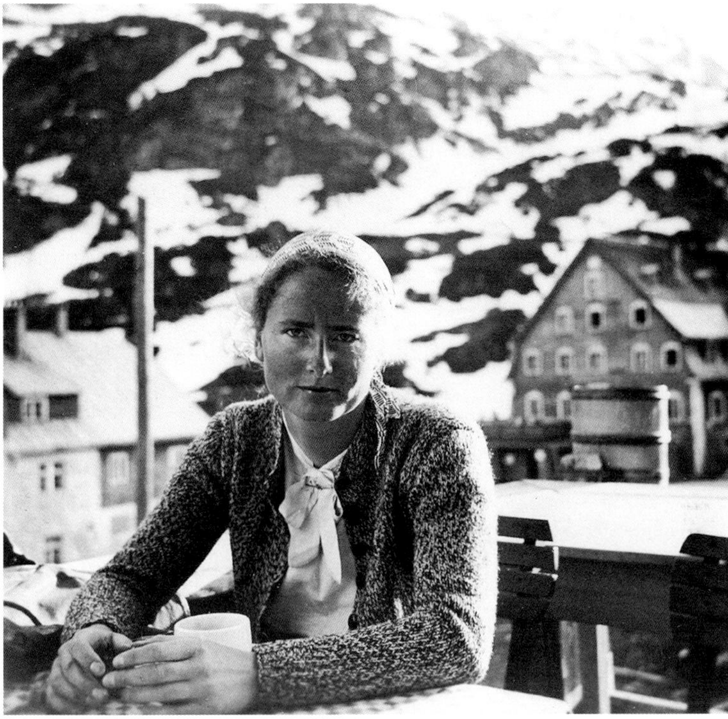

1937 wurde Lotte Albers am Krankenhaus in Schwabing ausgebildet. Sie genoss die alpine Landschaft, was viele Fotos in ihren Alben belegen

zusammen, dass die Justiz (und die Ärztekammern) in der Nachkriegszeit mit den NS-Tätern aus heutiger Sicht und nach heutigem Wissensstand viel zu verständnisvoll und nachlässig gewesen sind. Aber das mag in den 60er Jahren durchaus noch nicht Konsens in der Gesellschaft gewesen sein. Aus jetziger Sicht ist es natürlich ganz fürchterlich, dass eine Ärztin mit dieser Vorgeschichte später unbehelligt praktizieren durfte. Denn dass sie in der NS-Zeit etwa gutgläubig und reinen Gewissens gehandelt haben könnte, halte ich jedenfalls bei einer zum Kriegsende 34-Jährigen für undenkbar. Es ist im Nachhinein ein beklemmendes Gefühl, selbst Patient einer solchen Frau gewesen zu sein, die einen in früherer Zeit vielleicht sogar getötet hätte, wäre das nach ihren Kategorien ›notwendig‹ gewesen …«

»Freunde von mir waren mit ihrem erstgeborenen Kind bei Dr. Albers in Behandlung. Sie war die einzige Ärztin, die den angeborenen Herzfehler des Kindes erkannt hatte und die erneute Einweisung ins Krankenhaus veranlasste. Trotz aller Bemühungen ist das Kind wenige Tage später (1979) verstorben. Weitere Erinnerungen haben die beiden nicht«, berichtete **Wolfgang Benecke** aus Harburg.[28] **Dr. Felix Hartung** und schon dessen Vorgänger, Dr. Dudden, vertraten Dr. Albers bei Abwesenheit.

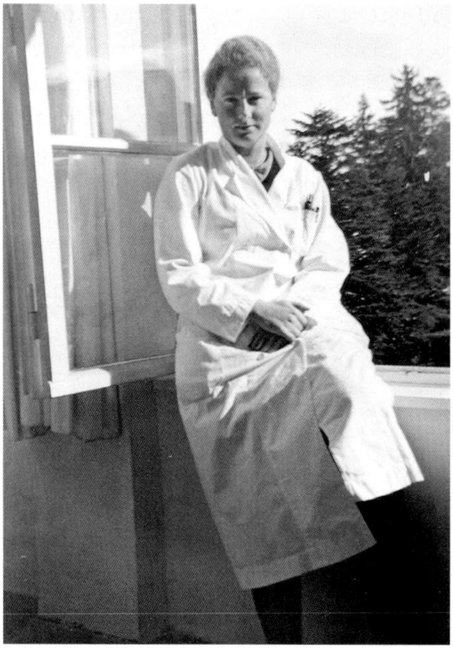

Lotte Albers 1939
als Volontärärztin im Allgäu

Der Kinderarzt Hartung kannte Albers »erst seit 1962«. Er schätzte seine Kollegin. Sie sei »zuverlässig« gewesen, sagte Hartung. »Wir haben uns gegenseitig vertreten. Es gab nie Probleme.« Bei der Trauerfeier sei eine große Schar der früheren Rothenburgsorter Krankenschwestern gewesen, »die immer noch sehr gut von ihr sprachen«. Dann berichtete Hartung vom »Waldhaus« der Medizinerin, »wo wir einmal im Jahr, kurz vor Weihnachten, zusammenkamen«. Da habe man sich über alles Mögliche »rauschend unterhalten«, aber niemals über die NS-Zeit. »Das war ein Kapitel, das nie erwähnt wurde.« Beiläufig habe er einmal an anderer Stelle von den Vorwürfen aus der Rothenburgsorter Zeit gehört. Den einstigen Chef von Albers am KKR, den Krankenhausleiter Dr. Bayer, habe er auch kennengelernt. »Der hatte ja einen Bombenruf und eine Riesenpraxis an der Außenalster, am Schwanenwik«, erinnerte sich der im Jahr 2011 89-Jährige. Die Frage sei, was passiert wäre, wenn man den Befehlen nicht Folge geleistet hätte. Man sei damals den Vorgesetzten gegenüber gehorsam gewesen. Die oberen Ärzte hätten eine »ungeheure Rolle« gespielt. Er habe selbst erfahren, wie der berühmte Professor Ferdinand Sauerbruch seinen Oberärzten auf die Finger geschlagen habe.

Prof. Dr. Gerd Albers († 31.1.2015), der jüngere Bruder von Lotte Albers, lebte zum Zeitpunkt meiner Gespräche mit ihm in Germering bei München. Er sprach sehr offen über seine Schwester. Mit der Mutter hat seine Schwester immer engen Kontakt gehalten. Mit ihm, dem späteren Stadtplaner, der Hamburg durch seinen Einsatz bei der Kriegsmarine und später als Forscher früh verlassen hat, war nur gelegentlicher Kontakt garantiert. »Natürlich haben wir immer Besuche gemacht und uns geschrieben. Wir haben uns aber selten gesehen. Ich habe sie auch in ihrem Wochenendhaus bei Klecken besucht«, sagte der 1919 Geborene. Von den Tötungen im KKR wusste er, er habe sich mit seiner Schwester auch darüber unterhalten. Sie habe ihm gesagt, dass sie nicht beteiligt gewesen sei. »Ja, ich weiß, dass sie in dieser Frage mit einbezogen war.« Er habe nicht den Eindruck gehabt, dass die Tötungen oder die Nachforschungen der Behörden und Medien seine Schwester belastet hätten. Er bezeichnete das Phänomen als »Verdrängung«.

Albers besaß vier Fotoalben seiner Schwester, die diese gewissenhaft und offenbar auch liebevoll mit Aufnahmen bestückt hat. Drei Bände behandeln die Zeit, die Albers als Volontärärztin im Allgäu verbracht hat. Die junge Frau scheint dort glücklich gewesen zu sein, machte viele Naturaufnahmen, aber auch immer wieder Bilder von kleinen Kinderpatienten. Letzteres setzte sich auch in der Rothenburgsorter Zeit fort. Seine Schwester war etwa 1,80 Meter groß, schätzte der Greis. Auf den Fotos, die die drahtige Frau zeigen, fallen zunächst einmal die krausen Haare auf, die sie sich meist zusammenband. Beider Großvater war Handelsmann in Lüneburg und kam der Geschäfte wegen nach Hamburg. Dort trat dessen 1880 geborener Sohn Ernst in die Fußstapfen seines Vaters und wurde Ostasien-Kaufmann.

Die Familie, zu der drei Kinder gehörten, nämlich der 1910 geborene Heinz, die 1911 geborene Lotte und der 1919 geborene Gerd, wohnte im Hamburger Stadtteil Hohenfelde. Am Nordufer der von Wandsbek hereinkommenden Wandse hatten sie ihre Wohnung. In den Hamburger Adressbüchern findet man Ernst Albers unter der Adresse Immenhof und zwar 1916 und 1923.[29] Bevor Gerd Albers geboren wurde, wohnte die Familie auf der Südseite der Wandse, an der Güntherstraße. Später zog die Familie an die Hartwicusstraße. Von dort hatte man den Blick »schräg so ein bisschen auf die Außenalster«, erinnerte sich Albers. Hier, wenige Hundert Meter weiter westlich, war die Familie 1926 und 1928 verzeichnet. Diese Häuser fielen allesamt den Bombenangriffen zum Opfer. Heute stehen hier große Wohnblocks. Bereits 1931 lautete die neue Anschrift von Ernst Albers: Sierichstraße. Lottes und Gerds Bruder Heinz starb mit 14 Jahren. Lotte musste sich nicht allzu viel um das Nesthäkchen Gerd kümmern. Wohl legte sie aber hin und wieder bei der allzu ängstlichen Mutter ein gutes Wort für Gerd ein. »Meine Schwester und ich hatten ein sehr harmonisches Verhältnis. Als ich auf Reisen gehen wollte, hat sich meine Schwester für mehr Freizügigkeit bei meiner Mutter eingesetzt.«

Schon während der NS-Zeit hätte Albers vielleicht studieren können, aber der Vater gab infolge der Weltwirtschaftskrise seinen Handel auf und hatte kein Geld für das Studium seines Sohnes. Er riet ihm, sich in Deutschland um ein Stipendium zu bewerben. »Ich entsinne mich eines Gesprächs, das mein Vater mit mir führte, als ich 15 Jahre alt war. Ich wollte das aber nicht, denn das hätte bedeutet, dass man sich in die NS-Strukturen hätte begeben müssen. Ich war bei der Bündischen Jugend. Die war unpolitisch, wurde aber später von der Hitlerjugend geschluckt. Das gab natürlich einige Reibereien. Nach dem Abitur aktivierte ich einen alten Jugendtraum und ging zur Marine.« Er und seine Schwester seien nicht Mitglied der NSDAP gewesen.

Bei der Gelegenheit korrigierte Albers eine Aussage, die er während unseres ersten Telefonats gemacht hatte. Seine Schwester hatte ihm nämlich sehr wohl gesagt, dass sie »in die strategische Organisation« der Kindertötungen in Rothenburgsort eingebunden war. »Ich war junger Marineoffizier und habe mir glücklicherweise kein moralisches Urteil darüber bilden müssen«, meinte er, und dann sagte er, dass er in »gewisser Weise Verständnis« für diese Taten habe, führte den Gedanken aber nicht zu Ende. Von »unwertem Leben«, wie es die Nationalsozialisten nannten, wollte er nicht sprechen, man merkte aber, dass er die Denkstrukturen der damaligen Zeit nachvollziehen konnte. Er habe sich »keine definitive Meinung« über die »Euthanasie« gebildet, sagte er bei einem weiteren Gespräch Monate später. Er habe »Verständnis für eine Situation, in der man weiß, es wird nichts, aber ernsthaft habe ich mich mit dieser Frage nicht auseinandergesetzt«. Der alte, hoch angesehene Mann hatte Schwierigkeiten, über die Taten seiner Schwester zu reden. Was er meinte, ist offenbar: Er konnte verstehen, dass es schlimme Situationen im zerbombten Hamburg gegeben hat, in der Medizinerinnen bei angeblich hoffnungslosen Fällen Todesspritzen gesetzt haben. Über politische Dinge habe er nach dem Krieg wenig mit seiner Schwester gesprochen.

Lotte Albers wollte von vornherein Kinderärztin werden. »Ich entsinne mich keines anderen Zieles.« Einen Mann gab es nie in ihrem Leben, er wisse jedenfalls von keinem, auch wenn auf den Fotos aus dem Allgäu einige Male ein dunkelhaariger junger Mann abgebildet ist. Die vielen Aufnahmen in den drei Allgäu-Fotoalben, die zwischen 1938 und 1940 entstanden sind, zeigen oft Sonnenuntergänge und Landschaften. Sie muss die Natur geliebt haben, auch wenn sie später immer in Hamburg beziehungsweise Harburg geblieben ist. Als Ausgleich kaufte sie sich aber ihr Wochenendhaus in Klecken südlich von Harburg, wo sie sich gern aufhielt. Bis zum Schluss sei sie Auto gefahren.

Nachkriegsfotos von seiner Schwester besitze er nicht. Woran seine Schwester gestorben ist, konnte Albers nicht sagen. Er wusste noch, wie er und seine Frau seine Schwester zu Weihnachten 1991 besuchten. Da war sie schon müde und meinte, dass sie im Januar einmal zum Arzt gehen müsse. Dann verstarb sie Ende des Monats Januar 1992. Er wurde als Alleinerbe eingesetzt.

In den Fotoalben hat Albers auch die Stationen ihrer Ausbildung festgehalten: Vom 1.1. bis 30.4.1937 arbeitete sie als Medizinalpraktikantin in Hamburg, vom 1.5. bis 31.8. in Berlin. Man bildete sie am dortigen Lazaruskrankenhaus aus. Die nächsten vier Monate bis zum Jahresende 1937 brachte sie am Schwabinger Krankenhaus zu. Nach dem ersten kleinen Bombentreffer des KKR war Albers von Juli bis August des Jahres 1941 auf der KKR-Ausweichstation Billstedt und nach dem Feuersturm von August 1943 bis März 1944 in Wentorf. Die nach der Bombardierung Hamburgs 1943 evakuierten Säuglinge begleitete unter anderem Dr. Albers ins Ausweichkrankenhaus Schwarmstedt, hat Thevs herausgefunden. 1942 wurden hier Baracken als Krankenhaus hochgezogen. Auch im Ausweichkrankenhaus Schwarmstedt starben etliche Säuglinge. Emma Helia und Ernst Sauerwein vom Heimatarchiv Schwarmstedt haben die Namen der aus Hamburg stammenden Kinder aus den Kirchenbüchern notiert:[30] Demnach starben in Schwarmstedt in der Zeit vom 8.8. bis zum 25.9.1943 15 Säuglinge, die nicht aus der Region kamen. Nur bei fünf ist der Heimatort unbekannt, die meisten der Säuglinge stammten aus Hamburg, von sieben ist sogar die genaue Adresse bekannt. Im Sterberegister ist am 12.9.1943 zu diesen Kindern vermerkt: *»Die im Krankenhaus verstorbenen Kinder waren nach dem schweren Fliegerangriff in Hamburg von einer Ärztin und mehreren Schwestern gerettet und fanden hier Aufnahme. Ob die Kinder getauft waren, ist unbekannt.«* Bei dem am 8.6.1943 geborenen, am 25.9. in Schwarmstedt gestorbenen und tags drauf beerdigten Max Rainer Körtge aus Hamburg ist im Sterberegister angemerkt, dass die Angehörigen am 30.7.1952 vergeblich nach dem Grab des Kindes gesucht haben. Wenn sich schon neun Jahre nach den Sterbefällen niemand in Schwarmstedt mehr erinnern konnte, wo die Kinder bestattet worden sind, so wird man heute sicher nur noch durch einen Zufall auf ihre letzte Ruhestätte stoßen.

Martin Albers, der Sohn von Gerd Albers und der Neffe von Dr. Lotte Albers, versuchte einen ersten schriftlichen Erklärungsansatz:[31]

»Meine Tante war ein politischer Mensch, wenn auch nicht parteipolitisch aktiv. Sie war dabei äußerst konservativ und durchaus national eingestellt, aber eher im Sinne eines vorfaschistischen Patriotismus beispielsweise der DNVP. Insofern kam ein Hinterfragen der nationalen Sache in Kriegszeiten für sie nicht infrage: ›Man steht zu seinem Volk und hält zusammen. Und man wertet nach einer Niederlage diesen Einsatz auch nicht ab‹«, fasste Martin Albers in seinen Worten zusammen: »Sie stand also loyal zur Reichsregierung, und aus meiner Sicht ›fehlte‹ hier der Wille, sich deren verbrecherischen Charakter einzugestehen. Wie sie aber politisch zu den Nationalsozialisten als Partei stand, weiß ich relativ ungenau. Es gibt zwei Gründe, weswegen ich annehme, dass sie sich auch während des Dritten Reichs wohl nicht als Nationalsozialistin, sondern eher als Konservative betrachtet hat: Erstens: Sie war ausweislich ihrer ganzen späteren Arbeit als Kinderärztin in Harburg, also einem durchaus ausländerreichen Stadtteil von Hamburg, keine Rassistin: Sie lehnte andere ›Rassen‹ nicht ab und hat auch die Gegenwart von Ausländern in Hamburg, woher sie auch kamen, Pakistan, Afrika, was immer – niemals auch nur ansatzweise kritisiert. Stattdessen verkehrte sie in diesen Haushalten als Ärztin und freute sich über die vielen Kinder, die es da manchmal gab. Wahrscheinlich war sie als Hamburgerin, als Hafenstädterin dafür einfach zu weltoffen und als Ärztin, also als Naturwissenschaftlerin dazu zu sachlich. Auch idealisierte sie die ›nordische Rasse‹ nicht. Ich habe nie etwas Derartiges von ihr gehört – und mit ihrer Meinung hielt sie ja nicht hinter dem Berg.« Das Geschäft ihres Vaters, des Ostindienkaufmanns Ernst Albers, wurde durch die Wirtschaftskrise und dann vor allem durch die Autarkiepolitik der Nationalsozialisten ruiniert: Er musste schließen. Es ging der Familie Albers unter den Nationalsozialisten also erheblich schlechter als vorher. Außerdem vertrete man als Ostindienkaufmann eine gewisse Weltoffenheit der Politik und Wirtschaft, meinte Martin Albers.

»Von den Kindstötungen in Rothenburgsort hatte ich übrigens bis etwa zehn Jahre vor dem Tod von Lotte Albers gar nichts gewusst. In meiner Gegenwart war davon nie die Rede gewesen. Als das Thema im Gespräch mit meinem Vater dann einmal auftauchte, war er erstaunt, dass ich nichts davon wusste. Etwas später wurde die Sache auch im Gespräch mit Albers zum Thema. Auch sie war erstaunt, dass ich davon so lange nichts gewusst hatte. Aus diesem Erstaunen schließe ich, dass mein Vater und meine Tante das Thema nicht absichtlich verheimlicht, sondern offenbar einfach jahrelang nicht angeschnitten hatten, weil sie es als bekannt voraussetzten, weil die Beschäftigung damit schmerzlich war und weil es dazu aus ihrer Sicht nichts Neues mehr zu sagen gab. Ich habe nicht nachgehakt – weil es mir immer unfair erschien, als Nachgeborener und also wohlfeil Unbescholtener irgendwelche Leute auf ihre damaligen Taten festzunageln«, sagte der Architekt.

Bei einem weiteren Interview Monate später beantwortete Martin Albers Fragen, die darauf abzielten, seine Erinnerung an das Gespräch mit seiner Tante über die Kindertötungen zu wecken. Er kam nur stichwortartig dazu: Lotte Albers habe »kein Schuldempfinden« gehabt – »oder nur kein eingestandenes Schuldempfinden?«, fragte sich ihr Neffe. Sie wies auf den gültigen Freispruch[32] vor Gericht hin (der mit der Begründung »Rechtsirrtum« ausgesprochen wurde). Sie zeigte sich empört darüber, dass der Vorwurf trotzdem andauernd oder zumindest sporadisch immer wieder von Neuem erhoben wurde. Sie rechtfertigte die Tötungen durch die Zwänge des Kriegs: »Beispiel: Wenn eine Mutter ein Kind mit Wasserkopf hat und das bei jedem Alarm in den Keller schleppen muss, dann ist das eine unzumutbare Belastung für die Mutter; es erschwert ihr, den Keller zu erreichen und gefährdet ihr Leben. Sie übte grundsätzliche Kritik an der Kritik an den Menschen, die sich im Dritten Reich engagiert haben, weil es nicht gut für eine Gemeinschaft sei, wenn die ganze Vätergeneration verurteilt wird und als moralische Autorität ausfalle. Meine Antwort, das sei in der Tat ein Problem, aber am besten durch Einräumen des Fehlers seitens der Vätergeneration zu kurieren, und nicht durch Leugnung oder Beschönigung des Fehlers, fand keinen Widerhall. Im Großen und Ganzen scheint mir das eine der typischen Haltungen von Leuten, denen solche Fehler unterlaufen sind. Untypisch mag sein, dass Lotte Albers nie einen verlogenen Schmusekurs gefahren ist«, sagte Martin Albers.[33]

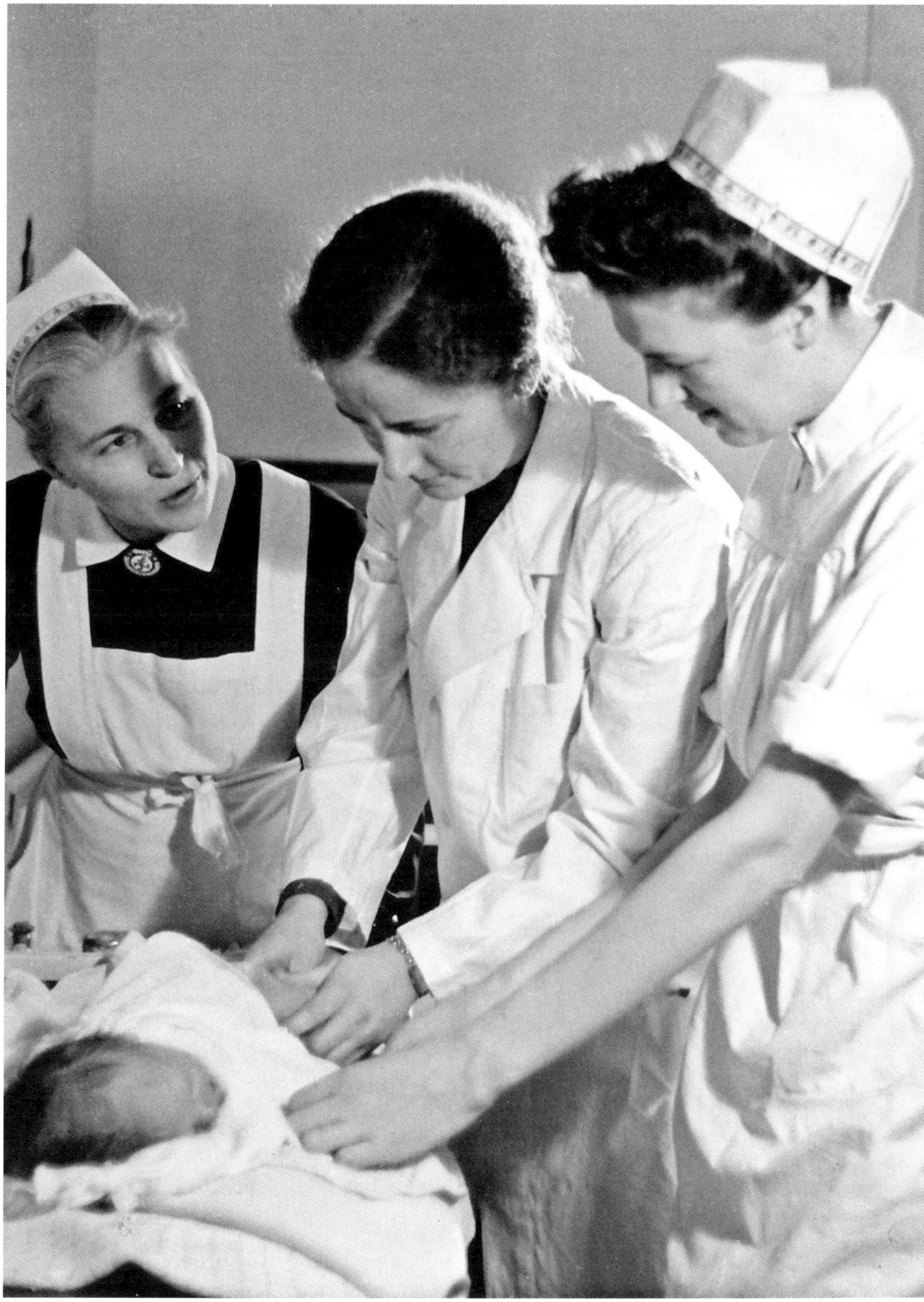

Für ein NS-Propagandafoto stellte Lotte Albers eine Untersuchungsszene nach

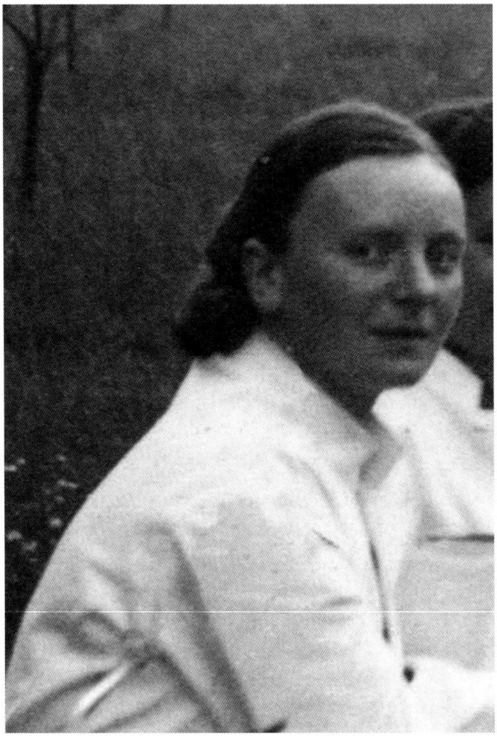

Ursula Petersen (1912 bis 1980)

* 7.2.1912 in Berlin,
† 2. oder 3.12.1980 in Hamburg
unverheiratet, keine Kinder
am KKR vom 15.7.1939 bis 1948

Die Depressive: Ursula Petersen

Der Kinderärztin Dr. Ursula Petersen schrieben die Ermittler sechs Tötungen zu.[1] Thevs weist ihr aber sogar sieben Tötungen namentlich nach. Am 21.7.1943 starb **Rita Ahrens** (* 8.12.1937 in Hamburg-Altona). Mit drei Jahren sprach sie lediglich die Wörter »Mama« und »Papa«, wie Thevs herausfand. Sie zeigte Anzeichen des Down-Syndroms. In der »Kinderabteilung des Krankenhauses der Heil- und Pflegeanstalt Langenhorn« verabreichte der dort verantwortliche Arzt Knigge dem Kind zweimal Luminalinjektionen. Das Kind überlebte eine Lungenentzündung und wurde nach Rothenburgsort verlegt. Dort injizierte die Stationsärztin Petersen eine höhere Dosis Luminal, als Knigge das in Langenhorn getan hatte. Sie gab als Todesursache »*Mongolismus, Pneumonie*« an. Rita schloss kurz vor dem Feuersturm, der Rothenburgsort in Schutt und Asche legte, für immer ihre Augen.[2]

Am 14.12.1941 starb **Anneliese Drost** (* 23.3.1941 in Jever in Oldenburg) durch Petersens Luminalspritze. Am 10.9. hatte Petersen die Behandlung des mehrfach behinderten kleinen Mädchens übernommen.[3]

Am 19.6.1943 endete das Leben von **Lisa Marie Huesmann** (* 3.5.1940 in Kronprinzenkoog, Kreis Süderdithmarschen) im KKR. Sie litt unter Epilepsie und Demenz. Das waren zwei der wesentlichen fünf Behinderungen, die auf dem Meldebogen an den Reichsausschuss aufgelistet sind. Auch ihr verabreichte Petersen eine Spritze. An den Folgen der Injektion ging das Kind zugrunde.[4]

Nur drei Monate alt wurde **Gundula Johns** (2.8. bis 18.11.1942), die mit verschiedenen Behinderungen in Hamburg geboren wurde. Weil das Kind so schwach war, brauchte Petersen keine Hilfe einer Schwester, als sie dem Säugling die Luminalspritze verabreichte.[5]

Keine vier Monate alt wurde **Peter Löding** (* 16.3.1944 in Hamburg-Rahlstedt). Am 15.7.1944 starb er, nachdem Petersen ihm eine Spritze verabreicht hatte. Das geschah übrigens im Pestalozziheim in Hamburg-Wohldorf, seinerzeit eine Außenstelle des KKR. Petersen diagnostizierte bei der Aufnahme des Kindes »*Mongolismus und Vitium cordis congenitum*«, einen angeborenen Herzfehler. Die Mutter fragte Bayer, nachdem er ihr ausgemalt hatte, welch ein Leben ihr Kind führen werde, ob er ihm nicht etwas geben könne, damit es einschlafe. Bayer soll so getan haben, als käme so etwas überhaupt nicht in Betracht. Petersen gab in der Krankenakte »*Kreislaufschwierigkeiten*« als Todesursache an.[6]

Am 21.7.1943 starb **Dagmar Schulz** (* 14.12.1940 in Hamburg) im KKR. Petersen verabreichte dem Kind die Todesspritze. Als Dagmar ein halbes Jahr alt war, wies man sie aufgrund ihres Aussehens (»*Schilddrüsenunterfunktion*«) in das Kinderkrankenhaus ein. Ihre Händchen waren geschwollen, das Gesicht soll entsprechend ausgesehen haben. Als Dagmar sieben Monate alt war, sei sie »*träge*« gewesen und zeigte keine geistige Entwicklung, urteilte Krankenhausleiter Bayer. Das Kind kam wieder nach Hause. Als es eineinhalb Jahre alt war, untersuchte Friedrich Knigge Dagmar in Langenhorn. Dabei stellte er fest, dass sie nicht selbstständig sitzen und sprechen konnte, wohl aber jemanden fixierte. Er nahm sie als ein gutmütiges, freundliches Kind wahr. Er führte erfolgreich eine weitere Thyreoidin-Kur durch. Das Kind konnte nun allein am Gitter seines Bettchens stehen. Auf seinen Namen reagierte es immer noch nicht. Das Mädchen suchte aber Beachtung und Zuwendung, wenn jemand auf es zuging, wie Thevs schreibt. Anschließend holte die Mutter Dagmar erneut nach Hause. Warum das Kind danach wieder ins KKR kam, ist unbekannt.[7]

Am 6.4.1943 starb **Peter Timm** im KKR. Der am 16.9.1939 in Hamburg geborene Junge lebte in der Familie seines Vaters (dieser war Bäcker) in Eilbek. Vermutlich im Herbst 1942 wies man Peter mit der Diagnose »*Wasserkopf*« ein. Petersen nahm ihn auf der Kleinkinderstation auf. Nach mehrmonatiger Beobachtungszeit starb der Dreieinhalbjährige angeblich an einer tuberkulösen Meningitis. Petersen gab ihm die tödliche Luminalspritze.[8]

Die Katholikin Ursula Petersen erblickte am 7.2.1912 in Berlin das Licht der Welt. Ihr Vater, der Studienrat Wilhelm Petersen, kam für sein Studium und die anschließende Ausbildung zum Lehrer aus seiner Heimat Schlesien in die Metropole. Der Geburtsname der Mutter lautet Knigge. Sie hieß entweder Emma oder Erna – der Vorname ist in den Akten nicht genau zu entziffern. Die Familie lebte in einer Siedlung mehrgeschossiger Wohnblöcke in Berlin-Wilmersdorf. In den Berliner Adressbüchern erscheint der Vater von 1912 bis 1919 unter der Adresse Joachim-Friedrich-Straße. Hier kamen Ursula und wahrscheinlich auch ihre ersten beiden Geschwister zur Welt: Barbara (* 16.4.1914)[9] war zwei Jahre, Wolf (* 15.11.1915) fast vier Jahre jünger.

Die junge fünfköpfige Familie muss spätestens 1919 nach Ratibor, in Wilhelms schlesische Heimat, umgezogen sein, wo er im April eine Anstellung am Realgymnasium antrat. Unter den Nationalsozialisten hieß diese Lehranstalt Grenzlandschule.[10] Am 19.8.1919 erhielt die Familie weiteren Zuwachs, ein Mädchen,[11] am 20.1.1922 folgte das fünfte Kind der Familie, wieder eine Tochter.[12] Beider Namen hielt man in der Akte des Ratiborer Realgymnasiums nicht fest. Umfangreiche Recherchen nach dem Verbleib der Familienmitglieder blieben ohne Ergebnis. Nach dem Abitur an einem Reformgymnasium in Ratibor, im damals äußersten südöstlichen Zipfel des Deutschen Reichs, studierte Ursula Petersen von 1931 bis 1938 Medizin an den Universitäten Hamburg, Berlin und Rostock. Eine Auslandsreise führte sie 1933 nach Polen, wo sie Verwandte besuchte, und 1936/37 hatte sie eine »*Tätigkeit in der Wechselstube der Fährschiffe*« aufgenommen, die zwischen Deutschland und Dänemark verkehrten.[13] Am 1.3.1939 legte sie ihr Staatsexamen ab. Anschließend arbeitete sie viereinhalb Monate lang beim Gesundheitsamt Güstrow in Mecklenburg.[14]

Am 15.7.1939 fing sie als Kinderärztin am KKR an. »*Es wurde von mir und soviel ich weiß auch von Dr. Bayer Sterbehilfe an idiotischen Kindern geleistet*«, sagte sie aus. Sie gab an, dass der Tod innerhalb von zwei Tagen eingetreten sei, nachdem die Kinder eine Spritze erhalten hätten. »*Ich bin der Meinung, dass von mir und Dr. Bayer die Diagnose nach einer drei- bis sechswöchigen Beobachtung sehr gewissenhaft gestellt wurde.* [...] *Wenn ich gewusst hätte, dass die Sterbehilfe keine gesetzliche Grundlage gehabt hätte, hätte ich diese Hilfe nicht geleistet.*«[15] Bei einer weiteren Vernehmung[16] gab sie zu Protokoll, nicht Mitglied der NSDAP gewesen zu sein. Vom 15.7.1939 bis zum 1.4.1948 habe sie am KKR gearbeitet. Diese Angabe deckt sich mit derjenigen der Krankenhausverwaltung. Die Ärztinnen im KKR hätten nicht nach der Rechtmäßigkeit ihrer Handlungen gefragt: »*Es geschah alles mit einer solchen Selbstverständlichkeit und Dr. Bayer und die beiden Assistenzärztinnen waren menschlich und ärztlich so wertvolle Menschen, daß ich niemals an der Rechtmäßigkeit ihres Handelns einen Zweifel hegen konnte.*« Sie meinte damit offenbar die beiden Oberärztinnen Helene Sonnemann und Ilse Bauer. Petersen sagte aber auch aus, dass Bayer »*turmhoch über uns*« gestanden habe.

Die Spritzen mit der Luminallösung wurden nicht von den Schwestern, sondern von den Ärztinnen aufgezogen, sagte sie am 27.7.1948 aus: »*Nachdem etwa 1942 Dr. Bayer die Schwestern über die Euthanasie informiert hatte, bestand keine Veranlassung, die Verabfolgung der Spritzen heimlich durchzuführen. Solange die Euthanasie vor den Schwestern geheim war, haben wir Ärztinnen die Injektion alleine durchgeführt. Nach der Bekanntgabe an die Schwestern waren die Schwestern bei Verfolgung* [sic!] *der Injektion allgemein zugegen und haben dann auch das Kind gehalten.*«[17]

Im Jahr 1963 wurde erneut gegen Ursula Petersen ermittelt, weil der Vater eines im KKR gestorbenen Jungen, Walter Haßkarl aus Altona, meinte, dass man ihm bei Nachforschungen im Januar 1945 im KKR gesagt habe, dass man sein Kind Claus-Dieter (Jahrgang 1936) getötet habe.[18] Er beschuldigte Petersen, ihm damals diese Mitteilung gemacht zu haben. Während der Ermittlung konnte Petersen diesen Sachverhalt aber widerlegen, da sie sich zu dem Zeitpunkt gar nicht in dem KKR-Haupthaus an der Marckmannstraße in Rothenburgsort aufgehalten habe, sondern im dauerhaften Einsatz in einer der Außenstellen gewesen sei. So verlief auch dieser Ansatz einer strafrechtlichen Aufarbeitung im Sande.

Dass sie es gewesen sei, die Haßkarl den Tod seines Kindes erklärt habe, sei »völlig unmöglich«, sagte Ursula Petersen am 15. Mai 1963 aus: »Ich bin im Frühjahr 1944 in das Ausweichkrankenhaus nach Wohldorf-Ohlstedt versetzt worden. Erst nach der Kapitulation gegen Pfingsten 1945 bin ich dann wieder zurück nach Rothenburgsort gekommen. Während dieses Jahres bin ich auch nicht einmal vertretungsweise in Rothenburgsort mehr tätig gewesen. Es ist daher völlig unmöglich, daß ich mit diesem Zeugen gesprochen habe.« Der ihr vorgelegten Krankenakte von Claus-Dieter Haßkarl entnahm Petersen bei der Vernehmung, dass Dr. Ortrud von Lamezan das Kind im KKR aufgenommen habe und dass Dr. Ingeborg Wetzel Stationsärztin gewesen sei. Von Letzterer wusste sie, dass sie als Kinderärztin in Rahlstedt an der Amtsstraße 2 tätig war. »In der Krankenakte erscheint dann der Name Dr. Schwabe, über deren Verbleib ich nichts weiß.« Dass die Namen dieser drei Ärztinnen in der Krankenakte verzeichnet sind, bestätigte auch Bayers rechte Hand, die 1963 immer noch im KKR tätig war, Gertrud Frenz. Zudem bescheinigte der damalige Ärztliche Direktor des KKR, dass in der Krankenakte keine Einträge mit Petersens Handschrift angefertigt worden seien.

Die Tatsache, dass das Kind seziert worden war, wertete Petersen als eindeutigen Beleg dafür, dass es nicht getötet worden ist, denn: »Es ist ja bekannt, daß gegen mich ein Verfahren geschwebt hat und daß auch ich Kinder getötet habe. Ich weiß aber, daß in meinen Fällen keine Sektionen stattgefunden haben.« Schließlich werden Haßkarl und Petersen gegenübergestellt und sie erklärt: »Dieser Vorgang, vor allem der Vorgang über das Auffinden der Leiche des Kindes durch die Mutter, ist nicht im Stile Rothenburgsorts gewesen. Alle Kinder, ob normal gestorben oder getötet, wurden aufgebahrt und mit einem Sträuschen [sic!] versehen, den Angehörigen auf Wunsch gezeigt. Wenn das Kind jedoch seziert worden ist, dann ist es nach St. Georg gekommen, was auch das Sektionsprotokoll ausweist.« Über Bayers einstige Vorzimmerdame Frenz heißt es im 1963er-Protokoll der Kriminalpolizei: »Frau Frenz gibt weiter an, dass die sogenannten ›Reichsausschußkinder‹ nie seziert wurden und dass alle Kinder nur mit Genehmigung ›behandelt‹ wurden. Ihres Wissens sind niemals nachträgliche Genehmigungen aus Berlin eingeholt worden.« Anders war das bei einigen dieser Opfer aus der damaligen Lüneburger Heil- und Pflegeanstalt, denn Jahrzehnte nach den Morden entdeckte der damalige Doktorand Marc Burlon noch Hirnschnitte von dort ermordeten behinderten Kindern in einer Sammlung des UKE. Im Jahr 2019 wurde Burlon Ärztlicher Direktor der Nachfolgeanstalt in Lüneburg, der Psychiatrischen Klinik.

Am 11.10.1963 wird Petersen mitgeteilt, dass auch diese Ermittlungen gegen sie eingestellt worden sind. Man hat zwar die Ärztin Dr. Margarita van der Borg in Sinsheim zu der Sache gehört, aber nicht die drei durch die Krankenakte des Kindes identifizierten Ärztinnen, die 1963 allesamt noch in Hamburg beziehungsweise in Geesthacht arbeiteten. Trotzdem sagten die Ermittler: »Sonstige Personen, die eine solche Auskunft haben geben können, sind nicht ermittelt worden.« Die Ermittler meinten vielmehr: »Es besteht die Möglichkeit, daß man zu der Zeit im Kinderkrankenhaus Rothenburgsort den Überblick verloren hatte, welches Kind nun wirklich getötet worden und welches Kind eines natürlichen Todes gestorben war. Der Anzeigende müßte dann ein Opfer einer solchen Verwechslung geworden sein.« Hatten manche Mediziner im KKR in den letzten Monaten des Krieges jedwedes Mitgefühl verloren, dass sie sogar gegenüber Eltern von »normal« verstorbenen Kindern sagten, dass man ihrem Kind eine »Sterbehilfespritze« verabreicht habe? Es wäre doch ein Leichtes für das medizinische Personal gewesen, anhand der Krankenakte des Kindes (welche ja 18 Jahre später auch noch vorhanden war) dem Vater die korrekte Auskunft zu geben und nicht Mutmaßungen über die Todesursache auf dem Krankenhausflur anzustellen!

Dr. Ursula Pauline Magdalene Petersen, wie sie mit vollem Namen hieß, war kurz nach dem Krieg im KKR, Marckmannstraße 132, gemeldet, ehe sie am 5.5.1944 an die Diestelstraße umzog, von wo sie am 6.5.1945 auch mit ihrem

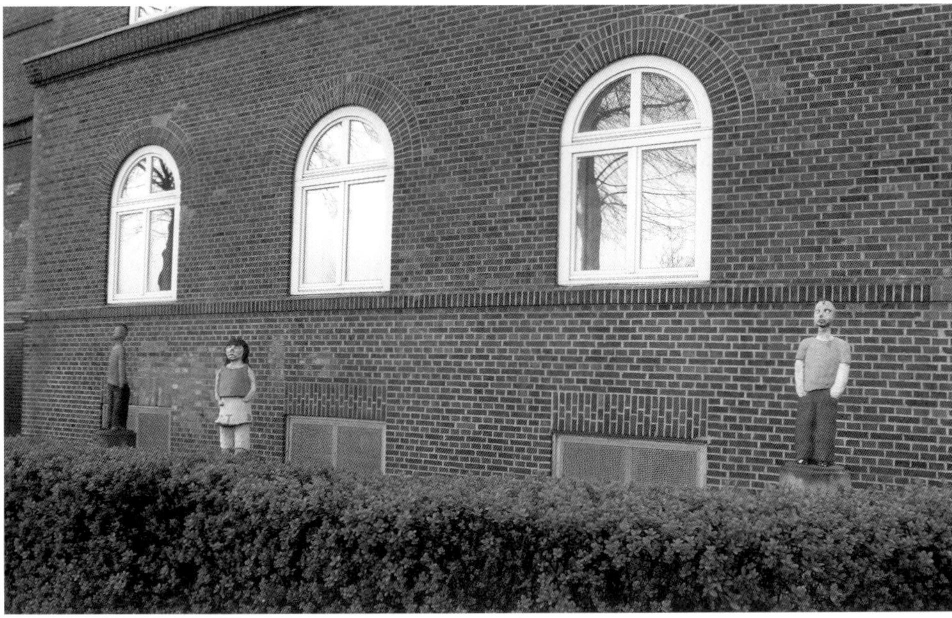

Vor der Erdgeschoss-Wohnung, in der Ursula Petersen von 1948 bis 1980 auch ihre Praxis betrieb, hat ein Künstler drei Figuren aufgestellt, die Kinder darstellen. In der einstigen Polizeikaserne ist seit Jahren eine Künstlerwohnung untergebracht. Dem Erschaffer der Skulpturen war es unbekannt, dass in der Wohnung dahinter einst eine Kindermörderin lebte

Wohnsitz ans Kinderkrankenhaus zurückkehrte. Dort lebte und wirkte sie offenbar noch drei Jahre lang. Nach ihrem Ausscheiden aus dem KKR im Jahr 1948 lebte und arbeitete die Medizinerin 32 Jahre lang als niedergelassene Ärztin im Stadtteil Veddel, an der Katenweide, ehe sie am 2. oder 3.12.1980 dort verstarb.[19]

Dr. Petersen wurde nach dem Bombardement auf Hamburg unter Leitung von Dr. Sonnemann mit 200 kranken Kindern nach Celle evakuiert. Laut einer im Celler Stadtarchiv verwahrten Liste[20] war Petersen vom 10.8. bis 4.9.1943 »*bei Dr. Lamprecht*« in Celle gemeldet. Ich befragte den Celler Gerd Lamprecht 2012, der sicher war, dass damit seine Tante Dr. med. Gertrud Lamprecht (1891 bis 1978) gemeint war.[21] Seine Tante hatte damals ihre Praxis an der Fritzenwiese. Gerd Lamprecht kannte die damaligen Praxisräume von einem Besuch bei seiner Tante und vermutete, dass die einquartierte Dr. Petersen eigentlich nur auf einer Couch im Wartezimmer geschlafen haben kann.[22] Petersen war bis zu ihrem Tod mit einer weiteren KKR-Ärztin, Liesel Deidesheimer, gut befreundet, berichteten deren Tochter Susanne Marek und Enkelin Christiane Marek. Sie hätten sich aber gesiezt und mit »Petersen« und »Deidi« angeredet. Petersen gehörte zum erweiterten Familienkreis und nahm an vielen Geburtstagsfeiern teil. Alle sagten nur

»Petersen« zu ihr. Sie sei eine »ganz große, hagere und nicht gut aussehende« Frau gewesen, die »sehr herb« gewirkt habe. Sie habe mit ihrer rötlich-blonden Kurzhaar-Frisur so ähnlich wie die ältere Beate Uhse ausgesehen und soll eine »sehr, sehr gute Ärztin« gewesen sein, habe Liesel Deidesheimer gemeint. Sie sei »so völlig anders gewesen als die anderen Freundinnen meiner Mutter, die alle unauffällig waren«, so Susanne Marek. Ihre Mutter habe die Petersen offenbar nach Wohldorf-Ohlstedt in das Rothenburgsorter Ausweichkrankenhaus geholt, meinte die Deidesheimer-Tochter, als sie von mir erfuhr, dass Petersen auch am Diestelweg gemeldet war, wo sich damals das Pestalozzi-Heim befand.

Die einstige Deidesheimer-Freundin **Sofie Brinkmann** (*1925) traf Petersen drei- oder viermal auf Partys. Sie sei »ein bisschen exaltiert« gewesen. Sie war »immer chic« und hat »Wert auf ihr Äußeres« gelegt. Sie wisse aber wohl, dass Ursula Petersen Depressionen und Selbstmordgedanken gehabt habe. Das muss wohl Anfang der 60er Jahre gewesen sein, als die Ärztekammer prüfen wollte, ob man den damals beteiligten Ärztinnen die Zulassung entziehen solle.[23] Da berichtete Liesel Deidesheimer ihr: »Ach, die hat schon wieder angerufen und jedes Mal erzählt sie mir, sie will sich das Leben nehmen. Und ich habe ihr gesagt: Was rufst du denn immer an, dann tu es doch!« Brinkmann hatte den Eindruck, dass Petersens ständige wehleidige Anrufe ihre ältere Freundin genervt hätten.

Die Kinderchirurgin **Dr. Inge Petersen** hat nach dem Krieg ebenfalls im KKR gearbeitet, ihre Namensvetterin aber niemals kennengelernt. Sie sei auch nie auf eine andere Ärztin namens Petersen angesprochen worden, meinte sie.

Mütter, die mit ihren Kindern die Petersen aufgesucht haben, beschrieben sie als kurzhaarige Frau, die offenbar allein und ohne Sprechstundenhilfe praktizierte. **Käte Dehde** war mit ihrem Sohn ein- bis dreimal bei der Ärztin. Sie hat auch keinen Tratsch oder Klatsch über sie gehört. »Ich habe gar keine schlechte Erinnerung an sie. Sie hat sich so verhalten, wie man das damals von einer Kinderärztin erwartet hat«, sagte Frau Dehde.

Lieselotte Bliß begleitete einmal ihre Freundin **Wilma Müller** bei einem Besuch der Petersen'schen Praxis: »Ich fand sie ganz in Ordnung. Sie sah sehr gut aus.« Die Wohnung sei sehr groß gewesen. Müller lebte zurzeit unseres Gespräches im benachbarten Rothenburgsort. Sie erzählte, wie sie als 28-Jährige 1976 mit ihrem Sohn zu Petersen ging. Ihr Sohn hatte als Baby eine Erdbeer-Allergie, weil sie damals viele Erdbeeren gegessen hatte. »Und die Kinderärztin hat ihm ein Spray auf den Kopf gesprüht. Es ging ihm auch sofort besser. Zum Glück war sie dann im Urlaub und ich bin wieder zu unserem Hausarzt gegangen. Er hat mich entsetzt zusammengeschrien, ob ich den Jungen totmachen wolle, da könne man doch nicht hingehen, wo einem so etwas aufgesprüht wird«, erzählte Frau Müller. Vier Wochen lang bekam ihr Sohn Thermalbäder und Spritzen, ehe sich sein Zustand verbesserte. Das Spray sei sehr gefährlich, meinte ihr Hausarzt. Als sie erfuhr, dass Petersen während der NS-Zeit behinderte Kinder getötet hat, war Müller »geschockt«. Sie sei vielleicht dreimal bei der Petersen gewesen (»wenn ich viel da war«). Das Wartezimmer war »immer voll«, es gab Spielsachen für die Kinder und Petersen trug keinen weißen Kittel bei den Untersuchungen.

»Soweit sich mein Vater erinnern konnte, war die Ärztin ziemlich durch den Wind und hatte wohl nicht so ein stabiles Leben«, sagte **Manfred Nagott**. Seine Tante Traute wisse mehr. Sie sei »wach und fit«. **Traute Nagott** (* 1920) lebte Tür an Tür mit Dr. Petersen an der Katenweide. Sie hatte sogar mal einen Schlüssel für Petersens etwa 70 Quadratmeter große Wohnung im Parterre. »Weil ich hin und wieder ausfegen oder Patienten reinlassen sollte«, begründete sie diesen Sachverhalt. Einige Tage, bevor man Petersen tot in der Wohnung fand, hatte die Ärztin den Schlüssel von ihr zurückgefordert. Das fand die Nachbarin damals schon merkwürdig. Als sich dann noch vor der Wohnungstür Zeitungen stapelten, ahnten die Hausbewohner, dass der Kinderärztin etwas zugestoßen sein könnte. Von außen meinte jemand, die Petersen an der Decke baumeln zu sehen. »Irgendjemand hat durchs Fenster geguckt – das war ja im Parterre«, erinnerte sich Nagott. »Dann bin ich zur Feuerwehr nebenan gegangen. Die haben die Tür geöffnet und nichts gefunden. Da haben wir denen gesagt, schauen sie doch mal in dem Zimmer nach, und danach kam niemand mehr in die Wohnung rein.« Nagott war die einzige Bewohnerin des Hauses, zu der Petersen überhaupt Kontakt hatte. Von Urlauben oder Besuchen wusste sie nichts zu berichten. »Sie hat über Persönliches so gut wie nichts gesprochen. Wo sie vorher gearbeitet oder gewohnt hatte, wusste ich nicht.« Für sie sei die Selbsttötung der Ärztin »völlig überraschend« gekommen. »Wo das mit zu tun hatte, weiß ich bis heute nicht.«

Die Wohnung bestand neben Privatzimmern aus einem Untersuchungsraum und einem Wartezimmer. Eine Sprechstundenhilfe hatte Petersen nicht, sagte Nagott. Die Praxis sei immer gut besucht gewesen. Sie war »bescheiden« eingerichtet, es wirkte dort alles »normal«. Mit demselben Ausdruck bezeichnete Nagott auch das Aussehen der Ärztin. Dass sie »etwas durch den Wind« war, wie andere Zeitzeugen meinten, konnte Nagott nicht bestätigen. »Ab und zu kam sie zu mir rüber und hat einen Wodka mit mir getrunken. Dann hat sie gesagt, dass sie mal abschalten muss.«

Und dann erinnerte sich die alte Dame noch daran, dass Petersen drei Schwestern hatte, die allesamt nicht verheiratet waren, also wohl auch keine Kinder hatten. Die Schwestern lebten zudem alle nicht in Hamburg. Die Wohnungsauflösung betrieb ihrer Erinnerung nach ein Arzt aus Harburg oder Wilhelmsburg.

Obwohl Traute Nagott sogar von Dr. Bayer am KKR ausgebildet wurde, hat sie nie von den Tötungen der behinderten Kinder dort gehört, auch nicht, als sie später für etwa zehn Jahre als Nachtwache an dieses Haus zurückkehrte. »Darüber ist überhaupt nie gesprochen worden. Auch später habe ich nichts gehört. Ganz viel später gab es Gerüchte, wo die herkamen, weiß ich aber auch nicht mehr.« Dass Petersen an diesem Krankenhaus als Ärztin gearbeitet hatte und in diese Vorgänge verwickelt war, wusste sie nicht. Als Nagott überhaupt keine Verbindung mehr zu dem mittlerweile aufgelösten Krankenhaus hatte, berichtete ihr eine andere ehemalige Krankenschwester, dass »eine Tafel über irgendetwas am Krankenhaus angebracht worden ist«.[24] Das sei der einzige Hinweis auf irgendwelche Vorgänge am Krankenhaus gewesen, den sie zur Kenntnis genommen habe. Dr. Bayer bezeichnete sie als »netten, korrekten Mann«, der das »Oberhaupt über allem war«.

Er hatte das absolute Sagen im Krankenhaus. Zwei Jahre lang wurde sie am KKR ausgebildet, ehe sie 1940 nach Berlin ging. Ärzte und Schwestern kamen außerhalb des Dienstes nicht oft zusammen, erinnerte sie noch.

Ursula Petersen wird die Mutter von **Sibylle Gillabert**, Dr. Isabel Neumann, geborene Hahn, schon während des Medizinstudiums in Rostock kennengelernt haben, vermutete sie.[25] Petersen sei ein »aparter Typ« gewesen, »gesprächig und humorvoll«. Sie habe ihr mahagonifarbenes Haar immer kurz getragen. Sie sei immer dezent geschminkt gewesen, »hatte Stil«, meinte Gillabert. Sie sei im Hause ihrer Eltern »jederzeit willkommen gewesen«, hat Sibylle Gillabert empfunden. Sie kannte sie schon seit den frühen 1950er Jahren. Zunächst habe sie sie nur gesehen, als Gast im Haus der Eltern. Später, im Teenager-Alter, war sie auch bei Gesprächen dabei. »Ich fand sie sehr nett. Ich habe sie in sehr guter Erinnerung. Sie war vielseitig interessiert«, meinte Gillabert. Sie wusste, dass sie aus Schlesien stammte und wie ihre Schwestern keine Kinder hatte. »Aber sie hatte bestimmt genug Männer«, meinte sie, denn sie sei ein geselliger Typ gewesen. Als ihre Mutter Anfang der 1980er Jahre von Petersens Selbsttötung erzählt habe, sei sie »ziemlich erschüttert« gewesen.

»Auf den Fotos der jungen hübschen Frau Dr. Petersen kann ich die gleiche Person, so wie wir sie kennengelernt haben, nicht wiedererkennen. Die Zeit – insbesondere, wenn man schwere Vorwürfe zu verarbeiten hat – verändert ein Gesicht doch sehr«, erklärte sich das **Hans-Henning von Rolf**, der Ehemann der jüngeren Neumann-Tochter Elisabeth. Sie sei keine Schönheit gewesen. Sie habe später eine dunkle Kurzhaarfrisur à la Loki Schmidt getragen und »zippelte ständig an ihrem Pony herum, während sie rauchte«, erinnerte sich Hans-Henning von Rolf. Er und seine Frau hätten Petersen »als interessante, intellektuelle und durchaus fröhliche Person in Erinnerung«. Er vermutete, dass die Liaison mit dem Hamburger Journalisten und Schriftsteller Ben Witter[26] noch in ihren letzten Jahren anhielt. »Wir haben 1979 einen alten Resthof in Schleswig-Holstein bezogen und waren immer verlegen um altes stilvolles Mobiliar«, erzählte der Ehemann der jüngeren Tochter von Dr. Isabel Neumann. Das erfuhr Petersen über seine Schwiegermutter und bot dem Ehepaar, ebenfalls über Isabel Neumann, ein altes Sofa an, das sie nicht mehr benötigte. »Das haben wir uns irgendwann via VW-Bus bei ihr in der Veddel abgeholt. Nach ihrem Tod meldete sich Ben Witter bei Isabel, der offensichtlich über diese Aktion informiert war, und stellte fest, dass dieses Sofa eigentlich ihm zugedacht sei. Das war aber nun zu spät. Wir haben Herrn Witter selbst nie kennengelernt«, so Hans-Henning von Rolf.

Das Haus, in dem Petersen lebte, haben die beiden an einem dunklen regnerischen Abend von innen gesehen. Im Flur der Wohnung brannte eine Funzel von maximal 30 Watt. »Wir waren entsetzt über die trostlose Atmosphäre, die diese Wohnung ausstrahlte. Anders als in früheren Begegnungen wirkte Frau P. kaum ansprechbar. Wir waren froh, als wir wieder im Auto waren. Als wir später von dem Suizid erfuhren, war unser Eindruck bestätigt, dass hier schon die Würfel gefallen waren«, schilderte Hans-Henning von Rolf die letzte Begegnung mit der Kinderärztin, die sich wenig später in dieser Wohnung erhängte.

»Wir erinnern sie gut als unterhaltsame, exaltierte Person, die, hätte sie ihre Praxis in einem besseren Stadtteil gehabt, sicherlich mit ihrer intellektuellen Art einen umfangreicheren Patientenkreis gebunden hätte als auf der Veddel. Der erfolglose Praxisbetrieb war durchaus ihr Thema. »In unserer Erinnerung hatte Frau Petersen ein Herz für südländische Männer. Es ging die Geschichte um, dass sie irgendwann einen orientalischen Prinzen hoffnungsfroh an Land gezogen hatte, der sich später als armer Schlucker entlarvte«, wusste Hans-Henning von Rolf zu berichten. Sibylle Gillabert und ihr Bruder Joachim Neumann erinnerten sich an den Besuch von Ursula Petersen, die einmal mit einem Afrikaner namens »Prinz Obi Oputa« in ihr Elternhaus kam. »Das war angekündigt gewesen, wir waren extrem neugierig auf den Prinzen«, erzählte Gillabert. Deshalb hingen die beiden Geschwister (damals 7 und 9 Jahre alt) im Obergeschoss ihres Hauses am Geländer und sahen runter, als Petersen samt »Prinz« kam.

Ihr Suizid war langfristig geplant und angekündigt«, berichtete Hans-Henning von Rolf. Depressionen seien in der Petersen-Familie verbreitet gewesen. Petersens Freundin Isabel Neumann soll sie eine »Schicksalsfamilie« genannt haben. Keines der Petersen-Kinder habe eine Familie gegründet, hat Hans-Henning von Rolf gehört. Seine Frau Elisabeth wusste, dass Petersen »mindestens drei Schwestern hatte, alle unverheiratet und hochbegabt«. Sie seien wohl zum Teil auch Ärztinnen oder behördlich tätig gewesen, vielleicht medizinisch, hatten die Eheleute gehört. Eine der Petersen-Schwestern, so meinte Elisabeth von Rolf zu erinnern, hatte wohl mal große Probleme mit der Justiz anlässlich Beihilfe zu einem Suizid. Eine der Schwestern war Sportlehrerin und zumindest zeitweise nach dem Krieg auch in Hamburg wohnhaft. Ursula Petersen hat zusammen mit Isabel Hahns Verlobtem Otto Neumann dessen Zukünftige in Scheidegg bei deren neuer Arbeitsstelle besucht. Es existieren einige Fotos von diesem Besuch Anfang der 1940er Jahre.

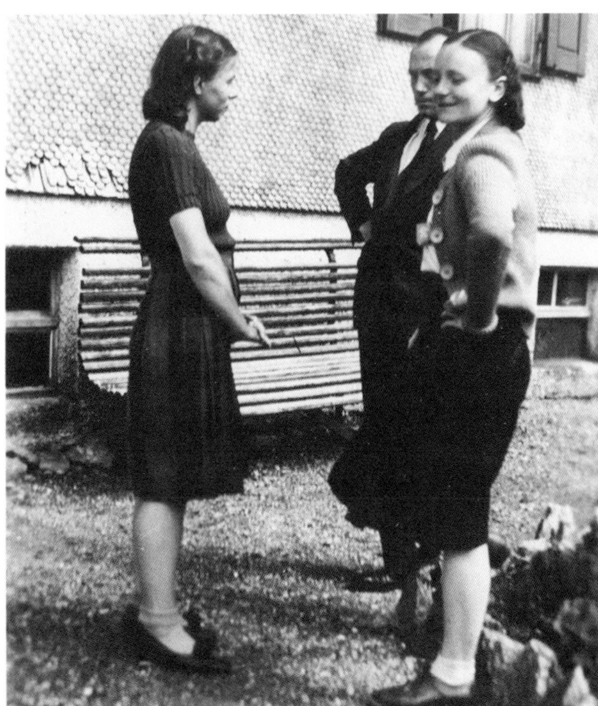

1940 oder 1941 stattete Ursula Petersen (rechts) ihrer Freundin Isabel Hahn zusammen mit deren Zukünftigem Otto Neumann einen Besuch in der Kinderklinik Scheidegg ab

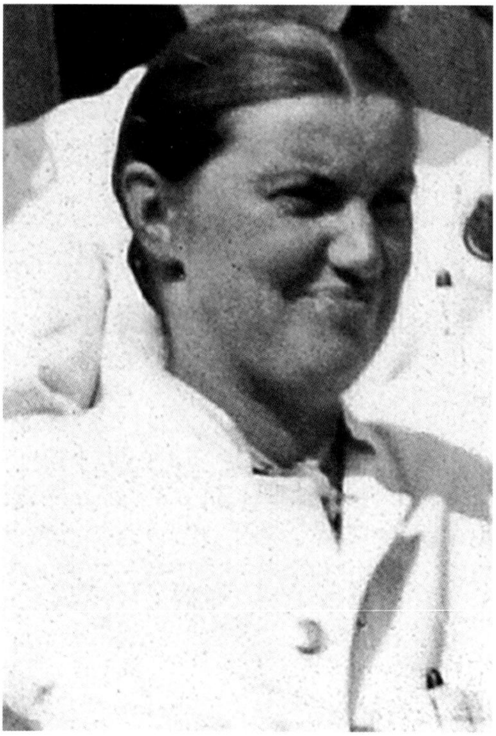

Ilse Bauer (1910 bis 1974)

* als Ilse Bauer am 8.1.1910 in Essen
† 14.12.1974 in Essen
verheiratet seit 1943 mit Dr. Kurt Breitfort (starb 1987)
Sohn Reinhard (1950 bis 1993)
Am KKR vom 1.5.1937 bis Ende Oktober 1943

Die Essenerin: Ilse Bauer

Der Vater von Dr. Ilse Breitfort, geborene Bauer, war der Kaufmann Otto Bauer. Ihre Mutter hieß Wilhelmine Bauer, geborene Bergmann. Die Zweitgeborene kam am 8.1.1910 in Essen zur Welt. Sie hatte einen älteren Bruder, dessen Rufname nicht überliefert ist. Nach ihrer Zeit am KKR, wo sie von 1937 bis Ende Oktober 1943 arbeitete, kehrte sie in ihre Heimatstadt zurück. Ende der 40er Jahre lebte sie in ihrem Geburtsort Essen an der Straße Hagelkreuz. Dort wohnte sie bis an ihr Lebensende 1974. Dr. Helene Sonnemann sagte am 8.9.1948 bei ihrer Vernehmung über Dr. Breitfort aus: »*Es kann sein, dass sie nicht in Berührung mit der Euthanasie gekommen ist.*« In der gerichtlichen Voruntersuchung wurde sie allerdings beschuldigt, ein Kind getötet zu haben. Anfang 1943 tötete Ilse Breitfort demnach noch unter ihrem Mädchennamen Bauer den noch nicht ganz fünfjährigen **Horst Willhöft** (23.3.1938 bis 21.1.1943).

Die Entwicklung des in Hamm-Mitte geborenen Jungen verlief verzögert. Er wuchs offenbar in seiner Familie auf, wie Thevs dokumentiert.[1] Horst kam in die Innere Kinderstation, die Ilse Bauer leitete. Von seiner Ermordung existiert folgender Bericht von der Krankenschwester Felicitas Holzhausen: »*Dr. Bayer hat das Kind außergewöhnlich sorgfältig untersucht. Eines Tages wurde ich von Frl. Dr. Bauer beauftragt, aus der Hausapotheke 10 ccm Luminal zu holen. Frl. Dr. Bauer sagte mir, dass sie dem Kinde Willhöft die Einspritzung machen wolle. Wir gingen in das Zimmer hinein, in dem das Kind lag. Ich drehte das Kind auf den Bauch und hielt es fest, und Frl. Dr. Bauer verabfolgte dem Kinde die Spritze in den oberen Quadranten des Gesäßes. Etwa nach einer Stunde schlief das Kind ein und kann etwa zwei Tage schlafend gelegen haben, bis es verstarb.*«

Im Mai 1948 hielt sich Breitfort zu einer Reise nach Gießen auf und konnte nicht vernommen werden.[2] Sie arbeitete zu dieser Zeit in Essen an der Städtischen Kinderklinik Heidhausen, deren Chefarzt der Obermedizinalrat Prof. Dr. Otto Bossert war. Bei einer Vernehmung gab sie an, dass sie am Realgymnasium Viktoriaschule ihr Abitur abgelegt hatte. Von 1931 bis 1936 studierte sie in Gießen und München Medizin. Am 1.5.1937 nahm sie als Medizinalpraktikantin ihre Tätigkeit am KKR auf und stieg am 1.11.1939 zur Assistenzärztin auf. Ende Oktober 1943 schied sie am KKR aus, weil sie eine Oberarztstelle an der Städtischen Kinderklinik in ihrer Heimatstadt Essen antreten wollte. Dort war sie auch noch 1948 tätig. Am 6.11.1943 heiratete sie den Pathologen Dr. Kurt Breitfort.[3]

Nach Rücksprache mit Lotte Albers müsse sie schon vor 1942 von der »*Euthanasie*« im Kinderkrankenhaus gehört haben, gab sie an. Sie habe »*niemals mit Bayer über Vornehmung und Durchführung der Euthanasie gesprochen*«. Aber: »*Mit einem Male wurde im Kolleginnenkreis über die Euthanasie gesprochen.*« Im Dezember 1942 übernahm sie die Station FK, die sie bis zu ihrem Ausscheiden leitete. Mit den Mitarbeiterinnen dieser Station veranstaltete sie auch eine Weihnachtsfeier. »*Ich habe in der ganzen Zeit meiner Tätigkeit nicht einem einzigen Kinde Sterbehilfe geleistet*«, behauptete sie. Bei diesem Vernehmungstermin stellte Untersuchungsrichter Steckel Dr. Breitfort der Krankenschwester Felicitas Holzhausen gegenüber. Dabei ging es um den getöteten Horst Willhöft. Holzhausen sagte aus, dass es sich dabei um ein Kind handelte, »*das an völliger Idiotie litt*«. Sie erinnerte sich deshalb so genau daran, weil es »*mein erster Fall war*«. Deshalb verinnerlichte sie das besonders. Doch Breitfort blieb bei ihrer Darstellung: »*Ich kann mich nicht dazu bekennen, weil ich es nicht gemacht habe.*« Und weiter: »*Ich bin zu der fraglichen Zeit Stationsärztin gewesen und war auch nicht beurlaubt. Ein anderer als ich hatte auf der Station nichts zu tun. Ich habe keine Erklärung, warum die Schwester Felicitas Holzhausen mich belastet, ich bin auch der Überzeugung, daß sie mich gar nicht belasten will.*« Felicitas Holzhausen erwiderte: »*Es ist ausgeschlossen, dass ich mich irre.*« Und weiter: »*Bei dem Kinde Willhöft habe ich mich bestimmt nicht geirrt, dort ist jeder Irrtum ausgeschlossen. Ich habe auf Weisung von Frau Dr. Breitfort einen Karton mit Luminalampullen aus der Apotheke geholt.* […] *Ich habe die Ampullen geöffnet, ich selbst habe die Spritze aufgezogen und Frau Dr. Breitfort hat die Spritze verabfolgt, während ich das Kind gehalten habe.*« Am 1.9.1948 vernahm der Untersuchungsrichter Breitfort erneut.[4] Zur Sache sagte sie wie folgt aus: »*Die idiotischen Kinder, die zur Tötung kamen, waren an sich nicht lebenswert. Ich selbst bejahte an sich die Euthanasie, wollte aber eine Tötung in keinem Falle selbst durchführen. Wie ich bereits ausführte, habe ich niemals eine Anordnung der Durchführung einer Euthanasie erhalten und ich hätte mich entschieden geweigert, die Sterbehilfespritze zu verabfolgen. Ich habe mich in diesem Sinne gegenüber Kollegen im Kasino, insbesondere auch gegenüber Fräulein Dr. Albers geäussert.*« War Ilse Breitfort, geborene Bauer, also ebenso wie ihre Mitärztin Lydia Fontana, die wir noch kennenlernen werden, eine stille Heldin oder log sie während der Vernehmungen? Sie hielt einige Kinder für »*nicht lebenswert*«. Sie erinnerte sich eines Kindes aus der Bremer Gegend, »*das äusserlich fast einer Robbe glich und von uns so genannt wurde*«. Der Erzeuger sei ein über 70 Jahre alter Nachtwächter gewesen. Soweit sie orientiert sei, habe dieses Kind »*Sterbehilfe*« erhalten, sie wisse aber nicht von wem.[5] Dass sie die »Euthanasie« prinzipiell befürwortete, bedeutet nicht, dass sie selbst gemordet haben muss. Sie ist die Einzige der Ärztinnen am KKR, die beschuldigt wurde, Kinder getötet zu haben, und das bestritt. Alle anderen gaben die Taten zu.

Bereits 1961 hat der Erste Strafsenat des Bundesgerichtshofes erklärt, »daß die Tötung von Menschen ohne die förmliche Grundlage eines Gesetzes für das die öffentliche Verkündung erforderlich sei, […] so deutlich gegen den rechtsstaatlichen Grundsatz aller Kulturnationen verstoße, daß sich schon hieraus die Rechtswidrigkeit der NS-Maßnahmen zur Tötung von Geisteskranken ergeben habe, ohne daß dabei der Grad der geistigen Krankheit eine Rolle spielen könne«. Das Karlsruher Urteil verlangte gerade »von dem akademisch Gebildeten die Fähigkeit, zwischen Recht und

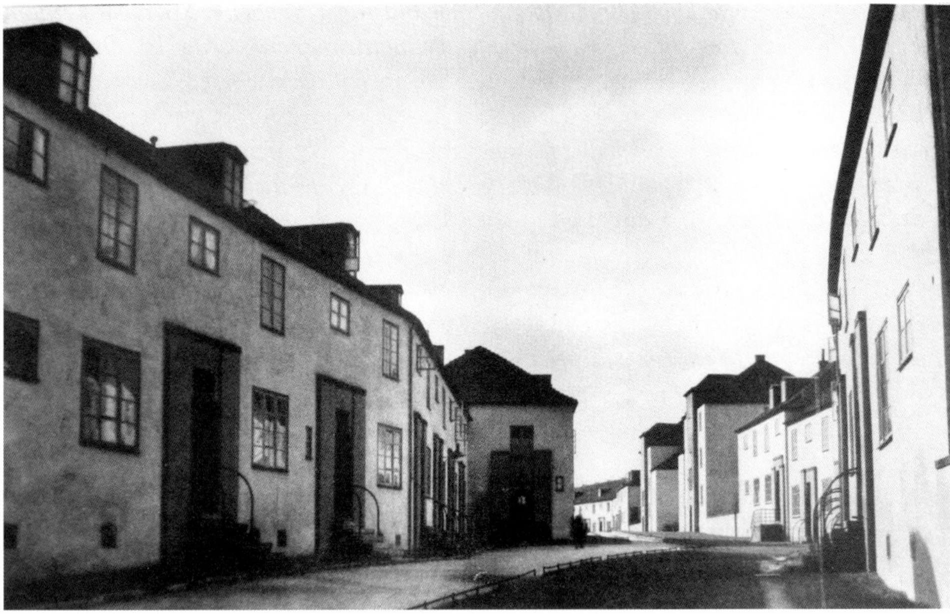

So sah die Straße Hagelkreuz in der in den 1920er Jahren erbauten Siedlung in den Anfangsjahren aus – in dieser Straße lebte Ilse Bauer von Kindertagen an bis an ihr Lebensende (Blick vom Grünhof in die Straße Hagelkreuz)

Unrecht zu unterscheiden«. Einen Verbotsirrtum, auf den sich die Ärzte beriefen, »wollen die Richter in der roten Robe allenfalls den nichtverantwortlichen Helfern zubilligen«. Von Medizinern, die den Hippokratischen Eid geschworen haben, »verlangen sie eine kritischere Haltung gegenüber staatlich sanktioniertem Mord«.[6]

Dr. Breitfort versuchte, die Krankenschwester Felicitas Holzhausen als unglaubwürdige Zeugin hinzustellen. Einmal behauptete sie, sie habe Schwester Holzhausen *»für süchtig gehalten«*. Wenig später kamen weitere Behauptungen hinzu: *»Ich hielt Schwester Holzhausen für homo-sexuell.«* Diese habe sehr stark geraucht und auch gern getrunken. Sie sei mit einem Apotheker befreundet gewesen, so dass die Möglichkeit bestanden habe, *»dass sie vielleicht von dort aus irgendwelche Mittel bekommen hat«*, vermutete Breitfort: *»Sie hatte auch ganz eigentümliche Angewohnheiten. So lebte sie beispielsweise in einem völlig verdunkelten Zimmer, selbst wenn noch Tageslicht herrschte.«* Der Oberstaatsanwalt vertrat in seiner Anklageschrift vom 7.2.1949 eine ganz andere Sicht der Dinge:[7] *»Die Angeklagte Dr. Breitfort hat – entgegen ihrem Bestreiten – ein Kind getötet, und zwar das Kind Horst WILLHÖFT* [...]. *Dies ist auf Grund der Bekundung der Zeugin Holzhausen als mit Sicherheit erwiesen anzusehen.«* Breitfort war die einzige Ärztin, auf die neben Gisela Schwabe in der Anklageschrift individuell eingegangen wurde.

Im Dezember 1942 stattete ein Kriegsberichterstatter dem KKR einen Besuch ab. Er traf die Ärztin dort nicht persönlich an, zitierte aber aus einem ihm vorliegenden

Manuskriptbogen: »*Sie holte, trotzdem das Feuer bereits die Balkone des Infektionshauses überdeckte, die letzten zwei Kinder aus dem obersten Geschoß. Eine Handlung, die von den übrigen an den Rettungsarbeiten beteiligten Personen nicht mehr gewagt wurde.*« Damals muss das KKR auch von Bombenabwürfen betroffen gewesen sein. Keines des Babys sei verloren worden, schrieb Hans Dippel.[8]

In den Schulakten des heutigen Viktoriagymnasiums[9] wird »*Syndikatsbeamter*« und »*Bürovorsteher*« als Beruf ihres Vaters Otto angegeben. In ihren ersten zwölf Lebensjahren lebte Ilse zunächst in einem anderen Teil Essens, ehe ihre Familie in den Stadtteil Stadtwald umzog. So wechselte sie im Herbst 1922 vom Lyzeum Bredeney zur Städtischen Viktoriaschule am Kurfürstenplatz. Ihr Lebenslauf, den sie am 1.12.1930 als Gesuch um Zulassung zur Reifeprüfung Ostern 1931 schrieb, klingt eigenartig: Sie erwähnte dort Dinge wie Neigungen und das Verhältnis zu ihrem Bruder, die man in anderen Lebensläufen dieser Jahre nicht liest. Dadurch werden diese handgeschriebenen fünf Seiten zu einem interessanten frühen Zeugnis des Lebens einer Frau, die schon mit 64 Jahren verstarb. »*An meine Kindheit erinnere ich mich noch sehr gut, vielleicht kommt es daher, weil sie so schön war*«, schwärmte sie von vergangenen Tagen. Sie erwähnte ausführlich ihren einige Jahre älteren Bruder, von dem sie »*wohl sehr*« beeinflusst worden sei. »*Mit Puppen spielte ich nie, es waren tote Gegenstände, mit denen ich mich beschäftigte.*«[10] Lange konnte sie als Kind ihren Fischen, einem Hund, einer Katze oder auch nur einem kleinen Käfer zuschauen. »*Überhaupt hatte ich alle Tiere gern, wenn ich einmal gesehen hatte, wie ein Tier mißhandelt oder gar getötet wurde, so konnte ich es lange nicht vergessen.*« Wie kam diese Frau später damit klar, dass während der fürchterlichen Jahre am KKR Kinder gequält und getötet wurden – egal, ob sie nun selbst eine tödliche Spritze setzte oder »nur« am Rande mitbekam, was ihre Kolleginnen taten?

»*Auch war ich nicht so wie andere Mädchen. Statt zu handarbeiten, baute ich lieber mit dem Stahlbaukasten einen Drehkran oder eine Windmühle. Als ich größer wurde, nahm mein Bruder mich mit hinaus und machte mich auf alles in der Natur aufmerksam. Wir sammelten Pflanzen, die wir zu Hause sorgfältig trockneten und in unser Herbarium einordneten. So lernte ich schon früh die Pflanzen kennen und konnte ihre einzelnen Teile unterscheiden. Als ich in der Schule Chemie-Unterricht bekam, durfte ich meinem Bruder, der sich ein kleines chemisches Laboratorium zugelegt hatte, helfen.*« Ihr Interesse für diese chemischen Experimente war bisweilen größer als ihr Eifer bei den sonstigen Schularbeiten, gab sie zu. Vom Ersten Weltkrieg berichtete sie, dass er keinen »*besonderen Eindruck*« auf sie machte. Sie vermutete, dass das daher kam, »*daß ich keine Entbehrungen, wie die meisten Kinder, kannte*«. Umso ernster sei die »*Franzosenzeit*« von ihr empfunden worden, da ihr Vater nicht in Essen bleiben durfte. »*Ich lernte jetzt wohl zum ersten Mal etwas von den großen Sorgen des Lebens kennen*«, kommentierte sie das altklug. Vom Konfirmandenunterricht, den sie in dieser Zeit erhielt, war sie enttäuscht, da sie lediglich den Katechismus lernte. Für den Glauben war sie aber nicht verloren, vielmehr erfuhr sie in der Lehranstalt Tiefergehendes: »*Um so lieber wurden mir da die Religionsstunden in der Schule.*« Wichtig war ihr, dass auf dem Reifezeugnis der »*Vermerk meines evangelischen Bekenntnisses*« erschien. Die mündliche Prüfung im Fach Deutsch wurde mit der schlechtesten Note, nämlich »*nicht genügend*« bewertet. Sie schien insgesamt in den mündlichen Prüfungen unsicher zu sein und bat, dass man ihr – statt eines eigenen freien Vortrags – Fragen stellen sollte. »*In der Schule fesselten mich immer die naturwissenschaftlichen Fächer und zwar besonders Chemie und Biologie.*« Sie hob hervor, dass sie sich mit den Teerprodukten der Benzolderivate beschäftigte. Die Abiturientin gab an, dass sie Medizin studieren wollte, und hoffte, »*daß meine chemischen Vorkenntnisse mir bei meinem späteren Studium sehr dienlich sein werden*«. Im Gutachten der Klassenkonferenz vom 22.12.1930 heißt es: »*Ilse Bauer zeigt eine durchschnittliche Begabung. Ihre Hauptinteressen liegen auf dem Gebiet der Naturwissenschaften. Sie ist ein etwas nüchterner Mensch mit klarem Verstand und guter Beobachtungsfähigkeit. Sie ist zielbewußt u. faßt energisch ihre Arbeiten an; sie weiß ihr Recht zu behaupten, findet sich rasch in jeder Lage zurecht und weiß sich auch in fremder Umgebung durchzusetzen, was man auf den größeren Wanderungen beobachten konnte. Sie ist wohl häufiger ›gute Kameradin‹ als ›innige‹ Freundin. Innerhalb der Klassengemeinschaft gehört sie zu denen, deren Wort etwas gilt.*«

Ihre Leistungen im letzten Schuljahr wurden in fast allen Fächern mit einer Drei bewertet. Nur in Chemie, Biologie und Physik erhielt sie jeweils eine Zwei, auch in Kunst. In ihrem Aufsatz im Fach Deutsch hob sie »*den bleibenden Wert unserer Schulwanderungen*« hervor. Diese wurden damals, Anfang der 1930er Jahre, in Essen offenbar infrage gestellt, weil sie von manchen nicht mehr zu finanzieren waren. Ilse Bauer hatte in dieser Frage eine klare Meinung: »*Ich glaube, daß mit der Abschaffung sehr viel Schönes und auch Erzieherisches für den Schüler verloren gehen würde*«, schrieb sie auf der ersten Seite ihres siebenseitigen Aufsatzes. Sie war der Ansicht, dass man seine Mitschüler während des Unterrichts nicht richtig kennenlernte. Das könne man wohl aber während der Ausflüge: »*Und wie oft merkt man dann, wie falsch man jemanden eingeschätzt hat, wie hilfsbereit und lebhaft er im Grunde doch ist, während er in der Schule egoistisch und ruhig war. Aber kann man auf einem Ausflug egoistisch sein? Nur gemeinsam wird beratschlagt. Einen einzelnen Willen gibt es nicht, man muß sich der Allgemeinheit eben fügen und – ist doch nachher zufrieden und froh darüber, wie es gemacht wird.*« In diese doch ziemlich einfältigen Gedankengänge hineinzuinterpretieren, dass Bauer ein solches Verhalten auch im Krankenhaus guthieß, wäre übertrieben. Aber der folgende Satz lässt Rückschlüsse über ihr Denken zu: »*Erst auf einer Schulwanderung kommt es einem zum Bewußtsein, daß man sich im Leben immer fügen muß, während man es zu Hause doch fast immer so machte, wie es einem gerade paßte. Sich fügen und mit dem zufrieden sein, was man vorfindet, das ist eine Hauptforderung des großen Ausflugs.*« Dr. Diebel bewertete den Aufsatz mit der Note »*genügend*«. Auch ihre Klassenleistungen genügten, meinte ihr Lehrer. Er hätte sich aber »*einen etwas stärkeren Hinweis darauf*« gewünscht, »*was von all den Dingen nun bleibt*«.

Das Essener Familienhaus in der homogenen, eindrucksvollen Eyhof-Siedlung[11] wurde 1988 verkauft. Es war damals durch dunklen Baumbewuchs von neugierigen Blicken abgeschirmt, meinte eine Essenerin, die namentlich nicht genannt werden wollte. 1987 starb Dr. Kurt Breitfort. Der 1950 geborene Sohn war bereits ein Pflegefall und etwa 1985 in ein Essener Pflegeheim gekommen. Die Essenerin hatte den

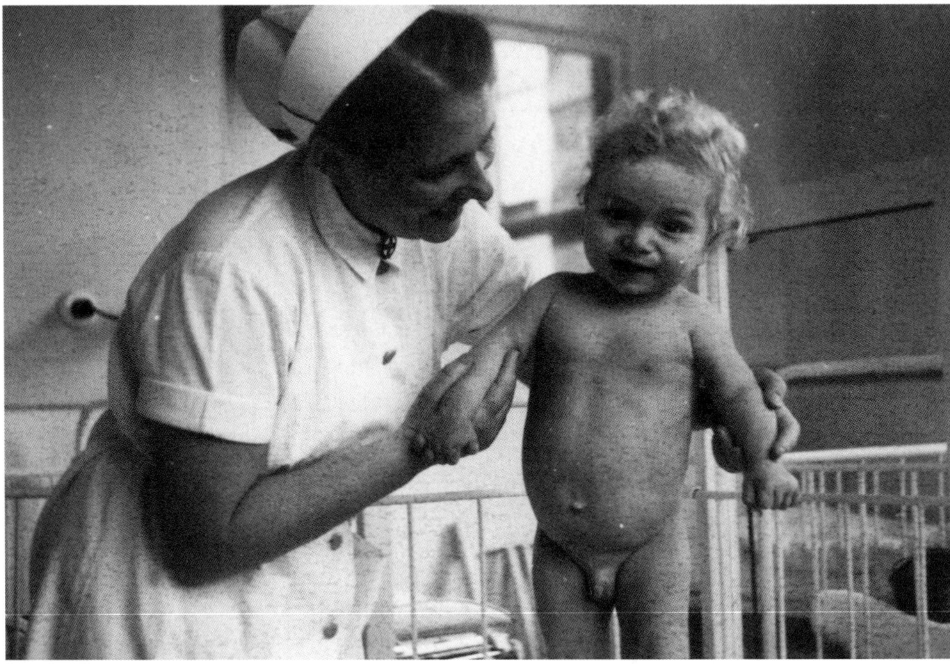

Der kleine Nackedei wurde auf Station IV 1942 oder 1943 versorgt

Eindruck, »dass das Thema hier nicht von allen gerne aufgegriffen wird«.[12] Der Essener Kinderarzt **Dr. Thomas Mönninghoff** bestätigte, dass die Medizinerin in Essen als Kinderärztin praktizierte: »Es ist richtig, dass eine Frau Dr. Breitfort in Essen-Stadtwald eine pädiatrische Praxis hatte.«[13] Einige Monate später schrieb Dr. Mönninghoff: »Selbst die wenigen Großmütter, die ihre Enkel in meine Praxis begleiteten, konnten sich nicht mehr recht an sie erinnern. Der Name sagte ihnen sehr vage etwas, aber sie hatten ›kein Bild‹ mehr vor ihrem geistigen Auge. [...]«[14]

Hildegard Stratmann stand Breitfort sehr nahe. Sie habe nach meinem Brief zwei schlaflose Nächte gehabt. Das zu erfahren, was Frau Breitfort vorgeworfen wurde, habe sie zutiefst erschüttert. Vieles sei dabei wieder hochgekommen, sagte sie. Es gebe eine Nichte und einen Neffen. Sie wisse aber nicht, wo die heute leben. Nach dem Tode des Sohnes 1993 zerschlug sich alles.[15] Es gebe auch keinen Nachlass. Sie war selbst Patientin der Kinderärztin, gehört einer anderen Generation an. Sie lernte sie als sehr positive und als sehr fürsorgliche Kinderärztin kennen. Sie könne sich gar nicht vorstellen, dass sie das in Hamburg getan habe. Sie müsse ja blutjung gewesen sein, quasi direkt nach dem Studium und dann unter Zwang gehandelt haben. Sie habe noch nicht einmal gewusst, dass sie in Hamburg tätig gewesen ist. Frau Stratmanns Mutter und Frau Breitfort waren seit ihren Kindertagen befreundet. Sie berichtete, dass Breitfort nach dem Abitur an der Viktoriaschule zusammen mit ihrer Mutter in München und

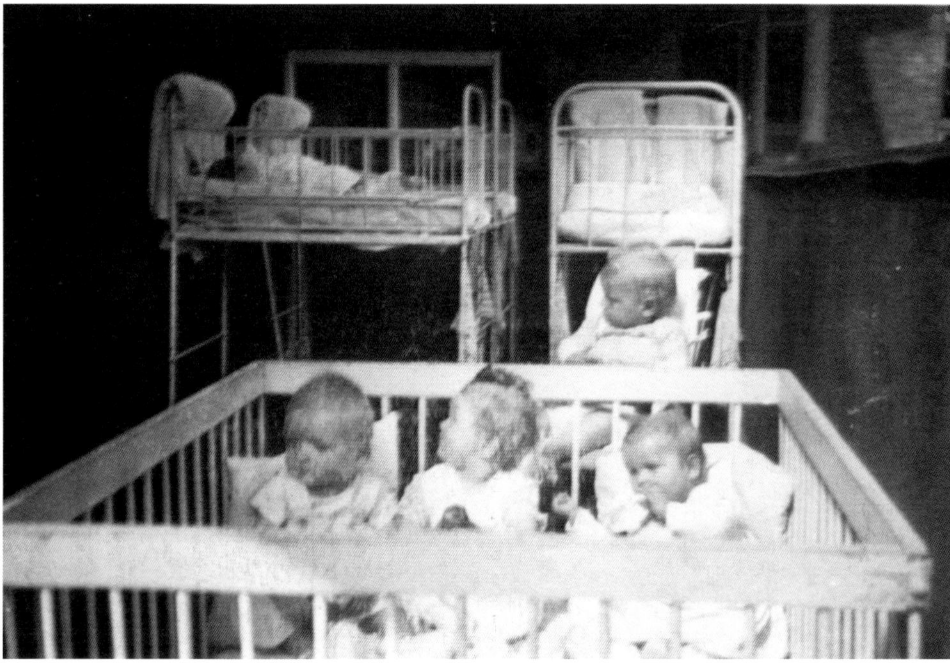

Die Säuglinge durften sich in Laufgittern und Bettchen zeitweise auch auf der Terrasse aufhalten

Gießen Medizin studierte. Stratmann identifizierte Dr. Bauer (Breitfort) auf einem der KKR-Fotos eindeutig: »Frau Dr. Breitfort steht in der ersten Reihe links außen mit beiden Händen in den Taschen. Ihr Aussehen hat sich später auch nie verändert. Sie trug immer einen Mittelscheitel und einen Knoten.«[16]

Dass Breitfort dem Kind Horst Willhöft die tödliche Spritze verabreicht haben soll, wie Krankenschwester Felicitas Holzhausen aussagte, hielt Stratmann für ausgeschlossen. »Das entspräche auch nicht dem Eindruck, den ich später auch als Erwachsene von Frau Dr. Breitfort gewonnen habe.« Im Weiteren versuchte sie, den Beweis zu führen, dass die Ärztin zum fraglichen Zeitpunkt nicht in Hamburg, sondern in Essen war: »In den Briefen von Frau Dr. Breitfort an ihren Ehemann, die sich in dem Nachlass des verstorbenen Sohnes des Ehepaars Breitfort befunden haben, schilderte Frau Dr. Breitfort, wie sie nach schweren Luftangriffen auf Essen zu Fuß nach Heidhausen, einem etwas weit entfernten Vorort von Essen, gegangen ist, um sich der dorthin ausgelagerten Kinder der städtischen Kinderklinik anzunehmen. Diese Angriffe setzten etwa 1942 ein […]« Da die Medizinerin noch bis Herbst 1943 am KKR in Hamburg arbeitete, muss sie bei späteren Luftangriffen auf Essen im Heidhausener Krankenhaus im Einsatz gewesen sein. Breitfort wohnte nach der Rückkehr aus Hamburg bis zu ihrem Tode in ihrem Elternhaus mit ihrem Mann und ihrem Sohn zusammen. Dr. Breitfort sei »definitiv« in ihrer Praxis während der Sprechstunde »plötzlich zusammengebrochen«. Man brachte sie zum Krupp'schen Krankenhaus (heute heißt es Alfried-Krupp-Krankenhaus), wo sie nach wenigen Tagen verstarb, ohne das Bewusstsein wiedererlangt zu haben.

Gisela Bisping war selbst Kinderärztin beim Essener Gesundheitsamt. Sie sagte, dass Dr. Breitfort sehr zurückgezogen lebte. Sie praktizierte nur wenige Häuser weiter an der Frankenstraße. Frau Bisping bestätigte, dass Breitfort in ihrer Praxis starb. »Sie hatte eine Massenblutung. Das ist die schlimmste Form des Schlaganfalls«, sagte sie. Vorherige Anzeichen für diesen schweren gesundheitlichen Schlag habe es ihres Wissens nicht gegeben. Privat habe das Ehepaar Bisping die Medizinerin kaum gekannt. Man habe aber den Eindruck gehabt, dass die Ehe mit Kurt Breitfort am Ende nicht mehr harmonisch war. Sie war aber eine »Könnerin, was das Fachliche angeht«. Ihr Spezialgebiet war unter anderem die Behandlung von Infektionskrankheiten. **Dr. Manfred Bisping** wurde 1936 geboren und erkrankte 1946 an einer Meningitis. Mit einer solchen Krankheit konnte man damals durchaus »in die ewigen Jagdgründe« eingehen, sagte er burschikos. 1947 sei er dann von Breitfort im ausgegliederten Krankenhaus von Dr. Bossert behandelt worden. »Ich war ihr damals so ein bisschen gram, weil sie mir als dortige Oberärztin immer Spritzen verabreichen musste«, schilderte er seine kindlichen Eindrücke. Sie kümmerte sich aber natürlich »sehr gut« um ihn. Vor ihrer niedergelassenen Tätigkeit arbeitete Breitfort bis mindestens 1951 in der städtischen Kinderklinik Essen, wie aus Briefen hervorgeht, die sie ihrem einstigen Chef Bayer schickte. Sie sandte ihm auch zwei wissenschaftliche Arbeiten und führte in einem Brief im Jahr 1951 aus, *»dass ein Kollege über eine von den Amerikanern übernommene Therapie von Verbrennungen berichtete, über die sie schon 1938 veröffentlicht habe«*. Ihr Kommentar zu seiner Arbeit war, dass *»wir die Erfahrungen der Amerikaner nicht nötig hätten«*.[17] »Wir hatten nicht so sehr viel Kontakt zu ihr. Ich kannte sie bestens und auch wieder nicht.« An dem Tag, an dem sie während der Sprechstunde in ihrer Praxis zusammengebrochen sei, habe eine »liebe Freundin« mit einem ihrer Kinder im Wartezimmer gesessen. »Sie hat das hautnah miterlebt, kam dann aber nicht mehr dran«, wusste Manfred Bisping zu berichten. Man habe sich in den zurückliegenden Jahren immer mal wieder über diesen Todesfall unterhalten.

»Ich habe irgendwelche Auffälligkeiten überhaupt nicht feststellen können. Sie hat sich um ihre Patienten liebevoll und nett gekümmert.« Und dann kam Bisping auf das NS-System zu sprechen. Die Verbrechen wurden von oben angeordnet und die Menschen setzten sie um. »Es ist eine schreckliche Zeit gewesen.« Der KZ-Lagerarzt Mengele, der für fürchterliche Verbrechen und Menschenversuche verantwortlich war, schrieb romantische Gedichte. Der Gedanke der »Euthanasie« sei so »in das Volk hineingepresst worden, dass man meinte, man täte dem Volk und den Betroffenen etwas Gutes. Heute kommt der gleiche Mist wieder auf mit dem Thema Sterbehilfe. Wir Ärzte lehnen das für die Ärzteschaft total ab, auch wenn das in Nachbarländern anders praktiziert wird.« Bisping war nach Breitforts Tod 15 Jahre lang Präsident der Essener Ärztekammer. Andere Menschen zu töten, gehöre zu einem Meinungsgut, »das nie ganz ausgerottet worden ist«. Er rät davon ab, Leute für ihre lang zurückliegenden Taten zu verurteilen. Man müsse vielmehr schauen: »Wie gehen wir für die Zukunft damit um?« Die Täter seien damals »verblendet« gewesen. Heute müsse man zeigen, »wie ein Ideengut in die falsche Richtung gehen kann«. Man werde es nie vermeiden können, dass so etwas wieder passiert. »Auch Deutschland ist davor keineswegs sicher. Man presst die Menschen in ein System.« Zu sagen, dass Ilse Breitfort die Tat geleugnet hat, sei nicht richtig, denn es sei ja überhaupt nicht erwiesen, »ob sie überhaupt verstrickt war«. Man müsse sagen, dass sie etwas »richtiggestellt« habe. Er rät davon ab, sich bei der Vergangenheitsbewältigung »an einzelne Personen zu binden«. Es sei nicht wichtig, wer der Henker gewesen sei, es komme auf das Regime an. Es komme nicht darauf an, wer auf den Auslöser gedrückt habe: »Ich würde niemanden im Nachhinein schuldig sprechen, zumal in Breitforts Fall mit Sicherheit eine ganze Menge dafür spricht, dass eine Entlastungsmöglichkeit für ihre Person gegeben war.«

Anlässlich eines meiner Vorträge über die Geschehnisse im KKR in den Räumen der VHS Essen am 28.9.2016 äußerten sich auch zwei ehemalige Patienten und eine Patientenmutter über Ilse Breitfort. Die Mutter (* 1945) war zufrieden mit der Behandlung, die in der kleinen Kellerpraxis über die Bühne ging. Sie wusste, dass die Kinderärztin eine Sprechstundenhilfe hatte. Eine 1962 geborene Frau war bis 1972 Patientin bei Dr. Breitfort. Sie hatte Angst vor der Ärztin: »Ich wollte da nicht hin«, sagte sie. Eine zehn Jahre ältere, ehemalige Patientin, die später Hebamme wurde, bestätigte den Eindruck der jüngeren Frau. Breitfort war lediglich die Vertretung des Kinderarztes, den sie regulär aufsuchte.

Im Nachgang an den Vortrag meldete sich auch der Essener **Holger Platte** bei mir:[18] »Ich war echt erschrocken darüber, dass Dr. Breitfort ein behindertes Kind getötet haben soll, denn ich habe selbst eine Behinderung und weiß erst seit knapp zwei Jahren, dass die Ursache dafür von einem Gendefekt kommt, der recht selten ist.« Fokale Dermale Hypoplasie ist bis heute nicht behandelbar. Er war als Kind regelmäßig in der Praxis und musste sich eine Spritze abholen – »im Nachhinein ein etwas mulmiges Gefühl«, so Platte.

Seine Mutter sagte ihm, dass die Ärztin »immer nett, höflich und hilfsbereit war«. Mit vier Jahren wurde er ambulant an den Mandeln operiert und hatte danach zu Hause einen Blutsturz, also heftige Nachblutungen. Nachdem seine Mutter in der Praxis angerufen hatte, war Dr. Breitfort sofort zur Stelle, hat ihn behandelt und seine Mutter beruhigt. Mit etwa sechs Jahren verursachte er einen Unfall, bei dem sein Cousin leicht verletzt wurde. »Da meine Mutter zu dieser Zeit die Aufsicht über uns Kinder hatte, sind wir zu Dr. Breitfort in die Praxis gegangen. Meine Mutter hatte etwas Angst, meiner Tante von diesem Unfall zu berichten. Dr. Breitfort hat sich sofort bereit erklärt, nach Essen-Werden zu fahren und meiner Tante die Sache zu erklären.« Einmal war die Medizinerin bei ihnen zu Hause und hat Holger Platte und seinen Brüdern eine Schildkröte geschenkt, die sie viele Jahre lang hatten. »Aus meiner kindlichen Erinnerung weiß ich, dass Dr. Breitfort ein sehr strenges Erscheinungsbild hatte, aber immer sehr nett mit mir umgegangen ist«, so der gelernte Bürokaufmann, der an einem Gendefekt leidet, den es laut der Humangenetik im Essener Klinikum im Jahr 2016 weltweit nur 16 Mal gab. Er hat diesen Defekt im Mosaikzustand und daher sind die Einschränkungen auf Hände, Rippen und Haut beschränkt. »Reicht auch, denke ich«, sagte er dazu.

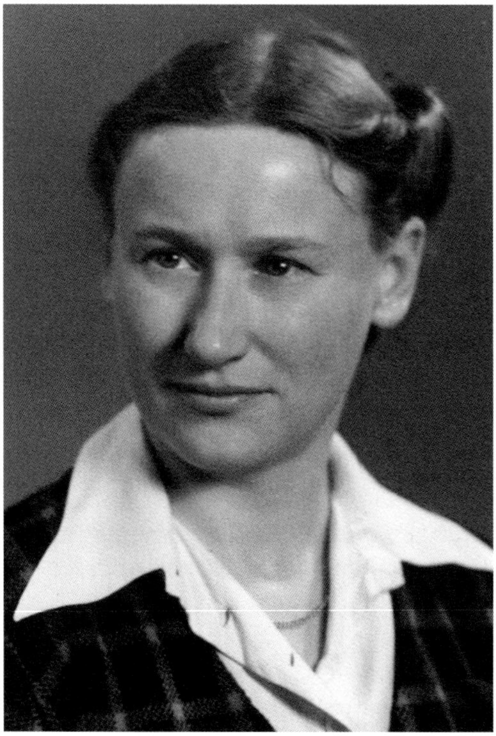

Maria Lange-de la Camp (1906 bis 1990)

* 27.10.1906 in Hamburg
† 24.6.1990 in Neustrelitz
unverheiratet, keine Kinder
am KKR vom 1.12.1942 bis 28.8.1943

Die Pflanzenforscherin: Maria Lange-de la Camp

Maria Lange-de la Camp kam am 27.10.1906 in Hamburg als Tochter des Kaufmanns Hugo Lange-de la Camp und seiner Frau Margarethe, geborene Wentzel, zur Welt. Alle Träger des Namens Lange-de la Camp waren Nachkommen von Amanda Lange, geborene Buhrow. Diese heiratete in zweiter Ehe einen Theodor de la Camp, und ihre mit in die Ehe gebrachten drei Kinder nahmen den Namen Lange-de la Camp an.[1] Maria Lange-de la Camps Vater, der Sohn von Amanda Lange, Johann David Hugo Lange-de la Camp (* 31.10.1860 in Cap Haïtien, † 4.4.1909 in Hamburg), hatte aus der am 15.8.1891 in Hamburg mit Margarethe Wentzel (* 13.11.1868 in Hamburg, † 2.1.1957 in Hamburg) geschlossenen Ehe sechs Kinder, von denen die beiden Söhne während des Ersten Weltkriegs starben.

Während der Ermittlungen Ende der 40er Jahre legte die Staatsanwaltschaft der Medizinerin die Tötung eines etwa ein Jahr alten Knaben im April oder Mai 1943 zur Last. Dieses Kind tötete sie zusammen mit der Schwester Hanna Westermann. Als Zeugin für diese Tat fungierte die Schwester Charlotte Brake. Zum Zeitpunkt der Vernehmung lebte Lange-de la Camp in Hamburg, Heilwegstraße. Am 25.5.1948 sagte sie aus, dass sie 1942 ihr medizinisches Staatsexamen abgelegt habe.[2] Sie arbeitete vom 1.12.1942 bis zum 28.8.1943 als Assistenzärztin am KKR. Ihren Dienst versah sie während der gesamten Zeit auf der Scharlachstation. Dr. Sonnemann und Dr. Bauer instruierten sie, ehe Bayer ihr Ende Januar 1943 die Station in eigener Verantwortung übertrug. Durch Kolleginnen erfuhr sie während einer Visite erstmals von der Existenz des Reichsausschusses. Auf ihrer Station lag nur ein Kind, ein etwa ein Jahr alter Junge, dessen Meldung an den Reichsausschuss mehrere Monate zuvor erfolgt war. »*Die Flasche Luminal hatte immer die Ärztin in Verwahrung, die zuletzt gespritzt hatte*«, gab sie eine weitere Version des Luminal-Bezugs an. Krankenhausleiter Bayer gab ihr einen Zettel, auf dem die Namen der Kinder vermerkt waren, für deren »*Behandlung*« die »*Genehmigung*« vorlag, sagte Lange-de la Camp aus. Die Flasche Luminal erhielt sie von Dr. Petersen. Stationsschwester Westermann assistierte ihr bei der Einspritzung. Das war etwa im April oder Mai 1943, gab die Medizinerin die Tötung zu.

»*Von allen Assistenzärztinnen hat sich nur ein einziges Mal eine einzige gegen die Euthanasie ausgesprochen, und zwar war dieses Fräulein Dr. Fontana, die uns sagte, daß sie die Euthanasie ablehnen würde, wenn man an sie herantrete. Solange ich da war, hat Fräulein Dr. Fontana keine Sterbehilfe geleistet. Ob Fräulein Dr. Bauer Sterbehilfe geleistet hat, weiß ich nicht*«, sagte Dr. Lange-de la Camp aus. Nur dieses einzige Mal sagte eine Ärztin im Verlaufe der Ermittlungen aus, dass eine andere sich weigerte, dieses mörderische Tun mitzumachen. Von daher wiegen diese Worte entsprechend schwer. Warum Lange-de la Camp diese Aussage über Fontana machte, ist nicht klar. Hatte die Südtirolerin sie beeindruckt? Niemand sonst sagte, dass eine andere Ärztin sich so klar gegen die Kindertötungen ausgesprochen hat. Niemand sonst erwähnte Lydia Fontana.

»Durch den frühen Tod des Vaters und ihrer Brüder war es für die Familie nicht leicht, die schwierigen Jahre nach dem 1. Weltkrieg wirtschaftlich durchzustehen. Diese Erfahrungen haben sie entscheidend mitgeprägt. Trotz dieser ungünstigen materiellen Umstände konnte sie dank der Unterstützung durch die Familie nach Beendigung der Schulzeit in Hamburg mit dem Studium der Mathematik und Naturwissenschaften beginnen«, so zwei ihrer Kollegen in einem Nachruf.[3]

Lange-de la Camp studierte in ihrer Geburtsstadt Hamburg, aber auch in Marburg, München und Göttingen. In Göttingen hatte sie als Studentin vom 10.4.1929 bis 15.8.1933 vier verschiedene Wohnorte.[4] Ihren Dr. phil. erwarb sie 1931/1933 in Göttingen. Ihre botanische Dissertation schrieb sie über Kulturversuche mit Flechtenpilzen (Xanthoria parietina). 1933 legte sie auch eine Lehramtsprüfung ab. Von 1933 bis 1939 war sie am Institut für Pflanzenbau und Pflanzenzüchtung der Universität Halle an der Saale tätig. Von 1939 bis 1942 absolvierte sie ein Medizinstudium in Hamburg und Leipzig. Ihren Doktortitel der Medizin erhielt sie 1942 in Hamburg. 1948 bis 1955 war sie in Hamburg als praktische Ärztin und für die Pharmaindustrie tätig. Dann wechselte sie in die DDR: Dort wurde sie Abteilungsleiterin am Institut für Phytopathologie in Aschersleben und fertigte 1965 ihre Habilitationsschrift (für Phytopathologie) an.[5] Mit einem Professorentitel durfte sie sich wegen fehlender Lehrtätigkeit aber nicht schmücken.

Ihren Lebensabend verbrachte sie in dem kleinen Dorf Zirtow bei Neustrelitz.[6] Das bestätigte eine ältere Dame namens Rechlin. Sie ist am 24.6.1990 in Neustrelitz verstorben. Die Trauerfeier habe in Zirtow stattgefunden. Lange-de la Camp wurde in Hamburg beigesetzt. Sie besaß ein eigenes Haus an der Dorfstraße. »Sie ging immer viel baden im See. Da habe ich sie noch oft gesehen, als es schon sehr kalt war«, erzählte Rechlin. Zuletzt war sie krank: »Sie hatte wohl Krebs.« Die weit über 80-jährige **Betti Saegert** meinte, dass die Wissenschaftlerin schon Rentnerin gewesen sei, als sie nach Zirtow kam. Niemand in Zirtow habe sie so gekannt wie sie. Sie habe für sie gekocht und geputzt und sie zum Ende gepflegt. »Ich habe sie noch ins Krankenhaus gebracht. Dort ist sie dann gestorben«, sagte sie. »Sie hat noch einen Neffen gehabt drüben. Wir haben hier eine Trauerfeier gemacht. Und dann hat er sie mitgenommen in einer Urne und in Hamburg beigesetzt.« Von ihrer wissenschaftlichen Tätigkeit weiß Saegert nur, dass sie mit Feldern und Körnern zu tun hatte. Auch nach Zirtow kamen noch Kollegen, mit denen sie sich ausgetauscht hat. Dass sie auch Kinderärztin gewesen sei, erwähnte sie nie. Das habe sie nicht gewusst, meinte Saegert.

Otto-Christian Gaedechens war ein Neffe von Maria Lange-de la Camp. Als niedergelassene Medizinerin arbeitete seine Tante nach dem Krieg in Hamburg als Hausärztin. Ob sie eine Sprechstundenhilfe hatte, wusste er nicht. »Sie war eine ganz normale Tante für uns«, sagte Gaedechens. Nach der Befreiung wurde sie erst einmal vom Dienst suspendiert. Nach der Entnazifizierungs-Verhandlung durfte sie auch gleich wieder als Ärztin arbeiten, so ihr Neffe. Er kam interessanterweise gleich zu Beginn unseres Gesprächs auf den Tötungsvorwurf zu sprechen. Seiner jüngsten Schwester habe sie einmal mitgeteilt, dass das »eine traurige Geschichte« gewesen sei. Man habe das Kind quasi seinem Schöpfer »zurückgeben« müssen, als eine Art »Reklamation«, sagte Gaedechens. »Das muss ein schlimmer Fall gewesen sein. Das Kind war wohl gar nicht lebensfähig«, meinte der Neffe, der zum Ende des Krieges 22 Jahre alt war. »Das ist die Sache von den Nationalsozialisten gewesen. Was die nicht sonst noch alles umgebracht haben.« Zum Schluss des Gesprächs sagte er, »dass man heute nicht mehr viel dazu sagen« könne. Und: »Hätten Sie solche Akten aufbewahrt?« In die DDR ging seine Tante, weil sie in der Bundesrepublik als Ärztin nicht weiterarbeiten konnte, denn sie hatte keinen Führerschein. Den hätte sie wegen eines Sehfehlers auch nicht bekommen. In der DDR habe man sie »mit Kusshand« genommen. Mit der Familie war es ein »ganz normaler Betrieb«.

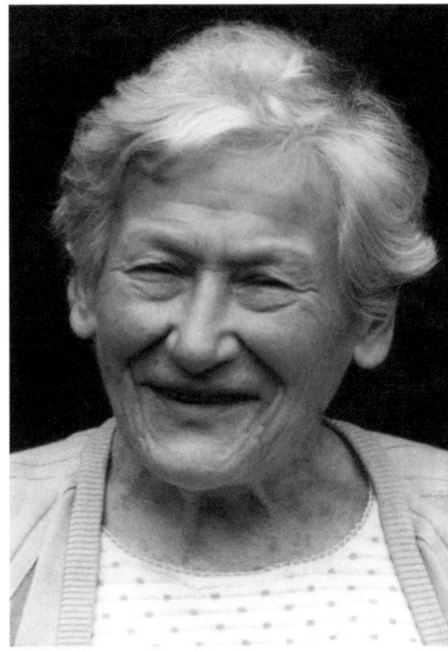

Maria Lange-de la Camp im Alter

Sie habe sehr viel geleistet in ihrer beruflichen Laufbahn und sei sehr, sehr genau gewesen. »In der Zeit, in der sie in Halle war, kam der Himalaya-Weizen auf. Bei Expeditionen in die kalten Gegenden hat man damals nach winterhartem Weizen gesucht. Das ist eine Angelegenheit, die äußerst wichtig für die ganze Welt ist«, sagte Gaedechens. Sie untersuchte in Halle die Ergebnisse dieser Expedition und wertetete sie aus. In Aschersleben untersuchte sie die Fußkrankheiten des Weizens. »Vielleicht ist sie nur deshalb in die Medizin gegangen, weil sie wie bei den Pflanzen die Entwicklung des Menschen betrachten wollte. Ich denke, sie sah vieles immer von der Forscherseite her«, mutmaßte ihr Neffe. Sie habe »nicht viel von ihrer Arbeit erzählt, die Tante Maria«. Politisch war sie nicht in irgendeine Richtung auszumachen.

»Sie freute sich, wenn sie Familie um sich hatte.« Als sie die Altersgrenze erreichte, war das kein Problem. Weihnachten wollte sie immer gerne im Kreise ihrer Familie verbringen. In Zirtow besuchte er sie des Öfteren. »Sie wollte Grünes um sich herum haben, und das hatte sie dort ja auch reichlich.« Das Haus verkaufte sie, »weil sie selber nicht mehr konnte«. Sie blieb aber fast bis zu ihrem Tode darin wohnen. Die Krebskranke wurde in einer Klinik gepflegt – zuletzt, so glaubte sich der Neffe zu erinnern, in Neustrelitz. »Sie bekam genügend Mittel. Die waren dort nicht zimperlich, was Narkotika angeht.« So ließen sich auch die Fantasiewahrnehmungen im hohen Alter erklären, von denen ihr Neffe berichtete.

Die Schwester von Otto Gaedechens, Frau Grisebach aus Hamburg, sprach in der Tat mit ihrer Tante über behinderte Kinder, »aber nur ganz allgemein«. Es ging bei einem Besuch in Mecklenburg um die Frage, ob man sehr stark behinderte Kinder, »die nur so daliegen, die Augen verdrehen und gar nichts mehr mitbekommen, ein Leben lang durchbringen soll«. Sie erinnerte sich nur noch daran, dass auch ihre Tante das »als Problem« ansah. **Grisebach** (* 1933) sagte: »Die haben ja nichts vom Leben. Die bekommen ja nichts mit. Und solche Kinder sind ja auch eine Zumutung für die Angehörigen. Das hat meine Tante so gesehen und ich habe das auch so gesehen. Heute weiß man ja, dass sogar Menschen im Koma noch etwas mitbekommen. Aber früher wusste man das nicht.« Grisebach erinnerte sich an einen Besuch, den sie mit ihrer Mutter im KKR unternahm: »Wir gingen über einen Platz und dann lag das Krankenhaus vor uns. Das war ein Riesenhaus.« Das muss vor der Bombardierung, also im ersten Halbjahr des Jahres 1943 gewesen sein. Daher wusste sie, dass ihre Tante dort Ärztin war. Sie habe schon früher einmal gehört, dass hier während der NS-Zeit Kinder getötet wurden. »Ob sie daran beteiligt war, wusste ich nicht, sie war ja auch nicht so lange dort. Sie hat nur über behinderte Kinder gesprochen, die da waren.« Wenn sie selbst ein Kind getötet haben sollte, dann könne das nichts mit dem Krieg oder den Nationalsozialisten zu tun gehabt haben. Dr. Maria Lange-de la Camp behandelte einen der Brüder von Grisebach, der 24-jährig im Herbst 1950 plötzlich erkrankte und dem niemand mehr helfen konnte. Er starb im November 1950. »Das hat sie offenbar so geschockt, dass sie nicht mehr als Ärztin arbeiten wollte«, reimte sich ihre Nichte zusammen. »Sie hat auch immer mit biologischen Leuten in Norddeutschland zu tun gehabt. Als man sie fragte, warum sie in die DDR gehe, antwortete sie: ›Ich kann euch doch jederzeit besuchen.‹ Dass 1961 kommen würde, konnte sie ja nicht vorhersehen. Sie muss auch irgendwelche Verbindungen zu einem Institut auf Helgoland gehabt haben. Sie hat absolut für ihren Beruf gelebt«, so Grisebach.

Prof. Dr. Klaus Naumann (* 1930) lebte zum Zeitpunkt unseres Gespräches noch in Aschersleben. Er kannte Lange-de la Camp von 1956 an und bis zu ihrem Tode. »Sie hielt viel auf ihre Hamburger Familie und hatte regen Kontakt mit ihren Mitarbeitern. Sie hatte keine besonderen künstlerischen Aktivitäten, außer dass sie Flügel spielte. Von 1958 bis 1966 lebten wir im selben Haus. Ich hatte sogar mal ein möbliertes Zimmer in ihrer Wohnung, weil es in unserer Wohnung mit drei Kindern etwas eng wurde, aber das war nur ein Jahr lang«, erinnerte sich Naumann gern zurück an die Zeit in dem Mehrfamilienhaus an der Ramdohrstraße in Aschersleben. Meistens spielte Lange-de la Camp am Flügel nach Feierabend nur für sich, aber auch schon mal, wenn er zugegen war. Sie waren »sehr befreundet«. Sie war von 1958 bis 1966 Naumanns Chefin, bis sie aus dem Dienst ausschied. »Wir hatten ein sehr gutes Verhältnis, das sich auch darin ausdrückte, dass sie die Patentante eines meiner Söhne wurde. Sie hat zu ihm ein enges und auch zu meiner Tochter hat sie ein gutes Verhältnis gehabt. In ihrem ersten Lebensjahr hat sie lebhaft Anteil genommen, wie sie aufgewachsen ist«, sagte Naumann. Einige Monate später trug Naumann all das zusammen, was ihm über seine einstige Freundin zu erwähnen wichtig schien.[7]

Der Pflanzenforscher könne über ihr Wirken und ihr Ansehen in der Forschungslandschaft der DDR »viel beitragen«. Sie war »mit Leib und Seele« Wissenschaftlerin.

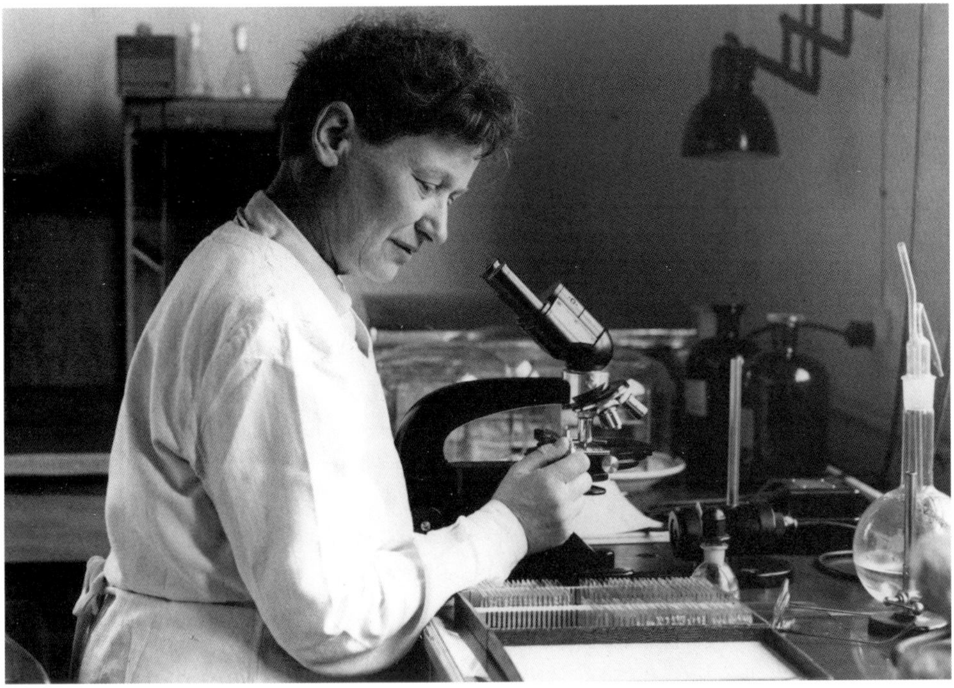

Maria Lange-de la Camp war eine begeisterte Pflanzenforscherin, die gern mikroskopierte

Ihr Interesse galt insbesondere den niederen Pilzen (Mykologie) und der Phytopathologie. Aus diesem Interesse heraus, so erzählte sie ihm mehrmals, nahm sie Ende der 1930er Jahre ein Medizinstudium auf – »um die in der Medizin gewonnenen Erkenntnisse in den Bereich der Pflanzenpathologie zu übertragen und dort umsetzen zu können«. Sie erzählte oft von ihrer Studienzeit, speziell von der in Göttingen, aber auch von ihrer Zeit in Halle, wo sie bei Professor Roemer das Weizenmaterial einer Himalaya-Expedition auswertete. Von ihrer ärztlichen Tätigkeit in Hamburg berichtete sie hingegen kaum. Naumann konnte sich noch nicht einmal erinnern, dass Lange-de la Camp jemals von Rothenburgsort sprach, wohl aber vom Krankenhaus in Eppendorf.

Sie sei definitiv 1955 in die DDR gekommen. Professor Vettel, ein Pflanzenforscher in Hadmersleben, empfahl und vermittelte ihr die Stelle in Aschersleben. Ihr Studienkollege, Professor Gustav Becker, Pflanzenzüchter in Quedlinburg, beeinflusste sie »wohl auch« bei ihrer Entscheidung, als Forscherin in die DDR zu gehen. Sie arbeitete hauptsächlich auf dem Gebiet der Getreidefußkrankheiten. Diese Beschäftigung habe »wirtschaftlich sehr bedeutsame« Auswirkungen. »Hier hat sie echte Pionierarbeit geleistet und sich große Verdienste erworben«, bewertete Naumann ihr Wirken. Neben ihrer wissenschaftlichen Arbeit im Institut für Phytopathologie der Deutschen Akademie für Landwirtschaftswissenschaften (später »Akademie der

Landwirtschaftswissenschaften der DDR«) in Aschersleben war sie auch im Rahmen der »Biologischen Gesellschaft der DDR« als Vorstandsmitglied der Sektion »Mikrobiologie« jahrelang aktiv tätig.

Naumann bezeichnete seine mütterliche Freundin als »sehr intelligent, hochgebildet und in wissenschaftlichen Dingen (und auch sonst) sehr genau«. Als Leiterin der Abteilung für Mikrobiologie wirkte sie »hervorragend«. Sie war ihm fachlich und menschlich »stets ein Vorbild«, sagte Naumann, der von ihrer Tat in Hamburg wusste. Sie ließ ihren Mitarbeitern viele Entfaltungsmöglichkeiten und wirkte »sehr inspirierend« auf diese: »Sie genoss bei ihren Mitarbeitern, im gesamten Institut und bei den Kollegen anderer Institute (zum Beispiel der Universitäten in Rostock, Berlin und Halle) hohes fachliches und persönliches Ansehen.«

Zu der »Kernproblematik«, der Verstrickung in die »Euthanasie-Vorgänge« in Rothenburgsort, könne er Folgendes aus der Erinnerung beitragen: Bereits in den 1950er Jahren gab es einen Artikel in einem westdeutschen Nachrichtenmagazin, in dem der Autor ihre Verwicklung in die Geschehnisse in Rothenburgsort erwähnte. »Kurz nachdem sie Ende 1958 zur Leiterin der Abteilung Mikrobiologie unseres Instituts berufen worden war, bat sie einen Kollegen, Dr. Martin Schmiedeknecht (kürzlich verstorben) und mich (beide waren wir wissenschaftliche Mitarbeiter der Abteilung) zu sich und setzte uns davon in Kenntnis, dass sie von Prof. Stubbe (langjähriger Präsident der Akademie) ein Exemplar dieser ›Spiegel‹-Ausgabe zugestellt erhalten habe.« Sie hatte dabei »(unter Tränen) den Wahrheitsgehalt dieser Aussage nicht geleugnet, aber das unermessliche Leid der betroffenen Kinder und Eltern geschildert«, erinnerte sich Naumann. In diesem Zusammenhang oder bei anderer Gelegenheit äußerte sie, »dass es bei englischen Hebammen ein ungeschriebenes Gesetz wäre, aus Barmherzigkeit schwer missgebildeten Neugeborenen und ihren Eltern ein Weiterleben zu ersparen«. In Rothenburgsort getötete Kinder waren aber meist keine Säuglinge mehr, sondern schon einige Jahre alt. Prof. Stubbe soll den Artikel unter Verschluss gehalten haben.Er habe Lange-de la Camp »stets als sehr kinderlieb kennengelernt«. Das traf besonders auch in Bezug auf seine drei Kinder zu. »Als unsere Älteste 1959 geboren war und sie sie zum ersten Mal im Stubenwagen liegen sah, war sie ganz hingerissen und verzückt.« Sie habe das Heranwachsen aller drei Kinder »stets mit großem Interesse begleitet und ihnen manche kleine Wohltat angedeihen lassen«. Als das Ehepaar Naumann sie fragte, ob sie die Patenschaft für den 1964 geborenen Jüngsten übernehmen wolle, stimmte sie sofort freudig zu. »Meine Frau hat mehrfach geäußert, dass sie Frau Lange-de la Camp nie so glücklich erlebt hätte, wie in diesem Moment, wo wir sie um diesen Gefallen gebeten haben! Übrigens hat sie sich zeit ihres weiteren Lebens sehr um ihr Patenkind Christoph gekümmert und es tatkräftig unterstützt.«

Während ihrer Zeit in Aschersleben betätigte sie sich nie medizinisch. Selbst bei Bekannten und Freunden wendete sie ihr Können nicht an. »Ich habe nur einmal erlebt, dass sie mir geholfen hat, ein Insekt, das sich in meinen Ohrgang verirrt hatte, zu entfernen. Ansonsten beschränkte sie sich bei gelegentlichen Unpässlichkeiten oder Beschwerden von Mitarbeitern und Bekannten darauf, bestimmte Arztbesuche oder auch einfache Hausmittel zu empfehlen.« Sie las »relativ wenig«. Das hatte sicher auch mit ihren Augenproblemen zu tun gehabt. Wenn sie etwas las, dann hauptsächlich

„Gutes Klima für die Wissenschaft"

Ihre ganze Kraft widmet Frau Dr. Dr. Maria Lange-de la Camp der Forschung

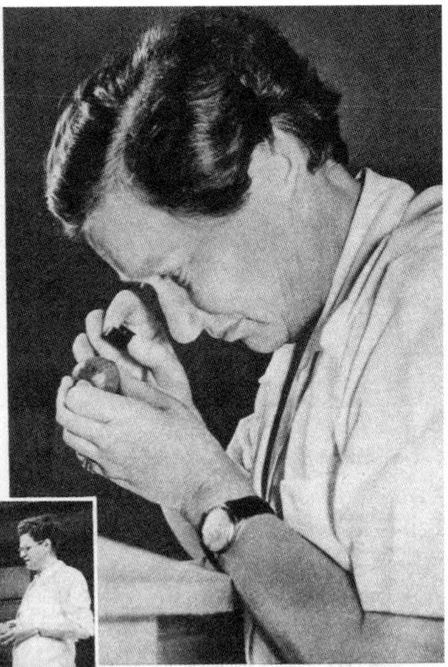

Fotos: Krüger

Noch ein kleines Fachgespräch mit Dr. Klaus Naumann, ehe es hinaus auf die Versuchsfelder geht

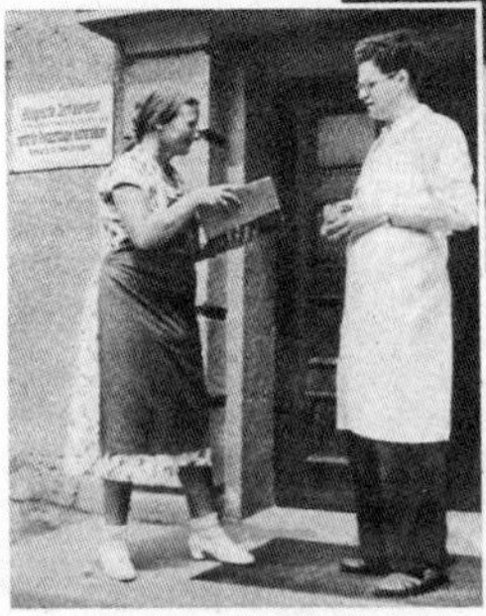

Wir kommen mitten in die Reisevorbereitungen hinein. „Also Montag früh um vier Uhr geht's los", wiederholt der Kraftfahrer, und die technische Assistentin Rita Nickel möchte gern wissen: „Frau Doktor, was für Gepäck nehmen wir mit?" Schnell und klar kommt die Antwort: „Tüten, Bleistifte, ein paar Zettel, Messer zum Ährenabschneiden, meine Stiefel und meinen Regenmantel, bitte. Eine Landkarte müssen wir uns dort besorgen." Ein nicht ganz alltägliches Gepäck für diese viertägige Dienstreise von Aschersleben nach Rostock – so wie die gesamte Tätigkeit der Wissenschaftlerin. Frau Dr. phil. et med. Maria Lange-de la Camp erforscht Getreidekrankheiten; sie ist einer der vier wissenschaftlichen Mitarbeiter der Abteilung Mikrobiologie des Phytopathologischen Instituts der Biologischen Zentralanstalt, die zur Deutschen Akademie der Landwirtschaftswissenschaften zu Berlin gehört. „Unser Institut dürfte wohl das größte seiner Art in Europa sein", erklärt Maria Lange-de la Camp. Es klingt sachlich berichtend – und doch schwingt, ihr selbst vielleicht unbewußt, noch etwas anderes in ihrer Stimme mit: der Stolz auf die Forschungsstätte, an der sie wirkt.

Man kann in der Tat stolz sein auf dieses großartige, vorbildlich ausgestattete Institut. Schon rein äußerlich gibt es sich weiträumig, modern, großzügig. Hat man in Aschersleben, der türmereichen „Stadt des Majorans", den alten Zollberg erstiegen und die Landstraße Richtung Ostharz eingeschlagen, so liegt der nach 1945 völlig neu geschaffene Gebäudekomplex mit einem repräsentativen Hauptgebäude und mehreren anderen Häusern plötzlich hell und eindrucksvoll vor einem. Ein besonderer Weg führt zum Institut – das erste Haus zu seiner rechten Seite mit dem Schild „Mikrobiologie" ist Frau Dr. Lange-de la Camps Arbeitsplatz. Allerdings konnten wir nicht ermitteln, wo sich die Wissenschaftlerin mehr aufhält: hier am Schreibtisch und im Laboratorium oder draußen auf den großen Versuchsfeldern.

„Das Haus war damals gerade fertig geworden, als ich von Hamburg nach Aschersleben übersiedelte", erzählt sie uns. Ja, die Forscherin kam vor etwas mehr als drei Jahren aus Westdeutschland, und zwar aus ihrer Geburtsstadt Hamburg, in die Deutsche Demokratische Republik. „Ich war früher schon einmal in Mitteldeutschland. Nachdem ich in Hamburg, Marburg, München und Göttingen Naturwissenschaften studiert und 1931 bei Prof. Dr. von Wettstein in Göttingen promoviert hatte, arbeitete ich von 1933 bis 1938 am hallischen Institut für Pflanzenbau und Pflanzenzüchtung. Dadurch hatte ich hier Freunde, die ich nach 1945 wiederholt besuchte." Wissenschaftler gehörten zu diesem Kreis, aber auch künstlerisch tätige Menschen, wie beispielsweise die bekannte hallische Goldschmiedin Hildegard Risch.

Bei ihrem Aufenthalt in der Deutschen Demokratischen Republik sah Maria Lange-de la Camp nun freilich etwas anderes als das, was sie in westdeutschen Zeitungen über die „Zone" lesen konnte. „Ich erkannte sehr bald, daß hier ein gutes Klima für die Wissenschaft herrscht", erklärt Frau Dr. Lange-de la Camp, „und ich sah auch, daß das nicht von ungefähr kommt, sondern hauptsächlich durch eine weitsichtige und verständnisvolle Förderung von seiten des Staates geschaffen wird. Wie aber arbeitete ich daheim in Hamburg? Nachdem ich im Kriege in Leipzig und Hamburg noch Medizin studiert und anschließend in verschiedenen Kliniken und darüber hinaus in der Pharmazie arbeitete, hatte ich mir sehr mühsam in meiner Heimatstadt eine ärztliche Praxis aufgebaut. Aber sie befriedigte mich nicht. !ch hätte pfuschen müssen, wenn ich auch nur meine Kosten hätte decken wollen. Man konnte auch nicht damit rechnen, daß sich die Lage besserte. Die Steuern mußten in einem Staat steigen, in dem die Aufrüstung an erster Stelle steht." So kam Frau Dr. Maria Lange-de la Camp von Hamburg nach Aschersleben – der neuen Tätigkeit, ihrer geliebten Forschung, mit Freuden entgegensehend. Seit diesem Tage arbeitet sie nun am Phytopathologischen Institut. Sie hat sich eingelebt und ist besonders glücklich, daß sie vor wenigen Wochen in eine hübsche kleine Neubauwohnung einziehen konnte. Zum erstenmal lebt sie völlig frei von materiellen Sorgen. „Das ist wohltuend und spart Kräfte für die Arbeit – es gab aber für meine Entscheidung keineswegs den Ausschlag, wie so mancher wohl denken mag. Maßgebend für mich war vielmehr eben jenes ‚gute Klima', war das Bewußtsein: Du wirkst an einer nützlichen Aufgabe mit, entsprechend dem, was du gelernt hast und leisten kannst; denn schließlich sollen meine Forschungen über die Getreidekrankheiten helfen, die Erträge auf unseren Äckern zu steigern – eine bedeutende volkswirtschaftliche Aufgabe also." Lebhaft geht Maria Lange-de la Camp dann auf einen Punkt ein, der ihr besonders am Herzen liegt. „Viele meiner alten Bekannten haben mich gefragt: Wie konnten Sie diesen Schritt nur tun! Können Sie denn ‚drüben' überhaupt arbeiten? Da gibt es doch keine geistige Freiheit! – Eine absolute Freiheit in dem Sinne gibt es überhaupt nicht, hat es nie gegeben, habe ich ihnen früher geantwortet. Heute, nachdem ich drei Jahre hier lebe, kann ich noch etwas mehr sagen. Nämlich dies: Im Westen hat man wohl die Freiheit zu kritisieren – aber es ändert sich deshalb nicht das geringste –, hier in der Deutschen Demokratischen Republik kann jeder mitwirken, das Leben zu gestalten. Der Staatsapparat ist – nicht zuletzt durch die Abgeordneten – eng mit der gesamten Bevölkerung verbunden!"

Diese Verbindung mit dem tätigen Leben empfindet Frau Dr. Lange-de la Camp auch bei ihrer wissenschaftlichen Tätigkeit als besonders wertvoll. Täglich kommen Genossenschaftsbauern, Arbeiter aus den volkseigenen Gütern und den Maschinen-Traktoren-Stationen sowie werktätige Einzelbauern ratsuchend in das Institut – sie selbst geht mit Fachvorträgen in die LPG, VEG, in die Gemeinden, zum wissenschaftlichen Nachwuchs. „Dieser Kontakt zur Praxis ist ungemein wichtig", erklärt Frau Dr. Lange-de la Camp, „das betone ich auch in unseren Belegschaftsversammlungen immer wieder!"

Den notwendigen Kommentar hierzu gibt uns ihr Mitarbeiter, Dr. Klaus Naumann. „Unsere Frau Doktor haben wir nämlich zur BGL-Vorsitzenden gewählt. – Und das war die richtige Wahl. Sie haßt unnützes Gerede, Papierkrieg und langatmige Sitzungen wie wir, aber sie ist dafür, alle Probleme beherzt anzugreifen, und achtet energisch darauf, daß alle unsere fortschrittlichen Gesetze für den schaffenden Menschen auch eingehalten werden!"

Wir sehen nach der Uhr. Zu lange schon haben wir die Reisevorbereitungen unterbrochen. Aber es war ein wertvoller Besuch. Für uns und – so hoffen wir – auch für unsere Leser!

Gisela Stockmann

19

Die DDR-Zeitschrift »Frau von heute« widmete der Pflanzenforscherin 1958 einen bebilderten Artikel

Fachliteratur. Allerdings mochte sie Bücher und verschenkte sie gern. Sie liebte Blumen sehr. Sie besorgte sich über eine Dauerbestellung zu jedem Wochenende frische Blumen. Diese Gepflogenheit zu verwirklichen, war zu DDR-Zeiten »oft ein Riesenproblem«. Ihren Garten in Zirtow legte sie mit viel Engagement an und pflegte ihn, solange sie konnte.

Die beiden unterhielten sich oft über tagespolitische, aber auch über weltanschauliche, religiöse und philosophische Fragen. Ihre Einstellung charakterisierte Naumann als »links-liberal«. Dem nationalsozialistischen Gedankengut stand sie »sehr reserviert« gegenüber. Hitler bezeichnete sie mehrfach als »halbgebildet« und deshalb als »gefährlich«. Zu den Verhältnissen in der DDR hatte sie ein »ambivalentes Verhältnis«. Sie war einerseits gegen die vielen Beschränkungen im täglichen Leben. Damit meinte sie zum Beispiel die Reisebeschränkungen und die fehlende Informationsfreiheit. Sie hatte kein Fernsehgerät, hörte aber wohl viel Radio, den NDR. Auf der anderen Seite schätzte sie an dem DDR-System die soziale Komponente. Sie empfand die Organisation der Wissenschaft und das Gesundheitswesen als »modern und gut«. Sie unterhielt gute Kontakte zu den evangelischen Ortskirchen und deren Pastoren in Aschersleben. Das traf Naumanns Wissens nach auch für die in Mirow/Zirtow zu. Sie ging im Jahr 1966 im Alter von 60 Jahren in den Ruhestand. Das war seinerzeit in der DDR das offizielle Renteneintrittsalter für Frauen.

Am 12.9.1958 widmete die DDR-Frauenzeitschrift »Frau von heute« ihr einen längeren bebilderten Artikel.[8] Hier beschrieb die Autorin ideologisch eingefärbt, welch »paradiesische« Zustände die Forscherin in der DDR vorgefunden habe. »Ich war früher schon einmal in Mitteldeutschland. Nachdem ich in Hamburg, Marburg, München und Göttingen Naturwissenschaften studiert und 1931 bei Prof. Dr. von Wettstein in Göttingen promoviert hatte, arbeitete ich von 1933 bis 1938 am hallischen Institut für Pflanzenbau und Planzenzüchtung. Dadurch hatte ich hier Freunde, die ich nach 1945 wiederholt besuchte«, erläuterte Lange-de la Camp, wie sie die Verbindung in den Osten Deutschlands stets gehalten hat. In düsteren Bildern beschrieb sie ihre Situation im westlichen Teil Deutschlands: »Wie arbeitete ich daheim in Hamburg? Nachdem ich im Kriege in Leipzig und Hamburg noch Medizin studiert [hatte][9] und anschließend in verschiedenen Kliniken und darüber hinaus in der Pharmazie arbeitete, hatte ich mir sehr mühsam in meiner Heimatstadt eine ärztliche Praxis aufgebaut. Aber sie befriedigte mich nicht. Ich hätte pfuschen müssen, wenn ich auch nur meine Kosten hätten decken wollen«, wurde sie in systemkritischer Weise zitiert. Freunden in Westdeutschland, die sie fragten, wie sie denn überhaupt in der DDR arbeiten und leben könne, habe sie stets geantwortet: »Im Westen hat man wohl die Freiheit zu kritisieren – aber es ändert sich deshalb nicht das geringste –, hier in der Deutschen Demokratischen Republik kann jeder mitwirken, das Leben zu gestalten.«

Dr. Klaus Skadow (* 1938) arbeitete von 1964 bis 1967 als Aspirant bis zu seiner Promotion in der Abteilung Mikrobiologie des Institutes für Phytopathologie Aschersleben. Seine Abteilungsleiterin war dort Lange-de la Camp. Anschließend verließ er das Institut, um im Pflanzenschutzdienst zu arbeiten. Durch einen Brief von mir erfuhr er am 23.1.2013 davon, was Lange-de la Camp während der NS-Zeit getan hatte. Er war zunächst geschockt, sagte er eine Woche später. Dann habe er aber

»die Leute aufgesucht, die ich aus der damaligen Zeit noch kenne und die auch ein paar Jahre lang bei ihr gearbeitet haben, so dass ich ein Vertrauensverhältnis zu ihnen habe«. Er habe »rausbekommen wollen, was diese Menschen über Lange-de la Camp zu sagen haben«. Das Resümee seiner Gespräche mit einstigen Weggefährten der Wissenschaftlerin sei Folgendes: Sie sei als Mensch akzeptiert gewesen und auch als Chefin und als Leiterin der Abteilung anerkannt. »Man hatte Respekt vor ihr. Insgesamt war die Beziehung zwischen der Mitarbeiterschaft und ihr gut.« Eine Technische Assistentin wohnte jahrelang als Untermieterin bei Lange-de la Camp und berichtete »nur Positives«. Ihre Privatsphäre wurde immer respektiert. Man sollte jetzt nicht den Fehler begehen, »wegen des Ereignisses im KKR ohne nähere Kenntnisse die einstige Chefin als Unholdin zu brandmarken«. Er habe schon bemerkt, welchen Einfluss allein diese kurze Information auf die Emotionen der Leute haben könne. Mit der Information meinte Skadow die Tötung des Kindes im KKR.

Skadow kam als 25-Jähriger ans Institut und hat es damals als große Gelegenheit gesehen, dort arbeiten zu dürfen. »Ich habe ewig rumgerudert, bis ich etwas erreicht hatte. Von da an hat sich aber alles geändert. Sie hat mir sogar zur Promotion ein Bild geschenkt. Ich erinnere mich nicht ungerne zurück, weil ich nicht die Hilfe von ihr bekam, die angebracht gewesen wäre, sondern weil ich mich selbst durchbeißen musste«, so Skadow: »Für mich war sie als Leiterin manchmal hart, manchmal unangenehm hart.«

Seine Gesprächspartner beschrieben Lange-de la Camp grundsätzlich positiv. »Sie hatte keine negative Rolle, weder als Mensch noch als Wissenschaftlerin. Sie war sehr fleißig, leidenschaftlich in ihrer Arbeit und sehr genau«, hörte er immer wieder. Diese Eindrücke bestätigte er aus eigenem Erleben. Sie achtete die Hierarchien innerhalb der Mitarbeiterschaft und hieß sie gut. Dass sie auch Ärztin war, erfuhr er nur durch eine Information am Rande. Sie erzählte jemandem nämlich, dass die Leute »so viele Rezepte von ihr haben wollen, aber das würde sie nicht machen und das bringe ihr viel Ärger mit diesen Leuten ein«. Aber sie war eine couragierte Frau, die ihre Grundsätze hatte, was oft hart an ihr wirkte. Politisch schien sie neutral gewesen zu sein, aber doch eigenwillig. So glaubte sie nicht daran, dass politisch motivierte Spendensammlungen in der DDR die Spenden auch dorthin brächten, wo sie benötigt wurden. »Sie hat zum Beispiel Decken selbst dorthin geschickt, wo es Not hatte«, meinte Skadow. Er erinnerte sich, dass »alle sich gewundert haben, dass sie in einer Zeit, in der alle in den Westen wollten, in die DDR gekommen ist«. Skadow fragte sich, »ob sie vor ihrem Stück Vergangenheit flüchten wollte«, beantwortete sich diese Frage aber selbst, indem er sagte, dass er nicht den Eindruck hatte, dass sie vor etwas davonlaufen wollte, denn: »Sie war keine feige Frau. Sie war eher couragiert.«

»Wir hätten die Menschheit sicher schon etwas verändert, wenn wir Menschen aufrichtig mit unserer eigenen Vergangenheit umgehen würden. Aber das ist der Menschheit nicht gegeben. Wir können versuchen, aufzuarbeiten, was wir wollen, aber es wird schon schwierig, weil in einem gewissen Stadium Juristen eingeschaltet werden und außerdem stumpft so etwas auch ab. Ich habe mich ernstlich bemüht, mehr herauszukriegen, also ob sie auch über die NS-Zeit gesprochen hat, aber sie hat wohl nicht darüber geredet«, so Skadow.[10]

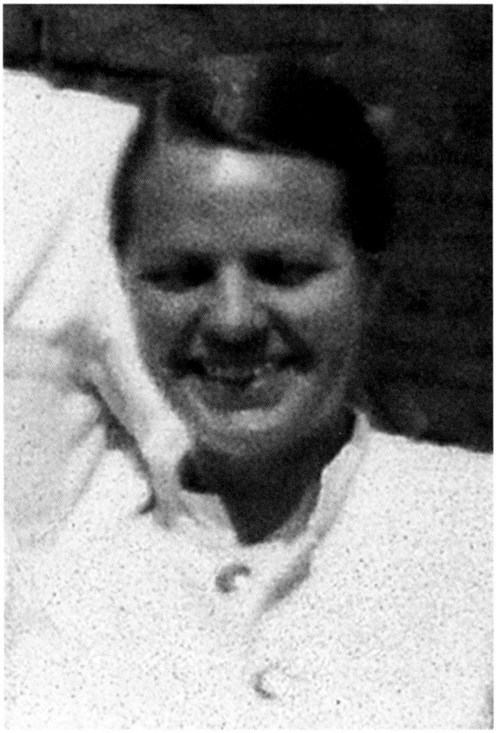

Emma Lüthje (1912 bis 1995)

* 1.1.1912 in Königsberg
† 19.4.1995 in Eckernförde
unverheiratet, keine Kinder
am KKR vom 24.8.1939 bis 12.3.1944

Die Eckernförderin: Emma Lüthje

Emma Lüthje wurde am Neujahrstag des Jahres 1912 in Königsberg geboren. Ihr Vater war der Betriebsdirektor Peter Heinrich Lüthje (* 23.9.1866 in Schacht bei Audorf, † 16.5.1945 in Eckernförde-Borby). Er war von 1914 bis 1930 Kreisbahnbetriebsleiter in seinem neuen Wohnort Eckernförde. Die Mutter Emma, geborene Groth, starb bereits 1942. Der Vater ist aus Königsberg zur Eckernförder Kleinbahn versetzt worden, wo er der »erste Mann« war, so die ehemalige Lehrerin Marliese Egge, eine Nachbarin von Lüthje am Liliencronweg in Eckernförde.

Emmas Schwester Else ist im Dezember 1896 in Bleckede geboren worden und starb am 15.12.1906 in Königsberg an Scharlach. Mit ihrem Bruder Hans (* 26.2.1898 in Sonderburg, † 14.9.1993 in Murrhardt) hielt Emma Lüthje bis an dessen Lebensende engen Kontakt.

Emma Lüthje ist zwar in Königsberg geboren worden, lebte aber seit frühester Kindheit bei den Eltern in deren Haus am Liliencronweg in Eckernförde. In seinen Tagebuchaufzeichnungen[1] berichtete der Vater von Emmas 7. Geburtstag am 1.1.1919, inmitten der Turbulenzen der Arbeiter- und Soldatenaufstände: »*Emmachens Geburtstag haben wir sehr vergnügt gefeiert. Mutter hatte alles hergegeben, was sie nur irgend auftreiben konnte, um den kleinen und großen Gästen einige frohe Stunden zu bereiten. Schöne Kuchen und sogar eine Torte hatte sie gebacken und Kaffee gab es von echten Kaffeebohnen. Ich hatte noch eine Flasche guten Rum für einen billigen Preis aufgetrieben und so konnten die Erwachsenen mit einem guten Grog erfreut werden. Emmachen meinte, einen so schönen Geburtstag noch nie gehabt und gefeiert zu haben und das in dieser so ernsten und trüben Zeit, wo keiner ahnen kann, wie es uns noch gehen wird.*«

Schon in Kindertagen liebte die spätere Ärztin den häuslichen Garten, der hinter dem Haus bergauf auf einer Sanddüne der Ostseeküste liegt. Emma und ihre gleichaltrige Freundin Etta Johanna Aeissen (* 3.1.1912, † 13.11.2005) mussten viel Wasser hochschleppen. Zuerst wurde viel Gemüse angebaut, später kamen immer mehr Blumen hinzu. Auch außerhalb des Gartens interessierte die Mädchen vor allem die Natur. Sie kannten fast alle wild wachsenden Blumen, streiften in der Gegend herum und brachten Blumensträuße und Feldfrüchte wie Brom- und Himbeeren sowie Haselnüsse mit nach Hause. Im Sommer badeten sie in der See in Sichtweite des Hauses oder irgendwo an der Küste. Das machten die beiden Freundinnen, solange sie rüstig genug dafür waren.[2]

Peter Heinrich Lüthje vermutete am 10.11.1918, dass die Bedingungen des Waffenstillstands schlimme Folgen für sein deutsches Heimatland haben würden: *»Die erste Frage war, ist unsere militärische Lage an der Front wirklich so trostlos, dass diese unverschämten Forderungen angenommen werden müssen? Wenn dieses der Fall ist, dann sieht es trostlos für uns und unsere Nachkommen aus. Deutschland wird auf 100 Jahre verarmen, denn dann werden die Friedensbedingungen so hart sein, dass deren Erfüllung den völligen Ruin Deutschlands nach sich zieht.«*

Wenige Tage später äußerte sich der Bahndirektor zu der politischen Situation im Innern und offenbarte, dass er sich mit einem demokratischen System anfreunden kann: *»Die innenpolitischen Verhältnisse bewegen sich noch in ruhigen Bahnen, jeder fühlt, dass es im Interesse der Allgemeinheit des deutschen Volkes liegt, sich den eingetretenen Verhältnissen zu fügen und jeder an seinem Teile durch ruhige Weiterarbeit mitzuwirken, um den Aufbau einer freien deutschen Republik zu fördern und zu ermöglichen.«* Im Februar 1919 kritisierte er *»die Gewinn- und Vergnügungssucht« im Volk und »die immer wieder auftauchenden Unruhen durch die Spartakisten«.*

Emma Lüthjes Vater war eng befreundet mit dem Eisenbahn-Ingenieur und Unternehmer Sönke Nissen (1870 bis 1923).[3] Dieser wurde nach Aeissens Angaben Emmas Patenonkel. Sönke Nissen machte in der deutschen Kolonie »Deutsch-Südwestafrika« (heute Namibia) mit einem Diamantenfund ein Vermögen, während der eigentliche Finder, ein Einheimischer namens Peter Zacharias Lewala, leer ausging.[4] Nissen soll der Ärztin »angeblich« auch Diamanten geschenkt haben, »die Emma aber nicht mehr finden konnte«, wie Aeissen schreibt. Nach dem Eisenbahner ist der »Sönke-Nissen-Koog« benannt, ein eingedeichter Bereich nördlich von Husum, in dem die Bauernhäuser nach dem Vorbild der Höfe im damaligen »Deutsch-Südwestafrika« gebaut worden sind. Sieben Höfe, die den Nachfahren von Sönke Nissen gehörten, tragen noch heute die Namen der Bahnhöfe, die an der von Sönke Nissen damals im Südwesten Afrikas gebauten Eisenbahnlinie lagen. Eine Schule in seinem Sterbeort Glinde wurde nach ihm benannt.[5]

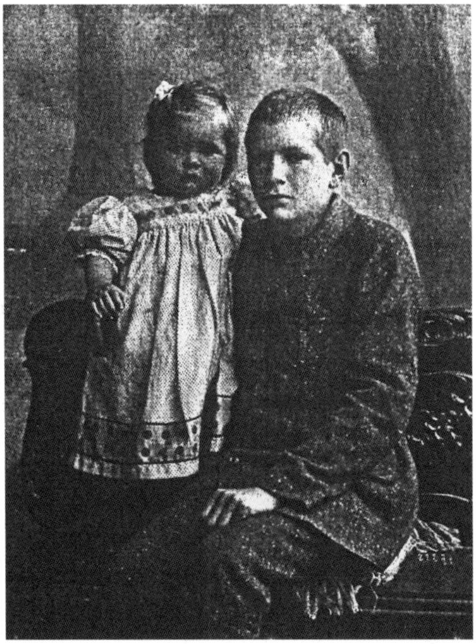

Emma und ihr Bruder Hans Lüthje im Jahr 1913

Emma Lüthje besuchte zunächst die städtische Mädchen-Mittelschule und legte Ostern 1931 am damaligen Reformrealgymnasium Eckernförde, dem heutigen Gymnasium Jungmannschule, ihr

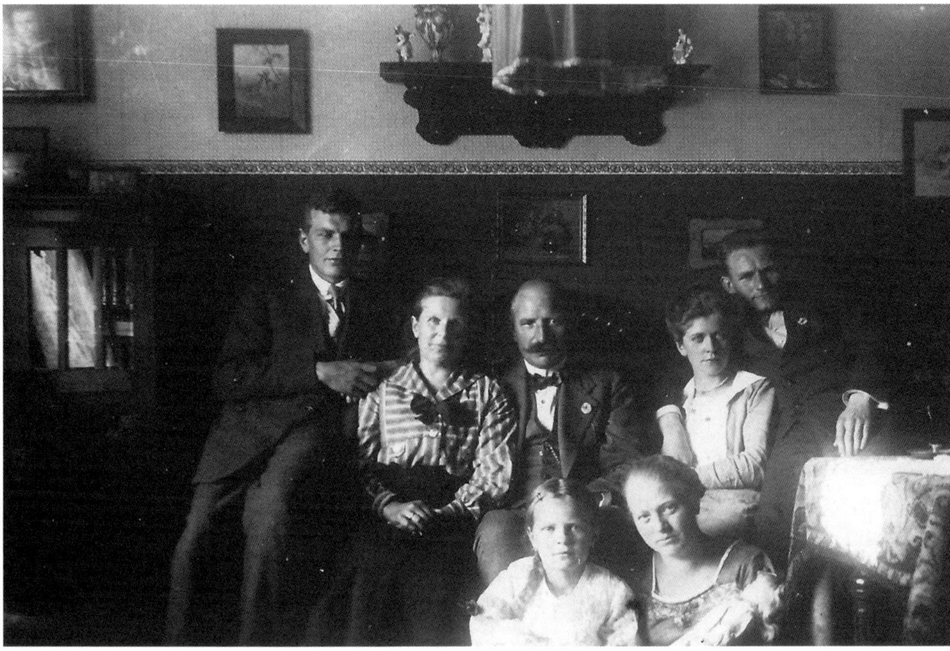

Das Familienfoto aus den frühen 1920er Jahren zeigt (von links) Hans, Mutter Emma, Vater Peter Heinrich und davor (links) Emma Lüthje. Die Identität der drei Personen rechts ist nicht bekannt

Abitur ab, ihre schriftlichen Abiturfächer waren Mathematik, Deutsch, Französisch und Englisch.[6] Ihre Deutsch-Abiturarbeit thematisierte die sieben ersten Briefe des Philosophen und Schriftstellers Friedrich Schiller »über die ästhetische Erziehung des Menschen«. Lehrer Wilhelm Lehmann[7] bewertete die Arbeit mit *»gut«*. Auch die Klassenleistungen der Abiturientin waren *»zuletzt gut«*, attestierte Studienrat Dr. Lehmann. Nationalsozialistische Einflüsse sind in der Arbeit nicht erkennbar, wohl aber eine kritische Einschätzung der politischen Verhältnisse Anfang der 1930er Jahre: *»Der Staat kann uns dabei nicht helfen, denn so, wie er jetzt besteht, hat er das Übel ja mitgeschaffen.«* Dabei meinte sie *»die Zerstörung der Kunst«*. Ihr Lehrer Lehmann kam zu dem Schluss, dass Lüthjes Arbeit *»ein klares Bild der Abhandlung«* gab. Sie war »literarisch sehr interessiert«, sagte Marliese Egge, die als Lehrerin Kollegin von Lehmann war: Klassische Literatur und Biografien »und solche Dinge« hätten sie »unwahrscheinlich interessiert«.

In einer Vernehmung sagte Lüthje aus, dass sie von 1932 bis 1937 in Kiel, Freiburg und München studiert und 1937 ihr Staatsexamen in Kiel abgelegt habe. Am 24.8.1939 begann sie als Volontärärztin am KKR, am 1.7.1940 wurde sie Assistenzärztin. Am 12.3.1944 schied sie aus dem Kinderkrankenhaus aus. Diese Angaben stimmen mit denen der damaligen Krankenhausleitung überein. *»Ich wurde* *dienstverpflichtet in die Praxis des verstorbenen Dr. Wiese [unleserlich] in Hamburg-Fuhlsbüttel, bis Juli 1945«*, sagte sie aus. Emma Lüthje kam bereits am 24.7.1945, also kurz nach Kriegsende, arbeitslos aus Hamburg zurück in ihre Heimatstadt. Bis Juli 1946 war sie nicht als Ärztin tätig, dann fing sie in Eckernförde erneut als Volontärärztin an, und zwar im Krankenhaus der Diederichsen-Stiftung, wo sie seit Mai 1947 eine Stellung als Assistenzärztin innehatte. Hier beendete sie ihre Fachausbildung und ließ sich schließlich 1949 als Kinderärztin nieder.

Egge, zum Zeitpunkt unseres Gespräches schon über 90 Jahre alt, sagte, dass Lüthje keine Kinder gehabt habe. Die Ärztin bewohnte nach dem Tode des Vaters das geerbte Einfamilienhaus am Liliencronweg allein. Sie war nicht Mitglied der NSDAP, sagte Lüthje während der Ermittlungen 1948 aus. *»Ich möchte noch hinzufügen, daß mir der Name des Kindes, das von mir Sterbehilfe erhalten hat, und an das ich mich heute noch entsinne, nicht angeben kann.«* Sie gab ohne Not und Zwang weitere Tötungen zu: *»Ich weiß bestimmt, daß ich noch in mehreren anderen Fällen Sterbehilfe geleistet habe, bin aber beim besten Willen nicht in der Lage, nähere Einzelheiten anzugeben. Die Fälle ereigneten sich auf der Säuglingsstation SII, bei der Stationsschwester Waltraut Grobe, geborene Arnold, war. Ob diese Schwester die Kinder gehalten hat, ist mir auch nicht mehr im Gedächtnis.«*[8] Zugeordnet werden konnte ihr nur ein Mord. In der Anklageschrift heißt es vielsagend, dass sie in »mindestens einem Fall« ein Kind totgespritzt habe. Warum gab diese Ärztin weitere Morde zu? Wollte sie mit ihren Taten prahlen? Fühlte sie sich vollkommen der Wahrheit verpflichtet? War sie sich so sicher, nichts Falsches getan zu haben? Augenscheinlich hat sie nichts Verwerfliches darin gesehen, behinderte Kinder zu töten. Sie konnte sich nicht sicher sein, dass sie nicht bestraft werden würde. Andere deutsche Gerichte stellten die Mörder im Arztkittel keineswegs außer Verfolgung. In der Aufstellung der »Euthanasiefälle« im KKR werden 56 Kinder genannt. Für Dr. Lüthje wurde die Tötung eines zwei- bis dreijährigen Knaben unbekannten Namens im Jahre 1942 angegeben. Zeugin war die Schwester Harriet Schulze.[9]

Im März oder April 1948 erschien *»auf einmal«*, also offenbar ohne vorherige Anmeldung, ihr ehemaliger Chef Dr. Bayer im Eckernförder Krankenhaus. Sie hatte ihn seit 1944 nicht mehr gesehen. Er wollte sie offenbar darüber unterrichten, dass weitere Ermittlungen angestellt würden, sagte die Medizinerin aus. Wahrscheinlich aber hoffte er darüber hinaus, seine einstige Assistenzärztin durch seinen Besuch davon zu überzeugen, dass es besser für alle Beschuldigten sei, wenn sie in seinem Sinne aussagte.

Am Liliencronweg war zeitweise auch Etta Aeissen in Lüthjes Haus wohnhaft.[10] An diese Frau erinnerte sich **Dr. Lutz Erik Koch**, der seit 1981 schräg gegenüber von Lüthje gewohnt hat. Aeissen sei nach dem Tod von Lüthje weggezogen. »Mir war irgendwie bekannt, dass irgendeine Euthanasie-Geschichte bei ihr war. Ich wusste aber beispielsweise noch nicht einmal, dass sie in Hamburg war«, meinte Koch: »In der Nachbarschaft war die Verstrickung von Frau Dr. Lüthje unterschwellig bekannt. Es könnte sein, dass alteingesessene Borbyer[11] – also im Groben die sehr alten Nachbarn – mir davon erzählt haben. Aber etwas Genaues wussten die auch nicht. Und die Quellen sind inzwischen auch verstorben.«[12]

Dr. Karin Aeissen (* 1925) war Internistin, Kinderärztin und Kinderradiologin. Die Kielerin war wesentlich jünger als ihre Schwester Etta. Etta kannte Emma Lüthje von Kindesbeinen an: Der Vater von Lüthje sei ein »sehr tüchtiger« Bahnbeamter gewesen, meinte Dr. Aeissen. Etta Aeissen war Fürsorgerin bei einer Eckernförder Behörde. Aeissen wusste, dass Lüthje in Rothenburgsort in der Kinderklinik gearbeitet hat. In Eckernförde arbeitete sie im Kreiskrankenhaus in der Abteilung »Inneres«. »Sie führte dann eine Kinderarzt-Praxis in Eckernförde mit Belegstation im Krankenhaus. Briefe und Tagebücher existieren meines Wissens nicht. Als sie sich niederlassen konnte, hat sie gearbeitet, bis sie die Altersgrenze erreicht hatte«, und das ohne Personal, wie das vielfach so üblich war in jenen Jahren. Sie praktizierte dort mit einem Dr. J. unter einem Dach. Dieses Ärztehaus an der Gaehtjestraße am Hafenende[13] steht nicht mehr. Ihre Praxis war nicht weit entfernt von ihrem Wohnhaus. Es sei eine »schlimme Zeit« damals gewesen. Ihre Schwester Etta machte einmal eine Bemerkung über die Vorgänge am KKR. Sie wolle aber nicht darüber reden, weil es ihr zu nahe gehe und sie dann in Tränen ausbreche. Mit Lüthje selbst sprach sie nicht über die Geschehnisse in Hamburg. Sie wisse aber, dass die Ärztin mit Dr. Dr. Maria Lange-de la Camp sehr gut befreundet war. Auch mit Dr. Helene Darges-Sonnemann war sie »gut bekannt«. Auf den Fotos, die Karin Aeissen besaß, ist eine Emma Lüthje zu sehen, die aufmerksam ihren Gesprächspartner anschaute und eine vornehme, kontrollierte Haltung an den Tag legte. »Für unsere Familie war Emma Lüthje eine fürsorgliche Betreuerin, Beraterin und eine treue Freundin«, meinte sie.

Emma Lüthjes Bruder, Dr. phil. Hans Lüthje, war ein besonderer Mann. Der Studienrat wurde nach seiner Soldatenzeit im Zweiten Weltkrieg Seelsorger der Christengemeinschaft in Lübeck, Erlangen und schließlich in Murrhardt, wo er zuletzt als Pfarrer im Altenheim wirkte, wie sich seine Nachfolgerin **Erika Weiskopf** erinnerte. Die Christengemeinschaft ist eine christliche Kirche, die aber nicht in der Ökumene vertreten ist und sich der Anthroposophie verbunden fühlt. »Er war ein unglaublich liebevoller Mann und strahlte nur Güte aus. Er war auch Musiker und hatte Kontakte zu allen möglichen Musikern, die er hierherholte. So gab es alle 14 Tage ganz besondere Hauskonzerte«, berichtete die Pfarrerin, die bereits 1994 in den Ruhestand ging. »Zur Anthroposophie hatten die Eltern wohl keine Beziehung«, meinte Etta Aeissen. Sie selbst und Emma Lüthje besuchten aber Vorträge des ehemaligen Leiters des Priesterseminars der Christengemeinschaft, Dr. Friedrich Benesch (1907 bis 1991), die er im heutigen »Rudolf-Steiner-Haus« an der Beselerallee 16 in Kiel hielt. Spät wurde bekannt, dass Benesch vor seiner Zeit in der Christengemeinschaft als überzeugter Nationalsozialist agiert hatte.[14] Mit ihrem 14 Jahre älteren Bruder, der offenbar nie in Eckernförde gelebt hat, hielt Emma Lüthje engen Kontakt. Seine Frau Gertrud »legte auf uns keinen Wert, wir wären nicht von der ›Bewegung‹«, so Etta Aeissen. Das Verhältnis der beiden Geschwister sei herzlicher geworden, als Gertrud Lüthje (1889 bis 1974) nicht mehr lebte. Sie schrieben sich da jede Woche über das tägliche Leben und Geschehen. Gertrud Ida Helene Lüthje (geborene Prodoehl) war in den Jahren 1915 bis 1918 die Lebenspartnerin von Harald Schultz-Hencke (1892 bis 1953), der damals einer der führenden Vertreter der Freideutschen

Jugend, der bürgerlichen Strömung innerhalb der deutschen Jugendbewegung, war. Er wurde später zu einem der wesentlichen deutschsprachigen Psychoanalytiker. Schultz-Hencke und seine damalige Lebensgefährtin kannten alle »Größen« der deutschen Jugendbewegung.[15] Eine Pfarrerin der Christengemeinschaft erinnerte sich, dass ihr Amtsbruder seine Schwester auch in hohem Alter noch in Eckernförde besuchte. Er hat noch mit über 80 Jahren einige Bücher veröffentlicht.[16] Für Emma war der bewunderte Bruder eine »Lichtgestalt«, erinnerte sich Etta Aeissen, für ihn blieb sie immer die kleine Schwester »Putti«.

Hans wurde in Sonderburg (heute das dänische Sonderborg) geboren, Ihre ältere Schwester Else zwei Jahre zuvor in Bleckede. Der Vater war also offenbar mehrfach versetzt worden, ehe er in der Nähe seines Geburtsortes Audorf/Schacht in Eckernförde als Direktor der Kleinbahn seine letzte Verwendung fand. Hier meldete er sich am 7.10.1914 als *»Bahnverwalter«* an.[17] Drei Tage, nachdem auch in Eckernförde der Zweite Weltkrieg beendet war, wurde Peter Heinrich Lüthje letztmals gesehen. Einen Tag später, am 16.5.1945 fand man ihn im Hafenbecken seiner Heimatstadt. Als Todesursache ist im Sterbebuch mit Tinte *»Ertrinken«* mit dem Zusatz in Bleistiftschrift *»Selbstmord«* eingetragen worden.[18] Selbst private Briefe an Familienangehörige beendete Lüthje noch im März 1945 mit dem Gruß *»Heil Hitler«*.

Die Medizinerin Karin Aeissen arbeitete in Kiel unter Professor Werner Catel, einem der drei sogenannten Gutachter des Reichsausschusses, der anhand von Akten über den Tod von behinderten Kindern entschied. Sie bezeichnete die Presseberichte in der jungen Bundesrepublik als »schlimme Spiegel-Artikel«.[19] Bei allen Fehlern, die gemacht wurden, sei Catel doch ein sehr guter Arzt gewesen. Außerdem war er eine »imponierende Persönlichkeit«, so Aeissen: »Wir hatten Manschetten vor ihm.« Das hinderte das medizinische Personal aber nicht daran, »auch mal an ihm herumzumeckern«. Nach seinem Rücktritt an der Uni Kiel machte er noch seinen Doktor in Geologie und erhielt die Note summa cum laude. Unkritische Bewunderung für ihren ehemaligen Chef klang in ihren Worten mit.

Ein Patenkind von Emma Lüthje lebte zurzeit meiner Recherche in Berlin. Seine Mutter hatte mit Lüthje in Kiel studiert. Auch eine weitere KKR-Ärztin hatte Verbindung zu ihrer Familie: Helene Sonnemann war die Patentante ihrer Schwester. Die Tochter dieses Patenkindes versuchte einmal, mit Lüthje über Euthanasie zu sprechen. Sie habe aber »total abgeblockt«. Auch sonst sprach Lüthje sicher nie über die Rothenburgsorter Zeit, meinte sie.

Ihr nahe stehende Menschen haben also versucht, über die in ihrem Umfeld bekannten Vorwürfe mit ihr zu sprechen, aber ohne jegliches Ergebnis.

In der Nachkriegszeit erhielt Emma Lüthje als ledige Kinderärztin keine Kassenzulassung, »und es war geldlich gesehen eine kümmerliche Existenz«, meinte Etta Aeissen: »Der Vorteil war: Emma hatte Zeit für ihre Patienten und war bei ihnen sehr beliebt.« Seit 1960 hat sie an Krankheiten gelitten, die ihr körperlich und seelisch zu schaffen machten. Die Kassenzulassung erhielt sie erst 1960. Im Jahr 1977, mit 65, gab sie ihre Praxis auf. »Am Ende ihres Lebens ging es ihr wie ihrer Mutter: Ihr Herz wurde immer schwächer. Nach einem schönen Tag mit Freundinnen den Garten genießend, schlief sie abends still ein am 19. April 1995«, schreibt

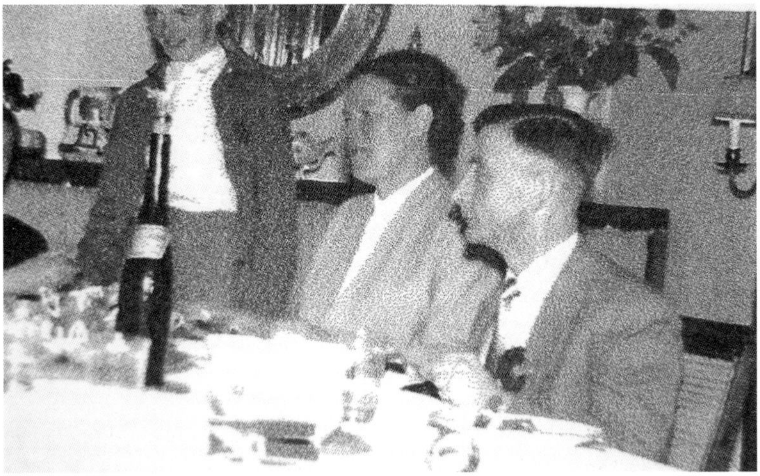

Emma Lüthje im Kreise der Familie ihrer Freundin Etta Aeissen

ihre Freundin Etta Aeissen. Pastor **Klaus-Dieter Harte-Hepp** (* 1938) hielt sieben Tage nach Emma Lüthjes Tod die Predigt anlässlich der Trauerfeier in der Kirche zu Borby.[20] Zu dem, was die einstige Kinderärztin ihm anvertraut hat, durfte er im Juli 2018 dem Autor wegen des Beichtgeheimnisses nichts sagen. In seiner Predigt erzählte der Pastor von einem Besuch bei Emma Lüthje, als sie die Nachricht vom Tod ihres geliebten und verehrten Bruders ereilt hatte. Das Gespräch kreiste vor allem um den Gesundheitszustand der damals 81-Jährigen, um »das Nachlassen des Gedächtnisses, die wachsenden Beschwerden, um die mögliche Nähe des eigenen Todes«. Harte-Hepp nannte die Eisenbahnflucht mit kranken und sterbenden Kindern nach der Ausbombung des KKR im Hochsommer 1943 in ein eilig und notdürftig eingerichtetes Aushilfslazarett nach Celle ein »bedrückendes Erlebnis«. Das sei sicher »bedrückend wie so vieles andere an Ereignissen und Erlebnissen während dieser dunklen Zeit« gewesen, hieß es in der Predigt. »Wer weiß, was sonst noch alles einem Menschen auf der Seele liegt, wenn er zurückblickt«, sagte Harte-Hepp in der Borbyer Kirche.

Der Neurologe **Ulrich Wälzholz** (* 1939) wunderte sich, dass er noch nie etwas von den Vorwürfen gegen Lüthje gehört hat, weder von Kollegen noch von Bekannten. Er zog 1973 an den Liliencronweg und wohnte zunächst in unmittelbarer Nachbarschaft von Lüthjes Haus und später direkt neben ihr. Seine Generation stünde der »Euthanasie« ja völlig anders gegenüber als die Vorherigen. In einem auch in Schleswig-Holstein erschienenen Artikel über die Kindertötungen[21] wurde Emma Lüthje als einzige in diesem Bundesland praktizierende Ärztin Anfang der 1960er Jahre genannt, wie auch in zwei »Spiegel«-Artikeln aus dieser Zeit. Man lebte also im Wissen um ihre Taten Tür an Tür mit ihr, ohne jemals zu fragen.

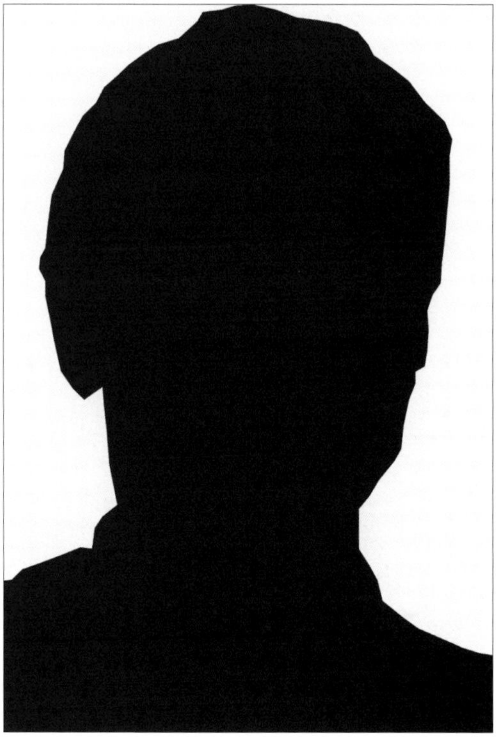

Gisela Schwabe (1917 bis 2010)

* 7.6.1917 in Hamburg-Bergedorf
† 24. Januar 2010
verheiratet, drei Kinder
am KKR von September 1944 bis April 1945

Die Mutter: Gisela Schwabe

Dr. Gisela Schwabe war von September 1944 bis Dezember 1944 in der Säuglingsabteilung und von Dezember 1944 bis April 1945 in der Chirurgie des KKR tätig. Am 7.6.1917 wurde sie in Bergedorf, das heute zu Hamburg gehört, geboren. Sie litt lange Zeit unter Depressionen. Ihre drei Kinder lehnten jegliche Form der Zusammenarbeit ab, was die Aufarbeitung der NS-Vergangenheit ihrer 2010 verstorbenen Mutter angeht.

»Durch die eingeschlagene Behandlung ist ein Wesen erlöst von nicht enden wollenden schwersten Erschütterungen und Qualen.«[1] So schloss Wilhelm Bayer den Bericht über seine Patientin **Helga Deede** (4.6.1940 bis 30.10.1944). Schwabe verabreichte ihr die tödliche Luminalspritze. Das Kind litt offenbar an spastischen Lähmungen, die mit schwerer Hirnmissbildung einhergingen, wie die Ärztin laut Thevs in der Patientenakte vermerkte. Elf Tage vor diesem angeblichen »Gnadenakt« versicherte die Stationsärztin den Eltern noch, es gehe nur um eine Beobachtung ihres Kindes, nicht um eine Operation oder eine sonstige gefährliche Behandlung. »Deshalb sei ihnen auch keinerlei Einwilligung abverlangt worden, bezeugten sie später bei ihrer Vernehmung durch den Ermittlungsrichter«, so Thevs.

Das zweite namentlich bekannte Kind, das Schwabe tötete, war **Renate Pöhls** (27.3.1944 bis 31.10.1944). Es starb nur einen Tag nach Helga Deede. Renates Zwillingsbruder überlebte. Renate war eine Zangengeburt und musste nach der Geburt längere Zeit wiederbelebt werden. Die Entwicklungsstörungen wurden durch Geburt und durch Komplikationen während der Schwangerschaft ausgelöst, mutmaßt die Historikerin Thevs. Im Alter von vier Monaten lag Renate zum ersten Mal auffällig unruhig, mit angespannter Muskulatur und ohne Beziehung zu ihrer Umwelt, in ihrem Bett. Vater und Großvater spendeten ihr wegen einer Blutarmut mehrere Male Blut. Etwa vier Wochen lang therapierte man das Kind im dunklen Bunker. Es wurde halb- oder ganztägig im Luftschutzraum untergebracht und versorgt, wo sich die Zahl der roten Blutkörperchen unter verringerter Sauerstoffzufuhr erhöhen sollte. Das war damals medizinischer Standard. Während dieser Zeit besserten sich die Blutwerte deutlich. Stationsschwester Hanna Westermann assistierte, als Schwabe dem Kind Ende Oktober 1944 trotzdem die Luminalspritze setzte. Das Kind hörte auf zu trinken und fiel in Bewusstlosigkeit, bis es starb.[2] Schwabe soll auch **Brunhild Stobbe** (5.4. bis 1.11.1944) getötet haben. Die Mutter war während der Schwangerschaft an Gelbsucht erkrankt. Schon im April litt das Kind an Krämpfen und wurde an seinem 18. Lebenstag ins KKR

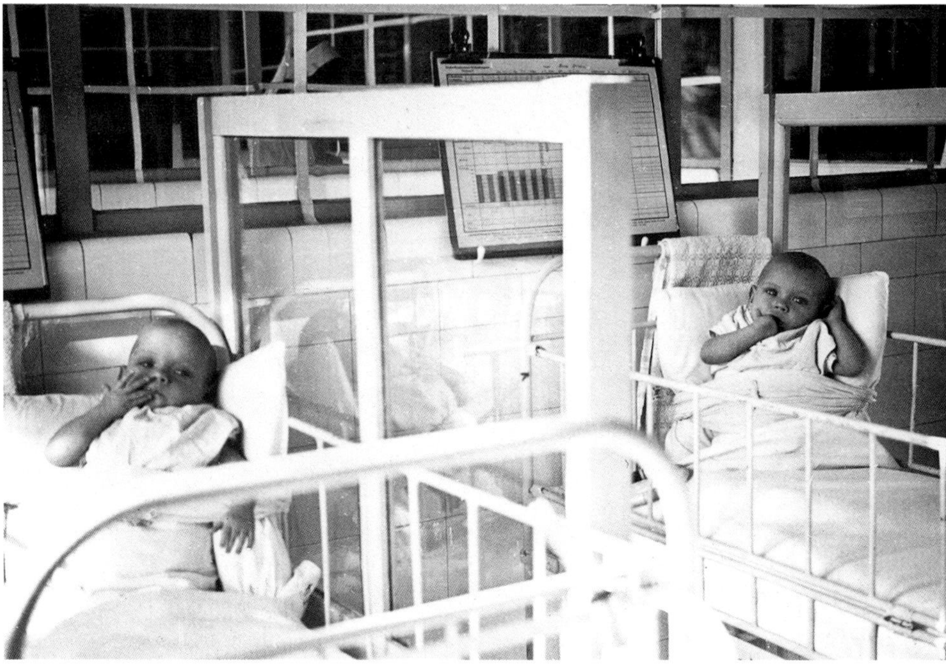

Die Zwillinge Dieter und Heiner Ahrweiler wurden im März 1941 von Lotte Albers in ihren Bettchen fotografiert

eingeliefert. Ein halbes Jahr lang wurde das kleinköpfige Kind dort zum Teil mit qualvollen Methoden behandelt. Die Ärztin ermordete genauso viele Kinder, wie sie später als Mutter zur Welt brachte.[3]

Während der Ermittlungen machte Schwabe zu ihrer Familie folgende Angaben: Ihr Vater war der Oberstudienrat Johann Schwabe, der im Herbst 1945 in den Ruhestand ging. Ihre Mutter hieß Margarete, geborene Merle.[4] Ihr Abitur bestand sie an der Oberrealschule in ihrem Geburtsort Bergedorf. Die Lehreinrichtung heißt heute Hansa-Gymnasium. Dort sind auch die Abiturprüfungen aus der NS-Zeit verwahrt.[5] Sie war eine *»fleißige Schülerin«*, hieß es in der Beurteilung zum Abitur von Schwabe, *»die für alle Fächer gleichmäßig gut veranlagt«* war. Sie besuchte diese Anstalt seit Ostern 1934 und absolvierte während der zwei Jahre ihres Aufenthalts dort die Prima und die Oberprima. Unter erwähltem Beruf steht *»unbestimmt«*. In Englisch hatte sie eine Zwei, in Französisch eine Drei plus, in Latein eine Zwei. In den übrigen Fächern erhielt sie überwiegend gute Noten. Ihr Abitur legte sie 1936 ab. Bereits 1938 trat sie der NSDAP bei.[6]

Ihr Vater Johann Schwabe war Oberstudienrat an der Luisenschule in Bergedorf. Er wurde am 1.3.1880 geboren. Seit 1905 unterrichtete er vor allem Mathematik und Physik, heißt es in einem Lehrerverzeichnis des Jahres 1940/41. Bei »Papa« Schwabe hatte eine Dame, die namentlich nicht genannt werden möchte,

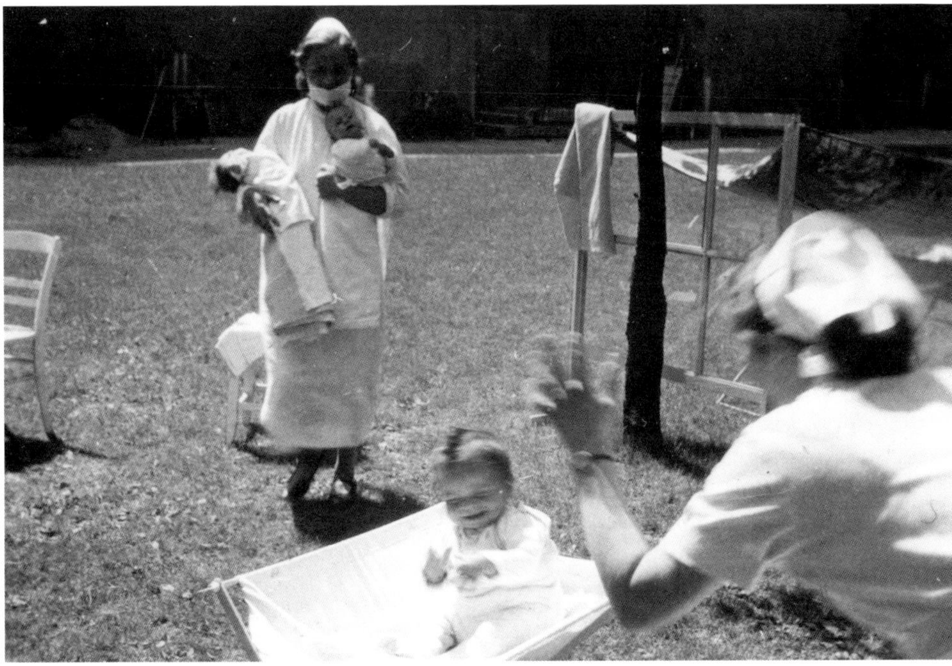

Viel Spaß hatten manche Schwestern mit den Kindern im Freien.
Jede Schwester musste meist zwei Säuglinge tragen

Physikunterricht. Er hat auch noch Mathematik unterrichtet, bestätigte sie die Angaben seiner Fächer. Er war bei den Schülern beliebt. »Allerdings hat er sich in seinen letzten Jahren als Lehrer nicht unbedingt als sehr straffer und auf Disziplin haltender Pädagoge gezeigt«, sagte Frau M. Sie selbst war von 1938 bis zum Abitur 1947 Schülerin der Luisenschule. Auf den Fotos, die ihn zeigen, ist vermerkt, dass er 1956 verstarb. Der Lehrer hatte mit den Nationalsozialisten offenbar nicht viel im Sinn. Er zerpflückte gelegentlich NS-Lieder. So fragte er seine Schüler zum Beispiel über das Horst-Wessel-Lied: »Was singt ihr denn da eigentlich? Wer hat denn hier wen erschossen?« Er war in gewissem Sinne ein Freigeist und sehr vielseitig interessiert. Zwei weitere ältere Damen, die einst Schülerinnen von Johann Schwabe waren, eine davon bestand ihr Abitur 1940, erinnerten sich, dass der Lehrer während der NS-Zeit »kein Blatt vor den Mund« nahm. Es sei für sie »rückblickend erstaunlich, dass er nicht denunziert worden ist«. Aber an der Luisenschule herrschte ein besonderer Geist. Denunziationen kamen dort während der NS-Zeit offenbar gar nicht vor, so die ehemalige Richterin, die im Jahr 2012 versuchte, die NS-Zeit der Lehranstalt aufzuarbeiten.

Johann Schwabe hatte zwei Söhne und zwei Töchter, von denen drei Ärzte wurden. Der eine Sohn verstarb schon vor dem Kriege, der andere fiel.

Am 27.3.1948 wandte sich Johann Schwabe mit einem Brief an die Ermittlungsbehörden.[7] Darin skizzierte er den beruflichen Weg seiner Tochter in den Jahren 1944 bis 1948. Er wies darauf hin, dass man Schwabe in einer Heilstätte in Königslutter, in der sie von Neujahr 1948 bis zum 16.3.1948 aufgenommen war, eine »*Mischpsychose*« bescheinigt hatte. Seine Tochter war demnach »*manisch-depressiv und schizophren*«. Schwabe meinte in diesem Schreiben, dass seine Tochter lediglich vier Monate im KKR tätig war. Tatsächlich war es aber eine doppelt so lange Zeitspanne, denn Schwabe verließ das KKR im April 1945. »*Ich glaube, daß meine Tochter Differenzen mit Dr. Bayer bekam und deshalb in Rothenburgsort ausschied.*« Worauf sich diese Differenzen bezogen haben sollen, führte Schwabe nicht aus. In den letzten Kriegstagen war sie als Ärztin in einem Großbunker in Harburg eingesetzt. Nach Kriegsende kam sie an ein Ausweichkrankenhaus nach Hittfeld. Anschließend verwaltete sie die Praxis von Dr. Jutta Heuck[8] in Neugraben. Sodann war sie vier Monate lang Volontärärztin in der Frauenklinik Altona. 1947 war sie längere Zeit Assistentin bei dem Chirurgen Dr. Karl Krömer[9], der seine Praxis an der Esplanade hatte. Nach all diesen Hamburger Stationen wechselte sie nach Schöningen bei Helmstedt, um dort einige Wochen lang die Ärztin Alpers zu vertreten. Bis Weihnachten 1947 arbeitete sie schließlich bei einem Dr. Arnold[10] in Hamburg, Dammtorstraße, als Assistentin. Diese Tätigkeit gab sie wegen ihrer Erkrankung auf. Sie lebte fortan in ihrem Bergedorfer Elternhaus am Glindersweg. Schwabe erwähnte noch, dass Dr. Ingeborg Wetzel seine Tochter besuchte, er Frau Wetzel aber bat, von weiteren Besuchen abzusehen, um seine Tochter nicht mit den Ermittlungen wegen der Kindertötungen in Rothenburgsort zu belasten. Johann Schwabe sagte in seinem Brief ans Landgericht, dass ihm die Vorgänge in Rothenburgsort eine »*mir bisher unbekannte Angelegenheit*« waren.

Zurück zur Abiturientin: Die Beurteilung von Schwabes biologischer Prüfungsarbeit besagte: »*Gute Kenntnisse und recht gute Darstellung lassen einige Mängel – überspitzte Formulierungen und ohne weitere Begründung erhobene Behauptungen – gering erscheinen.*« Die Arbeit zum Thema »*Volk in Gefahr*« wurde mit »gut« benotet, ebenso wie ihre Leistungen in der Klasse. Ihre Mathematikprüfung bestand sie nur mit »genügend«, wohingegen sie sonst gute Mathematikkenntnisse hatte. In ihrer Biologie-Abiturarbeit formulierte Schwabe voll dem damaligen nationalsozialistischen Zeitgeist entsprechend – ob sie nun davon überzeugt war oder nur das schrieb, was man von ihr erwartete, sei dahingestellt. Sie war eine von nur zwei KKR-Ärztinnen, die Mitglied der NSDAP waren. Dieser Fakt und ihre Taten lassen den Schluss naheliegen, dass sie schon als Schülerin vom NS-Gedankengut »infiziert« war. »*Wir haben in unserem Volke eine Anzahl minderwertiger Erblinien. Hunderttausende von Epileptikern, Geisteskranken, Trinkern, Schwachsinnigen, Verbrechern, Blinden, Taubstummen und Krüppeln belasten unseren Staat*«, heißt es beispielsweise in ihrer Arbeit. Als eine der »Segnungen« des Nationalsozialismus hob sie hervor, dass er »*die erblich Minderwertigen von der Fortpflanzung durch Sterilisation*« hindere. »*Jeder Einzelne muß mitarbeiten an der rassischen Erhaltung unseres Volkes*«, schrieb die Abiturientin.

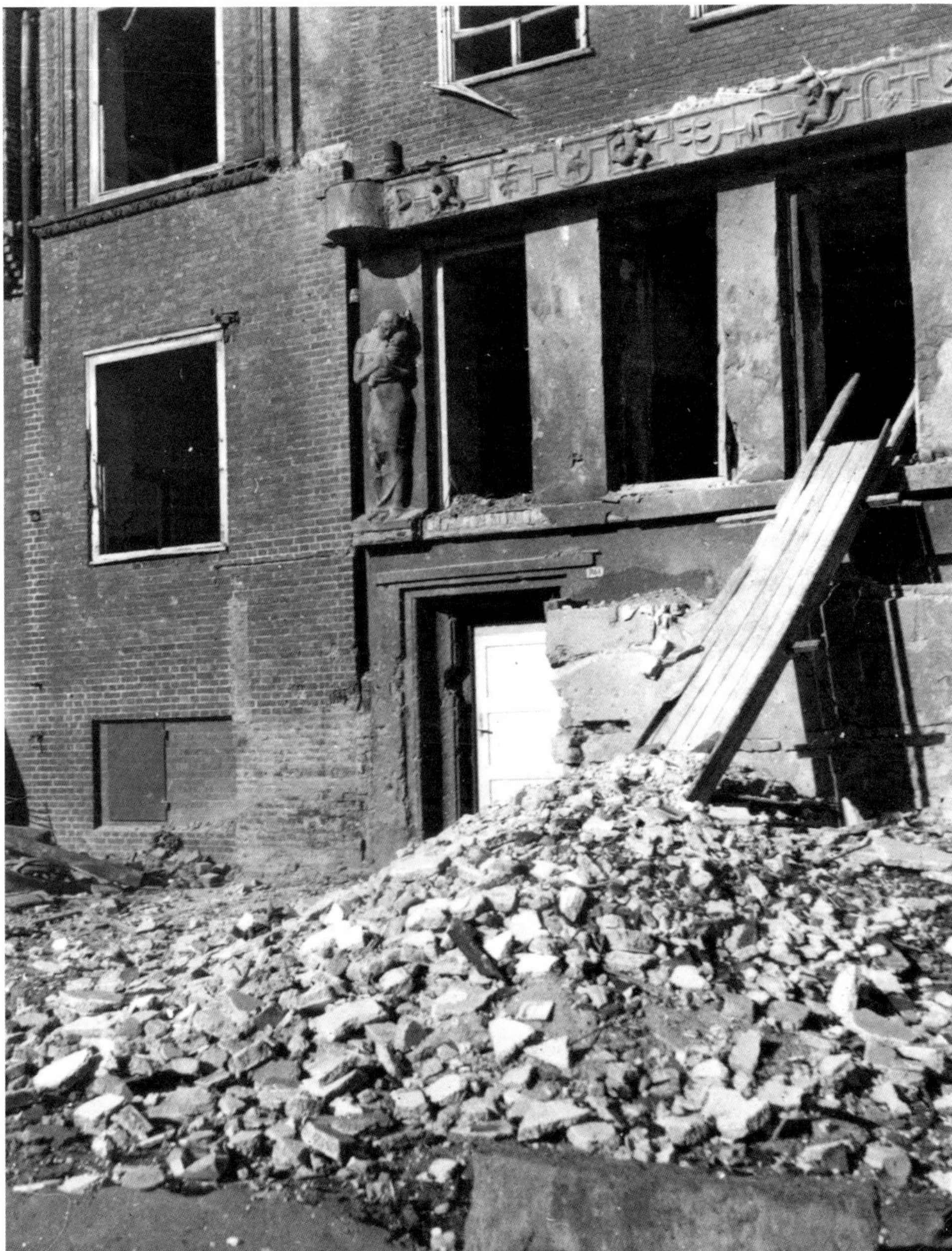

Die Schuttberge, die durch die Bombenangriffe im Hochsommer 1943 entstanden waren, vor der Fassade des KKR mit der Skulptur »Mutterliebe« verdeutlichen, wie stark das Krankenhaus beschädigt worden war. Ein Jahr später trat Gisela Schwabe ihren Dienst dort an. Das KKR war notdürftig wieder hergerichtet worden

Nach dem Schulabschluss studierte sie Medizin in Hamburg, Innsbruck, Jena, Göttingen und Marburg. Im April 1943 legte sie ihr Staatsexamen ab. Daran anschließend war sie außerhalb von Hamburg kriegsdienstverpflichtet worden, gab sie bei einer Vernehmung an.[11] Ende September 1944 meldete sie sich freiwillig zum Einsatz am KKR. Weiter meinte Schwabe, sie glaube »*von Wetzel gehört zu haben, dass Euthanasie ausgeübt wird an völlig idiotischen Kindern*«. Die beiden Ärztinnen arbeiteten nur drei Monate gemeinsam am KKR, ehe Wetzel im Dezember nach Bispingen wechselte. »*Ich erinnere mich nicht, daß Dr. Bayer mir irgendeine offizielle Mitteilung über die Euthanasie gemacht hat.*« In der Vernehmung gab sie zu, eine der drei ihr vorgeworfenen »*Einspritzungen*« vorgenommen zu haben, die zum Tode jeweils eines Kindes geführt hatten. Zu einem zweiten Fall sagte sie: »*Ich muß vermuten, daß ich die Spritze verabfolgt habe.*« Und bei dem dritten Fall, den der Ermittler ihr vorhielt, meinte sie, dass das Kind »*eines natürlichen Todes gestorben*« war. Die Anklageschrift vom 7.2.1949 ging namentlich auf Schwabe ein: »*Die Angeschuldigte Dr. Schwabe* [...] *leidet an manisch-depressivem Irresein. Nach dem Sachverständigen-Gutachten* [...] *hat bei ihr auch zur Zeit der Tat ein leichter depressiver Verstimmungszustand vorgelegen, so dass die Zurechnungsfähigkeit der Angeschuldigten zur Zeit der Tat als erheblich vermindert im Sinne des § 51 Abs. II StGB angenommen werden muss.*«[12]

Dr. Gerhard Kreyenberg hat die Ärztin seit 1941 behandelt. Er sagte aus,[13] dass sie 1941 einen »*akuten schizophrenen Schub*« hatte und zum Zeitpunkt der Aussage 1948 einen zweiten. Drei Jahre nach Kriegsende hat sie drei Monate in einer geschlossenen Anstalt bei Braunschweig zugebracht. Der Chefarzt der Psychiatrischen und Nervenklinik des UKE, Prof. Hans Bürger-Prinz, schrieb 1948 an die Ermittler: »*Fräulein Sch. ist der Klinik aus einem Aufenthalt hier Mai/August 1940 bekannt. Es handelte sich damals um eine eindeutige Manie. Fräulein Sch. hat schon 1939 eine depressive Phase durchgemacht und auch der Manie 1940 ging eine depressive Schwankung vorher. Eine schwere Psychose, die wiederum Anstaltsaufenthalt erforderte, spielte sich dann von Winter 1947 bis März 1948 ab.*«[14] Bürger-Prinz bescheinigt ihr zudem: »*Es ist bei der Aufnahme der Vorgeschichte kein Zweifel, daß im Frühjahr 1945 bis in den Sommer hinein bei Fräulein Sch. eine depressive Schwankung vorlag.*«

In den alten Adressbüchern von Hamburg ist Gisela von 1952 bis 1958 sowohl als Schwabe als auch als Colberg unter der Adresse Glindersweg in Bergedorf zu finden. 1951 war sie dort schon als Colberg verzeichnet, nicht aber ihr Mann Henrik, dessen Beruf man als Techniker angab. Der erscheint dann ab 1952 dort. In einem der Nachbarhäuser wohnte zum Zeitpunkt meiner Recherche Helga H., deren Familie hier schon seit mindestens 1950 lebte. Sie sagte, dass Henrik Colberg schon lange tot sei. Das Ehepaar habe drei Kinder gehabt. Sie wusste auch, dass Gisela Colberg bei ihrer jüngsten Tochter gelebt habe, als sie aus Hamburg verzogen sei. Die Ärztin praktizierte nicht am Glindersweg. Sie sei so etwa 1,70 Meter groß und schmal gewesen. »Eine sehr nette Person und natürlich sehr intelligent«, ergänzte sie. Eine Colberg-Freundin sagte, dass sie bei der Beerdigung Anfang 2010 zugegen war. Sie litt zeit ihres Lebens immer mal wieder unter Depressionen.

Gisela Colberg sei »zuletzt psychisch krank« gewesen. »Ihre Töchter haben sie liebevoll betreut. Ich habe gar nicht gewusst, dass sie in Rothenburgsort war.«

Die Ärztin **Christine Korenke** aus Aumühle war Kollegin von Colberg am Krankenhaus Edmundsthal-Siemerswalde in Geesthacht. Sie beschrieb Gisela Colberg als »ganz stille und ruhige« Person. Colberg arbeitete in einer anderen Abteilung, in der Inneren Abteilung für Erwachsene. Sie war »unscheinbar« und habe gar nichts »von der deutschen Herrenrasse gehabt, die es ja gar nicht gab«. Ihre Zurückhaltung erklärte sich für Korenke »vielleicht auch aus ihrer Vergangenheit und dass sie nicht wusste, was die anderen damals gemacht haben«. Als Ärztin an einer Klinik hatte man damals wie heute einfach keine Zeit, sich im Ehrenamt oder in Vereinen zu engagieren, so Korenke. Tötungen von Kindern habe sie ihr »nicht unbedingt zugetraut«. Aber es sage sich immer so leicht. »Was wäre geschehen, wenn sie es nicht getan hätte? Entweder wäre man entlassen worden oder verhaftet.« Sie wisse auch nicht, in welcher Familie Gisela Colberg groß geworden sei. Ihr selbst predigte man früh, nichts von dem zu erzählen, über das zu Hause gesprochen wurde. Zum BDM wurde sie sonntags nie geschickt. Ihr Vater, Professor Rüdiger Schleicher,[15] war im Widerstand und die Nationalsozialisten brachten ihn genauso wie die beiden Brüder ihrer Mutter um, Dietrich und Klaus Bonhoeffer. Im Berliner Luftfahrt-Institut ihres Vaters trafen sich die Widerständler unter strenger Geheimhaltung. Ihre Familie war »von Anfang an gegen dieses Regime«. Nach dem Krieg trug sie die Geschichte ihrer Familie nie vor sich her, der eine oder andere fragte nach, aber offensiv ging sie nie damit um. Erst vor Kurzem berichtete sie Konfirmanden aus ihrem Leben. Im Kollegenkreis war ihre eigene Familiengeschichte sicherlich nicht bekannt, meinte sie. Und vor dem Hintergrund dieser Familiengeschichte und der ganz bewusst erlebten letzten Jahre des NS-Regimes sagte die 1930 Geborene kein böses Wort über ihre einstige Kollegin, die sie nur kurz in Geesthacht wahrgenommen hat, da sie bald darauf das Krankenhaus verließ. Korenke findet es wichtig, die Geschichte aufzuarbeiten, »damit die Leute kapieren, wie es war und damit es nicht wieder so werden kann«.

Korenke hat nicht bemerkt, dass ihre einstige Kollegin etwa eine NS-Gesinnung beibehalten hätte. Es könne ja auch sein, dass sie in der Zeit nach dem Dritten Reich versucht habe, »das dort Geschehene auszugleichen«, so Korenke. Dass die Kinder der Gisela Colberg nicht mit einem Publizisten sprechen wollen, könne sie verstehen.[16] »Man macht ja nicht gern jemanden aus der Familie in der Öffentlichkeit schlecht. Obwohl ich nicht weiß, ob sie die Fehler eingesehen hat, aber wenn es so gewesen wäre, dann könnten die Kinder das ja deutlich sagen.« In ihrer Widerstandsfamilie sei sie dazu erzogen worden, dass es eben kein unwertes Leben gibt. Aber Korenke ist sich nicht sicher, wie sie sich verhalten hätte, wenn sie in einer anderen Familie aufgewachsen wäre. »Es sind ja ungeheuer viele Jugendliche von den Nationalsozialisten verführt worden und kamen sich wer weiß wie großartig vor und haben dann erst nachher gesehen, in welch einen Kladderadatsch sie hineingeraten waren«, daher habe sie in gewisser Weise Verständnis für die eigene und die Generation ihrer Vorfahren.

Die ehemalige Krankenschwester **Marlis Käufer** begann 1977 ihre Ausbildung im Krankenhaus Edmundsthal und arbeitete ein Jahr lang auf der Station 2a, auf der Gisela Colberg Stationsärztin war. »Ich sehe sie noch mit ihren kurzen Söckchen. Sie war herzensgut. Immer wenn sie Geburtstag hatte, brachte sie eine Schüssel Erdbeeren aus ihrem Garten mit. »Ich kannte sie ganz gut, sie war aber manisch depressiv. Immer wenn ihr Tuffi schief war, dann haben wir schon gewusst, dass sie wieder ausfallen wird«, sagte Käufer. Mit »Tuffi« meinte sie eine Perücke, die die Medizinerin trug.

Dr. Stephan Kobilarov war bereits im Rentenalter und versorgte nur noch Privatpatienten. »Wir waren viel zusammen, haben eine Weile zusammen ein Büro in einem Zimmer geteilt«. Über die Zeit des Krieges »haben wir eigentlich nie geredet«, sagte der Mann, der als Nichtdeutscher in den 70er Jahren von der älteren Kollegin unter die Fittiche genommen wurde. »Sie war sehr, sehr gründlich. Sie war sehr, sehr engagiert. Ich habe von ihr als Arzt sehr viel gelernt durch ihre Erfahrung und ihr Wissen.« Sie sei schon Lungenfachärztin gewesen und er ein neuer Arzt und zudem noch Ausländer. In dieser Situation habe sie ihn »sehr schön aufgenommen«. Zu hören, dass sie daran beteiligt war, während der NS-Zeit behinderte Kinder getötet zu haben, »trifft mich sehr«, meinte er. Er könne es sich »echt nicht vorstellen« und könne ihr so etwas nicht zutrauen. Für ihn sei sie eine »äußerst liebe Person« gewesen. Er habe »Frau Colberg lebenslang als imponierende und gute Ärztin gesehen. Sie hatte doch drei Kinder und alles war so normal«, sagte Kobilarov. Er habe sie als »sehr positiven Menschen« gesehen. Leider lebe von der Generation der älteren Ärzte niemand mehr. Aber er glaubte auch, dass viele aus dieser Generation über ihre Taten nicht gesprochen haben. Er habe »nie etwas davon gehört«. Ihn interessiere aber, wie es dazu habe kommen können. »Wie war so etwas möglich?«, fragte sich Kobilarov.

Jutta Fuchs hat mit ihrer Familie das Haus von Gisela Colberg 1988 übernommen. »Sie war eine nette ältere Dame, sehr kinderlieb und naturverbunden, die uns nach ihrem Umzug noch gelegentlich besucht hat.« Jutta Fuchs (* 1953) und ihr Mann erhielten den Zuschlag für das Haus, das von einer Erbengemeinschaft verkauft worden ist (1987 ist Giselas Mutter Margarete verstorben), wohl weil sie Kinder hatten. Es gab andere Interessenten, aber Gisela Colberg sei es wichtig gewesen, dass eine Familie das Haus bekommt.

Die heutige Besitzerin dachte, dass in dem 1968 umgebauten Haus ein guter Geist herrschen würde, und sie war entsetzt, über die Taten der Vorbesitzerin zu hören. Margarete Schwabe habe immer viel Wert darauf gelegt, dass es hell in dem Haus ist, und das schätzen auch die heutigen Besitzer noch an dem Gebäude. Sie besitzen und benutzen noch immer einige Gegenstände der Vorbesitzer, zum Beispiel einen Schlüsselkasten.

Gisela Colbergs Schwester, die vor 1987 gestorben sein muss, lebte seit dem Umbau in den späten 60er Jahren unten im Haus, Frau Colberg und ihre Mutter lebten oben. Die untere Wohnung war etwas repräsentativer ausgestattet, die obere eher zweckmäßig. »Gisela Colberg soll manisch-depressiv gewesen sein. Damit könnte es zusammenhängen, dass sie im Vorratskeller viele Putzmittel hinterließ.

Von der Schmierseife zehre ich noch heute«, sagte Jutta Fuchs. Der Garten war sehr schön, mit vielen Blumen, Obstbäumen und Obststräuchern. 1988 war Gisela Colberg noch mobil, hatte ein Auto (sie war ja auch erst 71 Jahre alt). Mit den Kindern hatten die Nachbesitzer nie Kontakt.[17]

Von Hamburg-Bergedorf zog die Medizinerin nach Buchholz, Dibberser Mühlenweg. Eine dortige Nachbarin, die seit über 30 Jahren in einer Wohnung eines 40-Parteien-Blocks in Buchholz lebte, erinnerte sich an Dr. Colberg, wie sie nach ihrer Heirat hieß: »Das war eine ganz Nette.« Die Nachbarin meinte, dass zunächst ihre Tochter in der Wohnung lebte, später kam die Mutter hinzu. Mit ihrem Ehemann habe die Tochter dann in Rosengarten ein Haus gebaut; die Mutter zog ebenfalls dorthin. Eine ehemalige Colberg-Nachbarin in Rosengarten-Emsen erinnerte sich gut: Ja, Frau Dr. Colberg war ihre Nachbarin. Sie kam öfter zu ihr herüber und klönte mit ihr. Dabei erzählte sie ihr auch, dass sie während des Krieges viel als Ärztin gearbeitet hatte. »Solange sie laufen konnte, ist sie viel spazieren gegangen und hat Pilze gesammelt«, sagte die Nachbarin. Zum Schluss sei es »einfach nicht mehr gegangen«. Sie war auch »ein bisschen durcheinander«. Aber: Sie war »lange, lange sehr rührig«, wenn sie sich auch nicht in der Dorfgemeinschaft einbrachte.

Gisela Schwabe starb als letzte der Todesärztinnen des KKR am 24.1.2010 im Alter von 92 Jahren.

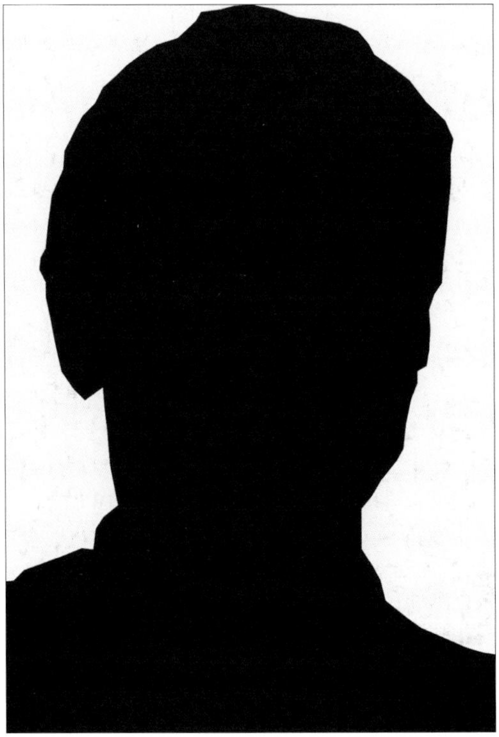

Ortrud von Lamezan (1918 bis 1975)

* 23.8.1918 in Kiel
† 30.4.1975 in Hamburg
unverheiratet, keine Kinder
am KKR vom 1.3.1944 bis 31.5.1948

Die früh Verwaiste: Ortrud von Lamezan

Thevs hält es für möglich, dass die damals sehr junge Assistenzärztin Dr. Ortrud von Lamezan zwei Kinder getötet hat. Auf diese Opferzahl kamen auch die Ermittler. Die Tötung von **Ursula Bade** (1.12.1941 bis 28.8.1944) hat »wahrscheinlich« von Lamezan auf dem Gewissen, vermutet Thevs.[1] Am 25.8.1944 erhielt sie von Bayer den Auftrag, eine »*Jodineinspritzung*« vorzunehmen. Im Ermittlungsverfahren äußerte sie aber, dass sie diese nicht verabreichte, weil sie als Ärztin noch zu unerfahren war.[2] Von Lamezan meinte, dass entweder Wetzel oder Albers dieses Jodin spritzte. Eine Krankenschwester behauptete im Verfahren, dass von Lamezan die Luminalspritze verabreichte. Thevs hält es aber auch für möglich, dass Ursula Bade an den tödlichen Folgen der Myelografie gestorben sein könnte. »Ihre letzten Lebenstage waren qualvoll. Da sie niemandem persönlich wichtig war, konnte sie für die Ausbildung einer Assistenzärztin instrumentalisiert werden«, so Thevs. Damit meint sie die zu diesem Zeitpunkt 26-jährige von Lamezan. Die Patientenakte wurde handschriftlich geführt – im Juni schon mit derselben Handschrift wie im August und unterschrieben von Ortrud von Lamezan. Sie betreute die Patientin offenbar die gesamte Zeit über.

Von Lamezan lernte offenbar schnell, denn Ende Oktober tötete sie **Antje Hinrichs** (16.1.1940 bis 27.10.1944). Am 10.10.1944 erkrankte das Kind, dem man eine »*mittlere Idiotie*« bescheinigte, laut Thevs an Scharlach und man verlegte Antje auf die Infektionsabteilung zu von Lamezan.[3] Dr. Lotte Albers, die das Kind bis dahin in ihrer »Obhut« hatte, verließ das KKR Ende September 1944. Trotz der akuten Infektion hat man die sehr eingreifenden und quälenden Untersuchungen fortgeführt. Im Ergebnis hielt man fest, dass das Kind nicht anders als sonst war, keine Lähmungen aufwies und die Reflexe gut auslösbar waren. Was dann geschah, beschrieb von Lamezan selbst während einer Vernehmung:[4] »*In der Station interne Chirurgie lag im Herbst 44 ein idiotisches Kind namens Antje Hinrichs. Stationsärztin auf dieser Station war Frl. Dr. Albers. Zu jener Zeit hatte ich die Infektionsabteilung (Scharlach, Diphtherie und Keuchhusten). Stationsschwester war Felicitas Holzhausen. Das Kind wurde mir auf die Station gelegt, da es Scharlach bekam. Frl. Dr. Albers legte mir das Kind auf die Station und sagte mir, daß Antje Hinrichs ein Reichsausschußkind sei. Bis zu diesem Zeitpunkt hatte ich von einem Reichsausschußverfahren und einer Euthanasie noch nichts gesehen und gehört. Frl. Dr. Albers, die Vollassistentin war, sagte mir, wenn die Genehmigung aus Berlin komme, dann müßte ich dem Kind eine Spritze von 10 ccm*

Luminal geben, dabei wiederholte sie noch, daß dieses alles gesetzlich sei. Frl. Dr. Albers trug mir alles in sehr energischer Weise vor. Für Antje Hinrichs habe ich den Antrag bei dem Reichsausschuß in Berlin nicht gestellt. Dieser muss bereits von anderer Seite gestellt worden sein, denn wenige Zeit später erhielt ich einen Zettel, auf dem die Worte standen: ›Genehmigung für Antje Hinrichs liegt vor!‹ Ob dieser Zettel von Dr. Bayer geschrieben war, oder von dem Vorzimmer, von Frau Frenz ausgestellt war, weiß ich heute nicht mehr. Ich habe Dr. Bayer nicht über die Gesetzmäßigkeit der ›Euthanasie‹ gefragt, weil ich als Pflichtassistentin die Erklärung der Vollassistentin Dr. Albers in ihrer Stellung ohne weiteres als zutreffend ansah. [...] *Ich habe sodann zu der Stationsschwester Holzhausen gesagt, daß die Genehmigung vorliege. Schwester Holzhausen wußte über diese Sachen Bescheid. Ich schrieb ein Rezept über 10 ccm Luminal und ließ dieses an die Hausapotheke gehen und erhielt 10 Ampullen Luminal ausgehändigt.* [...] *Auf dem Rezept wurde nicht vermerkt, für welches Kind das Medikament in Anspruch genommen würde. Das Rezept war lediglich ein Beleg für die Apotheke zum Nachweis, welche Station welches Medikament in Empfang genommen hat.* [...] *Ich habe mich dann im Oktober 1944 eines Tages zur Mittagszeit mit der Stationsschwester Holzhausen in das Zimmer begeben, in dem Antje Hinrichs lag. Die Schwester Holzhausen hielt das Kind, das weiß ich genau, und ich habe Antje Hinrichs die Spritze von 10 ccm Luminal in den oberen Quadranten des Gesäßes gegeben. Daß die Spritze tödlich wirken würde, war mir bekannt. Frl. Dr. Albers hatte mir gesagt, daß die Kinder nach der Luminal-Injektion eine Pneumonie bekommen würden und ich glaube mich zu erinnern, daß Frl. Dr. Albers mir gesagt hatte, ich solle die Verabfolgung der Luminal-Injektion nicht in der Krankengeschichte vermerken. Genau weiß ich aber, daß sie mir sagte, ich hätte auf dem Totenschein als Todesursache ›Pneumonie‹ anzugeben.*«

In ihrer Vernehmung am 3.5.1948 gab sie an, dass sie die Volksschule, das Lyzeum und das Realgymnasium in Plauen besucht habe. Anschließend studierte sie von 1938 bis 1943 an den Universitäten Kiel, München und Jena Medizin. Ihr Staatsexamen legte sie im Herbst 1943 ab. Dann brachte sie einige Zeit im Hause ihrer Eltern in Plauen zu. Am 1.3.1944 nahm sie ihre Tätigkeit am KKR auf. Man hat sie dorthin »*notdienstverpflichtet*«. Im Jahr 1948 hielt sie sich auf dem Gut Priesholz über Kappeln an der Schlei auf. Sie beabsichtigte, ab 1.10.1948 eine Assistentinnenstelle in Hamburg anzunehmen. Es war aber noch nicht absehbar, in welchem Krankenhaus. Die weitere berufliche Laufbahn dieser alleinstehenden Ärztin ist nicht rekonstruierbar, auch sie lebte wie viele ihrer mitbeschuldigten Kolleginnen zurückgezogen und versuchte, in der Öffentlichkeit nicht in Erscheinung zu treten.

Die gesamte Zeit ihres Aufenthalts im KKR war von Lamezan der Infektionsabteilung zugeteilt. Gleichermaßen war sie vom 1.10.1944 bis 1.12.1944 auf der Keuchhustenstation (S IV) und vom 1.12.1944 bis Mai 1945 auf der A-Station tätig. Die Familiengeschichte der Adligen ist verzwickt. Und obwohl die »Blaublütigen« gut vernetzt sind und es in diesen Kreisen besonders wichtig ist, die Familiengeschichte zu kennen, erwies es sich als sehr schwierig, etwas über diese Kinderärztin

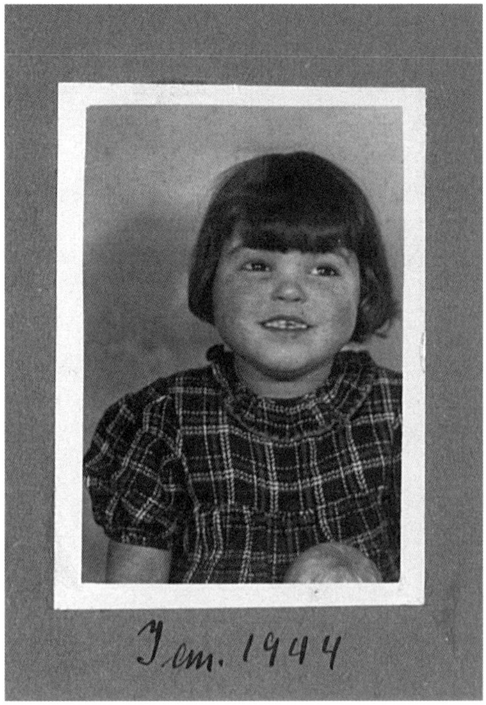

Ortrud von Lamezan schilderte die Ermordung von Antje Hinrichs umfassend. Die am 16.1.1940 geborene Antje starb am 27.10.1944

herauszufinden. Florian von Lamezan arbeitete während meiner Recherchen bei der »Bild-Zeitung« in Hamburg und war sehr interessiert, etwas über sein entferntes Familienmitglied zu erfahren. Er wusste nur, dass er mit ihr verwandt sei, aber nicht, dass sie am KKR gewesen und wie er mit ihr verwandt sei. Von anderen Familienmitgliedern hörte er, dass sie adoptiert wurde und in den 1970er Jahren noch lebte.

Die Geschichte ihrer Kindheit ist traurig: Ortrud wurde am 23.8.1918 in Kiel mit dem Namen von Trotta-Treyden geboren.[5] Ihre leiblichen Eltern waren der Lehrer Hans von Trotta-Treyden (* 28.3.1888 in Berlin, † 27.2.1924 in Kiel) und Ina von Trotta-Treyden, geborene Krah (* 20.1.1891 in Eckernförde, † 29.9.1926 in Kiel). Ortrud verlor also mit nur fünf Jahren den Vater und wurde mit dem Tod der Mutter Vollwaise, als sie erst acht Jahre alt war. Sie hatte noch zwei Schwestern, Edelgard (* 1916) und Rotraut (* 1919). Ortruds leiblicher Vater Hans war in der Kieler Adelsgenossenschaft bis zu seinem Tode ein Aktivposten. Ortrud war

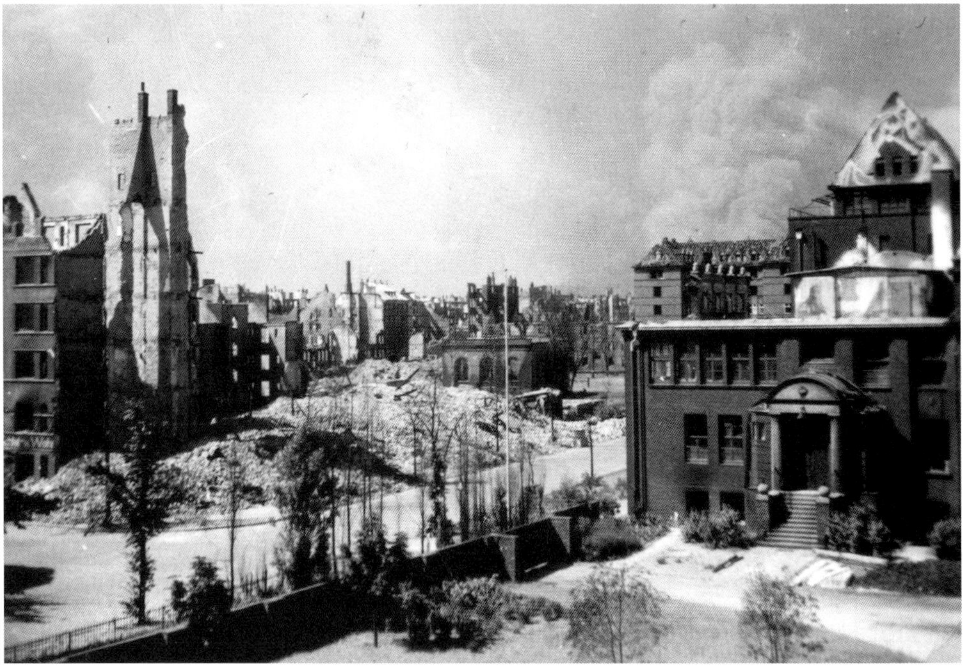

Nach den verheerenden Bombenangriffen vom Sommer 1943 lag das KKR (rechts) inmitten eines Trümmermeers

von Geburt an bis 17.1.1928 in Kiel, Reventlouallee, gemeldet. Dann meldete man Ortrud nach Plauen um. Am 26.10.1938 zog sie noch einmal von Plauen in den Norden (offenbar um hier in Kiel ihr Studium zu beginnen), sie meldete sich aber am 15.7.1939 erneut nach Plauen ab. Nach Mitteilung des Standesamtes Kiel führte das Kind seit dem 31.5.1928 den Familiennamen von Lamezan. Eine Meldekarte der Stadt Göttingen nennt die Adoptiveltern, die in Plauen lebten.[6] Der Adoptivvater hatte ein zweites Mal geheiratet und bekam mit dieser Frau zwei Kinder.

Juliana Hertel (* 1945) war die Halbschwester von Ortrud von Lamezan. Als 1961 die beiden »Spiegel-Artikel« über die Kindermorde im KKR erschienen waren, thematisierte sie mit ihrem Vater die damaligen Vorkommnisse. »Warum sollte man nicht darüber sprechen?«, fragte sie. Im Jahr vor ihrem Tod besuchte sie die Medizinerin in einem Hamburger Krankenhaus. Sie war zuckerkrank. Sie beschrieb sie als gut aussehende Frau mit einem schmalen Gesicht. Die Haare trug sie kurz vor ihrem Tod zu einem Zopf hinten zusammengebunden. Soweit ihre Halbschwester wusste, arbeitete sie in den 60er Jahren als Ärztin, wahrscheinlich an einem Krankenhaus. Genaueres wisse sie nicht. Ihr Vater und seine Adoptivtochter schrieben sich immer. Diese Briefe gebe es nicht mehr. Die leiblichen Eltern von Ortrud, Trotta-Treyden, waren mit ihrem Vater und dessen erster Frau gut

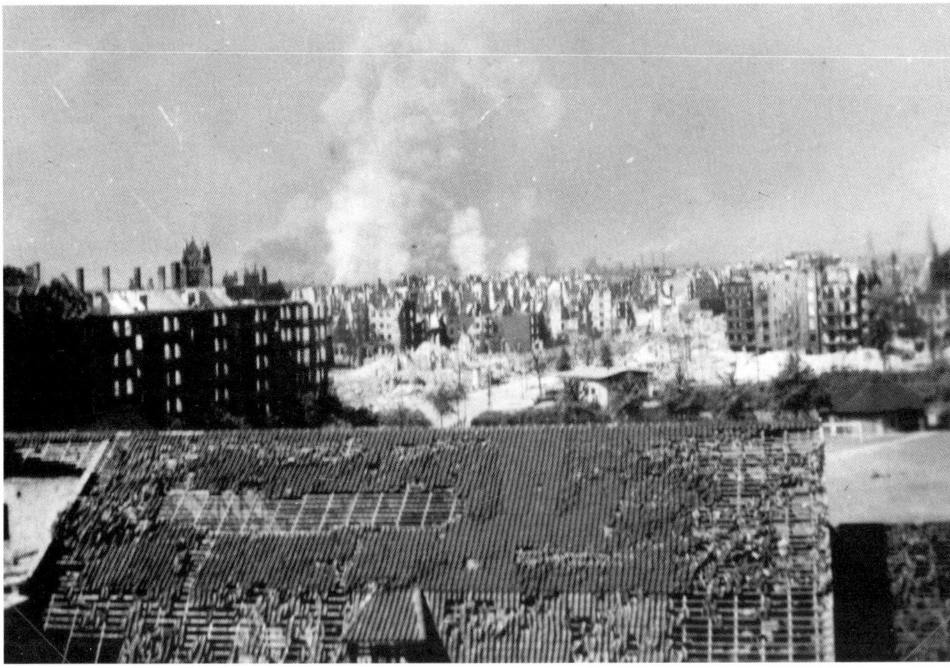

Trümmer soweit das Auge reicht: Aus der ehemaligen Realschule fällt der Blick über das Turnhallendach und den Sportplatz auf den Billhorner Deich

befreundet. Die drei Schwestern seien nach dem frühen Tod beider Elternteile in drei verschiedene Familien gekommen.[7] Juliana Hertel fuhr zum Begräbnis ihrer Halbschwester nach Hamburg. Fotos von Ortrud von Lamezan besitze sie nicht. **Maria von Lamezan** (* 1944) kann angeblich nichts über ihre Halbschwester sagen.

Ortruds Adoptivmutter, Gertrud von Lamezan, geborene Buchterkirch, wurde am 8.6.1895 in Berlin geboren. Sie starb bereits am 4.11.1940 in Plauen, wo sie von 1924 bis zu ihrem Tode als praktische Ärztin arbeitete. Ortrud verlor also mit 22 Jahren erneut eine Mutter. Ihr Adoptivvater, der ebenfalls promovierte Kurt Freiherr von Lamezan, wurde am 19.7.1886 in Borshom bei Tiflis geboren und starb erst nach seiner Adoptivtochter, im Alter von 90 Jahren, am 26.5.1977 in Plauen. 1924 ließ er sich als Internist in Plauen nieder. Von 1948 bis 1965 gehörte er als Internist zur 1. Städtischen Poliklinik.[8]

Ortruds ältere Schwester Edelgard (* 15.5.1916 in Kiel) vermählte sich 1945 mit Bodo von Kaehne. Sie starb 1987.[9] Für den Sohn **Friedrich-Karl von Kaehne** war von Lamezan nur »Tante Uschi«. Sie sei seit ihrem 15. Lebensjahr zuckerkrank gewesen. Er habe nie mitbekommen, dass es einen Freund oder einen Lebenspartner gegeben hat. Er besaß lediglich ein Foto, das die drei Schwestern in sehr zartem

Alter zeigt. »Die sehen aus wie Engel«, sagte er. Für eine Publikation über seine Tante möchte er dieses Bild aber nicht zur Verfügung stellen.[10] »Das ist mir zu intim und ich habe dabei auch keine guten Gefühle meinen Eltern gegenüber«, meinte er.

Ortruds Vater Hans Hermann Franz Otto von Trotta genannt Treyden wurde als Sohn des Majors und Kammerherrn Otto von Trotta genannt Treyden in Berlin geboren. Am 7.5.1913 hatte er in Kunstgeschichte an der philosophischen Fakultät der Universität Königsberg promoviert.[11] Seine 60-seitige Dissertation schrieb er über »Das Leben und die Werke des seneser Malers Domenico Beccafumi genannt Mecarino«. Hans von Trotta litt offenbar an schwerem Asthma und hatte nach Einschätzung von Friedrich-Karl von Kaehne »tierische Schmerzen«, die er überwiegend mit Morphium bekämpfte. Die Eltern der drei kleinen Kinder trennten sich. Hans von Trotta war »seelisch schwer depressiv«. Von Kaehne besitzt ein Heft mit Gedichten aus dessen Feder. »Die sind so was von düster und traurig. Das sind unter anderem düstere Voraussagen. Er hatte einen sehr dominanten, kräftigen Vater, einen preußischen Offizier, der ihn als Jungen schon ziemlich untergebuttert hatte«, sagte sein Enkel.

Ortrud von Lamezans Schwester Edelgard sollte nach dem frühen Tod der Eltern auch adoptiert werden, doch sie blieb bei ihren Großeltern in Kiel. Die drei Schwestern hatten untereinander Kontakt. Näheres weiß von Kaehne aber nicht darüber. »In der Familie wurde nie über Tante Uschis Vorgeschichte gesprochen«, sagte von Kaehne. Er habe erst nach dem Tod seiner Mutter herausgefunden, dass er noch einen Halbbruder hat, zu dem er ein gutes Verhältnis aufbaute.

Dieser Halbbruder ist **Kuno von Kaehne** (* 1928), der Ortrud von Lamezan gut gekannt habe, wie er selbst sagte. Seine leibliche Mutter starb 1944 an Krebs. Ein Jahr später heiratete sein Vater Bodo von Kaehne Edelgard, Ortruds Schwester. Er übernahm bereits 1951/52 das Gut Priesholz in Schleswig-Holstein von seinem Vater. Bis dahin besuchte von Lamezan ihre Schwester Edelgard öfter auf dem Hof. Bei der Hochzeit seines Vaters mit Edelgard im Jahr 1945 war Ortrud von Lamezan zugegen. Kuno von Kaehne weiß, dass von Lamezan »viel krank« war und sich deswegen oft zur Erholung auf dem Gut aufhielt. Er fand sie »sehr nett«.

Ortruds jüngere Schwester Rotraut (* 28.11.1919 in Kiel), wurde 1928 adoptiert und hieß seitdem von Specht. Sie heiratete bereits 1941 Georg Heinemann. Rotraut starb als letzte der drei Schwestern 1995 in Cuxhaven. Ihr Mann Georg Heinemann (* 1914) war promovierter Jurist. Seine Tochter, die Juristin **Petra Wycisk** (* 1947), äußerte sich über ihre Tante: Sie wusste, dass Ortrud von Lamezan sich in den 60er Jahren mit ihrem Vater Georg über die Vorkommnisse im Dritten Reich unterhalten hat. Sie war schon alt genug, dass sie solchen Gesprächen gut folgen konnte. Ob sie sich seines juristischen Rates in den 40er Jahren bedient habe, als man gegen sie ermittelte, wusste sie nicht.[12] Es sei ihr natürlich bekannt, dass sich Mediziner dieser Zeit »versündigt« und »Schuld auf sich geladen« hätten. Man pflegte »ganz normalen familiären Kontakt«. Heute könne »man alles Mögliche versuchen«, über die Angehörigen in Erfahrung zu bringen. »Ich habe das nie für mich versucht«, sagte sie. Ihre Tante hatte »von Jugend an Diabetes 1«. Das war damals »eigentlich ein Todesurteil«. Sie konnte ihren Beruf als Ärztin nicht sehr lange ausüben. »Sie hat keine eigene Familie gegründet, es gab ja auch nicht so viele passende Partner.« 1948 kam sie bei Petra Wycisks Eltern, Rotraut und Georg Heinemann, kurz in Göttingen unter. »Hamburg lag ja in Trümmern und viele Bewohner wurden außerhalb untergebracht. Dass das abscheulich war, was damals geschah, ist völlig klar. Ich bin nicht im entferntesten daran interessiert zu sagen, dass das alles nicht so schlimm gewesen sei.« Wycisk war sich bewusst, dass allerorten an Krankenhäusern die NS-Zeit aufgearbeitet wird. »Man stellt sich seiner Verantwortung heute. Ich habe aber positive Erinnerungen an meine Tante und ich will nicht dazu beitragen, heute, 40 Jahre nach ihrem Tod, dass ihr Ansehen befleckt wird. Sie werden ja sicher keine Idylle schildern, sondern es herrschte Krieg und Not.« Sie selbst gehöre der 68er-Generation an. »Wir sind mit dieser beschädigten Elterngeneration aufgewachsen. Viele sind an den Folgen des Krieges früh gestorben«, gab sie zu bedenken. Von ihrer Tante wisse sie mit Sicherheit, dass sie ihren Beruf »geliebt« habe: »Schon als Kind war mir das ganz klar, dass sie gern Ärztin war. Wenn meine Mutter – wir waren drei Kinder zu Hause – sie am Telefon um Rat gefragt hat, habe ich das selber immer als sehr positiv empfunden, so nach dem Motto, sie wird mir schon helfen. Für sie war ihr Beruf sehr wichtig. Sie hat das mit großem Engagement gemacht.«

Nachdem Wycisk sich über die Geschehnisse am KKR informiert hatte, schrieb sie mir: »Ihr Material habe ich mit Betroffenheit und Trauer gelesen. Zu meiner Tante, Ortrud von Lamezan, kann ich nur das wiederholen, was ich Ihnen bereits bei unserem Telefongespräch [...] sagte. Bis zu diesem Gespräch wusste ich nur, dass gegen meine Tante Anfang der Sechziger Jahre ermittelt wurde, und zwar wegen Straftaten im Zusammenhang mit ihrer Tätigkeit in einem Hamburger Kinderkrankenhaus während des Krieges. [...] Weder meine Mutter noch sonst irgendjemand, insbesondere nicht meine Tante, haben mit mir damals oder später über den Gang des Verfahrens und die Vorwürfe, die genau gegen meine Tante erhoben wurden, gesprochen. Meine Tante war [...] nach dem Kriege in Hamburg als angestellte Kinderärztin u.a. für die Gesundheitsbehörde tätig, bis sie [...] wegen ihrer schweren Krankheit nicht mehr arbeiten konnte und später auch in ein Pflegeheim zog. Über ihre Einstellung zu behinderten Kindern habe ich mit ihr bei unseren gelegentlichen Kontakten nicht gesprochen [...].«[13]

Außer diesen Erinnerungsfetzen der Angehörigen ist wenig über die adlige Kinderärztin in Erfahrung zu bringen. Auch in Hamburg sind ihre Spuren längst verwischt. Außer ihren Wohnorten war nichts über die Medizinerin in Erfahrung zu bringen. Ortrud von Lamezan wechselte ihren Wohnort in der Hansestadt recht häufig.[14] Am längsten lebte sie mit fast neun Jahren am Veilchenweg. Ehemalige Mitbewohner des Jahres 1966 beschrieben die Wohnungen dort als Ein-Zimmer-Appartements. Auch Recherchen im Umfeld ihrer weiteren Wohnorte brachten keine Ergebnisse. Am 22.9.1972, mit 54 Jahren, wechselte sie ein letztes Mal ihren Wohnsitz und war fortan am Emekesweg gemeldet, im »Hospital zum Heiligen Geist«. In diesem Pflegestift, in dem sie drei Jahre später am 30.4.1975 starb, existieren keine Unterlagen über Ortrud von Lamezan mehr.[15]

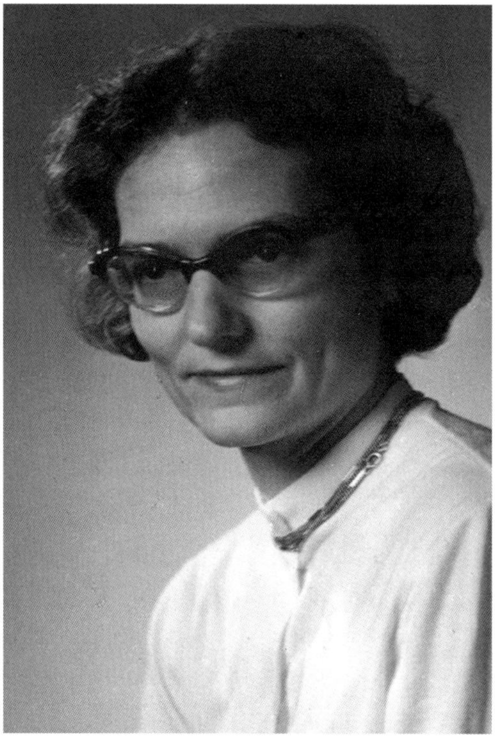

Ursula Bensel (1921 bis 1994)
in späteren Jahren

* 31.3.1921 in Hamburg
† 8.5.1994 in Furnas auf den Azoren
heiratete am 24.12.1982 Peter Samtleben,
hieß fortan Bensel-Samtleben, kinderlos
am KKR vom 11.2.1944 bis 30.6.1946

Die Anthroposophin: Ursula Bensel

Die Anthroposophin Dr. Ursula Amalie Bensel war knapp zweieinhalb Jahre am KKR tätig, davon 15 Monate während des Dritten Reichs. Noch kurz vor Kriegsende tötete Bensel die fast zweijährige **Hannelore Scholz** (* 18.5.1943 in Altona, † 5.4.1945). Sie war offenbar das letzte Todesopfer des »Reichsausschusses« dort.[1] Einen ersten Krampfanfall erlitt das Kind im Juli 1943. Die Familie evakuierte man nach den Bombenangriffen aus Hamburg nach Bad Oldesloe. Die Entwicklung des Kindes stagnierte. Im September 1943 kehrte die Familie in die Hamburger Wohnung zurück. Amtsärzte drängten sie immer wieder dazu, das Kind in das KKR zu geben. Erst im März 1945 gab die Familie diesem Drängen nach. Bei der Aufnahme fragte Hannelores Mutter Bayer, ob es denn kein Mittel für ihre Tochter gebe. Dieser sagte ihr, dass er es mit Bestrahlung versuchen könne, diese würde aber zu 90 Prozent tödlich verlaufen. Das erläuterte die Mutter während einer Vernehmung im Jahr 1948. Ursula Bensel nahm Hannelore auf ihrer Kleinkinderstation auf. Sie stellte die Diagnose »*Littlesche Krankheit*«, die damalige Bezeichnung für spastische Lähmung, so Thevs. »Ursula Bensel erläuterte bei ihrer Vernehmung am 8.4.1946 die Umstände, unter denen sie Hannelore Scholz die tödliche Spritze verabfolgte. Zu dem Zeitpunkt hielt sich Bayer in einem Lazarett in Dänemark auf, wo er aus dem Osten geflüchtete und vertriebene Kinder behandelte. Als Anthroposophin lehnte Ursula Bensel die ›Euthanasie‹ ab. Wenige Tage vor dem Tod Hannelores trat Bayer an sie heran und sagte ihr, dass das Kind vom ›Reichsausschuss‹ geschickt sei und sie ja wisse, was mit ihr zu geschehen habe und nannte ihr auch die Menge des zu spritzenden Luminals«, so Thevs. »Ursula Bensel suchte nach einem Ausweg und sprach beim nächsten Besuchstag Hannelores Mutter an. Diese berichtete ihr von ihrem Gespräch mit Bayer und schilderte ihr die schwierigen häuslichen Verhältnisse. Die Ärztin legte der Mutter nahe, das Kind wieder mit nach Hause zu nehmen, was diese ablehnte, weil sie mit ihrer Mutter und ihrem beinamputierten Verlobten Hamburg verlassen wollte. Da sie auch selbst krank sei, könne sie das Kind nicht auf die Flucht mitnehmen. Sie bat darum, die mit Bayer besprochene Behandlung vorzunehmen. Die Ärztin wusste, dass Bayer von einer ›Behandlung‹ sprach, um Frau Scholz nicht in einen Gewissenskonflikt zu bringen. Doch sah sie nun keinen Ausweg mehr und gab dem Kind die angeordnete Luminal-Spritze von 5 ccm. Sie mordete entgegen ihrer Überzeugung«, wertet Thevs diesen Fall. »Die Familie Scholz, so eine Angehörige, ist bis heute durch Schweigen und Schuldgefühle belastet«, schreibt Thevs. Klaus-Dieter, der

Halbbruder von Hannelore, schilderte als 77-Jähriger seiner Nichte, wie er und sein Vater die Leiche des Kindes im Kinderwagen vom KKR abholten und so nach Hause beförderten. Dort holte es der Beerdigungsunternehmer ab und steckte den Leichnam seiner Halbschwester in einen Sack, den er über der Schulter trug. Hannelore wurde auf dem Friedhof Diebsteich beerdigt.

Bensel studierte von 1940 bis 1944 in Marburg, Leipzig, Göttingen, München und Hamburg. Promoviert hat sie über ein Gebiet der Augenheilkunde. Nach dreiwöchigem Dienst in einem Bunker in Hamburg-Wilhelmsburg kam sie als Pflichtassistentin ans KKR, wo sie vom 11.2.1944 bis zum 30.6.1946 arbeitetete, sagte sie während einer Vernehmung aus. 1948 gab sie an, dass sie *»zurzeit einen Kollegen in Hamburg-Rissen vertrete«*. Sie habe ihre Kollegin *»Fräulein von Lamezan«* gefragt, *»ob sie das Euthanasieverfahren für richtig halte«*. Und was sagte von Lamezan darauf? *»Sie entgegnete mir darauf, daß sie das für richtig halte.«*[2] Bayer stand *»turmhoch über uns«*, wertete auch sie die Stellung des Krankenhausleiters. Mit ihm sprach sie niemals über die *»Euthanasie«*. Sie unterhielt sich mit ihrer früheren Lehrerin *»Fräulein Klein«* darüber, weil sie sich zum Ende des Krieges damit konfrontiert sah, dass Bayer von ihr forderte, das Mädchen Hannelore Scholz zu töten. *»Ich dachte mir nun, daß ich doch vor eine Situation gestellt sei, wo es richtig sei, das Kind zu töten. Wenn das Kind der Mutter zurückgegeben werde, so hätte es eventuell das Gelingen der Flucht der übrigen Personen gefährdet.«*[3]

Bensels Mutter Anneliese Martin schrieb in ihren letzten zehn Lebensjahren ihre »Lebenserinnerungen« nieder.[4] Ihre Autobiografie zeugt davon, dass ihre Tochter Ursula Bensel in eine problematische Beziehung ihrer Mutter mit Otto Bensel hineingeboren wurde. Sie belegt, dass Ursulas Mutter vor allem von ihrem ebenso unangepassten Vater, dem Kunstmaler Carl Rahtjen, stark beeinflusst und wie dieser ein kreativer Mensch war. Anneliese Martin wurde am 26.5.1896 in Hamburg geboren, wo sie den Großteil ihres Lebens verbrachte. Erst 1983 entschloss sie sich, zu ihrem Sohn Tomas und dessen Frau nach Karlsruhe zu ziehen. Dort vollendete ihr Sohn zusammen mit seiner Mutter den Text, der allerdings lediglich den Zeitraum bis 1945 vollständig abdeckt. Die Autobiografie ist aber ein interessantes Zeugnis einer starken, unorthodoxen Frau, die Ende der 1910er bis Anfang der 1930er Jahre ihren Weg suchte. Aus ihrer Kindheit war Anneliese Martin folgende Weisheit einer aus Russland stammenden Hamburgerin im Gedächtnis geblieben: »Die beliebtesten Kindermädchen, erzählte sie, wären strafentlassene Mörderinnen, die ihr neu geborenes Kind umgebracht hatten. Sie wären die zuverlässigsten und liebevollsten Betreuerinnen der kleinen Kinder.« Ihren ersten Mann, Otto Bensel, beschrieb sie als egoistisches Scheusal, aber auch als umtriebigen Macher. Er sagte im Jahr ihre ersten Begegnung (1919) zu ihr, sie »brauche jemanden, der wie er mit beiden Beinen auf der Erde stünde«. Er war es gewohnt, dass jede Frau auf ihn flog. Seine Auserwählte sei »voller Illusionen und ohne Wirklichkeitssinn«, das sei seine Meinung über Anneliese gewesen. Mit Otto Bensel lebte Anneliese anfangs an der Reimerstwiete. Nach der Hochzeitsnacht in einem Hotel an der Alster ging das junge Paar in die neue Wohnung. Anneliese Bensel empfand das damals so: »Als wir vom Hotel in der Reimerstwiete ankamen, war das erste, was Otto Bensel tat, daß er einen ganzen Packen Präservative in meinem Barockschrank in meinem Zimmer verstaute. Er wolle keine Kinder, erklärte er. Geteilte Liebe sei halbe Liebe. Aber ich habe mich auf die Präservative nicht eingelassen, denn ich wollte Kinder.« Im Juli wurde sie schwanger. Bis zu ihrer Niederkunft »mußte ich lernen, die Pflichten einer Hausfrau zu übernehmen«. Ihr Ehemann wachte streng darüber, dass sie alles zu seiner Zufriedenheit erledigte. Dabei kam es zu ersten Streitigkeiten zwischen den Eheleuten. Auf dem Volksfest »Hamburger Dom« sah die werdende Mutter eine »Ausstellung von Mißgeburten«, von denen auch einige im Freien standen, um das Publikum anzulocken. »Ich war entsetzt bei der Vorstellung, ich könnte auch eine Mißgeburt gebären, und nahm mir vor, sie sofort umzubringen.« Auf die Geburt seiner Tochter reagierte Otto Bensel geschockt und schockierend. Seine Frau schilderte das so: »Während ich mir ein Mädchen gewünscht hatte, wollte er als Erstgeburt einen Sohn. Er kam in mein Zimmer gerannt und fuhr mich an: ›Das hast du schuld.‹ Die Hebamme schob ihn aus dem Zimmer und sagte, so ein Vater sei ihr in ihrer Praxis noch nicht vorgekommen. Otto Bensel sagte, wenn das Kind schrie, ich solle es nicht hochnehmen, da man es sonst verwöhne. Ich schob den Korb in den Garten, damit das Kind frische Luft hatte. Die Nachbarn riefen: ›So eine Rabenmutter.‹«

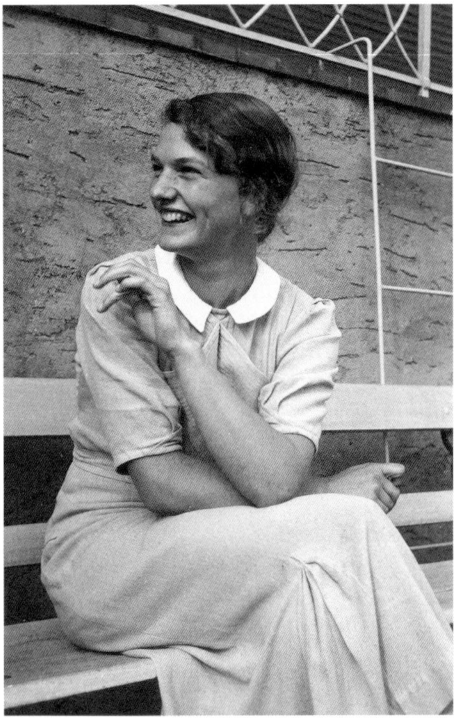

Mit 15 Jahren war Ursula Bensel offenbar ein lebenslustiger Teenager. Die letzten Schuljahre verbrachte sie in einem abgelegenen Internat

Scheiden ließ sich das Paar entweder 1925 oder 1926. Die Mutter kümmerte sich liebevoll um ihr Kind, das sehr aufgeweckt war. In Travemünde bestand Ursula für sich eine Mutprobe, »indem sie auf einen Strandkorb kletterte und von oben herunter sprang«. Zurückgekehrt von diesem Strandurlaub, klagte Ursula nach drei Tagen Schule über starke Ohrenschmerzen. »Der Arzt brach das Trommelfell auf, aber es half nicht. Im Helenenstift im Altonaer Krankenhaus wurden beide Ohren aufgemeißelt. [...] Am nächsten Tag wurde bei Ursula der schmerzende Verbandwechsel an den Ohren vorgenommen. Wir wollten sie trösten und sagten ihr: ›Jetzt kriegst du nur noch zwei Verbandwechsel, dann bist du gesund und kannst wieder zur Schule gehen.‹ Ursula meinte: ›Es tut gar nicht mehr so weh, ich kann ruhig noch etwas hier bleiben.‹«

Anneliese Martin hatte eine Liebschaft mit Dr. Kurd Zucker, der Chefarzt einer psychiatrischen Klinik war und der ein Buch mit dem Titel »Der Aberglaube« publizierte. Aus Annelieses zeugungsunfähigem Liebhaber wurde ab 1940 ein Mörder. Im Auftrag der Nationalsozialisten fungierte der am 7.12.1893 Geborene als Gutachter im Rahmen der »T4«-Aktion.[5] Mediziner bestimmten dabei, welche geisteskranken Menschen getötet werden sollten.

Ihren zweiten Mann, Carlotto Martin, lernte Ursulas Mutter bald nach dem Intermezzo mit Dr. Zucker kennen. »Jetzt beschlossen wir, zusammen zu ziehen. Das war für Ursula nicht so einfach. Wir lösten das Problem so, daß Carlotto pro forma in das im obersten Stockwerk gelegene frühere Dienstmädchenzimmer einzog. Wenn Ursula schlief, kam er herunter in mein Zimmer.« Im Dezember 1930 zog Ursulas Großmutter, also Annelieses Mutter, in das Senator-Erich-Soltow-Stift. Auch von Ursula trennte sich die umtriebige Mutter. »Ursula war jetzt in dem Alter, in dem sie sich von der Mutter lösen sollte. Deshalb sagte ich zu ihrem Vater Otto Bensel, er könne über sie verfügen. Ich glaubte, er würde sie zu sich nehmen, aber er brachte sie in dem Internat Stift Keppel unter. Das war 1936.« Das Stift Keppel ist noch heute eine Schule, seit 1986 aber kein Internat mehr. Das Internatsmuseum wird von Dorothea Jehmlich betreut. »Ursula taucht hier in Stift Keppel als Ursula Bensel auf. Sie war interne Schülerin in den Jahren 1936 bis 1939/40, und zwar in den Klassen U2 (Untersekunda), O2 (Obersekunda), dann nach der Zählung der Frauenoberschule 7a, 8a. Die Frauenoberschule, eine NS-Einrichtung an fast allen deutschen Mädchenschulen (Wegfall von wissenschaftlichen Fächern zugunsten von Hauswirtschaft und Kinderpflege – dem NS-Frauenideal entsprechend), bot zunächst nur ein eingeschränktes Abitur, das aber ab 1940 als Vollabitur anerkannt wurde. Ursula Bensel hätte eigentlich im Frühjahr 1940 Abitur machen müssen, aber für die Jahre 1937 bis 1944 liegt kein Abiturzeugnis für sie vor. […] In den Hebelisten taucht ihr Name für die entsprechenden Jahre auf. Ein regulärer Abgangsvermerk liegt nicht vor.«[6] Wahrscheinlich legte sie ihre Reifeprüfung am 8.4.1940 ab. In einem Bericht im Jahrbuch 2000/2001 der Schule schreibt eine Mitschülerin von Bensel, Barbara Fröhlich, über die Kriegsjahre.[7] Auf einem Foto eines Klassentreffens aus dem Jahre 1951 ist auch Bensel als größte Frau in der hinteren Reihe zu sehen, sie lächelt über das ganze Gesicht. »Als Beamter/in war es nach 1936 kaum noch möglich, sich ihrem Eintritt in die ›Partei‹ zu entziehen, ohne große Nachteile in Kauf zu nehmen. Und ich glaube, außer Fräulein Scheller, einer Elsässerin, waren alle Lehrkräfte in der ›Partei‹, aber nur ganz wenige (zu meiner Zeit – 1940, zwei) versuchten uns politisch auszurichten«, schreibt Fröhlich über die Schulzeit im Stift Keppel. »Wir lebten ziemlich unpolitisch im Stift […]«. 1941 legte Anne von Donop am Stift Keppel ihr Abitur ab. Eine Geschichtslehrerin sagte damals: »Sollten wir Krieg mit Russland bekommen, dann ist der verloren.« Donop meinte dazu: »Ja, in Keppel, da konnte man sich noch äußern.« Grundsätzlich sei man als Schülerin bis 1941 von den Lehrern nicht indoktriniert worden, jedenfalls hatte sie 2012 nicht den Eindruck. Jehmlich deutete diese verklärenden Aussagen ehemaliger Schülerinnen als Verdrängungsmechanismen. »Das

Schulleben war durch eine Unmenge von (Partei-)Veranstaltungen neben dem Unterricht geprägt, ganz abgesehen von den […] Praktika im Bereich des Frauenschaffens«, meinte sie: »Die Stiftsmädchen dürften vieles freilich gar nicht als gezielte Indoktrination empfunden haben. Die Bereitschaft zu nationaler Begeisterung gehörte für sie ganz selbstverständlich zum Schulalltag.«[8] Bensel hielt ihrer alten Internatsschule die Treue. Noch im Jahr 1984 nahm sie an einem Klassentreffen der »Mittleren-Reife«-Abschlussklasse von 1937 teil.[9]

Etwa 1936 sagte Ursula Bensels Mutter Anneliese einer Gymnastikschülerin, dass sie »keinerlei Vorurteile gegen Juden hege«. Ihr Verhältnis zu Hitler war zunächst ambivalent: »Als ich Hitler zum ersten Mal in der Wochenschau im Kino sah, sagte ich, dem sieht man doch an, daß der nichts taugt. Aber später, als ich hörte, daß er die Arbeitslosigkeit beseitigte durch den Bau von Straßen und, daß er die Arbeiter auf Erholungsreisen schickte unter dem Motto Kraft durch Freude, glaubte ich, ich hätte mich in meiner negativen Meinung über ihn geirrt.« Anneliese beteiligte sich zunächst an Geldsammlungen für die Nationalsozialisten. Doch sie unterrichtete die Hitlerjugend in Gymnastik, ohne die Teilnehmer mit »Heil Hitler« zu grüßen. Am nächsten Tag erfuhr sie, dass jemand anders die Kinder unterrichten würde. Daraufhin meldete sie ihren älteren Sohn Michael aus der Hitlerjugend ab.

Nach der Zeit als Krankenhausärztin arbeitete Bensel als niedergelassene Medizinerin weiter. Sie war 1948 unter der postalischen Adresse ihres Vaters an der Fährstraße gemeldet. Sie lebte allerdings etwas später in Hamburg-Rissen, Nibelungenweg. 1958 praktizierte Bensel als Allgemeinmedizinerin in Blankenese, Ole Hoop. 1989 meldete sie sich in Hamburg mit dem neuen Wohnort Friedrichskoog an der Nordseeküste ab. Sie wanderte aber zu diesem Zeitpunkt auf die Azoren aus. In Friedrichskoog hatte sie offenbar eine Ferienwohnung schon länger genutzt.

Telse Kardel († 31.1.2015) war mit Ursula Bensel befreundet. Sie war die 20 Jahre jüngere Schwester des Schriftstellers und Ritterkreuzträgers Hennecke Kardel (15.6.1922 bis 24.6.2007). Sie pflegte eine weitere Bensel-Freundin, Dr. Irmgard Hürsch (* 8.6.1924). Kardels Vater war Gegner des NS-Regimes, man hatte ihn deshalb in Büsum als Schulleiter entlassen, und ihre Mutter besuchte in Hamburg während der NS-Zeit eine jüdische Ärztin und kümmerte sich um sie. Ihr Bruder Hennecke Kardel setzte sich in der Nachkriegszeit zwischen alle Stühle. Er arbeitete auf seine Art die Vergangenheit auf. Man habe ihn oft in die neonazistische Ecke stellen wollen, er sei aber mit Sicherheit kein Neonazi gewesen. »Alle, die etwas in der NS-Zeit gemacht haben, sollen darüber reden«, sei sein Motto gewesen. Bei seinem Kampf wirkte er wie ein moderner Don Quichote, meinte seine Schwester. Von der Zeit am KKR weiß sie nur das Faktum, dass ihre Freundin dort ihre Laufbahn begonnen hat. Bensel habe sich »ganz und gar der anthroposophischen Medizin verschrieben«. Sie machte ihren Facharzt in Augenmedizin und betrieb später in Bahrenfeld an der Zöllnerstraße bis in die 80er Jahre hinein eine Augenarztpraxis. Dort kam es ihr »sozial vielfältiger« als in Blankenese vor.

Dass sie ein Kind getötet hat, konnte Kardel nicht verstehen: »So wie ich sie kennengelernt habe, entspricht das in keiner Weise ihrer Denkweise. Sie war ja Schülerin der Waldorfschule in Altona. Sie war den Menschen immer verbunden. Aus Überzeugung kann sie das nicht getan haben«. Sie glaubte, dass Bensel nach dem Krieg keinen Kontakt zu anderen ehemaligen Ärztinnen von Rothenburgsort hatte. Bensel ist übrigens die einzige Ärztin, die die Gabe der Überdosis Luminal in der Krankenakte vermerkt hat. Entgegen der Anweisung des Chefarztes verschleierte sie die Tötung also nicht.

Bensels Stiefsohn **Bernhard Samtleben** (* 1960) hat von ihrer Vorgeschichte nichts gewusst. Er nannte sie »Ulla«, wenn er von ihr sprach. Er sei von der Verstrickung in die NS-Taten »überrascht« gewesen, ebenso wie damals, als sein Vater Peter (9.1.1924 bis 20.9.1989) die Medizinerin am Heiligabend des Jahres 1982 heiratete. Der Geschäftsführer einer Hamburger Barometer-Fabrik und spätere Geschäftsführer des Hamburger Yachthafens lernte die Augenärztin als Patient kennen. »Dass sie als Kinderärztin gearbeitet hat, hätte ich nicht gewusst. Für mich war sie immer eine kinderlose Augenärztin. Früher gab es wohl mal einen Verlobten, aber was mit dem passiert ist, ob der gefallen ist, wissen wir auch nicht.« Ursula Bensel starb am 6.5.1994 in Furnas auf den Azoren und man beerdigte sie dort auch. In Deutschland hatte sie sich erfolgreich einer ersten Krebsoperation unterzogen. Sie hatte Darmkrebs. Bei seinem ersten Besuch auf den Azoren im August 1989 hatte sie sich von dem Eingriff schon »ein bisschen erholt«. Vom Kriege habe Bensel »zumindest nicht in dieser Tragweite« erzählt. Sie sei altersbedingt »exzentrisch« gewesen, »auch wie Anthroposophen oft so sind«. 1992 oder 1993 war er zu einem zweiten Besuch auf den Azoren. Damals hatte sie schon eine Krankenpflegerin aus Deutschland bei sich im Haus, die sie pflegte. Sie starb letztlich an den Folgen des Darmkrebses.

Wie beurteilt Bernhard Samtleben das Verhalten seiner Stiefmutter und wie denkt er über ihre Tat? »Wenn ich es von ihr erfahren hätte, hätte ich darüber sprechen wollen. Sie wollte aber ziemlich sicher (nicht einmal nach dem Tod meines Vaters und kurz vor ihrem Lebensende) nicht darüber sprechen. Sie hatte überhaupt eine Angewohnheit (mit dem Hinweis auf ›Schönes Wetter heute, nicht wahr?‹) Themen zu beenden, über die sie wohl nicht mehr sprechen wollte. Das bezieht sich jetzt nicht direkt auf Gespräche über ihre Vergangenheit, sondern auch auf ganz Alltägliches (Politik, Kultur, Nachrichten). Die Tat verurteile ich natürlich. Aus der Rückschau betrachtet (zumindest soweit ich die Fakten im Augenblick kenne) ist nicht einmal erkennbar, welche Strafe Ulla gedroht hätte, wenn sie diese Tat nicht begangen hätte. Denn aus vielen anderen Quellen weiß man ja, dass das Ende des Krieges und damit auch der NS-Diktatur schon erkennbar war. Sie wird sicher auch schon vor der Tat von anderen ähnlichen Fällen im Krankenhaus erfahren haben und daher muss dieser Gewissenskonflikt (wenn es einen gab) schon lange bestanden haben. Auch die Option, der Mutter klar zu sagen, dass sie das Kind zurückfordern muss, weil es sonst getötet werden würde, wurde von Ulla anscheinend nicht genutzt (obwohl man ja nicht genau weiß, ob sie es nicht doch versuchte und es ihr nur nicht gelang). Nun war sie zu diesem Zeitpunkt 24 Jahre

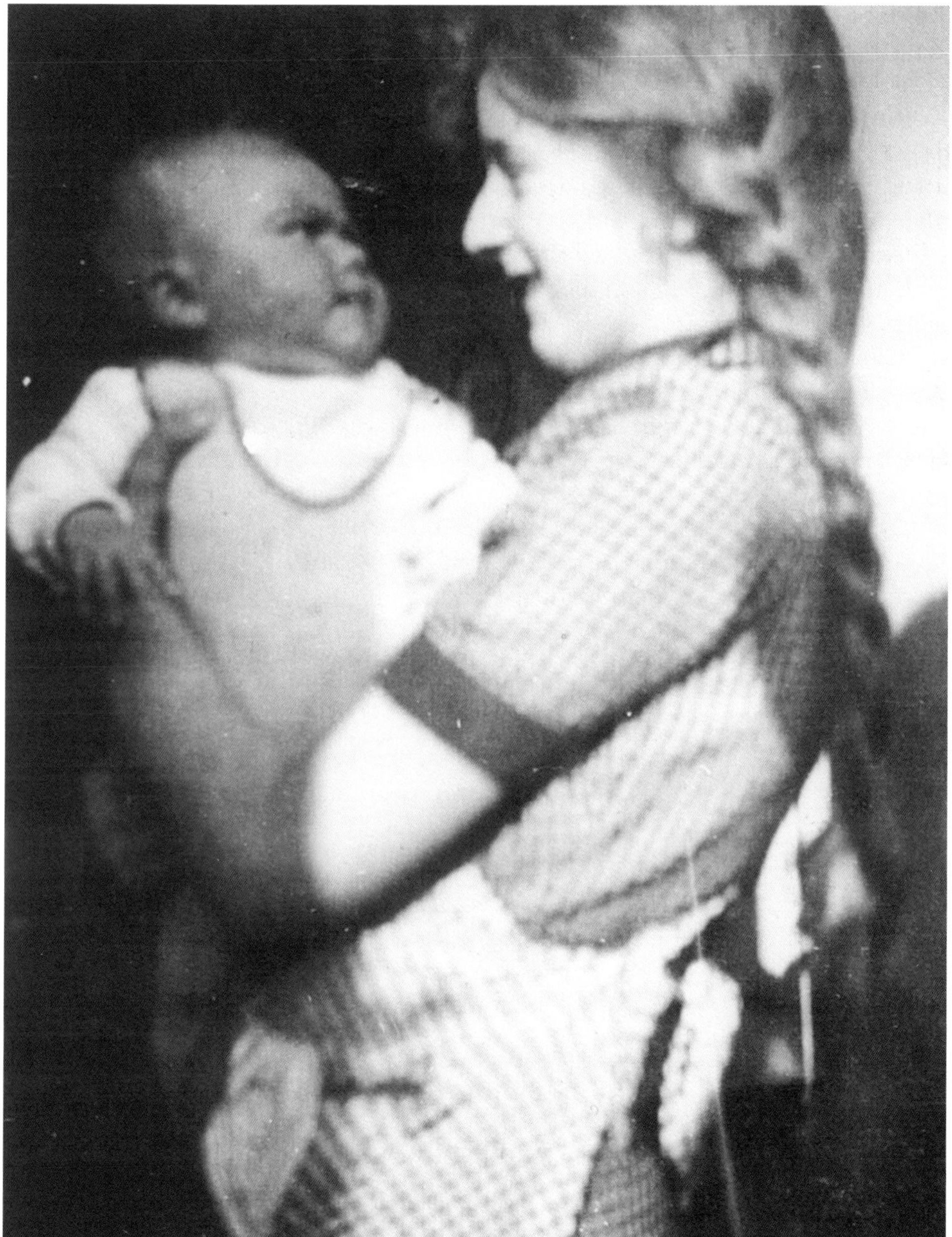

Hannelore Scholz, hier als Säugling auf dem Arm ihrer Cousine, wurde von Ursula Bensel als letztes Kind im KKR kurz vor Kriegsende getötet

alt und sicher (noch) ein ganz anderer Mensch als zu der Zeit, als ich sie kennenlernte. Es wäre daher schon schön gewesen – und vielleicht auch wichtig – wenn sie über alles noch einmal gesprochen hätte. Aber so, wie es nach Ihren Recherchen aussieht, hat sie sich anscheinend niemals gegenüber irgendjemandem offenbart. Sie scheint also wohl die absolute Verdrängung gewählt zu haben (was ja wohl bei vielen Tätern der damaligen Zeit geschah)«.[10]

Dr. Tomas Martin (* 1936) ist der Halbbruder von Ursula Bensel. Mit »Oh Gott« reagierte er auf die Tatsache, dass in der Kinderfachabteilung des KKR während der NS-Zeit geistig behinderte Kinder getötet wurden. »Das war unwertes Leben für die Nazis«, fiel ihm dazu ein. »Ich bin in Hamburg geboren. Als ich ein Jahr alt war, bin ich mit meinem Vater nach Dresden gezogen. Da war Ursula schon aus dem Haus.« Das muss 1937 oder 1938 gewesen sein. Da war Bensel erst 16 oder 17 Jahre alt. »Wir haben uns dann immer nur bei Familienfeierlichkeiten gesehen, vor allem nach dem Krieg. Ab 1945 war ich wieder in Hamburg.« Bensel sei zunächst Allgemeinmedizinerin und auch Schulärztin in Nienstedten gewesen. Als ihr Vater Otto Bensel starb, erbte sie »allerlei Geld«, von dem sie sich einen Wunsch erfüllte: Sie ließ sich zur Augenärztin ausbilden und praktizierte fortan in diesem Beruf. Bald nach der Heirat mit Samtleben ging sie in den Ruhestand. »Sie war ja auch krank.« Dann lernte das Paar den Ort Furnas auf den Azoren kennen und kaufte dort ein Häuschen. »Gegenüber gab es ein Hotel mit warmen Schwefelquellen. Mit dem Hotel hat sie die Vereinbarung gehabt, dass sie dort Bäder nehmen kann.« Sie hatte Probleme mit dem Rücken. »Dann hatte sie auch bald ständig eine Pflegerin aus Hamburg bei sich.« Auf den Azoren habe sich seine Halbschwester mit einem Elektromobil fortbewegt und sehr schnell Portugiesisch gelernt. »Sie hat sich gut ausgekannt im Ort.«

Als Kind besuchte seine Halbschwester zunächst die Staatsschule und war dort »sehr unglücklich«. Also gingen alle Kinder seiner Mutter fortan auf die »Rudolf-Steiner-Schule« in Hamburg. Seine Halbschwester habe »total angebissen« und wurde eine »strenge Anthroposophin«. Die Mutter habe nur die Tochter »sehr, sehr streng« erzogen, »was Ursula ihr auch vorgeworfen hat«. Dass man seine Halbschwester direkt nach dem Krieg beschuldigte, ein Kind getötet zu haben, wusste Martin nicht. »Ich kann mich nicht erinnern, was am KKR geschehen ist. Ich weiß nur, dass drumherum alles zerstört war. Als wir 1945 aus Dresden zurückkehrten, war ich nämlich sehr krank und da kam ich ins Kinderkrankenhaus Rothenburgsort, dort war sie Assistentin.« Von den Geschehnissen 1940 bis zum Kriegsende habe er noch nie etwas gehört. »Dass sie gegen ihre Überzeugung tötete, macht das ja keineswegs besser«, sagte Bensels Halbbruder. »Das war ja einen Monat vor Kriegsende«, war sich Martin bewusst, dass seine Halbschwester zu einem sehr späten Zeitpunkt des NS-Unrechtsstaats das Kind tötete. Er erinnerte sich noch an eine Krankenschwester, die ihn während seines Aufenthaltes im KKR nach dem Krieg pflegte und die gut mit Bensel befreundet war. Sie habe Felicitas geheißen. Dabei muss es sich um die 1910 in Kiel geborene Felicitas Holzhausen handeln. Auch sie wurde Ende der 1940er Jahre vernommen und beschuldigt, aktiv an den Tötungen beteiligt gewesen zu sein. Sie sei ihm wie eine »Fee« vorgekommen.

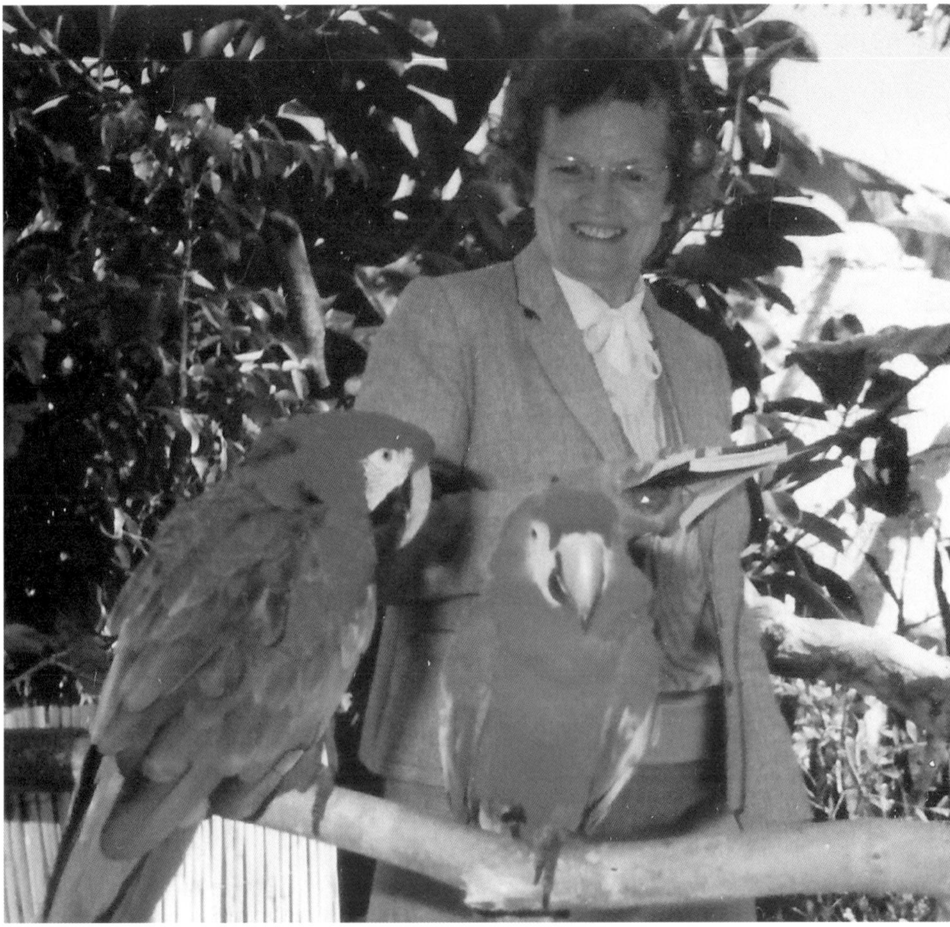

Die Anthroposophin verbrachte ihren Lebensabend auf den Azoren

Später schaute sich Tomas Martin die Ermittlungsakten im Staatsarchiv Hamburg selbst an, besuchte zusammen mit Thevs das ehemalige Kinderkrankenhaus und traf Kardel und die von ihr betreute Dr. Hürsch, die er lange Zeit nicht mehr gesehen hatte. Beide hätten sich nicht erinnern können, dass sich seine Schwester jemals »bedrückt gefühlt« habe. »Was mich als Heranwachsender erschüttert hat, war, wie autoritätsbewusst und national meine Vorfahren gedacht haben«, sagte Martin zu den Lebenserinnerungen seiner Mutter. Für seine Oma Elisabeth sei es »der schönste Tag« in ihrem Leben gewesen, als sie miterlebte, wie der Kaiser Hamburg besuchte. Über diese Gefühlslage sei auch seine Mutter erschüttert gewesen.

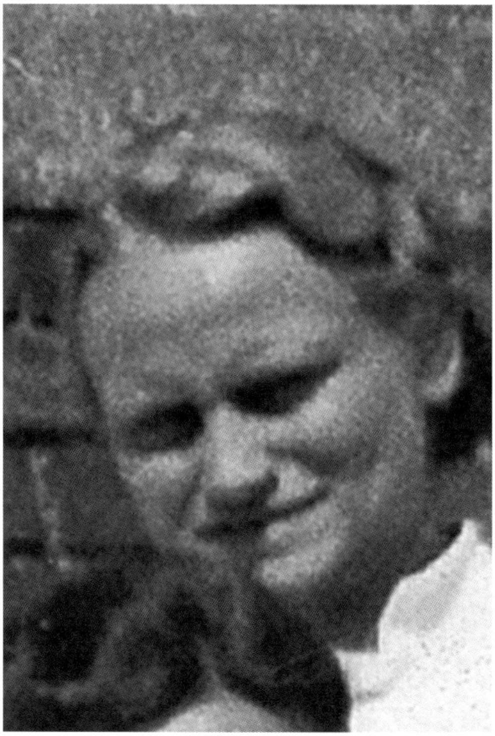

Erika Rawie (1911 bis 1945)

* 1.1.1911 in Osnabrück
† 22.8.1945 in Hamburg
unverheiratet, keine Kinder
im KKR vom 10.6.1938 bis 20.7.1941
und vom 1.2.1942 bis 16.2.1942

Die Osnabrückerin: Erika Rawie

Die Behörden ermittelten nur gegen eine der KKR-Todesärztinnen nicht, obwohl auch sie mindestens ein Kind getötet hatte. Erika Rawie war nämlich schon bald nach Kriegsende verstorben und konnte nicht mehr vernommen werden. Aus den älteren Einwohnermeldeunterlagen der Stadt Osnabrück geht hervor, dass Rawie am Neujahrstag des Jahres 1911 in Osnabrück zur Welt kam. Ihr Vater war der Instrumentenmacher Karl Rawie, die Familie wohnte seinerzeit an der Redlingerstraße.[1] In dem beim Standesamt Osnabrück verwahrten Geburtenregister von 1911 findet sich kein Sterbevermerk.[2]

Im Sterberegister des Standesamts Hamburg-Altona[3] steht unter dem 22.8.1945: »*Die Ärztin, Doktor der Medizin Agnes Martha Antonie Erika Rawie, lutherisch, Wohnung Hamburg-Altona, Allee 164, geboren Januar 1911 in Osnabrück, ist am 22. August 1945, 11.50 Uhr, im Allgemeinen Krankenhaus Hamburg-Altona gestorben. Vater: Carl Heinrich Rawie; Mutter: Wilhelmine Karoline Christine, geborene Hummelke, beide wohnhaft Osnabrück; ledig; eingetragen auf schriftliche Anzeige des AK Altona; Todesursache: Typhus abdominalis, Lungenoedem, Kreislaufkollaps.*« Ihr letzter Wohnort Allee 164 war damals die Adresse des Altonaer Krankenhauses, in dem sie auch verstarb.

Erika Rawie tötete **Volker Grimm**. Er starb am 27.6.1941. Als Zeuge für diese Tat fungierte die Krankenschwester Elisabeth Büttger. Die am 6.1.1911 in Lübeck Geborene sagte aus, dass Rawie die Tötung sehr mitnahm:[4] »*Bald darauf kam am selben Tage die Stationsärztin, Fräulein Dr. Rawie, zu mir und sagte, ich möchte in die Leichenhalle kommen. Die Leiche des Kindes war zugedeckt und Frl. Dr. Rawie deckte das linke Bein des Kindes ab und dabei bemerkte ich am linken Bein im Oberschenkel eine Einstichstelle. Frl. Dr. Rawie äußerte nur das eine Wort ›schrecklich‹. Frl. Dr. Rawie war sehr erregt.*« Die Stationsschwester Harriet Stoltenberg wollte ihr auf Nachfrage zunächst nichts über den Tod des Kindes sagen. Später teilte diese ihr aber noch Folgendes mit: »*Die Oberschwester Stoltenberg erzählte mir, dass Frl. Dr. Rawie die Einspritzung gemacht habe. Ob sie bei dieser Gelegenheit das Kind gehalten hatte, hat sie mir nicht gesagt. Frl. Dr. Rawie ist vor einigen Jahren verstorben.*«

Harriet Schulze, geborene Stoltenberg, sagte am 5.4.1948 dazu selbst aus: »*Etwa im Mai 1941 habe ich durch Frl. Dr. Rawie erfahren, daß Euthanasie ausgeübt wird.* [...] *Meine Stationsärztin Dr. Rawie erzählte mir, daß auch die Eltern des Kindes Grimms* [sic!] *einen Antrag in Berlin eingereicht hätten, und wir müßten jetzt weiter Bescheid abwarten.«*[5] Und zu der Tötung Volker Grimms sagte Harriet Stoltenberg aus: »*Als die Stationsärztin Dr. Rawie auf die Station kam, war sie furchtbar erregt und sie erzählte mir, daß es für sie ein gräßliches Gefühl gewesen sei, daß sie dem Kinde die tödliche Spritze habe verabfolgen müssen. Ich selbst bin bei der Erteilung der Spritze nicht zugegen gewesen und habe auch nicht gewußt, daß das Kind Grimm in der fraglichen Nacht die Einspritzung erhalten sollte – Frl. Dr. Rawie ist meiner Erinnerung nach etwa Anfang 1944 wohl im Krankenhaus Altona an Ruhr oder Typhus verstorben.*« Mit Todeszeitpunkt und -ursache irrt sich die Krankenschwester. »*Dieses ist der einzige Fall gewesen, der sich auf meiner Station in Rothenburgsort ereignet hat. Ich habe den Schwestern Elisabeth Büttger und Leopoldine Buscheck nachher die Wahrheit gesagt. Frl. Dr. Rawie hatte mich gebeten, die Schwestern entsprechend zu informieren.*«[6]

Volker wurde viereinhalb Jahre alt, er kam am 28.10.1936 als drittes Kind eines Blankeneser Studienrats und seiner Ehefrau zur Welt. Als Religion gaben beide Eltern »*deutschgläubig*« an. Man nahm Volker am 13.5.1941 im KKR auf. Volkers Geburt war von Komplikationen begleitet.[7] Der Mediziner Heinrich Lottig, der von Hamburg nach Berlin gewechselt war und zum engen Kreis um den Reichsärzteführer gehörte, untersuchte das Kind und stellte fest, dass dessen Entwicklungsverzögerung durch eine Rachitis und einen leichten Wasserkopf verursacht worden war. Er überwies ihn ins KKR, wo ihn Rawie aufnahm. Sie schilderte ihn als einen »*geistig unterentwickelten*« Jungen mit »*leerem Gesichtsausdruck*«. Er schaute nur flüchtig nach Gegenständen, die ihm hingehalten wurden, griff aber nicht danach. Volker sprach nur einige Laute vor sich hin und versuchte manchmal, sich aufzurichten. Aufgrund der unterentwickelten Arme und Beine konnte er aber nicht sitzen. Rawies Diagnose lautete »*Idiotie*«. Als einzige Beziehung zur Umwelt wird in der Patientenakte festgehalten, dass er seinen Großvater erkannte, wie Thevs herausgefunden hat. Rawie meinte, dass das viereinhalbjährige Kind die geistige Reife eines neunmonatigen Kleinkindes hatte. Bei der Obduktion des Kindes stellte man später fest, dass Volker keinen Wasserkopf hatte, wohl aber ein abnorm großes Gehirn, wobei das Stirnhirn besonders überentwickelt war. Die Krankenschwester Edith Diebenow sagte während der Ermittlungen aus,[8] dass Dr. Helene Sonnemann im Jahr 1942 auf der Station S2 »*im Dunkeln*« eine Spritze verabreichte. »*Fräulein Dr. Rawie war bekannt als Gegnerin der Ansichten des Chefarztes. Sie war auch sehr sensibel. Ich nehme an, daß aus diesem Grunde Fräulein Dr. Sonnemann die Einspritzung vornahm*«, gab sie zu Protokoll. Dass seine Tante eine sensible Frau war, glaubte auch einer ihrer Neffen, der namentlich nicht genannt werden möchte.

Rawie besuchte von Ostern 1917 bis März 1930 das Oberlyzeum Osnabrück.[9] In ihrer Anmeldung zur Reifeprüfung schrieb sie, dass sie allen Fächern Interesse entgegengebracht habe und dass sie gern zur Schule ging.[10] Sie nahm nur »*zögernd und ungern*« von fremder Seite Unterstützung an. Sie hieß aber die Unterstützung freudig willkommen, »*wenn ich dadurch mit anderen Gedanken bekannt wurde, die ich mir wieder zu eigen machen konnte*«. Sie setzte sich mit ganzer Kraft dafür ein, selbstständig ihren Pflichten nachzukommen. »*Manchmal muß aber erst eine ganze Zeit vergehen, bevor mir etwas Neues einleuchtet*«, gestand sie sich selbst eine gewisse Schwerfälligkeit ein. »*Am liebsten habe ich mich mit der deutschen Geschichte befasst*«, schrieb sie. Die Kämpfe der Ostgoten gegen die »*dunkeläugigen Römer*« fesselten sie. Ihre »*Antipathie gegen die letzteren*« sei »*ständig gewachsen*«. Und weiter: »*Daraus erklärt sich vielleicht auch meine noch heute bestehende starke Abneigung gegen Menschen von fremdländischem Aussehen.*« Ihre Eltern lenkten ihr Interesse auf das wirtschaftliche Gebiet. So wurde ihr »*Sinn für das Praktische ausgebildet*«. Was jetzt kommt, verwundert angesichts des Berufs des Vaters: »*Weniger kann ich mir meine Neigung zur Musik erklären, und ich habe es aufrichtig bedauert, daß die Zeit immer knapper wurde, die ich dem Klavierspiel widmen konnte, und daß ich letzten Herbst den Unterricht ganz aufgeben mußte. Das ist nicht nur eine Folge der steigenden Anforderungen in der Schule, sondern auch meines Hanges in der Natur zu weilen. Ein heftiges Unlustgefühl beschleicht mich stets, wenn ich mich längere Zeit nicht in der frischen, freien Natur bewegt habe.*« Sie vermutet, dass der Sport so große Anziehungskraft auf sie ausübte, »*da er im allgemeinen nur unter freiem Himmel getrieben wird*«. Abschließend bat sie, ihr »*Glaubensbekenntnis im Reifezeugnis zu vermerken*«. Sie gab als Beruf des Vaters indes nicht Instrumentenmacher, sondern »*Kaufmann*« an, vielleicht leitete ihr Vater eine Fabrik für Musikinstrumente. Man sollte aber annehmen, dass in einem solchen Umfeld die Musik eigentlich zu Hause war.

Die Osnabrückerin legte im Frühjahr des Jahres 1930, also mit 19 Jahren, ihr Abitur am Städtischen Oberlyzeum ihrer Geburtsstadt ab. In der Beurteilung der Abiturientin heißt es: »*Ausgerüstet mit einem gesunden, kraftvollen Körper, ist sie eine begeisterte Turnerin und Sportlerin, die bei den jährlich stattfindenden Turn- und Spielfesten, bei den Reichsjugendwettkämpfen oder bei Schwimmwettbewerben wohl selten einmal ihren Preis verfehlte. Ebenso sicher und selbständig folgte sie ihrer geistigen Eigenart, in der sich gute Beobachtungsgabe, Verstandesklarheit und eine nüchterne Lebensauffassung mit sittlichem Ernst paaren. So wendet sich ihr Interesse mehr den Naturwissenschaften, in den Geisteswissenschaften mehr den lebensnahen als den ästhetischen Fragen zu und hat erst langsam Stil- und Sprachgefühl entwickelt. Freundlich und wohlerzogen, hat ihr Wesen etwas Einheitliches und Sympathisches.*« Ihr Betragen bewerteten die Pädagogen mit »sehr gut«, ihre Aufmerksamkeit mit »gut«. Das Abitur bestand sie insgesamt mit der Schlussnote »gut«. In Leibesübungen hatte sie sehr gute Noten, in Musik, Biologie, Chemie, Physik, Mathematik, Erdkunde, Geschichte und Religion durchgehend die Note »gut«. In Deutsch, Englisch und Französisch bekam sie eine Drei. Dasselbe trifft für den Zeichnen- und Kunstunterricht zu. Ihre Handschrift, die teilweise nicht leicht zu entziffern ist, haben die Lehrer mit einer Drei bewertet.

Sie studierte dann zunächst in Göttingen (Ostern 1930 bis Juli 1931), anschließend in Münster (November 1931 bis Juli 1933) und München (November 1933 bis Juli 1934) und schließlich wieder in Göttingen (November 1934 bis Juli 1935), wo sie im Dezember 1935 ihr medizinisches Staatsexamen bestand, wo sie zum Jahresbeginn 1937 approbiert wurde und wo sie am 10.10.1938 zum Dr. med. promovierte.

Ihre ärztliche Ausbildung nahm sie zum Jahresbeginn 1936 an der Göttinger Universitätsfrauenklinik auf, wo sie bis zum 15.7.1936 blieb. Nahtlos wechselte sie als Praktikantin bis zum Jahresende ans Allgemeine Krankenhaus St. Georg in Hamburg. Dort war sie in internistischen Abteilungen eingesetzt. Dann war sie als hospitierende Ärztin im AKH Barmbek tätig (bis zum 2.8.1937). Außerdem vertrat sie eine Allgemeinmedizinerin in deren Praxis im Harz. Danach habe sie einige Zeit als Ärztin ausgesetzt, gab sie in einem Lebenslauf im Jahr 1942 an. Was sie zwischenzeitlich machte, erwähnte sie nicht.

1938 findet sich ihr Name im Adressbuch unter der Adresse Elligersweg in der Nähe des Barmbeker Krankenhauses.

Am 10.6.1938 begann sie ihren Dienst im KKR, wohin sie kriegsdienstverpflichtet war, anfangs als Volontärin, später als Assistenzärztin. Ihre erste Einsatzphase im KKR dauert bis zum 15.7.1941. Für ein halbes Jahr ging sie dann ans Kinderhospital Altona und nach einer zweiwöchigen Unterbrechung begann sie am 1.2.1942 erneut im KKR, allerdings blieb sie dort auch nur 14 Tage, denn bereits am 16.2.1942 wechselte sie ans Hilfskrankenhaus am Hohenzollernring (dem Kinderhospital Altona zugeordnet). Als Ersatz für einen zum Wehrdienst verpflichteten Dr. W. wurde die notdienstverpflichtete Rawie vom KKR dem Hilfskrankenhaus Hohenzollernring *»mit sofortiger Wirkung überwiesen«*.

Dort beantragte sie am 13.6.1942, als Stationsärztin der Scharlachabteilung die *»übliche Gefahrenzulage«* zu erhalten. Am 8.9.1942 wurden bei einer Thoraxaufnahme eine Trübung und ein Weichteilschatten festgestellt. Außerdem zeigte sich bei der Untersuchung, dass das *»Herz und das Mediastinum*[11] *nach links verzogen sind«*. Außerdem lag der rechte Wirbelsäulenrand fast frei. Das Herz sei sonst ohne Befund.

Am 10.11.1943 wurde Rawie zum Hilfskrankenhaus Bahrenfeld abgeordnet. Ende des Jahres wurde erneut eine Thoraxröntgenaufnahme angefertigt. Dabei wurden *»reichlich Lungenzeichnung«* und *»rechts eine Haarlinie in Höhe des 3. vorderen Rippenabschnittes«* festgestellt. Außerdem sah man einen *»ausgeprägten Hilus*[12] *bds. mit Kalkherd links«*. Das Zwerchfell und das Herz waren ohne Befund. Als Diagnose hielt man fest: *»Kein Anhalt für eine aktive Tuberkulose.«*

Ironie des Schicksals und ein Beleg dafür, dass die Funktionäre des nationalsozialistischen Systems bis zum Ende versuchten, die Strukturen aufrechtzuerhalten, war der letzte Eintrag in ihrer Akte, bevor von ihrem Ableben berichtet wurde: *»dass sie in eingehendem Vortrag des Prof. Kroetz*[13] *über Abwehr von Spionage, Verrat und Zersetzung geschult wurde«*. Diese Bescheinigung datiert vom 20.3.1945, also weniger als eineinhalb Monate, bevor Hamburg kampflos den Alliierten überlassen worden ist.

Fünf Wochen nach ihrem Tod wurde Erika Rawies Nachlass in 14 Gepäckstücken an ihre Eltern nach Osnabrück befördert. Ihr Vater Karl war damals 71 Jahre alt, seine Frau Wilhelmine 61. Die Eltern hatten zu diesem Zeitpunkt verschiedene Adressen, für die Mutter war Redlingerstraße 6–7 angegeben, für den Vater Große Straße 89. Es entwickelte sich ein Briefverkehr mit den Eltern, die mit Hilfe der Osnabrücker Behörden ausfindig gemacht werden mussten, weil das Altonaer Krankenhaus von ihnen 46,33 Reichsmark zurückforderte. Der Medizinerin war das volle Monatsgehalt überwiesen worden, da sie aber am 21. August verstorben war, wollte die Krankenhausverwaltung den Lohn für den Zeitraum vom 23. bis 31. August 1945 von den Eltern zurückhaben. Es bedurfte vierer Schreiben, bis der Betrag am 2.2.1946 auf dem Konto des Krankenhauses eingegangen war.

Erika Rawies Neffe hatte nur eine »sehr schwache Erinnerung« an seine Tante. »Als sehr nette Dame« erinnerte er sich an sie. Irgendwann sei sie nach Hamburg gegangen. Er hat gehört, dass Rawie in Ausübung ihres ärztlichen Berufes in Hamburg starb. Und er meinte sich an eine Aussage zu erinnern, dass sie auch für das Militär gearbeitet habe. Ihre Lunge wurde in Mitleidenschaft gezogen oder geschädigt. »Irgendwie soll sie sich infiziert haben. Das ist aber natürlich nur eine Version, die ich gehört habe.« Der Begriff »Euthanasie« sei im Familienkreis seines Wissens nie gefallen. Für ihn sei ein Krankenhaus »eine positiv wirkende und besetzte Anstalt«. Er wisse aber wohl, dass es ähnliche Vorfälle auch in Osnabrück gab. »Aus ärztlicher Sicht ist so etwas ja fast nicht zu begreifen.« Ein weiterer Neffe, er ist noch etwas jünger, war nicht bereit, über Rawie zu sprechen: »Da lassen Sie uns mal mit in Ruhe. Wissen Sie, wenn Sie sich mit Achtjährigen von damals unterhalten wollen, dann tun Sie mir leid.« Der älteste Neffe habe das Material über seine Tante und die Vorgänge am KKR wieder und wieder gelesen und nächtelang nicht schlafen können. Die Gespräche der Tage nach meinem ersten Anruf hätten sich meist um seine Tante gedreht. Er habe ein »Idealbild« von seiner Tante, das jetzt »einen schweren Schlag gekriegt« habe. Er behalte seine Tante, die er eigentlich nie persönlich erlebt hat, in positiver Erinnerung, auch wenn nun »ein Schatten darauf liegt«. Die Tötung, die ihr vorgeworfen worden ist, habe sie »bestimmt nicht bewusst gemacht, sondern durch den Druck der Ereignisse«, vermutete er. Irgendwie sei sie im Sinne des NS-Systems ja »unzuverlässig« gewesen, »weil sie nicht so funktioniert hat, wie man das von ihr erwartet hat«, kommentierte er die Reaktion seiner Tante auf das offenbar von ihr getötete Kind. »Bewerten kann man das schlecht.« Er habe gar nicht gewusst, dass seine Tante Kinderärztin war. »Ohne das relativieren zu wollen: Überlegen Sie einmal, wie viele Staatsanwälte freigesprochen worden sind, die während des Krieges Todesurteile gefällt haben. Ich möchte nicht in ihrer Haut gewesen sein.« Wenige Wochen später stellte der Neffe seine Kooperation ein: »Ich kann Ihnen nicht weiterhelfen. Ich ärgere mich sowieso, dass ich mich mit Ihnen unterhalten habe. Was dabei herauskommt, ist nicht schön.« Er habe keinen weiteren Gesprächsbedarf. Ohne Gruß beendete er das kurze Telefonat.

Der Berliner **Horst Hummelke** hat seine Cousine Erika Rawie vor weit über 80 Jahren nur einmal gesehen. Der im Jahre 2012 immerhin schon 91-Jährige und seine 93-jährige Schwester erinnerten sich an ihre Cousine als ziemlich groß gewachsene (so um die 1,70 Meter), blonde und schlanke junge Frau. Es sei nach ihrem Tode »nicht viel die Rede von Erika gewesen«. Die Familie Rawie hatte er aber »als sehr angenehme« in Erinnerung. Überhaupt habe niemand aus der Familie »etwas mit den Nazis am Hut gehabt«. Das wäre innerhalb der Familie aufgefallen, wenn jemand sich näher mit dem NS-Regime eingelassen hätte.

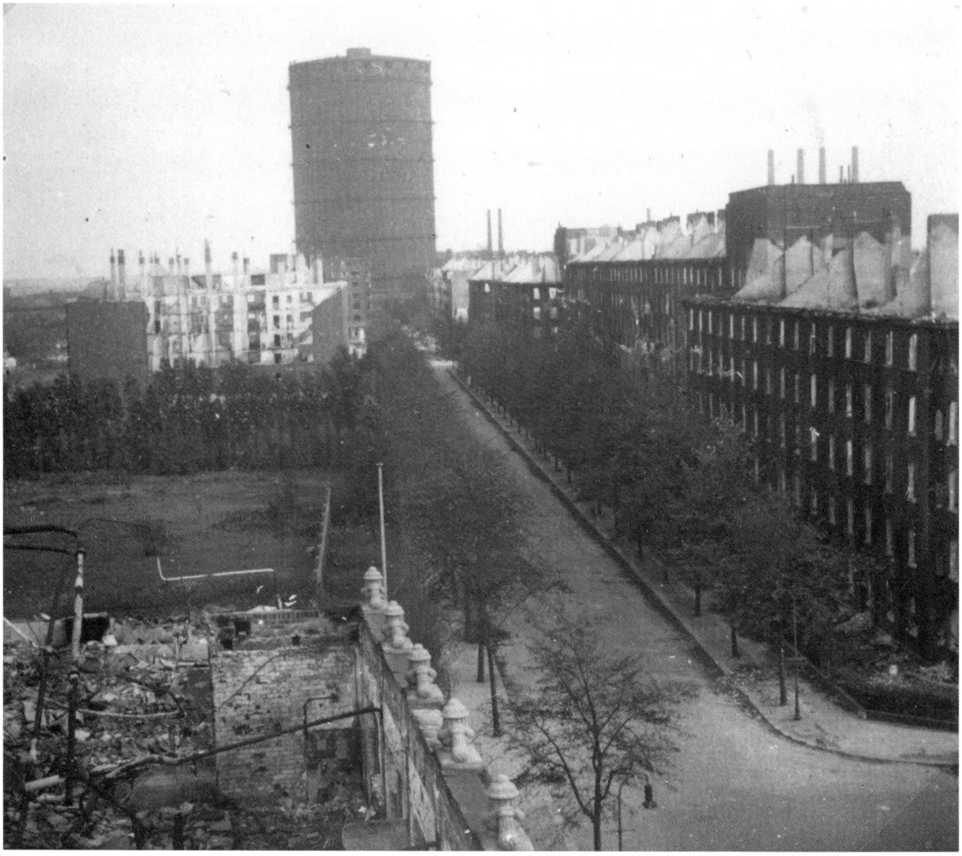

Der Blick fällt vom zerstörten KKR-Dach die Marckmannstraße entlang auf den Gasometer

2. Teil: Die Nicht-Beschuldigten

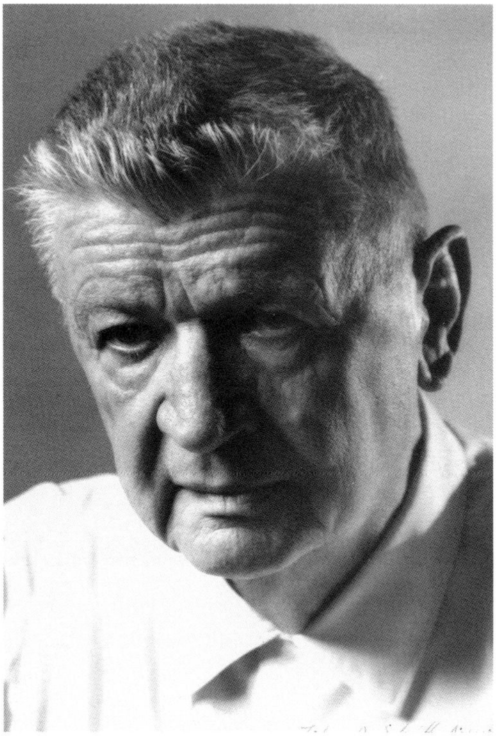

Rudolf Degkwitz (1889 bis 1973)
in einer Nachkriegsaufnahme

* 19.1.1889 in Ronneburg (Thüringen)
† 21.5.1973 in Emmendingen
dreimal verheiratet
2 Söhne, eine Tochter

Der Gegenpart: Rudolf Degkwitz

Der am 19.1.1889 in Ronneburg geborene Rudolf Degkwitz hatte ein äußerst ungewöhnliches Leben. Er stammte aus ärmlichen Verhältnissen und wuchs in Thüringen auf. Als er mit etwa 15 Jahren an Tuberkulose erkrankte, kam er in ein Sanatorium in die Schweiz. Wie seine Eltern diesen Aufenthalt finanziert haben, ist unklar. Dort lernte der Jugendliche eine Engländerin kennen, die offensichtlich Gefallen an dem hochintelligenten Jungen fand. Nach heutigem Maßstab wäre er sicher als hochbegabt eingestuft worden. Seine betuchte Gönnerin nannte er nur »Ma«. Die Frau nahm ihn mit nach Italien. Durch sein unglaubliches Auffassungsvermögen eignete sich der Heranwachsende eine immense Bildung und gute Umgangsformen an.

Degkwitz studierte von 1912 bis 1916 in München Medizin. Während des Ersten Weltkriegs lernte er Rudolf Hess kennen. Wahrscheinlich durch ihn begeisterte er sich früh für den Nationalsozialismus und beteiligte sich am »Marsch auf die Feldherrnhalle«. Nachdem der Putsch missglückt war, stellte Degkwitz seine Aktivitäten für die Nationalsozialisten ein. 1920 erfand er ein Serum gegen die Masern, damals die häufigste infektiöse Todesursache bei Kindern. Diese Entdeckung brachte ihm frühe Anerkennung. Bereits 1924, also schon als 35-Jähriger, wurde er Ordinarius für Kinderheilkunde in Greifswald. Damit entfernte er sich auch räumlich vom harten Kern der Nationalsozialisten.

Degkwitz wechselte 1932 an das Universitätskrankenhaus Hamburg und wurde dort Ordinarius für Kinderheilkunde und Leiter der UKE-Kinderklinik. »Als Hitler im Frühjahr 1933 die Macht ›ergriff‹, war Degkwitz wohl der einzige Hamburger Hochschullehrer, der von Beginn an öffentlich gegen die nationalsozialistische ›Bewegung‹ Stellung bezog«, meint der Medizinhistoriker van den Bussche. Über die Motivation seiner Opposition kann der Historiker nur mutmaßen. Warum er 1933 und auch 1937 beantragte, in die NSDAP einzutreten, lasse sich heute nicht mehr klären. Van den Bussche hält fest, »daß seine Opposition in den Vorkriegsjahren nicht so widerspruchsfrei ist wie vielfach angenommen«.[1] Sein Verhältnis zur NSDAP sei von Ambivalenzen und Taktik bestimmt gewesen, meint der Hamburger Forscher. Wilhelm Bayer, der Leiter des KKR während der NS-Zeit, hat an der Universitätsklinik Eppendorf in Hamburg unter anderem bei Professor Degkwitz gearbeitet. Der Kindermediziner Degkwitz hat bis in die 1960er Jahre hinein versucht, den Verbrechern von Rothenburgsort den Prozess machen zu lassen. Doch vergeblich, alle seine Bemühungen scheiterten.Der Professor für Kinderheilkunde

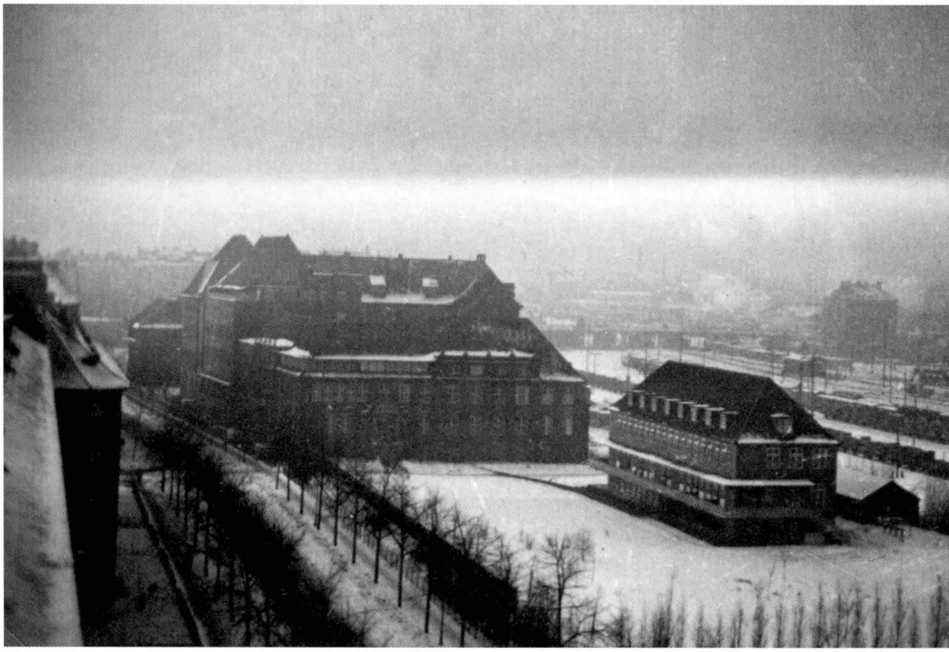

Aus dem Dachfenster eines sechsstöckigen Wohnblocks an der Marckmannstraße hat Lotte Albers dieses Foto des winterlichen KKR geschossen (rechts das Infektionshaus)

Jürgen Bierich hat Degkwitz an der Eppendorfer Kinderklinik als Student in den Jahren 1942 bis 1944 erlebt. Er bezeichnet Degkwitz als »wissenschaftlich einen der begabtesten und einfallsreichsten Köpfe der deutschen Pädiatrie«. Bierichs Zeilen über Degkwitz' Kampf bei der Evakuierung »seiner« Klinik nach Wintermoor in die Lüneburger Heide lesen sich wie die Schilderungen von Bayer über seine eigenen »Heldentaten« in seinem Lebenslauf:[2] »Seinem Verantwortungsbewußtsein war es zu verdanken, daß in den schweren Bombennächten 1943 kein einziger Patient der großen Kinderklinik umkam.«[3] Aber: Im Unterschied zu Bayer ließ Degkwitz keine Kinder töten. Ganz im Gegenteil: Er verließ nicht den Weg, den ihm der Eid des Hippokrates vorgab: In einem Schreiben an die Ermittlungsbehörden betonte er, dass er und einer seiner Kollegen schon vor 1945 ein Kind mit einem großen Wasserkopf zweimal operiert hätten. Man stand damals also schweren Fällen der Kopfverformung keinesfalls hoffnungslos gegenüber.

Bierich wies darauf hin, dass Degkwitz sich »energisch gegen Euthanasiebestrebungen des Regimes wandte«. In seiner Klinik sei kein Patient umgebracht worden, »leider jedoch eine ganze Reihe von Kindern in dem größten Hamburger Kinderkrankenhaus ›Rothenburgs Ort‹ [sic!], das von einem seiner früheren Oberärzte, Dr. Bayer, geleitet wurde. Hier reichte auch die Durchschlagskraft von Degkwitz nicht mehr aus«.

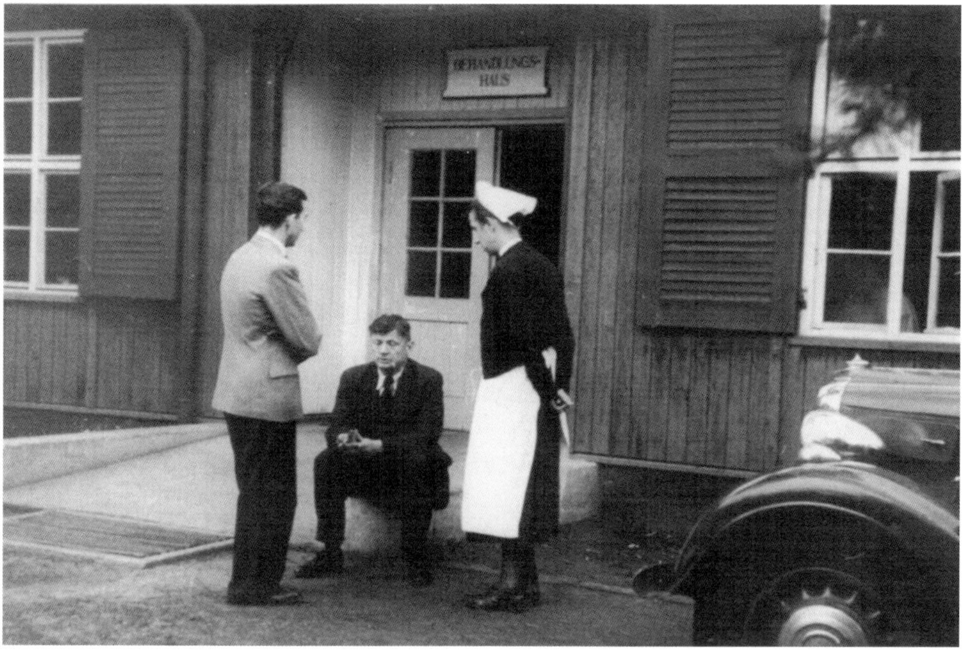

Nach seiner Befreiung aus dem Celler Gefängnis im Mai 1945 besuchte Rudolf Degkwitz (sitzend neben einem unbekannten Mann und einer unbekannten Krankenschwester) das Ausweichkrankenhaus des UKE in Wintermoor

Degkwitz sei für seine Studenten einer der ganz wenigen Professoren gewesen, »die das Fähnlein des überzeugten Demokraten im Sturm aufrecht hielten«, so Bierich. Er berichtete aber auch von einer Begebenheit während einer Vorlesung, die ein negatives Bild auf den Hochschullehrer wirft. Degkwitz habe nämlich seinen Studenten während seines Kollegs 1943 und 1944 ein »antinazistisches Kabarett« am Universitätsklinikum Eppendorf (UKE) geboten. Denn Degkwitz' Methoden waren umstritten: Aus heutiger Sicht sicherlich unvorstellbar, instrumentalisierte Degkwitz beispielsweise ein Kind mit Down-Syndrom, das er seinen Studenten vorführte. Bei alledem hatte er es offenbar auf die Pointe abgesehen, er meinte nämlich, »daß die Vorsehung aber auch diesen Kindern eine Gnade erwiesen hätte – sie wären ausgesprochen musikalisch«. Er ließ das Kind ein Lied anstimmen. Der Junge sang das Horst-Wessel-Lied, die Hymne der Nationalsozialisten. Degkwitz kommentierte die Sangeskünste des Kindes: »Sehen Sie, meine Herren, das kann jeder Idiot!« Die Studenten grölten und lachten.

Bierich zählte andere Ärzte der Eppendorfer Kinderklinik, nämlich Helmut Boehncke, Ursula de Boor, Lore Hasselkuss und Annemarie Wieczorek, zu einem locker verbundenen Kreis von NS-Gegnern. Offenen Widerstand leistete Degkwitz nicht. Er bewahrte sich aber die gesamte NS-Zeit über seine kritische Stimme, bis er von Paul Mulzer, dem Eppendorfer Ordinarius für Dermatologie, im Dezember 1943 bei der Gestapo denunziert wurde. Nazischergen durchsuchten Degkwitz' Wohnung und fanden Belastungsmaterial. Im Februar 1944 wurde ihm am »Volksgerichtshof« der Prozess gemacht. Seine Mitarbeiterin Dr. Lore Hasselkuss[4], seine spätere zweite Frau, versuchte alles, um ihn vor dem drohenden Todesurteil zu retten. Hans Bürger-Prinz, Ordinarius für Psychiatrie, fungierte als »Sachverständiger« vor diesem Gericht der Nationalsozialisten, das nur ein Schaugericht war, in dem das Todesurteil eigentlich schon vor den »Verhandlungen« als Regelfall feststand. Für Degkwitz ging es besser aus: Der Vorsitzende des »Volksgerichtshofs«, Roland Freisler[5], soll der Argumentation von Bürger-Prinz gefolgt sein, nach der es nur Degkwitz' Entdeckung der Masernvorbeugung zu verdanken gewesen sei, dass »eine ganze Divison deutscher Soldaten« an der Front stünde, die dort nicht stünde, »wenn Degkwitz nicht wäre«. Freisler verurteilte ihn »nur« zu sieben Jahren Zuchthaus, die er in Celle absitzen sollte. Als sich die Briten näherten, wurden die Zuchthäuser in Richtung Hamburg evakuiert. Bei einem Tieffliegerangriff entkam Degkwitz auf abenteuerliche Art und Weise und setzte sich wenige Tage später als Ordinarius für Kinderheilkunde in Eppendorf wieder ein.

Nach dem Krieg wurde Degkwitz bald zum Rektor der Universitätsklinik. Die britischen Besatzer ernannten den kämpferischen Mann zum Leiter der Gesundheitsbehörde. Weil die »Säuberung« des Gesundheitswesens von belasteten Personen aber nicht in seinem Sinne durchzuführen war und er »zum meistgehassten Mann Hamburgs«[6] wurde, entschied er sich, ein Angebot der Pharma-Firma Merck anzunehmen und Ende 1947/Anfang 1948 in die Vereinigten Staaten zu gehen.

Van den Bussche wies darauf hin, dass Degkwitz aus den USA heraus versuchte, das Verfahren gegen die Mediziner, die für die Kindertötungen verantwortlich waren, wieder aufnehmen zu lassen. Er erwähnte zudem, dass Werner Catel, einer der drei »Gutachter« und somit ein direkt Verantwortlicher für die Kindertötungen, beinahe Nachfolger von Degkwitz geworden wäre, als dieser 1948 emigriert war. Auf der Liste der Fakultät tauchte Catels Name an zweiter Stelle auf. »Ein Täter erster Klasse«, meinte van den Bussche. Nun, es kam anders: Catel fing nicht in Hamburg an, man berief ihn aber zum Leiter der Kinderklinik der Kieler Universitätsklinik.

Das visionäre Werk von Degkwitz, »Das alte und das neue Deutschland«[7], das er in den Jahren 1941 bis 1943 geschrieben haben soll und das 1946 veröffentlicht wurde, würdigt van den Bussche als »eine gedankliche Sonderleistung«. Leider sei das »richtungsweisende Buch« kaum wahrgenommen worden. Degkwitz sei ein »in jeder Hinsicht ungewöhnlicher Mensch« und vermutlich der Erste gewesen, »der die Frage nach der historischen Kontinuität so prägnant gestellt und detailliert behandelt hat«. Nicht nur einmal offenbarte sich Degkwitz als Visionär. Die Integration Deutschlands in einen europäischen Staatenbund, so wie er heute besteht, war für ihn genauso wichtig wie die Notwendigkeit, Kinder so früh wie möglich »zur Selbstverwaltung, Mitarbeit und Mitverantwortung« heranzuziehen. Nur so könnten »innerlich freie und selbstbewußte Menschen« aus ihnen werden – ganz im Gegensatz zu den »Erziehungsidealen« im NS-Deutschland, das auf Disziplin und Selbstaufgabe zielte.

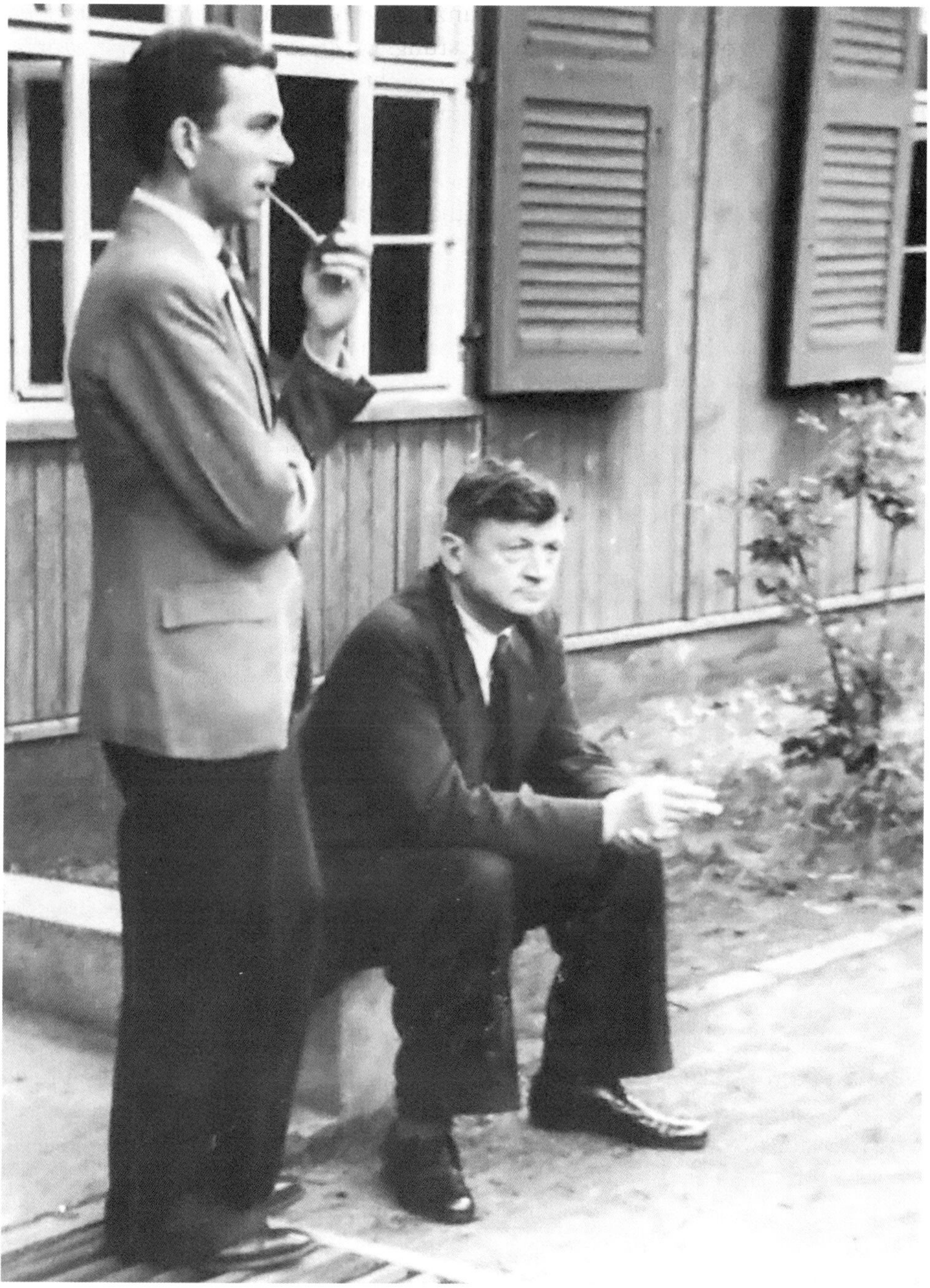

Der Enkel **Dr. Jochen Degkwitz** erinnerte sich an seinen Großvater:[8] »Rudolf senior ist allein in die USA gegangen, hatte sich von unserer Großmutter scheiden lassen und in New York wieder geheiratet. Zu meiner Einschätzung als Enkel, in vollem Bewusstsein meiner Befangenheit: Ich sehe keinen ›Lebenskampf‹ meines Großvaters gegen das Regime – die Einschätzungen von van den Bussche dazu scheinen mir ziemlich objektiv und richtig. Der alte Degkwitz war eine recht schillernde Persönlichkeit, immerhin war er mit auf die Feldherrenhalle marschiert und hatte 1933 Antrag auf (Wieder-)Aufnahme in die NSDAP gestellt. Seine Verurteilung durch den Volksgerichtshof ging auf eklatante Unvorsicht zurück, und Beobachter des Prozesses sollen gesagt haben, man habe gespürt, dass Freisler und der ›alte Herr‹ sich gemocht hätten; daher, so hieß es, das milde Urteil, das Freisler einen Rüffel von oben eingebracht hat. Mein Großvater hat sich aus meiner Sicht eher in altprofessoraler Selbstherrlichkeit dem ›Pöbel‹ nicht gebeugt, seine eigene Meinung gebildet, bewahrt und gesagt und hat sich vor allen Dingen sein Verständnis von gut und böse nicht verbiegen lassen. Nicht weniger als das, aber eben auch nicht viel mehr. Ein aktiver Kampf gegen das Regime fand bei ihm nicht statt, wenn Kampf, dann vielleicht eher einer gegen eklatante Unmenschlichkeit. Er ist im Grunde ›nur‹ aufrecht geblieben, ich halte nichts davon, das in Richtung ›Widerstand‹ zu überhöhen. Nachwirkungen in unsere Zeit hinein sehe ich auch nicht wirklich, der Möglichkeiten dazu, die er vielleicht gehabt hätte, hat er sich meines Erachtens durch seine Emigration beraubt. Er hat die ›europäische Lösung des Deutschlandproblems‹ zutreffend vorhergesehen und propagiert, aber sie ist dann ohne sein Zutun von anderen herbeigeführt worden.«

Regina Degkwitz (* 1922) lebte Ende 2012 in Grünwald bei München in einer Seniorenwohnanlage. Sie war die Witwe des Psychiaters Professor Dr. Rudolf Degkwitz junior. Ihr Mann hatte der Hamburger »Weiße Rose«-Gruppe[9] angehört. Sie schrieb ihre Erinnerungen an ihren Schwiegervater auf, nachdem sie in einem Telefoninterview den Kindermediziner facettenreich und als verletzlich geschildert hatte.[10]

»Als ich, Regina Degkwitz, geborene Renner, Rudolf Degkwitz junior heiratete, war mein Schwiegervater, Rudolf Degkwitz senior, bereits ausgewandert. Ich lernte meinen Schwiegervater kennen, als er uns erstmalig 1955 in Frankfurt/Main besuchte; bis dahin kannte ich ihn aus Erzählungen von meinen Eltern und seinen Söhnen.

Seinen ersten Besuch machte er kurz vor der Geburt unseres ersten Kindes; später besuchte er uns noch mehrere Male, aber immer nur für kurze Zeit. Er hatte inzwischen ein drittes Mal geheiratet: eine jüdische Ärztin für Psychiatrie und Psychotherapie, die ihm diese Reisen nach Deutschland ermöglichte. Anfangs hatte er bei der Firma Merck in New York gearbeitet, aber der Vertrag lief aus, als er 60 wurde. Er hat dann das medizinische Staatsexamen in englischer Sprache gemacht, aber nie eine Praxis eröffnet. Wenn er nach Deutschland kam, besuchte er nacheinander seine drei Söhne und deren Familien. […] Gespräche gab es vorwiegend mit meinem Mann, der ja auch Arzt war. Sie drehten sich hauptsächlich um Medizin und Politik.

Längere Zeit und besseres Kennenlernen in New York Anfang der 60er: […] Er und seine Frau [luden] meinen Mann und mich für zehn Tage nach New York und anschließend zum internationalen Psychiaterkongress nach Montreal ein. Bei dieser Gelegenheit lernten wir auch seine Frau kennen, mit der ich noch viele Jahre nach seinem Tod freundschaftlich verbunden blieb. Sie wohnten in der Park Avenue, 16. Stock. […] Den Tag verbrachten wir mit meinem Schwiegervater und gewannen auf diese Weise Einblick in sein Leben in dieser Stadt. Der Lichtblick war das Metropolitan Museum, das er mindestens ein Mal die Woche besuchte, und so war er uns ein guter Führer durch dieses einzigartige Museum. Ab und zu gingen wir auch im Central Park spazieren […]. Mein Schwiegervater zeigte immer eine starke Sympathie für gesellschaftliche Außenseiter bzw. Menschen am Rande der Gesellschaft. Viele Stunden verbrachten wir auch mit ihm, wenn wir seiner Gewohnheit entsprechend durch die Häuserschluchten liefen; fast an jeder zweiten bis dritten Straßenecke befand sich ein Trödelladen; mein außerordentlich kunstverständiger Schwiegervater hat dort manches wertvolle Kunstwerk entdeckt und durch Versteigerung für wenig Geld erworben. […] Besonders schön für mich war es, den Bekanntenkreis des Ehepaares kennenzulernen: Er bestand vorwiegend aus jüdischen Immigranten; wir konnten Deutsch miteinander sprechen und waren überraschend schnell mit ihnen vertraut. Diese Menschen schätzten meinen Schwiegervater als einen absolut furchtlosen Anti-Nazi, denn er hatte ja auch Deutschland verlassen, weil er fürchtete, der Nationalsozialismus würde sich in Deutschland wieder verbreiten. Bei diesem Besuch stellten wir fest, dass mein Schwiegervater sich in New York zu beschäftigen wusste, aber doch Heimweh nach Deutschland hatte. So äußerte er den Wunsch, in Deutschland zu sterben, um vorher noch einmal Berge und Bäume zu sehen. […]

Zum Sterben in Deutschland: Im Jahr 1973 war die Zeit gekommen, ihm diesen Wunsch zu erfüllen. Er war bereits so krank (Parkinson), dass er nur in Begleitung von zwei Ärzten mit der Lufthansa transportiert werden durfte. Deswegen fuhr mein Mann nach New York, um ihn zusammen mit dessen Frau nach Deutschland zu begleiten. Wir konnten ihn nicht bei uns zuhause aufnehmen. Für die letzten Monate seines Lebens war er in einem Landeskrankenhaus in der Nähe von Freiburg; […]. Ich war froh, dass ich ihn oft besuchen konnte, und fand ihn oft in einem Gemeinschaftsraum, wo er Skat und Schach spielte. Ich fuhr ihn im Rollstuhl im Park spazieren oder wir unterhielten uns in seinem Zimmer. Bei diesen Besuchen entstand ein fast freundschaftliches Verhältnis zwischen uns, für das ich bis heute dankbar bin.«

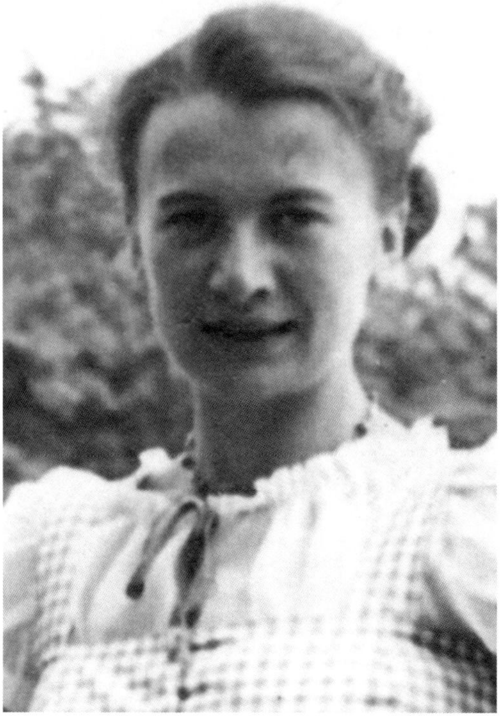

Margarita van der Borg (1910 bis 1992)
im Jahr 1932

* 24.2.1910 in Hamburg
† im April 1992 in Mauer
unverheiratet
ein Sohn
am KKR vom 5.12.1944 bis 17.4.1945

Die Traumatisierte: Margarita van der Borg

Unbelastet ging die Kinderärztin Margarita van der Borg aus ihrer kurzen Zeit am KKR hervor. Sie gehörte zu den Ärztinnen, die dort während der NS-Zeit kein Kind getötet haben. Margarita Elisabeth Maria van der Borg erscheint in den Ermittlungen nur mit einer knapp zusammengefassten Zeugenaussage.[1] Demnach hielt sie sich Ende 1948 in Wintermoor in der Lüneburger Heide auf, einem Ausweichkrankenhaus der Universitätsklinik Hamburg-Eppendorf. Die am 24.2.1910 in Hamburg Geborene war vom 5.12.1944 bis 17.4.1945 am KKR als Ärztin tätig. Sie sagte aus, »*keine Sterbehilfe*« geleistet zu haben. Zu der ihr vorgelegten Krankenakte des Kindes Horst Fischer gab sie zu Protokoll, dass sie die Aufzeichnungen in dieser Akte zuletzt geführt hat. Und: »*Das Kind ist an einem normalen Tod gestorben. Eine Sterbehilfe ist in diesem Falle nicht gewährt worden.*«

Ihr Vater war der Kaufmann Hubert Johann van der Borg und ihre Mutter Elisabeth Maria Agnes, geborene von Jelges. Beide Elternteile gaben in der Geburtsurkunde[2] an, katholischer Religion zu sein. In ihrem Lebenslauf, den sie anlässlich ihrer Dissertation verfasste, schrieb sie Anfang 1953 über ihr bisheriges Leben: »*Nach 3 Jahren in Trittau/Holstein besuchte ich das Lyceum und die realgymnasiale Studienanstalt der Annette von Droste-Hülshoff-Schule in Münster/Westf. und das Realgymnasium in Gelsenkirchen und bestand dort 1930 die Reifeprüfung. Anschließend studierte ich vier Semester Philologie in Innsbruck, Münster und München. 1932 begann ich mein Medizinstudium in Münster ein Semester lang, anschließend blieb ich bis zum Staatsexamen 1938 an der Universität in Hamburg. Nach einjähriger Medizinalpraktikantenzeit auf der 1. Chirurgischen Universitätsklinik Hamburg-Eppendorf und der Universitäts-Kinderklinik Hamburg-Eppendorf trat ich als Volontärassistentin in die Kinderklinik Eppendorf ein. Am 1.9.1939 wurde ich kriegsdienstverpflichtet und vertrat als Hilfskassenärztin eingezogene prakt. Ärzte und Kinderärzte insgesamt 3 ¼ Jahre. Vom 15.1.1943 an war ich – mit Unterbrechung von 4 ½ Monaten im Kinderkrankenhaus Hamburg-Rothenburgsort – wissenschaftliche Assistentin der Universitäts-Kinderklinik Hamburg-Eppendorf bis zum 15.2.1951. An diesem Datum übernahm ich die kinderärztliche Betreuung im IRO-Auswanderer-Lager Wentorf bei Hamburg bis zur Auflösung des Lagers am 1.7.1952. Seitdem vertrete ich Kinderärzte in deren Praxis. Seit 1947 habe ich die Anerkennung als Facharzt für Kinderheilkunde.*«[3]

Im Rahmen ihrer Tätigkeit für das UKE hat sie irgendwann zwischen August 1948 und ihrem Ausscheiden das Haus Grüneck in Blankenese geleitet.[4] Dieses Haus wurde von der UKE-Pädiatrie als Ausweichklinik genutzt. Ihre Doktorurkunde erhielt sie erst im Alter von 43 Jahren, am 10.3.1953. Ihre Abhandlung »Beiträge zur Kohlenoxydvergiftung im Wachstumsalter« bewertete man mit der Note »ausreichend«.

Der damalige Medizinstudent Ernst-Hermann Maier berichtete am 26.6.1945 in seinem »*Bericht zur Anzeige gegen Dr. Beyer* [sic!] *Kinderkrankenhaus Rothenburgsort wegen organisierter Euthanasie*«[5] auch über Margarita van der Borg: »*Für mich ist die Ausnutzung von der damals aus Wintermoor nach Rothenburgsort versetzten Ärztin Fräulein Dr. v. d. Borg das* [beste?][6] *Beispiel. Diese Dame, die an Pflichteifer mir als Famulus ein ganz besonders großes Vorbild bleibt, hatte nachweislich, bevor ich sie auf den Weg nach Wintermoor zurückbringen durfte, nächtelang nicht oder nur halbstundenweise geschlafen. Ihre Erschöpfung war beispiellos. (Schuld waren vor allem die von Dr. Beyer* [sic!] *geforderten i. v. Infusionen, die in diesen Fällen auch nachts alle 2 Stunden ausgeführt werden mußten. Waren nun mehrere schwerkranke Säuglinge da, so reichten die beiden Stunden gerade, um alle Infusionen zu erledigen und eine Tasse Tee zu trinken. Ablösung gab es in solchen Fällen meines Wissens nie.)*« Maier und van der Borg blieben ihr weiteres Leben freundschaftlich miteinander verbunden. Sie schrieben sich regelmäßig Briefe, wie van der Borgs Sohn berichtete. Aus diesem Schriftwechsel geht aber nicht hervor, dass sich die beiden aus der gemeinsamen Rothenburgsorter Zeit kannten.[7] Maiers Kinder hingegen wussten über diese Freundschaft und selbst über die antifaschistischen Aktivitäten ihres Vaters im Jahr 1945 nichts.[8]

Gegenüber dem Medizinhistoriker Olaf Dammann hat sich Margarita van der Borg am 24.7.1986 über ihre Zeit im KKR und in Wintermoor geäußert: »Dez. 44 wurde ich von der Stadtverwaltung HH abkommandiert von Wi.moor nach Rothenburgsort und die Oberärztin von Dr. Beyer [sic!] wurde nach Wi.moor geschickt. Warum? Wir waren den Nazis verdächtig und die Kollegin aus Ro-Ort sollte die Klinik in Wi.moor wohl verseuchen und ich sollte in Beyers [sic!] Klinik wohl auch vermutlich eine andere Gesinnung annehmen. Während meines Dortseins hatte ich die Säuglingsstation zu betreuen, auf der damals nichts Unrechtes geschah und auch nicht angeordnet wurde. Aber ich weiß aus Erzählungen der jüngeren Kolleginnen, daß sie bei Hydrocephalus-Kindern Lumbalinjektionen machten und sie dann an den Füßen Kopf nach unten halten mussten, bis sie ad exitum kamen.«[9]

Von 1952 bis 1961 wohnte Margarita van der Borg an der Bebelallee in Hamburg, in einem Haus, das der Patriotischen Gesellschaft von 1765 gehörte. Mit ihrer Praxis war van der Borg 1961 an der Barmbeker Straße verzeichnet. Beide Adressen liegen nördlich der Außenalster und etwa zwei Kilometer voneinander entfernt.[10] Im Jahr 1962 verzog sie von Hamburg nach Sinsheim. Dort praktizierte sie als Kinderärztin weiter.

Am 3. April 1963 sagte sie in einem Ermittlungsverfahren gegen ihre KKR-Mitärztin Dr. Ursula Petersen aus. Dabei gab sie einen wichtigen Satz zu Protokoll:

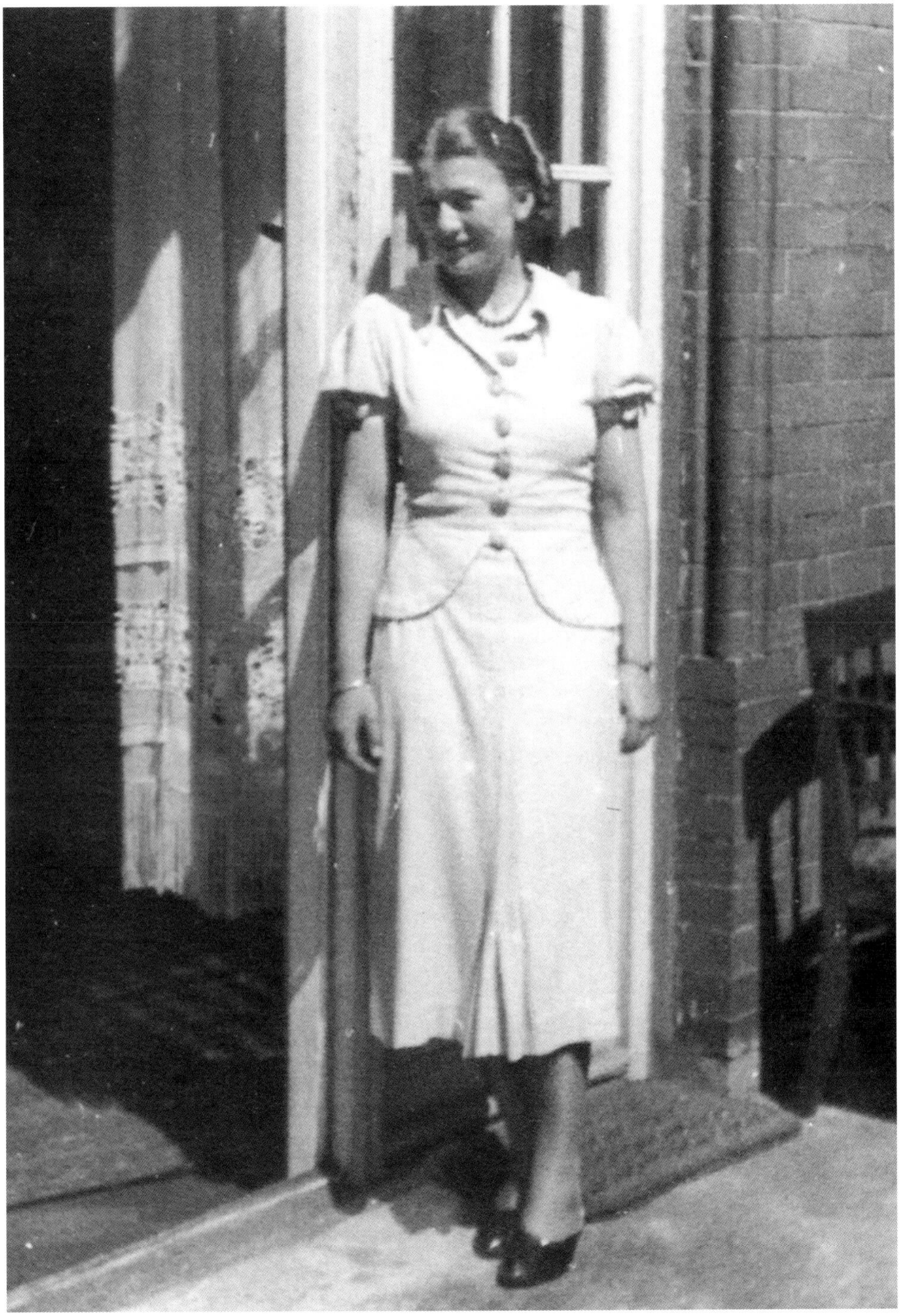

In den 1930er Jahren war Margarita van der Borg eine schlanke, offenbar modebewusste junge Frau

»Mir persönlich ist von Fälschungen von Krankengeschichten während meines Aufenthalts in der Kinderklinik in Rothenburgsort nichts bekannt, zumal man damals ganz offen über das Töten der Kinder gesprochen hatte.«[11]

Heiner Kramm (* 1968) ist als Sohn der Sprechstundenhilfe Gisela Kramm (1929 bis 1996) quasi in der Praxis von van der Borg aufgewachsen.[12] Seine Mutter hatte die Ärztin während ihrer Ausbildung zur Kinderkrankenschwester schon nach dem Krieg in Hamburg-Eppendorf kennengelernt. Die beiden Frauen arbeiteten auch in van der Borgs erster Hamburger Praxis zusammen. Gisela Kramm folgte der Kinderärztin in den Süden Deutschlands. »Ganz wichtig finde ich, dass man auch die damals sehr konservative Stimmung im Kraichgau mitbeachten muss. Meine Mutter als unverheiratete Frau mit Kind, in Vollzeit erwerbstätig und Frau Dr. van der Borg ebenfalls alleinstehend mit Kind, das sorgte damals schon für Gesprächsstoff«, sagte Kramm. Er erinnerte sich, dass die Ärztin meistens diagonal las, mehrere Sprachen beherrschte und Querflöte spielte. Sie war für seine Mutter und ihn immer eine Respektsperson und wurde mit Frau Doktor angesprochen. Er bezeichnete sie als »immer freundlich im Wesen und nicht nachtragend«. Er erlebte sie als großzügig und immer hilfsbereit. Um seiner Mutter die Kinderbetreuung zu ermöglichen, mietete van der Borg die Wohnung über ihrer Praxis für mehrere Jahre an. Der kleine Heiner durfte Karteikarten von der Anmeldung ins Sprechzimmer tragen und übernahm Botengänge. Van der Borg gab ihm auch Nachhilfe in Englisch und bastelte mit ihm.

Bis 1972 hatte die Kinderärztin das einzige Röntgengerät in Sinsheim – neben dem im dortigen Krankenhaus. Kramms Mutter mikroskopierte im Labor und machte kleine Blut- und Stuhluntersuchungen. »Sie war also medizinisch zwar auf der Höhe der Zeit, aber vorwiegend musste sie die Diagnosen aufgrund von Beobachtung und mit den Händen stellen. Heute würde man sie wahrscheinlich schon in die Naturheilkunde stecken, da sie auch mit Tees, homöopathischen Medikamenten, Verhaltensweisen ändern, Umschlägen etc. gearbeitet hat«, erinnerte sich Kramm.

Im Patientenumgang hat Kramm, der 2016 Inhaber und Leiter eines Therapiezentrums in Großröhrsdorf bei Dresden war, von ihr gelernt, immer alle gleich zu behandeln, egal ob Privatpatient oder Patient mit Migrationshintergrund. Auch »Prominente« mussten bei der Ärztin im Wartezimmer Platz nehmen und kamen nicht früher dran.

Brigitte Mesch (* 1955) hat in den Jahren 1971 bis 1973 bei Dr. Margarita van der Borg Arzthelferin gelernt.[13] »Sie war eine großartige Frau«, sagte die vierfache Mutter: »Ich habe viel von ihr gelernt, was ich später bei meinen Kindern anwenden konnte.« Seit vielen Jahren kümmerte sie sich liebevoll um ihre Tochter Laura, die im Wachkoma lag. Die Kinderarztpraxis befand sich am Sinsheimer Marktplatz (heute Karlsplatz) 8, die Wohnung der Medizinerin war ab 1962 »Am Bachdamm 3«, ab etwa 1978 an der Bahnhofstraße 24. Dort empfing sie keine Patienten mehr. Mit zunehmendem Alter zog sie sich immer mehr zurück, da die Belastung durch Besuche und Patienten die immer wieder, auch außerhalb der Praxisöffnungszeiten, kamen, ihr zu anstrengend – auch aufgrund zunehmender körperlicher Probleme – wurden. »Der Umzug nach Mauer war also letztendlich nur konsequent. Meine Mutter und ich waren aber immer willkommen«, meinte Kramm.

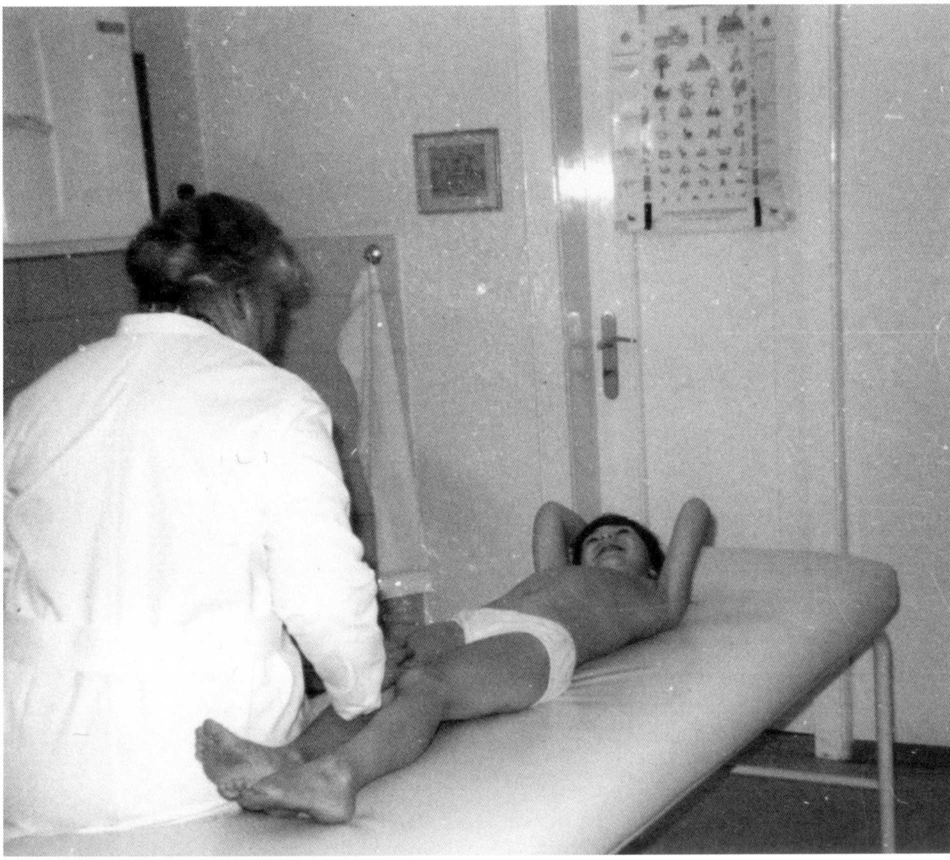

Dr. Margarita von der Borg untersucht Mitte der 1970er Jahre in ihrer Sinsheimer Praxis Heiner Kramm, den Sohn ihrer langjährigen Sprechstundenhilfe Gisela Kramm, die ihr von Hamburg nach Süddeutschland gefolgt war

Margarita van der Borg teilte sich die Praxis zeitweise mit ihrer Freundin Dr. Wilhelmi. Van der Borg hatte von 8 bis 10.30 Uhr Sprechstunde, Wilhelmi von 14 bis 16 Uhr, so Mesch: »Wenn Frau van der Borg hineinkam, dann war etwas im Raum. Wenn ich heute an der einstigen Praxis vorbeilaufe, denke ich immer noch gerne an diese Zeit zurück.« Mit Wilhelmi, einer Ärztin von zupackender Art, die auch im Urwald zurechtkam, verband die eher ruhigere van der Borg ein freundschaftliches Verhältnis, während sie anderen Ärzten gegenüber distanziert blieb, wie sich Hanne Detterbeck aus Mauer, ihre dortige Vermieterin, erinnerte.

»Sie hat Wert gelegt auf Gespräche mit den Patienten. Sie war sehr intellektuell und sprach leise. Sie hat mich als Lehrling viel einbezogen in ihre Arbeit. Ich durfte mit ins Sprechzimmer und nach Symptomen fragen. So durfte ich den Kindern in den Mund gucken und sie auch abhören.« Auf Spielzeug und schöne Bücher im Wartezimmer hat sie besonderen Wert gelegt, so die einstige Arzthelferin. Von Margarita van der Borgs Zeit und Widerstand während der NS-Zeit in Hamburg wusste Mesch »überhaupt nichts«.

Dr. Klaus Hein (* 1942) lernte seine Kinderarzt-Kollegin 1977 kennen, als er nach Sinsheim kam. »Ich habe sie als sehr kompetent kennengelernt und als Anfänger viel von ihr gelernt.« Sie sei »offensichtlich gut im Geschäft« gewesen. Er hat aber nur beruflichen Kontakt zu ihr gehabt. Vertretungen hätten immer bestens und reibungslos geklappt. »Man konnte sich immer sehr auf sie verlassen«, sagte der ehemalige Pädiater. Sie sei insgesamt sehr selbstbewusst gewesen und habe ihre Meinung auch in Leserbriefen in der Zeitung vertreten: »Das, was sie geschrieben hat, also wenn sie sich über Lärm oder dergleichen beschwert hat, hat mir immer gefallen.« Privat hat er sie aber nicht kennengelernt. Auch am Telefon sei sie ihm gegenüber »ein bisschen unnahbar« gewesen und habe ihn »nicht weiter an sich rangelassen«.

Heide Hoffmann war mit ihren drei Kindern von 1970 bis 1982 bei van der Borg. Als ihr Sohn (* 1966) erfuhr, dass die Ärztin sich zur Ruhe setzen wollte, meinte er: »Damit hätte sie auch warten können, bis ich 18 bin.« Ihre Tochter sei »total fixiert« auf die Kinderärztin gewesen. Als sie sechs war, hatte sie eine akute Erkrankung und die Mutter suchte einen anderen Arzt auf. »Den hat sie aber abgelehnt und den Mund nicht geöffnet.« Einmal hatte die Tochter während eines Italien-Urlaubs Brech-Durchfall. Die Familie brach die Ferien ab, zwischen 6 und 7 Uhr morgens suchte Heide Hoffmann mit ihrer Tochter die Sinsheimer Kinderärztin auf. »Wenn sie bei ihrer Frau Doktor war, dann wusste sie sich in guten Händen.« Bei der Tochter diagnostizierte die erfahrene Medizinerin so schnell eine Hirnhautentzündung, dass die Ärzte im Heilbronner Krankenhaus erstaunt waren, dass ein Kind in solch einem frühen Stadium der Entzündung eingeliefert wurde.

Einmal zog sich die Kleine beim Rollschuhfahren einen Grünspanbruch zu. Der Arm wurde eingegipst, aber nach einiger Zeit klagte das Mädchen über Schmerzen. Van der Borg entfernte den Gips und die Kleine begann sofort zu kratzen. »Sie hatte gar keine Schmerzen, sondern es hat nur so gejuckt. Frau van der Borg hat sie aber nicht etwa ausgeschimpft, sondern hat ihr einfach einen neuen Gips gemacht und ihr gesagt, dass sie sich eine lange Stricknadel von der Mama ausleihen soll, wenn es wieder einmal so juckt, und damit unter den Gips kratzen solle«, erzählte Heide Hoffmann. Als das Sorgenkind längere Zeit einmal nicht krank war, sagte es eines Tages zu seiner Mutter: »Mami, ich bin schon so lange nicht mehr bei der Frau Doktor gewesen.« Sie wäre gerne auch mal zwischendurch zu ihr gegangen.

Rosalinde Schick (* 1944) war »tief erschüttert«, als sie von den Kindertötungen in Hamburg erfuhr. Sie war jahrelang mit ihrer Tochter (* 1966) Patientin bei van der Borg und bezeichnete sie als »sehr patente Frau«. Dieselbe Bezeichnung wählte sie für deren Sprechstundenhilfe Gisela Kramm. »Als meine Tochter mit zwei oder drei Jahren an Fieberkrämpfen litt, sagte mir Frau Doktor, dass ich sie jederzeit, Tag oder Nacht, rufen könne. Und einmal wusste ich mir keinen Rat mehr und rief sie nachts um halb elf an. Da kam sie mit Lockenwicklern auf dem Kopf, hatte sich nur einen Schal drumgebunden und ließ mich die Badewanne mit ziemlich kaltem Wasser füllen. Dann hat sie die Kleine rein- und wieder rausgehoben und nach einigen

Vorgängen hat sich der Fieberkrampf gelöst«, erzählte die Sinsheimerin. Sie sei immer »sehr zufrieden« mit der Ärztin gewesen. Nachdem van der Borg ihre Praxis in Sinsheim aufgegeben hatte, habe sie »nicht mehr viel von ihr gehört«.

Eine 1962 geborene Sinsheimerin war als Kind Patientin bei van der Borg und ging als junge Mutter mit ihrem Kind zu der »schnörkellosen Frau«, als die sie sie bezeichnete. Sie habe kein großes Aufheben um ihre Person gemacht, hatte Spaß an ihrer Arbeit, konnte aber auch resolut sein, meinte die Frau, die als 17-jährige Mutter viel Unterstützung durch die Kinderärztin erfuhr.

Annie Ries ist mit ihren beiden Kindern bei der damals schon älteren Ärztin gewesen. Das ältere Kind ist 1969, das jüngere 1978 geboren. »Sie hat auf natürliche Weise alles geregelt, hat nicht gleich Antibiotika verschrieben, wie das heute gemacht wird. Sie war eine wunderbare Kinderärztin«, sagte Annie Ries. **Ursula Christ** war mit ihrem Sohn von 1978 bis 1982 Patient bei van der Borg, die sie »in bester Erinnerung« hatte. Sie sei »sehr menschlich« gewesen und man habe auch nachts zu ihr kommen können.

Gisela Dittler (* 1943) war mit ihren fünf Kindern, die zwischen 1966 und 1976 geboren worden sind, bei van der Borg. Durch ihre langohrigen Hunde der Rasse »Cavalier King Charles Spaniel« fiel die Medizinerin in Sinsheim und später in Mauer auf. »Ich habe eine Straße hinter ihr gewohnt. Wenn eines meiner Kinder etwas hatte, ist sie sofort gekommen. Sie war eine tolle Frau.«

Anna Maria Behrens ist 1979 nach Sinsheim gezogen und war mit ihren 1970 und 1971 geborenen Kindern bei der Ärztin. »Sie hat mich in den Senkel gestellt, dass ich das Antibiotikum bis zum Ende nehmen soll und nicht etwa aufhöre, es zu verabreichen, wenn es dem Kind besser geht. Ich bin kein großer Ärztegänger, aber die alte Dame war für mich eine Respektsperson. Ich habe das sofort akzeptiert, was sie mir gesagt hat.«

Elisabeth Imhof (* 1951) und ihr Mann Leo (* 1948) sind mit ihren drei eigenen und zwei Pflegekindern stets ins zehn Kilometer entfernte Sinsheim gefahren, wenn die Zöglinge mal krank waren. »Unser jüngster Sohn hat mit drei Monaten den Krupp-Husten bekommen, der damals für Babys eigentlich tödlich war. Als wir bei Frau van der Borg anriefen, sagte sie uns, wir sollten schnellstens zu ihr kommen. Sie hat uns dann sofort ans Kinderkrankenhaus Heilbronn überwiesen«, erzählte **Leo Imhof.** Die Kinderärztin gab telefonisch die Autofarbe, das Fabrikat und das Kennzeichen ans Krankenhaus durch und dort standen gegen Mitternacht ein Arzt und Pflegepersonal bereit und warteten. So wurde der Sohn gerettet. **Ingrid Schwab** war von 1968 bis 1977 mit ihrer jüngsten Tochter Patientin bei der Ärztin. Sie bezeichnete sie als »ganz liebevoll und ganz herzenswarm«. Sie habe ihr viel Trost gespendet, als sie mit ihrem Kind, das eine Frühgeburt war, sehr oft zu ihr musste. »Wir hatten ein gutes Verhältnis. Ich habe sie richtig gerngehabt.«

Hedi Sauter (* 1945) kam 1966 aus Hamburg-Rahlstedt, wo sie von 1960 bis 1966 als Kinderkrankenschwester ausgebildet wurde und arbeitete, nach Sinsheim. Mit ihren beiden Kindern (1967 und 1971 geboren) ging sie zu van der Borg, der die hochdeutsche Aussprache von Hedi Sauter auffiel. Die junge Frau erzählte der Medizinerin, wie sie sich in ihrer Hamburger Tätigkeit um beeinträchtigte Kinder kümmerte.

Die Medizinerin nahm das alles interessiert auf. »Also habe ich gerne und ausführlich alle im Detail von Frau Dr. van der Borg gestellten Fragen beantwortet und begeistert geschildert. Nachdem ich den Bericht über ihre Arbeits-Anforderungen in der Kriegszeit gelesen habe, sehe ich jetzt einen bestimmten Sinn in ihren Fragen. Wir haben als oberstes Gebot gelernt: Ethik ist die Lehre vom sittlichen Handeln des Menschen!«

Margarita van der Borg zog 1982 nach Mauer um, in einen kleinen Ort südöstlich von Heidelberg. **Hanne Detterbeck** erinnerte sich, wie van der Borg 1982 ihre Untermieterin wurde und bis zu ihrem Tod im April 1992 bei ihr im Haus wohnte:[14] »Ich kann nur positive Dinge von Frau van der Borg berichten – und ich hätte es schlicht und einfach nicht geglaubt, wenn mir etwas anderes berichtet worden wäre.« Dass die damals 72-jährige Kinderärztin war, erfuhr die Vermieterin erst später; die Medizinerin konnte auch nicht gleich einziehen, denn sie hatte immer noch die Praxis in Sinsheim und auch dort ihren Wohnsitz und hat sich erst, nachdem sie die Wohnung in Mauer gemietet hatte, nach und nach von ihren Patienten verabschiedet und die Praxis übergeben.

»Später erzählte sie mir mal, dass sie eigentlich dachte, sie würde so lange arbeiten, bis sie stirbt und als sie unsere Wohnungsanzeige las, hätte sie spontan beschlossen, dass es nun genug sei«, sagte Detterbeck. Noch zwei bis drei Jahre kamen die Mütter mit ihren ehemaligen kleinen Patienten zu Besuch oder um sich Rat zu holen. Van der Borg verließ die Wohnung anfangs noch, um gelegentlich eine kleine Runde mit ihren Hunden zu drehen, später dann gar nicht mehr. »Es war ihr zu mühsam, sie war ziemlich korpulent.« Lebensmittel ließ sie sich von einem Laden aus dem Ort bringen, ansonsten bestellte sie Sachen per Post. Frau van der Borgs Leben spielte sich in ihrer Wohnung und dem recht großen Garten ab.

Längst war die Verbindungstür im Keller, der zu ihrer Wohnung führte, offen. »Meine Kinder und ich gingen bei ihr aus und ein, und nicht nur das, sie zog die Kinder aus der ganzen Umgebung magisch an, zuerst die Freunde meiner Kinder, dann auch andere. Anfangs kamen sogar besorgte Eltern zu mir, um sich zu vergewissern, wo ihre Kinder abblieben, aber es sprach sich schnell herum, was für eine besondere Frau bei uns wohnte und ich genoss das durch sie gewonnene Ansehen sehr. Es waren immer Kinder der Altersgruppe Kindergarten bis erste Grundschuljahre und für viele Kinder war Frau van der Borg ein wahrer Segen, weil sie in ihrer Kreativität gefördert und in ihrer Eigenheit akzeptiert wurden.« Frau van der Borg war in keiner Weise eine »Kindergartentante«, obwohl viel gebastelt, erzählt und gelesen wurde – im Sommer durften die Kinder im Garten helfen und mitbestimmen, zum Beispiel, dass einige Brennnesseln gepflanzt wurden, weil ein bestimmter Schmetterling die zum Leben braucht.

»Der Umgang war sehr respektvoll, sowohl von ihr zu den Kindern als auch umgekehrt. Wenn sie ein Problem bei einem Kind sah, rief sie schon mal die Eltern an und bat um ein Gespräch, es ging ihr dabei immer um das Kind.« Wenn ihre ehemalige Untermieterin die Erwachsenen in eine bestimmte Richtung lenken wollte, konnte sie sehr energisch sein, aber immer so, dass ihr Gegenüber den Vorschlag akzeptieren konnte. Als »energisch und gleichzeitig sanft, freundlich und bestimmend«

charakterisierte Detterbeck ihre einstige Mitbewohnerin.

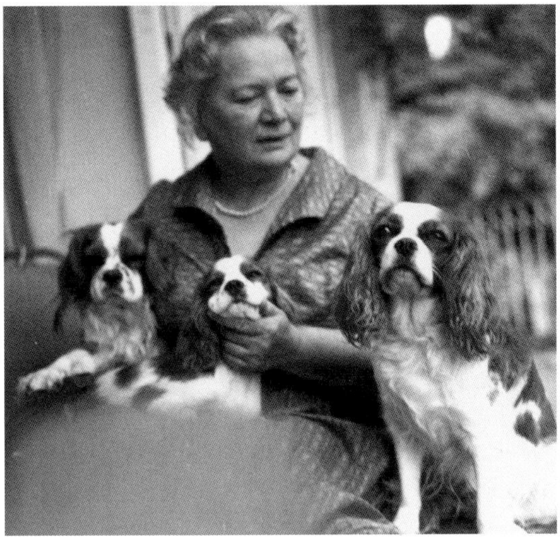

Dr. Margarita von der Borg mit ihren drei Hunden im Urlaub in Ascona im Sommer 1972

»Als meine Kinder größer wurden und andere Dinge angesagt waren, gingen sie zwar noch fast jeden Tag zu ihr runter, aber nicht mehr zum Spielen, sondern um sich ein wenig zu unterhalten, und bei Frau van der Borg rückten weiterhin die Kleinen nach und ich vergesse nie die Fassungslosigkeit in zwei kleinen Gesichtern, als ich ihnen sagen musste, dass Frau van der Borg gestorben war. Sie hatte über zehn Jahre lang bei uns gelebt und ist in ihrer Wohnung gestorben, wie sie es wollte.« Margarita van der Borg habe ein »absolut unversöhnliches Verhältnis zu anderen Ärzten« gehabt. Sie hielt nichts von Ärzten, hatte noch nicht einmal einen Hausarzt. Das war offenbar auch schon in ihrer Sinsheimer Zeit so gewesen. »Als es ihr einmal nicht so gut ging, sollte ich ihr versprechen, niemals, egal wie es ihr ginge, einen Arzt zu rufen. Natürlich tat ich das nicht und begründete es und wollte mit ihr diskutieren, aber sie war mir ernsthaft böse und fing immer wieder davon an«, erzählte Detterbeck. Nach ihrem Tod gab es deswegen noch einige Aufregung, weil kein Arzt ihre Unterlagen hatte.

Sie war jahrelang eine beliebte Kinderärztin in Sinsheim, und ihre Praxis soll eher einer gemütlichen Wohnstube mit kostbarem altem Kinderspielzeug, das die Kinder auch benutzen durften, geglichen haben als einer hygienisch keimfreien Arztpraxis. Sie war eine gute Zuhörerin, die durch ihr Zuhören ein wenig in einem selbst veränderte. Doch persönlichen Kontakt zu Verwandten hatte sie außer zu ihrem Sohn offenbar wenig. Sie bekam aber reichlich Post, telefonierte viel mit Bekannten und Freunden, die im Norden lebten. Ihre Vermieterin kann sich aber nur dunkel an zwei oder drei kurze Besuche in all den Jahren erinnern.

»Ich sehe eine junge schöne Frau vor mir, die mutig und ohne Angst ihre Überzeugung und ihr ärztliches Gelübde ernst genommen und gelebt hat«, bewertete Detterbeck van der Borgs Verweigerung im KKR, bei der Tötung der Kinder mitzuwirken. Man durfte sie nicht fotografieren, sie fand sich hässlich, dick und mit einem Buckel, der ein gutartiges Geschwür war. »Aber sie hätte keinem Arzt erlaubt, an ihr herumzuschnippeln. Dass sie einst eine schöne Frau war, habe ich trotzdem in ihrem alten Gesicht gesehen.«

Van der Borg erzählte ihr einmal »von Kindern, die sie im Krieg zusammen mit ihrem damaligen Chef in der Lüneburger Heide versteckt hatte«. Auch warum sie aus Hamburg weggezogen war, vertraute sie ihr an: »Es gab dort eine unglückliche Liebe, vielleicht war es auch nicht wirklich eine unglückliche, denn sie sagte, es wäre ihr Fehler und falscher Stolz gewesen, dass es so kam, sie sei einfach mit ihrem Dickkopf, wie sie es nannte, auf und davon.« Detterbeck weiß, dass eine ihrer ehemaligen Nachbarinnen ein behindertes Kind hatte. Sie sprach fast täglich mit van der Borg – auch über ihre Tochter.

Van der Borgs Sohn wusste von einem Briefwechsel seiner Mutter mit einem Freund aus der Kriegszeit: »Sie hat diese Briefe geschrieben, als sie dort war. Das sehe ich an dem Absender. Es geht in den Briefen aber eigentlich nur um den Freund. Sie schreibt nicht, wie es in Rothenburgsort war oder was dort geschehen ist.« Er ist sehr zurückhaltend und möchte nicht mit Vornamen genannt werden. Seine Mutter kam nur mit einem Koffer von Hamburg nach Wintermoor in die Lüneburger Heide. In Hamburg hatte sie in den Kriegswirren alles zurückgelassen. Sie erzählte ihm von den Kindertötungen in Rothenburgsort, wenn auch nicht im Detail. »Sie ist aus Rothenburgsort aufgrund dieser Dinge weggegangen und an die Universitätsklinik Eppendorf gewechselt. Dort konnte sie sicher sein, dass solche Maßnahmen nicht getroffen worden sind, ja sogar von der Krankenhausleitung abgelehnt worden waren. Leute wie Professor Degkwitz haben das damals verhindert. Ich weiß auch nicht, inwiefern sie persönlich daran beteiligt war, Kinder in die Lüneburger Heide zu bringen. Ich denke, sie hat dies veranlasst und organisiert, sie aus dem Krankenhaus zu bekommen, wahrscheinlich mit Unterstützung von Degkwitz, zumindest aber mit seinem Wissen. Nach ihren Erzählungen ging es dabei nicht nur um behinderte Kinder, sondern um Kinder von Juden, bei denen die ärztliche Behandlung eingestellt werden sollte oder eingestellt worden war, obwohl keine Behinderungen, sondern schwere, aber heilbare Krankheiten vorlagen. Auch diese Kinder zählten zu solchen, die es nicht wert waren, versorgt zu werden und die dem Tode geweiht waren, wenn die Behandlung eingestellt wurde. Die Ärzte führten Buch über ihren Medikamentenbestand und mussten erklären, welchen Patienten sie welches Mittel verabreicht hatten. Daher war es annähernd unmöglich, Kinder, die als behandlungsunwürdig galten, überhaupt im Krankenhaus zu behalten, wenn man sie vor dem Tod retten wollte. Einem Kind nicht helfen zu dürfen, obwohl man sicher ist, man könnte ihm helfen, muss furchtbar sein. Medizinische Versorgung war dem arischen und dem erhaltenswerten Leben vorbehalten«, schrieb ihr Sohn.[15]

Es störte ihn, dass es auch über 65 Jahre nach Ende der NS-Zeit nur darum zu gehen scheine, Täter zu entlarven. Er war vielmehr der Meinung, dass man die auf Personen bezogenen Nachforschungen sein lassen solle, und dass man generell über die Zeit und das System berichten müsse. Ihn interessiere dabei, wie beeinflussbar Menschen waren und sind und wie sie einem Herdentrieb folgend immer auf der Gewinnerseite sein wollen. Aufgrund der Propaganda der Nationalsozialisten sei eine Grundhaltung vorhanden gewesen, nach der Tötungen behinderter Kinder seinerzeit offenbar allgemein umzusetzen waren. Die Frage, ob Ärzte dazu gezwungen wurden oder nicht, habe für die Angehörigen sicher untergeordnete Bedeutung: »Würden Sie das einem Arzt verzeihen, wenn er Ihr Kind getötet hätte, nur weil er dazu gezwungen worden ist?«, fragte er. Er selbst wisse nämlich aus Gesprächen mit seiner Mutter, dass man

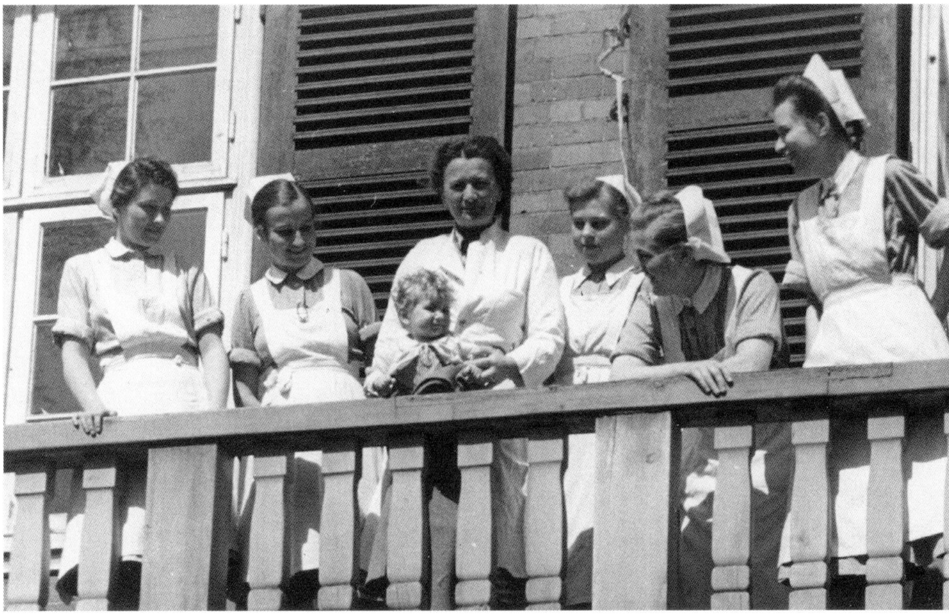

Margarita van der Borg
als leitende Ärztin von Haus Grüneck in Hamburg-Blankenese

versucht habe, sie dazu zu zwingen, bei den Tötungen mitzumachen. Die meisten NS-Täter hätten sich hinter der Aussage versteckt, dass sie nur Befehle ausgeführt hätten. Van der Borgs Sohn ist sich sicher, dass solche Taten auch heute möglich wären. Die Menschen hätten sich nicht geändert und unter bestimmten Konstellationen wären heute sicher wieder viele zu solchen Taten bereit. In manchen Staaten seien ähnliche Vorfälle auch heute bekannt geworden. »Ich bin schon der Meinung, dass die Täter zur Rechenschaft gezogen werden beziehungsweise, dass sie irgendwelche Konsequenzen spüren sollten.« Die Rothenburgsorter Vorfälle habe seine Mutter nicht verdrängt. Sie lenkte aber immer recht schnell ab, wenn er das Gespräch darauf brachte. Er sagte das, obwohl er wusste, dass solch eine Äußerung auch leicht falsch verstanden oder ausgelegt werden könne. »Ich bin der Meinung, dass sie die Taten von damals so ekelig empfand, dass sie noch nicht einmal darüber reden wollte. Meine Mutter hat, wie ich schon sagte, sehr wenig mit mir über die Zeit des Dritten Reiches gesprochen, nicht nur darüber, was sie erlebt hat, sondern überhaupt. Sie hat mir auch nicht im Detail erläutert, auf welche Art sie dazu gedrängt wurde, die Praktiken, behinderte Kinder derartig zu ›behandeln‹, mit auszuführen. Es war ihr zuwider, sehen zu müssen, wie Menschen, insbesondere Ärzte, zu solchen Taten fähig waren. Ich bin sicher, dass sie dies immer so empfand; während ihrer Zeit am Krankenhaus Rothenburgsort hatte sie miterlebt, dass es so etwas wirklich gab, und es war furchtbar für sie.«

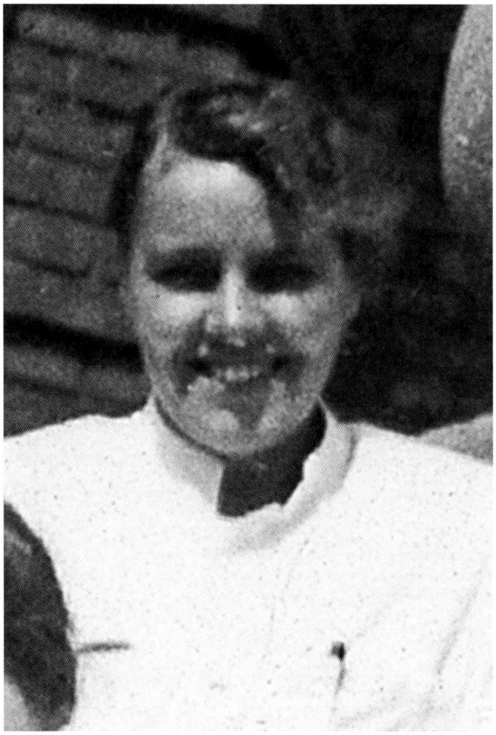

Liesel Deidesheimer (1905 bis 1993)

* 14.11.1905 in Neumünster
† 25.4.1993 in Hamburg
1934 geheiratet, 1941 geschieden
eine Tochter (1936 geboren)
vom 25.9.1939 bis 31.8.1941 und
vom 5.9.1944 bis 31.12.1945 am KKR

Die Geh-Beeinträchtigte: Liesel Deidesheimer

Liesel Deidesheimer, geborene Hanssen, war eine Ärztin, die im KKR nicht zur Todesärztin wurde. Liesel (so steht ihr Vorname im Taufschein)[1] Hanssen wurde am 14.11.1905 in eine reiche Neumünsteraner Familie hineingeboren. In Jugendtagen kam sie mit ihrer Familie nach Hamburg, wo sich ihr weiteres Leben größtenteils abspielte. Sie war eine unangepasste, eigenwillige Persönlichkeit, die sich nicht verbiegen ließ. Deidesheimer trat am 25.9.1939 dem KKR bei und war dort zunächst bis zum 31.8.1941 beschäftigt. Während dieser Zeit war sie allerdings vom 22.3. bis 31.12.1940 wegen einer Erkrankung beurlaubt. Erneut eingetreten in das Krankenhaus ist sie am 5.9.1944 und sie war hier bis zum 31.12.1945 als Ärztin tätig. Zunächst arbeitete sie auf der U.K.-Station, später in der KKR-Außenstelle in Wohldorf, heißt es in den Ermittlungsakten.[2] Im Juni 1941 erfuhr sie von Chefarzt Dr. Bayer, »*dass formularmäßige Beurteilungen idiotischer Kinder anzufertigen und einem Reichsausschuss in Berlin vorzulegen seien*«. Sie fragte nicht weiter nach, weil sie vier oder fünf Tage später in Urlaub ging, aus dem sie für mehrere Jahre nicht mehr ans KKR zurückkehrte. »*Als ich am 5. September 1944 wieder in das Kinderkrankenhaus Rothenburgsort eintrat, übernahm ich als ärztliche Station das Pestalozziheim in Ohlstedt und verblieb dort bis Oktober 1945, dann kam ich nach Rothenburgsort und schied zum Jahresende 1945 aus*«, sagte Deidesheimer am 3.5.1948 weiter aus. Sie löste im Pestalozziheim Dr. Ursula Petersen ab, die wiederum die Betreuung des Olgaheims übernahm. Mit Petersen wohnte sie im Pestalozziheim in einem Zimmer. »*Und durch sie erfuhr ich erstmalig, daß in Rothenburgsort an idiotischen Kindern Sterbehilfe geleistet wurde.*« Sie selbst »*habe keinen einzigen Fall von Euthanasie gehabt*«, so Deidesheimer. Zwei Kinder, die ein meldepflichtiges Leiden hatten, seien nicht getötet worden: »*Das Kind Jutta Bönig, das an der Littleschen Krankheit litt, ist lt. Krankenblatt am 16. April 1941 nach FK in moribundem Zustand eingeliefert und am folgenden Tage verstorben. Das Kind hat keine Spritze erhalten. Das Kind Karin Runge litt an einem Hydrozephalus und ist lt. Krankenblatt am 4. März 1941 eingeliefert und auf S4 am 11. März 1941 verstorben. Auch hier handelt es sich um eine natürliche Todesursache.*«

Die Medizinerin blieb bis auf zwei kurze Ausnahmen in Hamburg. 1943 findet sie sich im Adressbuch als Ärztin an der Neubertstraße, wo sie mit ihrer Tochter wohnte. »Ich erinnere meine Mutter immer lesend in ihrem ganz bequemen Schreibtischstuhl. Ich vermute, dass sie in dieser Zeit für ihren Facharzttitel gebüffelt hat, während ich im Winter vor der Heizung und im Sommer vor dem Fenster gespielt habe«, sagte **Susanne Marek**. Noch im Jahr 1943 zogen Mutter und Tochter ins Familienhaus an der Uhlandstraße um, weil sie an der Neubertstraße ausgebombt wurden. 1954 findet sie sich als Fachärztin für Kinderkrankheiten mit ihrer Praxis am Eibenweg in Fuhlsbüttel und privat mit ihrer Wohnung am Brombeerweg, ebenfalls in Fuhlsbüttel. 1958 lebte sie immer noch am Brombeerweg, während sie ihre Praxis am Woermannstieg in Fuhlsbüttel hatte. Wie lange sie hier praktizierte, ist nicht klar. Mit Praxis und Wohnung wechselte Deidesheimer dann etwa 1968 an den Maienweg. Hier bewohnte sie eine große Altbauwohnung im Hochparterre von geschätzten 200 Quadratmetern Größe. Anfang der 1980er Jahre zog die mittlerweile betagte Ärztin in den ersten Stock eines Drei-Parteien-Hauses, das Am Schanzenberg liegt. Hier hatte sie bis zum Schluss ihre Wohnung mit einem kleinen Behandlungszimmer.

Deidesheimers Nichte und Patenkind, **Barbara Hanssen**, lebte 2012 noch in dem Familienhaus an der Uhlandstraße. Ihre Tante war eine sehr soziale Ärztin, sagte sie, und dementsprechend war auch ihre Patientenschaft zusammengesetzt. Deidesheimer arbeitete oft zwölf Stunden am Tag, erzählten Tochter und Enkeltochter. Deshalb wuchs die 1936 geborene Susanne Marek zum Teil bei ihrer Großmutter auf, in dem Haus an der Uhlandstraße, das im Jahr 2012 Barbara Hanssen und ihrem Bruder gehörte. Bei unserem Gespräch entstand das Bild einer couragierten, uneigennützigen und geradlinigen Medizinerin, die für ihre Patienten ihr letztes Hemd gab und mit den Nationalsozialisten nichts zu tun haben wollte.

Johann Detlef Friedrich Hanssen erbaute zu Beginn des 20. Jahrhunderts die heutige »Villa Köster«, in der Liesel aufgewachsen sein muss. Nachdem die Textilfabrik der Hanssens 1913 abgebrannt war, ging Deidesheimers Vater Alfred nach Hamburg, dessen Bruder Heinz nach Potsdam und die Geschwister Otto und Helene nach Kopenhagen. Nur der Fünfte im Bunde, Karl, blieb im Neumünsteraner Nachbarort Großflecken.[3] Alfred Hanssen zog in Hamburg ein Lebensmittelgroßhandelsgeschäft auf. An der Uhlandstraße in Hamburg hat die Familie Hanssen damals wie heute ihr Domizil. Von dem einstigen Reichtum war der couragierten Deidesheimer und ihren Nachkommen nichts geblieben. »Sie war am Ende arm wie eine Kirchenmaus. Sie konnte nicht mit Geld umgehen und gab alles an ihre Tochter und ihre Patienten weiter«, berichtete Susanne Marek. 1934 heiratete Liesel Hanssen den aus Passau stammenden Hans Deidesheimer. Das Paar lernte sich während des Medizinstudiums in Marburg kennen, wo Liesel nur zwei Semester studierte, während sie ihr Hauptstudium in Hamburg absolvierte. Dr. Hans Deidesheimer machte sich als Chirurg und als Gynäkologe einen Namen. Nach der Scheidung von Liesel 1941 ging Hans Deidesheimer in den Osten Deutschlands. Seine Familie blieb nach seinem Tod 1965 dort. Der Vater von Hans Deidesheimer, Dr. Gustav Deidesheimer, war Sanitätsrat in Passau. Wegen seines Nachnamens wurde er während der NS-Zeit verdächtigt, Jude zu sein.[4]

Seit der missglückten Hochzeitsreise 1934 musste Deidesheimer am Stock gehen, denn ihr Mann nahm sie mit auf die Skipiste und das mit ungeahnten Folgen. Als aus Passau stammender Mann war er ein Ski-Ass, während seine Frau das

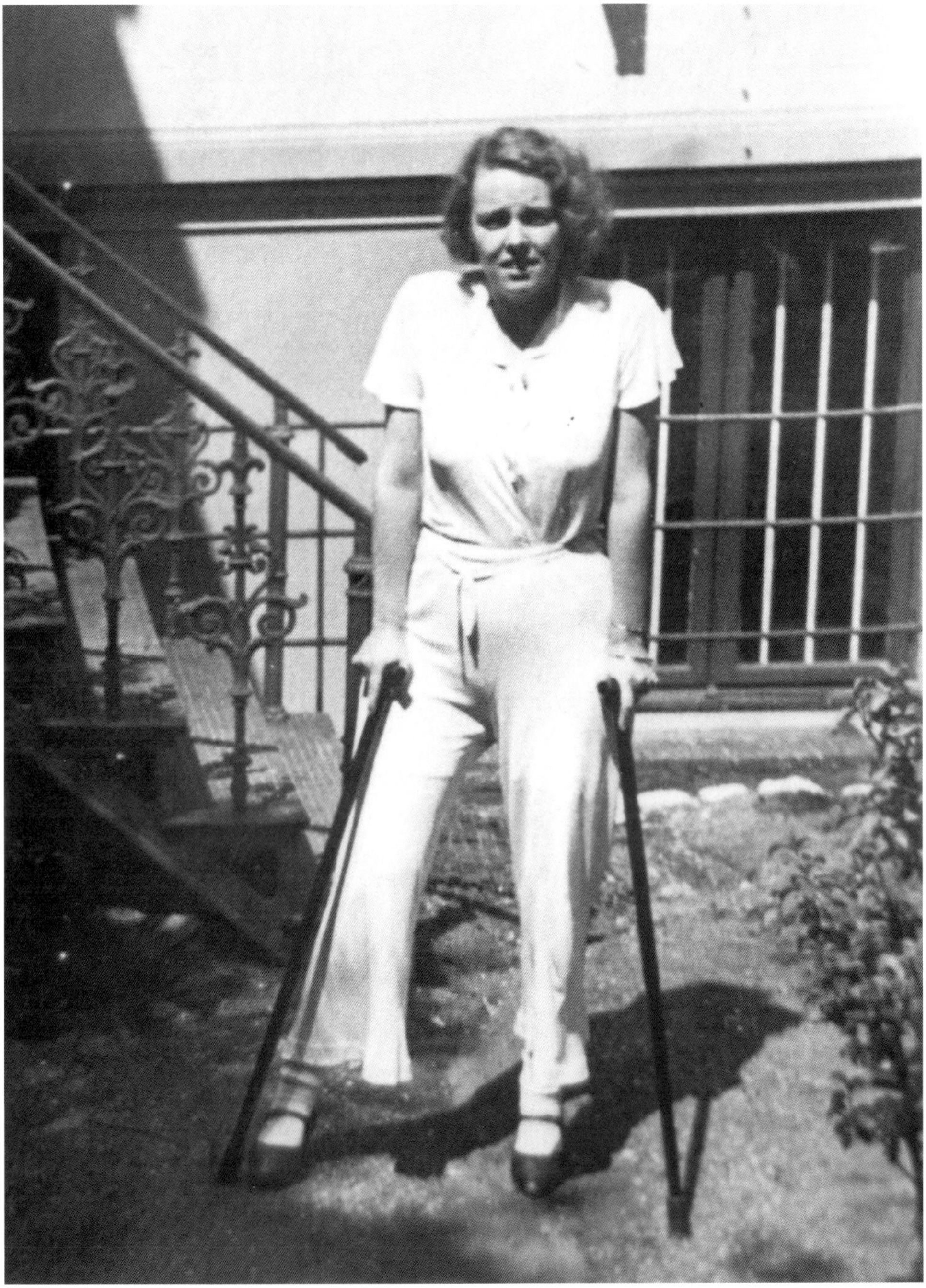

Während ihrer Hochzeitsreise im Jahr 1934 stürzte Liesel Deidesheimer beim Skifahren und brach sich das Bein, das ihr Schwiegervater so eingipste, dass es anschließend um einige Zentimeter kürzer war als das andere Bein. Das Bild entstand wenige Wochen nach der Operation am Familienhaus an der Uhlandstraße in Hamburg

erste Mal auf zwei Brettern stand. Bei einer der ersten Abfahrten stürzte sie und brach sich den Oberschenkelhalsknochen. Ihrem Schwiegervater passierte dann das Malheur, dass er sie falsch eingipste. Ihr Bein war anschließend um acht Zentimeter kürzer. Einem Orthopäden in Hamburg gelang es, diese Verkürzung auf lediglich vier Zentimeter zu reduzieren. Hans Deidesheimer wurde 1939 eingezogen. »Sie ist dann sofort arbeiten gegangen«, sagte Susanne Marek. Ihr schönstes Jahr verlebte sie an der Seite ihrer Mutter im damaligen Sudetenland, in Aussig. Ihre Mutter hatte sich geweigert, in die NSDAP einzutreten und da versetzte man sie »zur Strafe« dorthin, um eine »Heilanstalt für lungenkranke Arbeitsmaiden« zu leiten. Das habe sie 1941 und 1942 getan. Das Jahr im heutigen Tschechien war das Schönste ihrer Kinderzeit, das Haus lag direkt an der Flussaue der Elbe. Der Krieg war weit entfernt. »Das war traumhaft dort. Ich wurde behandelt wie die anderen Maiden, habe eine Uniform getragen, Kartoffeln geschält, das war herrlich – und ich hatte meine Mutter«, schwärmte Susanne Marek.

Von den Kindertötungen am Hamburger KKR haben Tochter und Enkeltochter nie zuvor gehört. Ihre Mutter beziehungsweise Großmutter habe nie darüber gesprochen. Susanne Marek meinte aber, dass ihre Mutter ab 1944 die Dependance von Rothenburgsort in Ohlstedt-Wohldorf geleitet hat. Hier hatte man das Haupthaus des »Pestalozzi-Heims« zu einem Lazarett »umgebastelt«. Sie war die leitende Ärztin, meinte Susanne Marek, die ihre Mutter auch an diese Station ihres Lebenswegs begleitete. Auf dem riesigen Gelände waren auch noch die Kinder des Kinderheims untergebracht. Sie ging mit ihnen zusammen zur Schule. Manche der Gebäude dort gibt es noch heute. Ihre Mutter war während der NS-Zeit mit einem jüdischen Paar sehr befreundet, das sie öfter besuchte. »Der Sohn hieß Martin. An den kann ich mich noch gut erinnern. Der Vater war schon nicht mehr hier. Das Ehepaar hatte irgendwie mit Lebensmitteln zu tun. Meine Mutter hat dafür gesorgt, dass sie rauskamen. Als ich sie gefragt hatte, wo denn der Martin sei, hat sie mir geantwortet, dass die ins Ausland gefahren sind.«

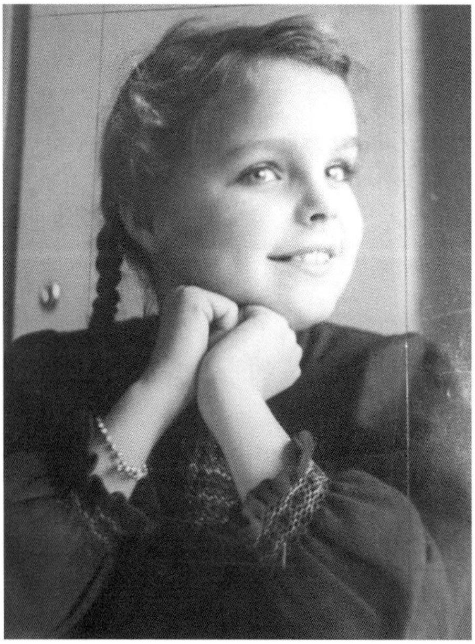

*Susanne Marek (*1936) begleitete als Kind ihre Mutter Liesel Deidesheimer auf vielen ihrer frühen beruflichen Stationen*

Auch nach dem Krieg engagierte sich Deidesheimer für soziale Außenseiter: »Meine Mutter war die einzige Kinderärztin in der Gegend, die die Kinder in den Nissenhütten versorgte. Diese Nissenhütten waren ganz einfache Notunterkünfte, die sich jeweils zwei Familien teilten. Irgendwo im Westen von

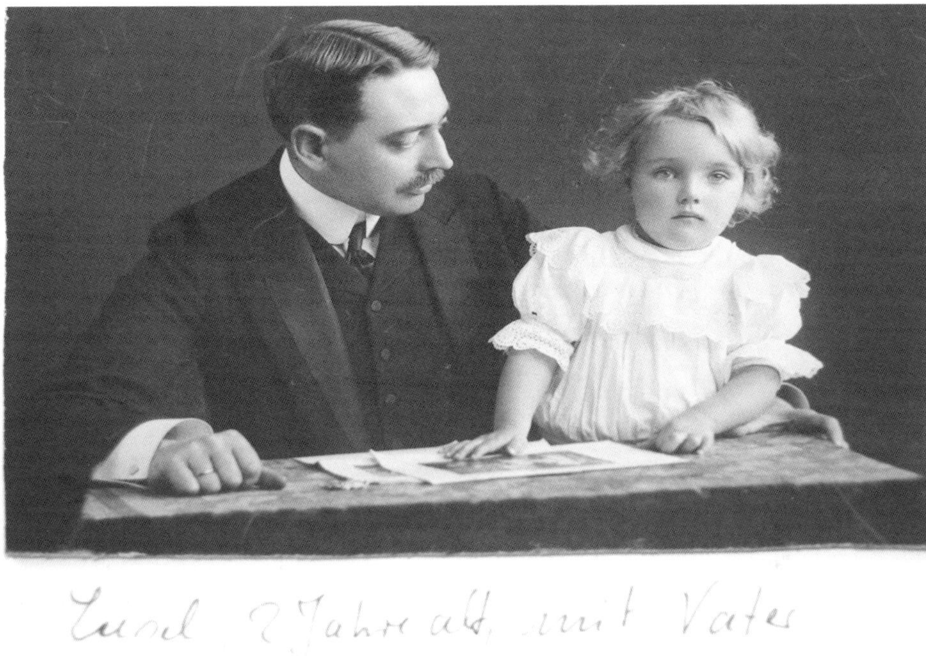

Liesel Deidesheimer als Zweijährige mit ihrem Vater Alfred Hanssen

Langenhorn gab es eine regelrechte Nissenhütten-Stadt. Da kamen die Flüchtlinge, die aus dem Osten kamen, und Ausgebombte rein. Man hat dort Öfen reingestellt und Licht gelegt. Massenklos gab es draußen. Das waren natürlich Bewohner aus den unteren Schichten«, berichtete die Tochter. »Und sie hat in Santa Fu gearbeitet«, fügte die Enkelin an. Zeitweise betreute sie auch allgemeine Patientenkreise. Einige, die später in der Strafjustizanstalt Fuhlsbüttel einsaßen, forderten sie eben auch dort an. Und da Deidesheimer keine Berührungsängste hatte, besuchte sie ihre Patienten auch im Gefängnis. Die Familie legte der betagten Ärztin nahe, die Patientenbesuche, die sie in Fuhlsbüttel und Langenhorn absolvierte, doch lieber mit dem Taxi durchzuführen und ihr Auto abzugeben. Doch das war nicht im Sinne der alten Ärztin. »Sie hat ihr Auto behalten und sich einen Ex-Knacki als Chauffeur zugelegt. Der stand ihr rund um die Uhr zur Verfügung«, erläuterte Enkelin **Christiane Marek**. Bis 1985/1986 hat sie ihren Führerschein selbst genutzt. Warum sie als Kinderärztin auch erwachsene Männer zu ihren Patienten zählte? »Sie hat die Mütter und Väter mitbehandelt, wenn sie zu ihr kamen und ihre Symptome schilderten. Sie hat alles, was bei ihr im Wartesaal saß, behandelt«, sagte ihre Tochter.

Die Enkelin Christiane lebte von 1985 bis 1987 in Hamburg in der Wohnung der Oma mit ihr unter einem Dach, als sie ihre Ausbildung zur Arzthelferin absolvierte. Noch zu dieser Zeit erhielt die über 80-Jährige Patientenbesuche. Die zahlten oft nicht mit Geld, sondern in Naturalien wie Eier, Schinken und Pralinen. »Dass sie so lange tätig war, das hat sie am Leben erhalten«, meinte Christiane Marek. Manche ihrer Patienten habe sie bereits in dritter Generation behandelt. »Oma Deidi« oder »Tante Deidi« nannten sie viele. Einige Jahre lang habe sie ihre Praxis am Maienweg in Fuhlsbüttel betrieben. Dort kannten sie alle und selbst die Polizei wusste, dass man ihr Auto nicht abschleppen lassen konnte, wenn es mal falsch geparkt war, weil es einer Kinderärztin im Einsatz gehörte.

Am Eibenweg hatte sie ihre erste Praxis. Eine Sprechstundenhilfe unterstützte sie schon bei dieser ersten Selbstständigkeit in einer Zwei-Zimmer-Praxis. Die musste ihr aber hauptsächlich den Haushalt führen und Einkäufe tätigen. Denn Deidesheimer war keine gute Hausfrau. Sie konnte nicht kochen und war, was ihre Person angeht, sehr anspruchslos, sagte ihre Tochter. »An und für sich kommt meine Mutter aus einem sehr reichen Haus. Es ging erst bergab, als sie sich selbstständig gemacht hat. Sie hatte kein Gefühl für Geld. Die Abrechnungen hat sie nur unterschrieben, die Buchhaltung musste die Sprechstundenhilfe erledigen. Sie hat das nie kontrolliert. Sie hat wohl auch nichts für ihre Altersversorgung getan.«

Zuletzt lebte sie in einer Zweieinhalb-Zimmer-Wohnung am Schanzenberg in Fuhlsbüttel. Dort hatte sie ein halbes Zimmer voll medizinisch ausgerüstet, mit Untersuchungsliege und Wickelkommode und allerlei medizinischen Gerätschaften auf einem Instrumententisch. Sie bewegte sich nur noch auf zwei Gehhilfen, wie man sie aus Krankenhäusern kennt, mit mehreren Pfropfen am Fußteil. Bis zu ihrem Tod lebte sie in ihrer Wohnung. Die Enkelin oder Tochter einer ehemaligen Patientin pflegte sie als Mitarbeiterin eines Pflegedienstes. Diese Pflegekraft hatte schon als Kind die Hündin von Deidesheimer ausgeführt. »Sie hat alles getan für meine Oma, zusätzlich zu dem, was sie als Pflegekraft hätte tun müssen.« Außerdem kümmerten sich zwei Mütter ehemaliger Kinderpatienten abwechselnd um Deidesheimer.

Helga Müller war von 1970 an mit ihrem 1966 geborenen Sohn für einige Jahre bei Liesel Deidesheimer in deren Praxis am Maienweg. Ihr Sohn hatte damals öfter schwere Angina. »Sie kam auch sonntags zu uns. Man konnte sich auf sie verlassen. Sie war unheimlich nett, sehr aufgeschlossen und unheimlich hilfsbereit. Sie hat aber keinen Wert auf ihr Äußeres gelegt«, meinte Müller. **Susann Tiedemann** (* 1945) hat die alte Medizinerin in ihren letzten Lebensjahren ehrenamtlich betreut. Sie bezeichnet sie als »unheimlich liebenswert«. Sie half ihr manchmal auf den Balkon ihrer Wohnung, die im zweiten Stock lag, hinaus, reichte ihr Tabletten an und holte ihr zu trinken, während die beiden Frauen klönten. Nach dem Tod der Ärztin holten sich einige Weggefährtinnen Andenken aus deren Wohnung. Noch heute hält Susann Tiedemann in ihrer Küche ein Messinstrument von Liesel Deidesheimer in Ehren. **Karin Rieber** (* 1939) war mit ihren beiden Töchtern (* 1964 und * 1968) ab Mitte der 1970er Jahre bei Deidesheimer. Sie hat sie auch noch in späteren Jahren in ihrer Wohnung Am Schanzenberg besucht. »Sie war Tag und Nacht für jeden erreichbar und hatte immer ein offenes Ohr. Einmal war meine Mutter mit in der Sprechstunde und da hat sie ihr auch gleich etwas mitgegeben.

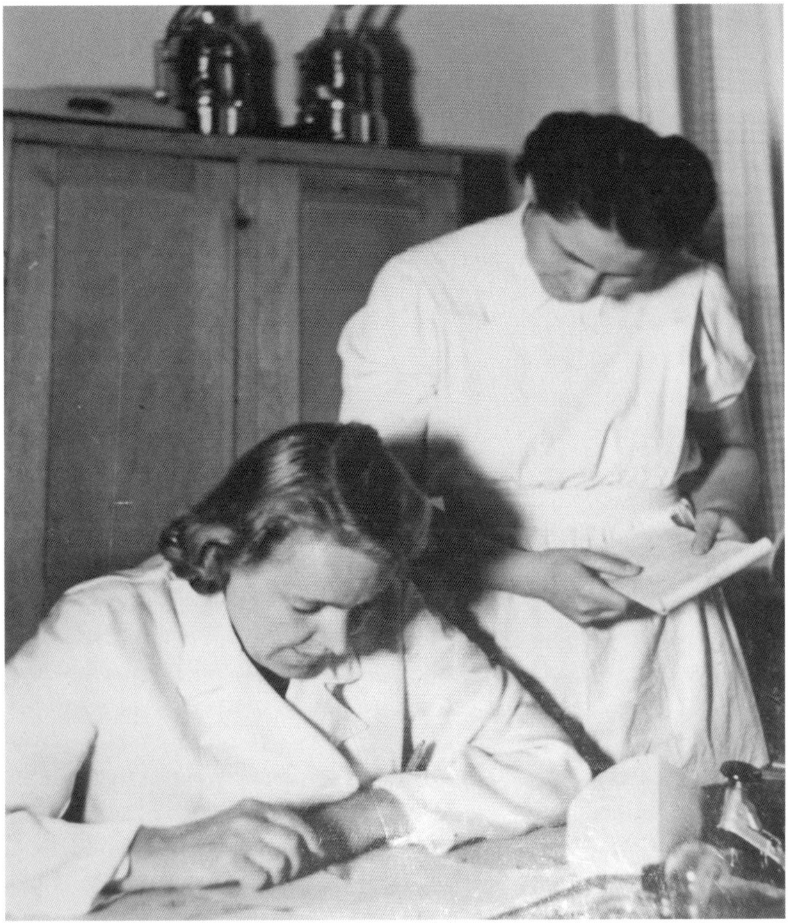

Als junge Ärztin leitete Liesel Deidesheimer (links) eine »Heilanstalt für lungenkranke Arbeitsmaiden« in Aussig

Sie konnte sehr, sehr energisch und dominant sein. Im Alter war sie aber sehr milde und geistig noch recht lange rege.«[5]

»Meine Mutter war Ärztin durch und durch. Von sonstigen Dingen hat sie nicht viel Ahnung gehabt. Aber was sie konnte, war, ernährungsgestörte Säuglinge zu behandeln. Ihre Erfolge auf diesem Gebiet waren geradezu sensationell. Vor allem in den 60er und 70er Jahren hat sie mit verschiedenen Milchen und Tees, die sie ausprobiert hatte, die meisten Beschwerden ihrer kleinen Patienten immer hingekriegt.« Fragt man die Angehörigen nach Hobbys, kommt erst einmal lange nichts als Antwort. Fernsehen schaute sie in hohem Alter eben, weil sie sich ja nicht mehr viel bewegen konnte. In früheren Jahren hatte sie ein Abo in der Musikhalle. »Die klassische Musik war ihr Leben.« Durch das nach dem Skiunfall in den 30er Jahren verkürzte Bein war Deidesheimer ihr weiteres Leben lang gehbehindert. Sie war aber zu eitel für einen Spezialschuh gewesen, den sie eigentlich hätte tragen müssen. Sie sei »immer schiefer und schiefer geworden«. Sie litt zudem an einer rheumatischen Erkrankung der muskulären Sehnen und starb im Alter von 87 Jahren am 25.4.1993.

»Wir waren herzlich befreundet«, sagte **Sofie Brinkmann** (* 1925) über Deidesheimer. Mit ihren beiden Söhnen Peter (* 1952) und Christian (* 1954) war sie Patientin bei »Tante Liesel«. Der Erstgeborene kam behindert auf die Welt. »Sie hat das überhaupt entdeckt, dass er geistig behindert war.« Da er ihr erstes Kind war, hatte sie keine Vergleichsmöglichkeiten. Deidesheimer hatte offenbar keine Berührungsprobleme mit behinderten Kindern. Sie betreute Peter weiter. Zudem vermittelte sie Brinkmanns einen Kontakt zu anderen Eltern, die behinderte Mädchen hatten. »Deren Töchter waren aber viel schlimmer dran als unser Peter, deshalb hatten wir nicht mehr viel Kontakt zu der Familie.« Auch heute noch ist ihren Söhnen die »Tante Liesel« ein Begriff. Deidesheimer sei kein politischer Mensch gewesen. »Wir haben nie darüber diskutiert.« Eines ist für sie aber klar: Ein Nazi war sie keineswegs. Auch wusste sie, dass die Ärztin nie in der NSDAP war. Sie habe sich »nie im Nazi-Sinn geäußert«, sondern war wie sie »glücklich darüber gewesen, dass der Krieg zu Ende war«. Deidesheimer erzählte ihr von ihren Krankenbesuchen in den Nissenhütten an der Sportallee. »Hier wohnten die Ärmsten, viele Ausgebombte, sozusagen der Bodensatz und auch Asoziale, ja, das kann man wohl sagen. Davon erzählte sie öfters. Und dann ist sie begrüßt worden mit: ›Na, Muttchen?‹ Dann hat sie auch teils hart durchgegriffen, wenn sie Missstände gesehen hat, teils hat sie das aber auch amüsiert erzählt.« Dass Dr. Ursula Petersen Deidesheimers Freundin war, wusste auch Sofie Brinkmann.

Zum Zeitpunkt unseres Gesprächs Ende Oktober 2011 war der Orthopäde **Dr. Werner Wilhelm** 88 Jahre alt. Er hatte als Orthopäde in Langenhorn gearbeitet, als Deidesheimer schon ihre Kinderarztpraxis im benachbarten Fuhlsbüttel besaß. Er kannte sie als Kollegin gut zwei Jahrzehnte lang. Deidesheimer war eine bemerkenswerte Frau mit der Resolutheit einer Mutter, fiel Wilhelm als Erstes zu ihr ein. Sie selbst ließ sich wegen Bandscheibenproblemen von ihm behandeln. Dr. Wilhelm ist einer aus der Generation, die den Krieg noch im Erwachsenenalter miterlebt hat. »Ich gehörte einer technischen Einheit an, die nie an die Realitäten von Tod und Totschießen rangekommen ist. Aber ich habe mir schon meine Gedanken darüber gemacht, als ich später davon gehört habe, dass Soldaten der Wehrmacht in Erschießungskommandos russische oder andere fremdländische Soldaten oder die eigenen Leute erschießen mussten: Welchen Zwängen waren die unterlegen? Welche Gleichgültigkeit hatten die Betroffenen?«, fragte sich der Mediziner. Der überwiegende Teil der Bevölkerung befand sich in einem »durchgängigen Angstzustand« – nach dem Motto: »Pass auf, dass dir nichts passiert oder deiner Familie.« Er betrachtet seine Generation absolut noch als Opfer. Auch die Generation seiner Eltern habe nicht nur aus »bösartigen Lämmern« bestanden. »Auch die hatten ihre Zwänge. Es hat natürlich viele unpolitische Leute gegeben, die gar keinen Einblick in die Geschehnisse hatten. Das war wie in der DDR«, so der Orthopäde. Während des Kriegs durfte er nicht studieren und als er 1948 aus der Kriegsgefangenschaft zurückgekehrte, »gab es noch diese hierarchische Ärzteordnung«, erinnerte er sich. »Und ich habe mir vorgestellt, was wäre gewesen, wenn ich Assistenzarzt eines bekannten Arztes geworden wäre oder hätte habilitieren wollen, was hätte ich alles gemacht?« Für ihn war Deidesheimer »eine vorzügliche Kinderärztin, die sich aufgerieben hat«. Aus seiner Sicht hatte sie einen »äußerst guten Ruf und war sehr beliebt«.

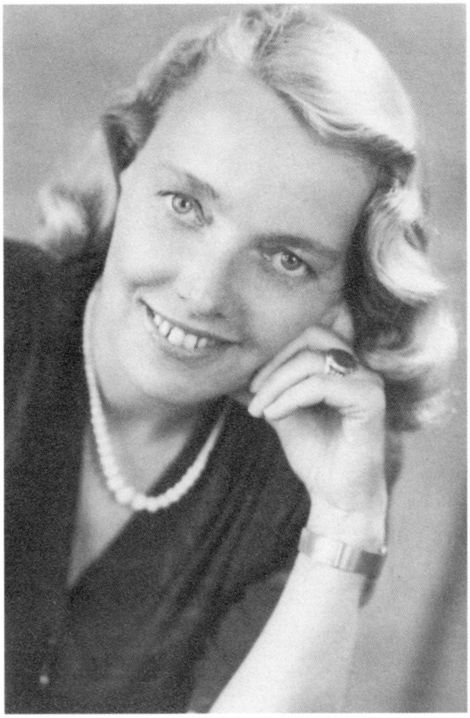

In dieser Studioaufnahme zeigen die Schmuckstücke, dass sie aus einer reichen Familie stammte

Zu den Kindertötungen meinte Dr. Wilhelm, dass er ihr »so etwas niemals zutrauen würde, dass sie solch einem Kommando oder solch einer Abmachung gefolgt wäre«. Wilhelm sagte, dass sich die Kinderärztin – auch wegen ihrer vorherigen beruflichen Tätigkeit – »dagegen mit Sicherheit vehement gewehrt haben wird«. Man müsse die Einzelfälle genau betrachten, ob es sich zum Beispiel bei einigen Kindern um »kleine Monster« gehandelt habe, die »menschenunähnlich« gewesen seien, zum Beispiel einen riesigen Wasserkopf gehabt hätten, den man damals nicht operieren konnte. Hier merkt man an der Ausdrucksweise, dass Wilhelm die NS-Zeit noch erlebt hat. Wer definiert denn, ab welchem Grad einer Behinderung der Mensch das Recht zu leben hat? Darf man überhaupt daran zweifeln, dass ein Mensch ein Mensch ist? Er stimmte zu und hob hervor, dass solch schlimme Fälle von behinderten Kindern »natürlich zu propagandistischen Zwecken in den Vordergrund gestellt worden sind«. Er gab zu bedenken, dass man sich vorstellen müsse, »was in den Köpfen der Ärzte vorgeht, wenn sie vor dem Bett eines solchen Kindes mit einem riesigen Wasserkopf oder ohne Hirnanlage stehen, wo man nichts therapieren noch operieren konnte, sondern nur pflegen und jeden Tag wieder an diesem Bett vorbeigehen« musste. »Chefärzte haben sich mit solchen Sachen nicht befasst«, sagte Wilhelm zu den Tötungen. Da habe man eine »linientreue, parteitreue und resolute Vertreterin, die für die Ausführung sorgt und dann gibt es loyale Assistenzärztinnen und solche, die ängstlich sind«. Die Stellung der Assistenzärztinnen im Krankenhaus beschreibt er so: »Die waren nur der weiße Schwanz bei der Visite. Es hat mit Sicherheit keine Diskussionen über die Sache mit den Assistenzärztinnen gegeben. Dazu muss man die Zeit berücksichtigen und den Zeitgeist und die gesamte hierarchische Ordnung.«

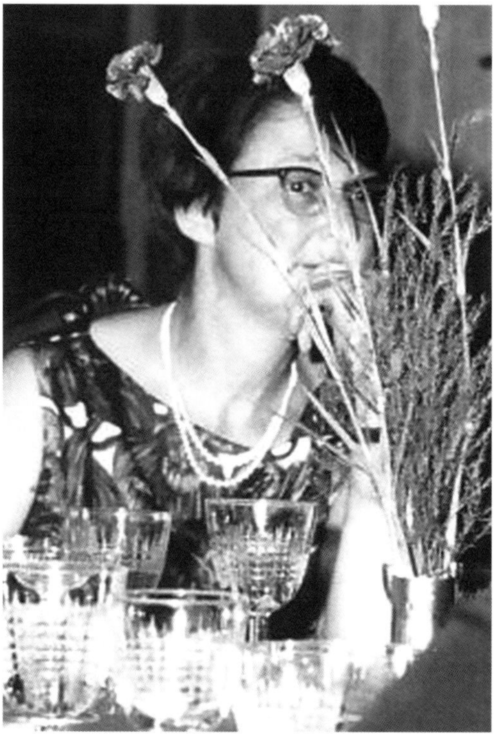

Lydia Fontana (1913 bis 1976)
in den 1960er Jahren

* 19.6.1913 in Bozen
† 2.12.1976 in Bozen
unverheiratet, keine Kinder
im KKR vom 16.2.1942 bis 21.9.1943

Die Südtirolerin: Lydia Fontana

Die einzige Medizinerin, von der bekannt ist, dass sie sich offen weigerte, bei dem Kindermord von Rothenburgsort mitzumachen, war Dr. Lydia Fontana. Sie wurde am 19.6.1913 in Bozen (Südtirol) geboren, war Katholikin und lehnte die Tötungen offenbar aus religiösen und ethischen Gründen ab. Wieso und wann die hochintelligente Frau ans KKR kam, ist unklar. Ende 1939 meldete sie sich aus ihrer Heimat mit dem unbestimmten Ziel Deutschland ab. Zu ihrer Mutter, die sich vom Vater, einem Soldaten, scheiden ließ, hielt das Einzelkind eine sehr enge Verbindung. In den Erinnerungen der Fontana-Weggefährten spielte ihr Erzeuger keine Rolle, niemand der Befragten erinnerte sich an ihn. Fontana interessierte sich sehr für Kunst, Architektur und Philosophie. Sie hielt bis an ihr Lebensende engen Kontakt zu Südtiroler Künstlern und Architekten. Nach dem Krieg wurde sie zur überzeugten Homöopathin und arbeitete bei einem bekannten Vertreter dieses ganzheitlichen Ansatzes in Rom.

Die einzige inhaltliche Erwähnung über Lydia Fontana in den Hamburger Ermittlungsakten ist folgende: »*Von allen Assistenzärztinnen hat sich nur ein einziges Mal eine einzige gegen die Euthanasie ausgesprochen, und zwar war dieses Fräulein Dr. Fontana, die uns sagte, daß sie die Euthanasie ablehnen würde, wenn man an sie herantrete. Solange ich da war, hat Fräulein Dr. Fontana keine Sterbehilfe geleistet.*«[1] Diese Aussage stammte von der Beschuldigten Dr. Maria Lange-de la Camp, die nur vom 1.12.1942 bis 28.8.1943 am Kinderkrankenhaus Rothenburgsort gearbeitet und dort ein Kind getötet hat. Die Ermittlungsbehörden haben sich nicht die Mühe gemacht, Fontana suchen zu lassen und als Zeugin zu laden. Ihr Name erscheint nur ein einziges Mal in der oben zitierten Zeugenaussage. In dem Verzeichnis des ärztlichen Personals in den Ermittlungsakten wird erwähnt, dass sie am 16.2.1942 als Assistenzärztin ins KKR eingetreten und am 21.9.1943 dort ausgeschieden ist.[2] Wo sie in den gut zwei Jahren nach ihrer Einreise ins Deutsche Reich gearbeitet hat, ist unklar. Ihr Name ist lediglich noch in zwei Listen vermerkt, die im Stadtarchiv Celle verwahrt werden.[3] Demnach begleitete sie die Kinder des KKR aus dem durch Bomben zerstörten Rothenburgsort nach Celle und betreute sie hier einige Wochen lang medizinisch.

In Hamburg lebte die Ärztin im Kinderkrankenhaus. »Laut Meldung vom 20.9.1943 ist Lydia Fontana von Celle nach Innsbruck verzogen. Wie lange sie in Hamburg wohnhaft war, kann mit den hier vorliegenden Einwohnermeldeunterlagen nicht geklärt werden«, teilte das Staatsarchiv mit.[4] Geradlinig verlief Fontanas

Rückweg nach Bozen aber keineswegs. Zunächst war Fontana dabei, als man 200 Kinder mit dem medizinischen Personal der Klinik nach den Bombenangriffen auf Hamburg Ende Juli nach Celle in die südliche Lüneburger Heide evakuierte. Vom 5.8. bis zum 12.9.1943 war sie in Celle gemeldet und zwar bei Dr. Ferge an der Berggartenstraße.[5] In Celle erinnert sich offenbar niemand mehr an diese Medizinerin. Ob die Ärztin anschließend noch einmal kurz in die Hansestadt zurückkehrte, ist nicht klar. Denn weniger als zwei Wochen später war sie bereits in Süddeutschland angekommen. Vom 24.9.1943 bis 1.11.1943 hielt sich Fontana in Augsburg auf. Auf der Meldekarte[6] ist der Hinweis »*kriegsdienstverpflichtet hier*« vermerkt. Sie wohnte an der Krankenhausstraße im Personalwohnhaus des Städtischen Krankenhauses, hat offenbar dort gearbeitet.[7] Am 2.11.1943 meldete sie sich im Augsburger Vorort Westheim an. Sie wohnte bis zum 28.12.1943 an der Uhlandstraße. Zu diesem Zeitpunkt zog sie nach Nüziders (Vorarlberg). »Inwieweit Frau Fontane [sic!] hier auch beruflich tätig war, ist nicht zu klären. Ein Krankenhaus oder spezielles Lazarett gab es in Westheim nicht. Hier war lediglich ein Kurhaus zu finden, das jedoch zur Zeit des 2. Weltkrieges bereits anderweitig als Dienstbotenheim genutzt wurde«, teilte Matthias Lutz vom Archiv der Stadt Neusäß mit.[8] Wahrscheinlich hat sie drei Monate lang als Ärztin am Hauptkrankenhaus Augsburg in der Nähe der Fuggerei gearbeitet.

Im österreichischen Nüziders kam Lydia bei ihrer Mutter Antonia Fontana unter. Auf der Meldekarte ihrer Mutter ist vermerkt, dass sie am 15.9.1920 in Bozen geheiratet hat und dass ihre Eltern Anton Lobis und Barbara Neustaller waren. Also müsste Lydia Fontana unehelich zur Welt gekommen sein, was im erzkatholischen Südtirol sicher ein Makel war. Zudem gab die Mutter an, dass sie geschieden war. Ihre Mutter blieb hier noch einige Monate wohnen und meldete sich am 26.4.1944 ins 15 Kilometer entfernte Schruns ab.[9] Lydia Fontana blieb nur kurz bei ihrer Mutter und ging von Nüziders wahrscheinlich zunächst nach Innsbruck und von dort nach Bozen. Sie war schon zum Jahresbeginn 1944 (der 4.1. ist auf einem Formular vermerkt) wieder in ihrer Heimatstadt.

Über ihre Auswanderung gut vier Jahre zuvor ist wenig bekannt. Die Tochter von Mario Fontana (* 27.8.1885 in Pergine, südlich von Bozen gelegen) und Antonia Lobis Fontana (* 19.11.1888 in Bozen) wanderte im Alter von 26 Jahren am 7.11.1939 nach Deutschland aus. Am 1.2.1952 meldete sie sich aus ihrer Geburtsstadt mit Hauptwohnsitz nach Rom ab. Auch ihre Mutter Antonia Lobis Fontana wanderte aus. Sie war in ihrer Geburtsstadt bis zu ihrer Auswanderung nach Deutschland am 27.11.1939 (zwei Wochen nachdem ihre Tochter ausgewandert war) ansässig. Am 4.1.1946 trug man sie wieder in den Listen der Ansässigen der Gemeinde Bozen ein. Hier blieb sie gemeldet, wohnte aber ab 1952 zumeist bei ihrer Tochter in Rom, wo sie am 2.4.1956 starb.[10] Auf Lydia Fontanas Familienbogen erscheint außer ihr und ihren Eltern niemand.[11]

Der Bürgermeister von Bozen, Luigi Spagnolli, sprach von der »bella storia«, also der schönen Geschichte, der mehr als würdigen »signora Lydia Fontana« und stellte für mich den Kontakt zu seinem Stadtarchivar her.[12] »Diese schöne Anfrage erfüllt das Gedächtnis einer offensichtlich mutigen, nicht stromlinienförmigen

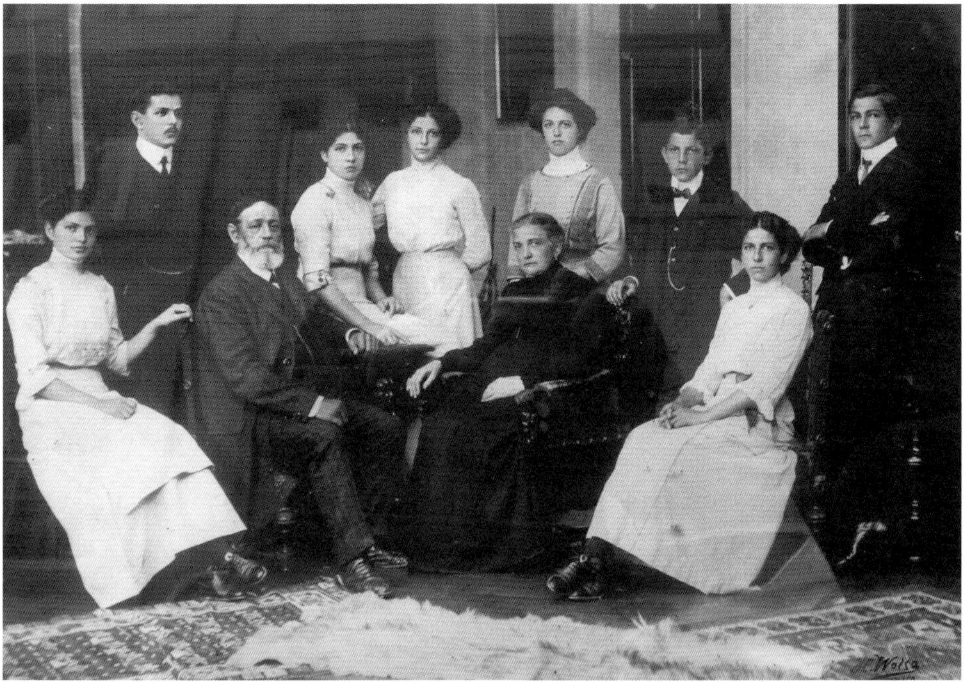

Das Foto der Familie Lobis aus dem sehr frühen 20. Jahrhundert zeigt die Großeltern von Lydia Fontana mütterlicherseits und deren Kinder. Welche der jungen Frauen Lydias Mutter Antonia Lobis ist, war der Besitzerin des Fotos, Christine Janssen, nicht bekannt. Die Frau ganz links war Lydias Tante, eine Englischlehrerin, die bis weit in die zweite Hälfte des 20. Jahrhunderts in Lydia Fontanas Bozener Wohnung lebte. Nach Ansicht von Christine Janssen war sie damals »die schönste Frau von Bozen«

Frau zwischen Bozen, Hamburg, Augsburg und Rom mit Leben. Mir persönlich war der Name völlig unbekannt, umso schöner ist es zu wissen, dass Bozen auch im weiten Feld der Zivilcourage einen kleinen Part besitzt«, sagte der Leiter des Stadtarchivs, Hannes Obermair.[13] In ihrem Auswanderungsbogen wird ihr Beruf mit »*casalinga*«, also Hausfrau, angegeben. »Ein Zusammenhang mit den Südtiroler Optionen von 1939/40 (der zwischen Hitler-Deutschland und Mussolini-Italien vereinbarten Umsiedlung der deutsch- und ladinischsprachigen Südtiroler ›ins Reich‹) ist nicht direkt ersichtlich, und auch die Optionsakten, die ich ebenso durchgesehen habe, bleiben stumm. Es ist allerdings auffällig, dass der Umzug nach Hamburg in diese hochdramatische Phase fällt, zumal er nicht einmal zwei Monate nach dem deutschen Überfall auf Polen und dem damit verbundenen Ausbruch des Zweiten Weltkriegs stattfand«, meinte Obermair.

Am 9.7.1938 wurde Fontanas Dissertation mit dem Titel »Il pneumoperitoneo nella diagnosi radiologica delle affezioni addominali« (Pneumoperitoneum in der radiologischen Diagnose von Bauchkrankheiten) an der Universität Bologna von Professor Dr. Gian Giuseppe Palmieri angenommen.[14] Sie war seit dem Semester 1932/33 in der Fakultät für Medizin und Chirurgie in Bologna eingeschrieben.[15]

Als Lydia Fontana Anfang 1944 nach Bozen zurückkehrte, fand sie am städtischen Krankenhaus (Spitalgasse, heutige Freie Universität Bozen) Beschäftigung.[16] Am 28.2.1944 wurde sie nochmals als »*dottoressa in medicina*« gemeldet. Nach acht Jahren meldete sich Fontana nach Rom ab, wo sie künftig arbeitete und lebte. Im Sommer kehrte sie meist für einige Wochen in ihre Südtiroler Heimat zurück. 1976, mit 62 Jahren, war sie so schwer an Lungenkrebs erkrankt, dass sie in Südtirol blieb. Hier starb sie am 2.12.1976.

Das promovierte Architektenehepaar **Helga Hofer**, geborene Ehall (* 1928), und **Anton Hofer** (* 1923) war sehr gut mit Fontana, die zehn Jahre älter war als er, befreundet. Er kannte die Medizinerin seit seinem dritten oder vierten Lebensjahr, also etwa ab Mitte bis Ende der 1920er Jahre. An den Vater erinnerte sich das Architekten-Ehepaar nicht, mit der Mutter sprach sie zu Hause nur Deutsch, sagte Helga Hofer. Hofers waren aus beruflichen Gründen 1954 bis 1956 in Rom, wo sie die Südtirolerin öfter sahen. Sie arbeitete zunächst in einer Klinik[17], ehe sie zu dem bekannten Homöopathen Prof. Dr. Antonio Negro (1908 bis 2010) ging, um unter anderem die Kunst der chinesischen Akupunktur zu erlernen. In späteren Jahren hat Fontana ihrer Freundin mit Akupunktur wegen ihres Wirbelsäulenleidens sehr geholfen. Die Ärztin und Hofers hatten gemeinsame Bekannte in Völs am Schlern. Helga Hofer nahm an, dass sie wegen dieser Bekannten in den idyllisch gelegenen Ort zog. Sie bewohnte dort mehrere Jahre lang eine kleine Wohnung. Von Verwandtschaft wussten Hofers nichts. Lydia Fontana war immer allein. Nur einmal verliebte sie sich »ganz fix« in den Bozener Mediziner Dr. Hans Köllensperger und verlobte sich mit ihm. »Leider kam da eine andere Frau dazwischen. Das war eine Frau aus Wien, die Flakhelferin oder so irgendetwas war und Ete hieß. Beide sind schon tot. Es gibt aber zwei Kinder.« Elelka Köllensperger, kurz Ety genannt, lernte Hans in Bulgarien kennen, wo beide stationiert waren, erzählte mir die Köllensperger-Tochter Christl Stadler.[18] Von Fontanas Zeit in Deutschland wusste Hofer nur, »dass sie einmal in Hamburg war«. Sie gab nie mit ihren Leistungen oder ihrer Arbeit an. »Das war nicht ihre Art.« Sie sei eine »sehr gescheite Frau« gewesen, ja, sie sei »ausgesprochen gescheit« gewesen. Mit ihr konnte man »über alles« reden. Sie sei in Bozen sehr geschätzt worden. »Bei uns stand die Kunst im Vordergrund der Gespräche.« Hofer beschrieb Fontana als »sehr schlank«. Sie sei Brillenträgerin gewesen, weil sie kurzsichtig war. Ihr dunkelbraunes Haar trug sie kurz geschnitten.

Prof. Dr. Francesco Negro, der Sohn von Prof. Antonio Negro, konnte sich nicht erinnern, dass Fontana jemals über die NS-Zeit in Hamburg geredet hat. An der Piazza Navona war von 1953 bis 2003 das homöopathische Zentrum von Negro beheimatet, an dessen Aufbau auch Fontana beteiligt war.[19] Antonio Negro war Konsulararzt der Päpste Pius XII. und Paul VI. und man hat ihn deshalb als Mitglied in den Orden »San Gregorio Magno« aufgenommen.[20] Am 17.6.2013, dem 105. Geburtstag von Antonio Negro, haben seine Nachfahren in dem Haus an

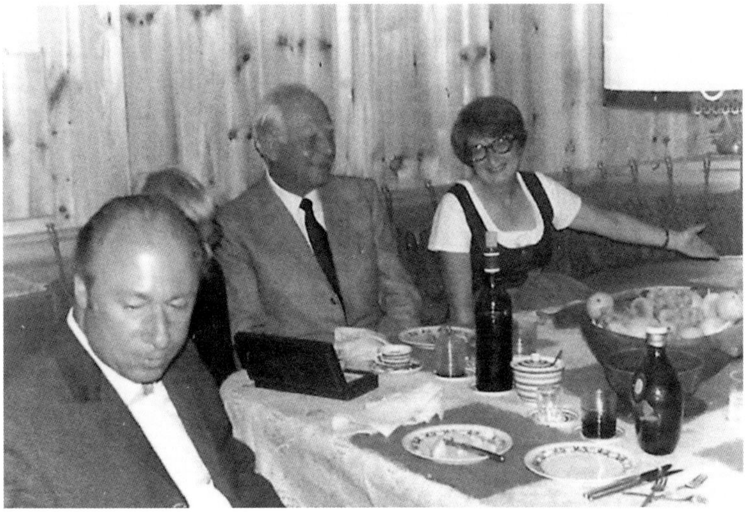

Mit Freunden war Lydia Fontana (rechts) gern in trauter Runde zusammen, vor allem in ihrem Zweitwohnsitz Völs am Schlern (Aufnahme aus dem Jahr 1969 in der Stube des befreundeten Ehepaars Hofer)

der Piazza Navona ein homöopathisches Museum eröffnet. Zwei Tage später wäre Fontana 100 Jahre alt geworden.

Peter Köllensperger ist der Sohn von Dr. Hans Köllensperger (1911 bis 2003). Sein Vater war ein »sehr, sehr guter Freund« von Fontana, aber nie mit ihr verlobt, meinte der Sohn.[21] Er könne sich an ein Foto erinnern, auf dem sein Vater und Fontana vor dem Heidelberger Schloss stehen. Die beiden lernten sich erst außerhalb von Bozen kennen, ob schon in Bologna, wo sein Vater von 1929 bis 1935 studierte, oder erst in Deutschland, ist unklar. Auch Fontana studierte dort ja Medizin. Sein Vater ging nach dem Studium an eine Offiziersschule und man schickte ihn anschließend zum Tropeninstitut nach Lübeck. »Weil die Italiener ja viele Kolonien hatten«, vermutete sein Sohn (* 1945). »Weil sie irgendwie die gleichen Interessen verfolgt haben und beide aus Südtirol waren, hatten beide immer viel Kontakt. Als mein Vater später in Tübingen und Heidelberg war, hat sie ihn auch dort besucht«, sagte Köllensperger. Sie war eine »reizende Frau, die bei uns wirklich ein- und ausgegangen ist. Manchmal übernachtete sie auch bei uns im Fremdenzimmer. Dann war sie auch mal zwei, drei Tage wieder nicht zu sehen. Im Sommer waren wir von Anfang Juni bis Ende September meistens in Völs in den Bergen, weil Bozen im Sommer eine sehr heiße Stadt ist. Und da war die Tante Lydia, wie wir sie nannten, auch immer«. Er erinnerte sich noch an zahlreiche gemeinsame Spaziergänge mit der Ärztin. Sein Vater heiratete im Jahr 1944 und Fontana war bei der Hochzeit ihres Freundes dabei. Nach dem Krieg kam sein Vater in amerikanische Gefangenschaft. Als er 1950 oder 1951 am Bozener Krankenhaus wieder zu arbeiten begann, unterstützte Fontana ihn sehr. Die beiden Mediziner vertraten sich gegenseitig. Von der Vergangenheit in Deutschland haben die Erwachsenen im Beisein der Kinder nie gesprochen. »Das war ein Geheimnis, das sie hüteten.« Von Hamburg berichtete sie nie, wohl aber von ihrer Zeit in Rom. »Sie hat wunderschön erzählen können.« Sie sei eine »geistig hochstehende« und weltoffene Frau gewesen. Fontana war sehr religiös, tiefgläubig, gleichzeitig aber sehr frei denkend. »Sie war keine besessene Kirchgängerin. Wenn sie Zeit gefunden hat, ist sie zur Messe gegangen. […] Ihr Grab zu pflegen, war eine Verpflichtung meinem Vater und meiner Mutter gegenüber.«

Christl Stadler, Peter Köllenspergers zwei Jahre jüngere Schwester, hatte eine ganz besondere Verbindung zu Fontana, weswegen sie auch den Nachlass aus ihrer Wohnung in Völs am Schlern erbte. Sie hatte nie zuvor gehört, »dass sie mit meinem Vater verlobt war«. Für sie kam das also eher in Betracht als für ihren Bruder, obwohl sie auch meinte, dass ihr Vater und Fontana »nicht zusammengepasst hätten«. Als sie einige Tage über die Verbindung zwischen ihrem Vater und Fontana nachgedacht hatte, schrieb Stadler mir: »Vielleicht sind mir jetzt auch Schuppen von den Augen gefallen, dass ich nicht nur zufälliges Glückskind war, das Inventar der Völser Wohnung und auch eine Wohnung in Bozen zu erben (weil mein Vater sich bis zuletzt um sie gekümmert hatte), sondern dass ich jetzt diese Beziehung zwischen meinem Vater und Lydia doch wesentlich tiefer einschätze, als mir bis jetzt bekannt war.« Stadler versuchte, ihre innere Nähe zu Fontana zu beschreiben: »Die Besuche/Treffen waren ja nie terminlich fixiert, sondern sehr spontan, dafür aber sehr intensiv. Wir haben dann über Bücher, die ich als junger Mensch gelesen habe – und manchmal nicht weitergekommen bin –, über Malerei diskutiert, auch über meine Studienwahl. ›Warum studierst du Sport und machst nicht gleich Medizin, was ja dein innerster Wunsch ist?‹ Oder auch meine Fragen über Freundschaften und Bindungen.«[22] Und zur Verlobung ihres Vaters ergänzte sie: »Es ist mir neu, aber jetzt im Nachhinein kann ich dieser Vermutung mehr Raum geben. Als Kindern wurde uns immer gesagt, dass sie eine gute Freundin der Familie sei – von Kindesbeinen an. Sie ist auch gut mit meiner Mutter ausgekommen – also im Nachhinein muss ich Lydia zu ihrem Verhalten, wenn sie wirklich mit meinem Vater verlobt war, große Achtung zollen, weiterhin in einer völlig anderen Weise Freundschaft zu pflegen.« Helga Hofer meinte auf erneute Nachfrage, dass die Verlobung etwas »ganz Fixes« gewesen sei, etwas »ganz Bekanntes« in Bozen. »Alle haben das so wahrgenommen.« Die Mutter von Stadler sei aber offenbar dazwischengekommen. Über die Lösung der Verlobung sei Fontana »sehr unglücklich« gewesen. Das habe sie »sehr getroffen«.

»Sie war ein völlig intellektueller Mensch. Bücher waren ihr Ein und Alles. Sie hat sich für alles interessiert«, erinnerte sich Stadler: »Dass sie eine Familie gründen wollte, so würde ich sie heute nicht einschätzen. Es war eigentlich gut, dass sie nicht geheiratet hatten. Wenn ich heute meinen Vater, den ich sehr schätzte, der ein ausgezeichneter Arzt war, ein guter Chirurg und Allgemeinmediziner, aus einem

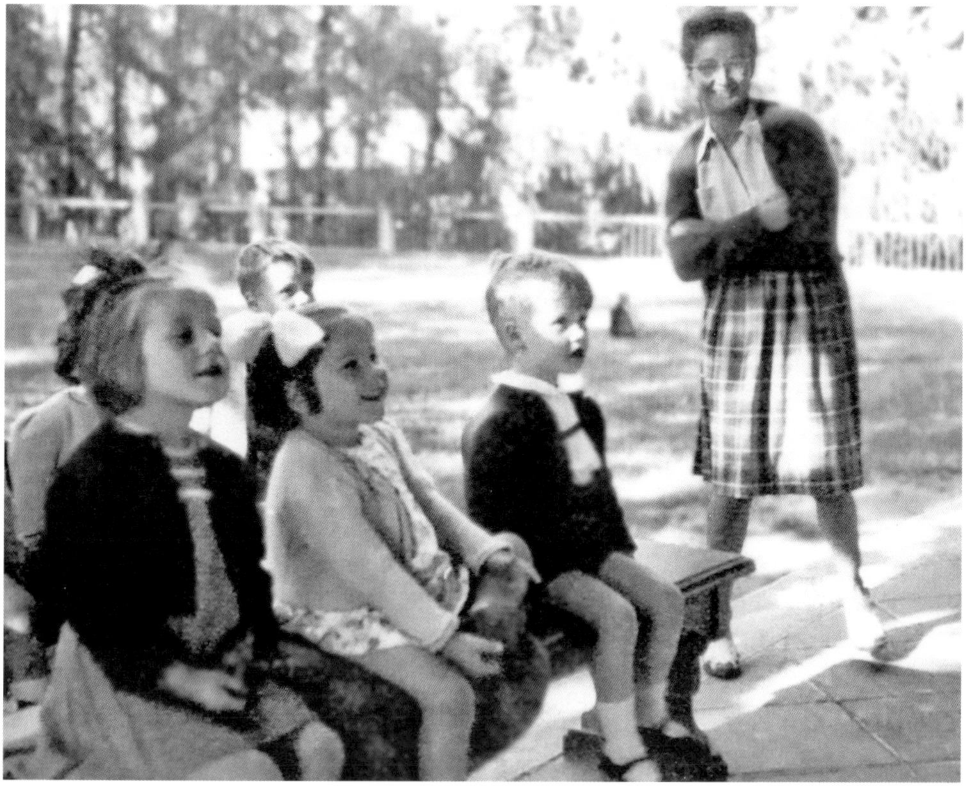

In Klobenstein war Lydia Fontana 1945 in einem Hilfslazarett beschäftigt. Hier freute sie sich darüber, wie die Kinder (zweites Mädchen von links Mechthild Rottensteiner) eine Kasperle-Aufführung erlebten

anderen Blickwinkel – nicht aus dem der Tochter-Vater-Beziehung – betrachte, muss ich sagen: Sie war ihm überlegen. Er war sehr an Geschichte interessiert, wollte aber auch nach dem Dienst und den Krankenbesuchen abends abschalten, und Fontana war die Wissenschaftlerin[23], die dafür bis in die Nacht arbeitete, sich weiterbildete.« Stadler sagte immer »Tante Lydia« zu ihr. »Sie ist immer dabei gewesen, seitdem ich klein war. Die Schwester meines Vaters hat mir gesagt: Sie ist mit uns groß geworden. Ich vermute, dass man mir das immer so gesagt hatte, oder wollte man doch nur die Verlobung vertuschen???«

Der Vater von Hans Köllensperger und der Großvater von Fontana hätten sich gekannt. Und da Fontana Einzelkind gewesen sei, habe der Vater von Hans sie immer mitgenommen. Schon als Kind war Fontana viel in Völs gewesen. Stadler bedauerte es, ihren Vater und auch dessen Schwester nicht mehr gefragt zu haben, vor allem nicht über Fontana. Über die Vergangenheit sprachen ihr Vater und auch Fontana wenig. »Sie gehörten der Generation an, die nicht darüber reden wollte.« Von Hamburg und Lübeck berichtete ihr Vater schon, dabei hob er aber nur die positiven Dinge hervor und erwähnte die negativen nicht. »Ich weiß nicht, ob der eine dem anderen oder ob die eine dem anderen nach Norddeutschland gefolgt ist«, wüsste Stadler gern mehr über die Auswanderung Ende der 30er Jahre. Von Fontanas Mutter weiß sie nur, dass sie mit ihrer Tochter in Rom war. Sie habe eine Wohnung in Bozen an der Hörtenbergerstraße gehabt, die an ein Ehepaar Pichler vermietet war. Nach Fontanas Tod hat Stadler diese Wohnung geerbt. Später kauften Pichlers ihr die Wohnung ab. Ihre Völser Wohnung hatte Fontana ganzjährig gemietet. Bei ihren Besuchen dort »wollte sie nicht im Mittelpunkt stehen, sondern sich nur mit Freunden treffen und eigentlich sonst nichts«. Stadler vermutete, dass sie nicht nur wegen der Hitze in Bozen, sondern auch deswegen aus der Stadt »geflüchtet« war.

Stadler hat in Rom studiert. Während dieser Zeit traf sie die ältere Fontana wohl zu einem Kaffee in der Stadt, besuchte sie aber nie in ihrer Wohnung in Ostia[24]. Das wollte die Medizinerin offenbar nicht. »Ich koche ungerne, weder für mich noch für andere«, sagte sie zur Begründung. Und gleichzeitig: »Ich bin immer für dich da.« In Völs besuchte Stadler ihre mütterliche Freundin aber oft. Fontana habe »einfach für die Arbeit gelebt«. Sie sei bei vielen Kongressen im Ausland gewesen. »Sie war ja Vorreiterin auf dem Gebiet. Sie hat sehr viele Bücher über Homöopathie gehabt. Die Tochter von Heiner Gschwendt, Dr. Gudrun Gschwendt, die schon verstorben ist, hat sie übernommen.« Als ihr Bruder im Prüfungsstress gewesen sei, habe Fontana viel mit ihrem Vater über Homöopathie gesprochen. »Jetzt gib ihm doch dieses Homöopathikum«, habe sie gesagt. Fontana predigte die Homöopathie aber nicht und sie missionierte auch niemanden, sondern sie erläuterte ihr die »Komplexität des Menschenseins«. Fontana war »unwahrscheinlich gebildet«. Sie vermachte ihr viele Bücher über Philosophie, auch über asiatische Formen. Fontana setzte sich sehr damit auseinander, wie viele Randbemerkungen in den Büchern beweisen. Ja, religiös war sie schon, sie trennte aber Glaube und Kirche: »Mit der Kirche hat sie nichts anfangen können«, sagte Stadler. Sie sei ihrer Zeit »sehr, sehr weit« voraus gewesen und sie schaute nicht zurück, sondern stets vorwärts.

Annelies Blaas war von Ende der 50er Jahre bis Herbst 1962 als Kindermädchen bei der Familie Pitscheider in Rom angestellt.[25] Hier lernte sie Fontana »als sehr einfache und ruhige Frau« kennen.[26] Die Familie Pitscheider hielt sich während des Winters in Rom und im Sommer in Gröden auf. Blaas erinnerte sich, dass Fontana in den Jahren 1961 und 1962 ins Haus kam, um das Kind der Familie Pitscheider, Patrizia (6.2.1959 bis 6.7.1996), zu behandeln. Sie massierte und behandelte es mit homöopathischen Globuli. Patrizia hatte im Alter von zwei Monaten eine Gehirnentzündung und infolgedessen blieben eine körperliche und auch eine geistige Behinderung zurück. »Eine Körperhälfte war, nicht gerade gelähmt, aber beeinträchtigt. Im Alter von drei Jahren konnte sie noch nicht sprechen und nicht laufen. Man brachte es damals mit der schweren Geburt des Kindes in Zusammenhang, es war eine Zangengeburt«, so Blaas. Sie bezeichnete Fontana als »beeindruckende Persönlichkeit«.[27]

Eva Pobitzer (* 1938) lebte in Rom, wo sie 1969 Fontana kennenlernte:[28] »Sie war die Ärztin meiner Kinder.« Sie arbeitete damals im homöopathischen Zentrum von Professor Dr. Antonio Negro an der Piazza Navona. Sie meinte, dass Fontana eigentlich ausschließlich Kinder behandelt habe, aber Akupunktur auch bei Erwachsenen

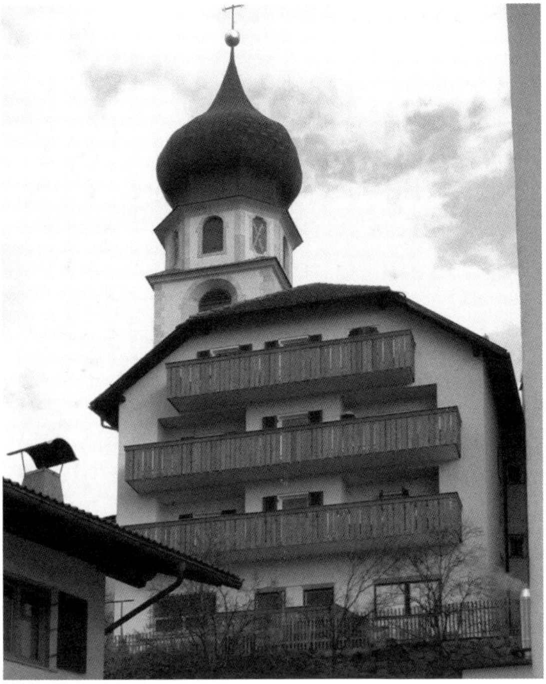

In Völs am Schlern hielt sich Lydia Fontana gern in ihrer Wohnung im obersten Stockwerk dieses Hauses am Marktplatz auf

anwendete. »Sie war sehr nett zu den Kindern. Die Kinder hatten sie wirklich sehr lieb.« Sie sei erst ganz kurz vor ihrem Tode erkrankt und habe bis zum Schluss gearbeitet. Sie war auch vorher richtig schlank »und dann hatte man das vielleicht nicht so gesehen, dass sie krank war«. Fontana habe Pobitzer erzählt, dass sie während des Krieges in Hamburg gearbeitet hat. »Ich weiß nicht mehr ganz genau, was sie gesagt hat, aber ich erinnere mich noch genau, dass sie zum Schluss keinen Pass hatte, den hatte man ihr abgenommen und sie war eine Zeit lang in München und hat dort in einer Zeitung von Professor Negro gelesen. Da hat für sie festgestanden, dass sie nach Rom wollte.«

Die Erinnerungen von **Mechthild Rottensteiner** gehen noch weiter zurück. Die 1941 geborene Bozenerin erkrankte im Alter von vier Jahren an Kinderlähmung. Sie durfte ihr Zimmer einen Monat lang nicht verlassen. »Die Frau Fontana steht wie ein Bild aus der Erde gewachsen da. Mir ist es sehr schlecht gegangen und ich habe große Schmerzen gehabt. Sie ist täglich zu mir gekommen. Sie war immer freundlich und fröhlich und ich habe meine ganzen Scherereien vergessen, als sie bei mir war. Ich sehe ihr Gesicht ganz genau vor mir und ihre sehr dicken Brillengläser. Sie war immer sehr fröhlich. Sie hatte eine schiefe Nase, so ein bisschen die krumme Tiroler Hakennase. Sie hat zwei Eckzähne gehabt, die ein bisschen vorgestanden sind und einen vollen, aber nicht zu vollen Mund. Sie war für mich der Inbegriff der Freundlichkeit und Nettigkeit. Und dann ist sie auf einmal nicht mehr da gewesen. Und ich habe meine Mutter gefragt: Wo ist denn die Piekser-Tante? Denn sie hat mir täglich Spritzen verabreicht. Sie hat mir auch ein schön illustriertes Buch geschenkt.« Nur einmal hat sie die Ärztin im Bozener Café Hofer wiedergesehen. Das muss 1962 oder 1963 gewesen sein. Und dennoch war sie in ihrer Erinnerung noch lebendig. Die Vorkommnisse am KKR und Fontanas Weigerung, an den Morden teilzunehmen, bewertete die Frau aus der Ferne wie folgt: »Sie kam aus keiner reichen Familie, sie musste ihre Stellung bewahren und sie hat trotzdem getan, was richtig war und nicht das, was ihr befohlen worden ist.« Die Bozenerin **Erika Stubner** (* 1942) erzählte, wie einer ihrer zehn Jahre älteren Zwillingsbrüder mit Kriegsrelikten hantierte. Bei der Explosion der Granate zerriss es seine Oberlippe. Fontana habe ihn im heutigen Hotel »Dolomiten« in Klobenstein, das damals ein Ersatzkrankenhaus von Bozen war, versorgt.[29] Er durfte nach der Behandlung sofort wieder nach Hause. Sie habe ihn »wunderbar verarztet«. Ihr Bruder habe von Fontana als »wundernetter Frau« gesprochen.

Fontana war eine Freundin der Bozenerin **Anna Zacher** (* 1926). Diese wunderte sich darüber, dass Fontana so viel älter als sie selbst war, als sie von mir Fontanas Geburtsjahr erfuhr, was sie so nicht mehr in Erinnerung hatte. »Obwohl«, fiel der alten Dame ein: »Ihr schönes Haar war schon meliert. Sie war eine ganz eine gute Person, ein ganz ein gutes Geschöpf. Sie war einfach, bescheiden und sehr intelligent«, charakterisierte sie Fontana. Über ihre Zeit in Deutschland erzählte sie ihr kein einziges Wort. Sie wusste gar nicht, dass Fontana in Deutschland war. In Rom habe Fontana zunächst keine Stelle gehabt. Noch 1976 besuchte sie Fontana in Völs. »Sie war ganz schlecht beisammen. Zwei Wochen später war sie in einer Privatklinik in Bozen. Ich bin sie mit meiner Mutter besuchen gegangen. Sie meinte, sie habe eine Lungenentzündung, sie habe sich schwer verkühlt. Aber als wir über jemand anderen gesprochen haben, der Lungenkrebs gehabt hatte, sagte sie: Ich habe nie geraucht. Und dann klopfte sie auf die eine Seite ihrer Bronchien und sagte: Hier ist alles leer. Und dann klopfte sie auf die andere Seite der Bronchien und sie sagte: alles voll. Da war klar, dass sie einen Lungentumor hatte«, sagte Zacher. Im Sommer wollte sie nicht in der Bozener Hitze sein, »aber die Arme ist in diesem Jahr nicht mehr hinaufgekommen« in die Berge um Völs.

»Sie war aber nicht einsam. Ohne auffällig zu sein, hat man die Ruhe neben ihr gefühlt. Sie war ein ruhiger und zufriedener Mensch. Und sie hat nie gejammert«, erinnerte sich Zacher. Ihr Grab sei so schön. Die gusseiserne Arbeit an ihrem Grabstein habe der bekannte Südtiroler Künstler Heiner Gschwendt (1914 bis 2011) angefertigt. Er und seine Frau, Steffi Nußbaumer, waren gut mit Fontana befreundet. Zu Allerseelen brannte immer eine Kerze auf ihrem Grab, 2011 flackerte dort aber kein Licht. Daher vermutete Zacher, dass es der Künstler war, der stets eine Kerze entzündet hatte. Bei ihrer Beerdigung sprachen zwei Damen aus Rom zu den anderen etwa 30 Anwesenden. »Moment, wir haben noch etwas zu sagen«, hoben sie an. Und dann hätten sie davon erzählt, dass Fontana auch nachts zu ihren Kindern gekommen sei. »›Sie war unser Engel‹, haben sie am Grab gesagt, das werde ich nie vergessen.« Im Dom zu Bozen fand die Totenmesse statt, an der die Frauen aus Rom auch teilnahmen. Zum Schluss des Gesprächs meinte Zacher mit tränenerstickter Stimme: »Ich bin so gerührt, dass ich von der Lydia so reden kann, sie war so ein lieber Mensch.«

Der Klausener Künstler Heiner Gschwendt war ein Verehrer von Fontana, und zwar von Kindesbeinen an. Sie besuchten beide das italienische Gymnasium von Bozen. »Fontana hat das Liceo Carducci (Klassisches Gymnasium) in den Jahren 1929/30, 1930/31 und 1931/32 besucht und dort maturiert (mit 57/80 Punkten). Am Carducci hat sie nur das Triennium, also die letzten drei Jahre, besucht, vorher hat sie eine Aufnahmeprüfung machen müssen, sie ist nämlich vom liceo scientifico (Realgymnasium) Trient nach Bozen gewechselt«,[30] hat Martina Adami herausgefunden. Womöglich war der Vater in den Jahren zuvor in Trient, etwa 56 Kilometer südlich von Bozen, stationiert. Gschwendt hat in der Schulzeit von ihr geschwärmt, wusste seine Begleiterin Christina Niederkofler. »Sie hatte zwei so schöne Zöpfe«, erzählte ihr der Künstler. »Er hat sie sehr gemocht.« Niederkofler kann sich gut vorstellen, dass der Künstler stets eine Kerze am Grabstein entzündet hat. Während der NS-Zeit engagierte sich der Künstler auch politisch. Seit 1937 war Gschwendt Leiter der Jungenschaft des »Völkischen Kampfrings Südtirols« (VKS). Sein Enkel Dr. Thomas Klauser, der seinen Nachlass verwaltet, setzte sich in einem Brief an mich vehement für die Integrität seines Großvaters ein:[31]

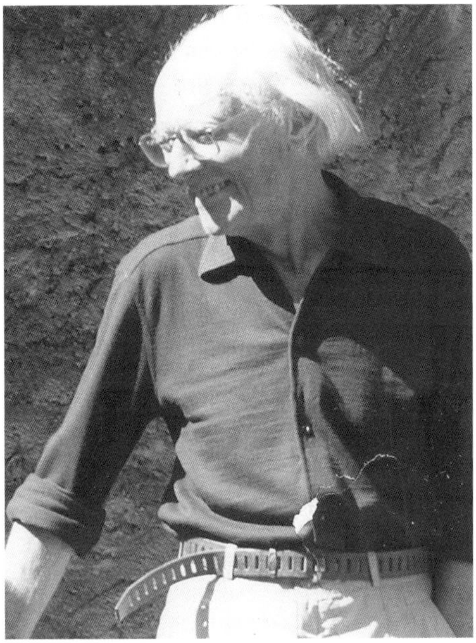

Heiner Gschwendt (1914 bis 2011) war ein sehr guter Freund von Lydia Fontana aus Kindertagen

»[…] Heiner hat den Krieg mit zwei Wunden überlebt – eines war der Kopfschuss, den er an der russischen Front bekommen hat, und für welchen er seinem Schicksal ein Leben lang gedankt hat, denn er ermöglichte ihm, den Krieg zu überleben und eine zweite Chance zu bekommen. Die zweite und wesentlich schwerere Wunde war die Erkenntnis, einem falschen Herrn gedient zu haben und für Ideale missbraucht worden zu sein, hinter denen Heiner nach Offenbarung dieser nicht länger stehen konnte. […] Die Menschen in Südtirol hatten damals – wie es dann in der Frage der Option deutlich wurde –, die Wahl zwischen dem faschistischen Italien oder dem nationalsozialistischen Österreich/Deutschland. […] Damals gab es nicht die Wahl zwischen richtig oder falsch, sondern man musste versuchen, zwischen zwei Übeln das kleinere auszuwählen. Und für viele Südtiroler schien die Hinwendung zu Österreich/Deutschland das kleinere Übel, denn von denen wurden die Südtiroler ja nicht unterdrückt. […] Heiners Engagement im Südtiroler VKS kam also mit Sicherheit nicht aus der Überlegung heraus – Hitler an die Weltmacht, Nazis über alle, die arische Herrenrasse ist besser als der Rest und die Juden sind die Bösen dieser Welt, sondern aus der simplen Hoffnung heraus, dass sich die Lage in Südtirol bessern würde, wenn sich Südtirol aus der faschistischen Umklammerung befreien könnte. [...] Heiner selbst hat uns einmal gesagt, dass er sehr bald im Krieg eine sehr aufschlussreiche Erkenntnis gewonnen hat. Nämlich dass sich mehr oder weniger in allen Völkern, denen er während des Feldzuges begegnet ist, ein ähnlicher Prozentsatz an geistig kranken, sadistischen und brutalen Menschen (zirka zwei Prozent nach seiner Erkenntnis) befindet, ebenso wie durchaus vergleichbare Anteile an Menschen mit moralischem Rückgrat, mit Gewissen, mit Bildung – also dass eigentlich die trennenden Elemente zwischen Völkern und Nationen hauptsächlich in politischer und religiöser Agitation und in Sprachbarrieren bestehen. Und das Problem im Krieg oder bei Auflösung jeder gesellschaftlicher Ordnung ist, dass genau jene zwei Prozent an krankhaften sadistischen und brutalen Menschen das Kommando an sich reißen. Diese Erkenntnisse betrachtete er als fundamental wichtig und gab sie auch so an uns weiter! [...] Ich gehe davon aus, dass sich auch Frau Fontana wohl kaum mit Heiner abgegeben hätte, wenn er wirklich das Nazimonster gewesen wäre, als das ihn einige eifrige sensationsheischende Journalisten gern hinstellen würden. [...]«

Frieda Kompatscher gehörte das sogenannte Baumannhaus in Völs, in dem die Witwe zum Zeitpunkt unseres Gespräches noch wohnte. Fontana sei über ihre gute Freundin, die ebenfalls verstorbene Architektin Gabloner, ihre Mieterin geworden. Gabloner ließ das Haus bauen und brachte auch Fontana mit ihr in Kontakt. Ihre Wohnung bestand aus einem großen Zimmer, einem mit antiken Möbeln eingerichteten Wohnzimmer, einem kleinen Zimmer, einer Küche und einem »ganz netten« Bad. Fontana behandelte sie selbst mit Akupunktur und gab auch ihren Kindern »homöopathische Sachen«. Dr. Gudrun Gschwendt lehrte sie die Akupunktur. Sie sei eine »ganz liebe« Person und ein »sehr netter Mensch« gewesen, mit dem sie immer gut auskam. Sie habe aber nie etwas erzählt von früheren Zeiten.

Lore Baumgartner war die Chefin des Hotels »Rose Wenzer« am Kirchplatz in Völs. Bis 1968 betrieb sie zusammen mit ihrer Schwester Emmi Ploner die Gastwirtschaft am Völser Weiher. Dorthin kam Fontana sieben bis acht Jahre lang stets für zwei bis drei Wochen als Stammgast in ihren Sommerferien. Die Völser Natur und die dortige Ruhe liebte sie und sie war »sehr bescheiden und ein richtig aufrichtiger Mensch«. Der Weiher habe einem Bozener Arzt, einem Dr. Schnabl, gehört. Deshalb hätten dort auch viele Mediziner verkehrt. Sie war »einer der angenehmsten Menschen, die ich kannte«. Sie meinte, dass Fontana in Berlin gewesen sei. Dort hätten die Südtiroler ihre Matura und ihre Doktorenausbildung auf einer Art Sonderschule machen können, habe sie gehört. Hans Köllensperger sei dort auch gewesen. Auf jeden Fall wusste sie, dass Fontana in Deutschland viel mit Köllensperger zusammen war. Eines Tages, sie kann nicht mehr sagen, wann das war, sagte sie »wie selbstverständlich«: »Ich leb' ja nicht mehr lange.« Sie muss also von ihrer schweren Krankheit gewusst haben. Man redete zwar über allerhand, aber eigentlich nie über vergangene Zeiten, von Deutschland so gut wie nie und auch von ihrer Zeit in Rom sehr wenig. »Sie hat in der Gegenwart gelebt«, war Baumgartners Eindruck.

In Völs hält sich bis in diese Tage hinein hartnäckig das Gerücht, dass Hertha Gabloner Fontanas Halbschwester gewesen sei, teilte Stadler mit:[32] »Wir machten

Urlaub in Südtirol, davon auch ein paar Tage in Völs. Bei meinen Rundgängen durch das Dorf und den Einkäufen in den Tante-Emma-Läden bzw. jeden Tag woanders, damit ich mit vielen Menschen plaudern kann, war ein Gesprächsthema auch immer Lydia Fontana. Ich muss sagen, dass dort wesentlich mehr Leute als von mir vermutet, von ihr behandelt worden sind. Durch Akupunktur ging das Kopfweh weg, die Wechselbeschwerden usw. – die Kinder bekamen die Grießkugelen (so nannten sie die homöopathischen Kügelchen), man schätzte sie sehr.« Die Akten verweisen eine mögliche Schwesternschaft zwischen Hertha Gabloner und Fontana hingegen ins Reich der Fabel:[33] Demnach waren Ignaz Gabloner und Hedwig Steinkellner die Eltern von Gabloner. Helga Hofer hält die Vermutung einer Verwandtschaft zwischen Fontana und Gabloner gar für »einen großen Unsinn«.[34] Eines beweist Stadlers Recherche jedoch: Lydia Fontana genießt auch fast vier Jahrzehnte nach ihrem Tod noch immer großes Ansehen in ihrem Urlaubsdomizil Völs.

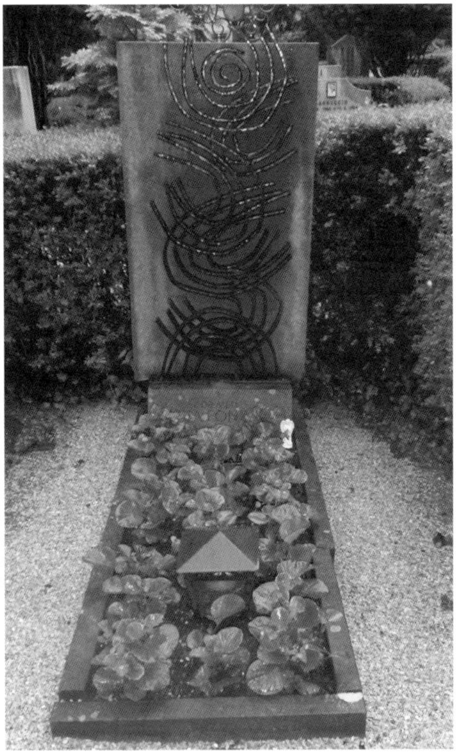

Im Jahr 2013 ist die Grabanlage von Lydia Fontana auf dem Bozener Friedhof gerichtet worden. 1976 hat die Medizinerin hier ihre letzte Ruhestätte gefunden.
Die gusseisernen immer währenden Kreise sind nach einem Entwurf des Künstlers Heiner Gschwendt angefertigt worden

Christine Janssen ist die Tochter einer Cousine der Medizinerin. Sie erfuhr durch einen Zeitungsartikel[35] in ihrer Heimatstadt Bozen erst im Mai des Jahres 2015 davon, dass ihre Verwandte in Hamburg standhaft geblieben war. Davon hatte sie vorher nichts gewusst. Schon im Alter von 14 Jahren entschied sich die Bozenerin, Physiotherapeutin für Kinder mit Behinderung[36] zu werden. Ihre Familie war skeptisch, aber die Homöopathin Lydia Fontana bestärkte sie in ihrem Vorhaben: Sie sagte ihr jegliche Unterstützung zu. »Ich bin sehr stolz auf sie und freue mich, dass sie damals so mutig war«, kommentierte Janssen den Widerstand ihrer Tante.[37] »Was ich jetzt über meine Tante weiß, ist mir sehr nahe gegangen und ich denke viel daran. Das Verhältnis zu meinen Patienten hat sich vertieft und im Herzen entschuldige ich mich bei den Kindern, denn alle wären damals ermordet worden.«[38] Ihre Tochter **Linda Omobono** meinte am 28.5.2015, als sie von Lydia Fontanas Hamburger Zeit erfuhr: »Ich fühle mich geehrt, so eine Verwandte zu haben, wusste gar nichts darüber.«[39]

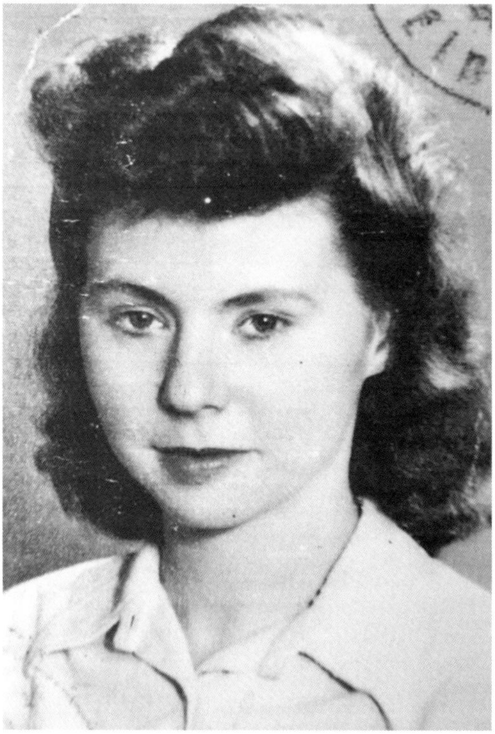

Ursula Fryd (1919 bis 2008)

* 5.9.1919 in Hamburg
† 15.2.2008 in Hamburg
verheiratet seit 22.5.1958 mit Dr. Heinz Dietrich Kuhn
keine Kinder
im KKR vom 20.7.1942 bis 21.11.1943

Die Stifterin: Ursula Fryd

Ursula Fryd war laut Verzeichnis[1] vom 20.7.1942 bis 21.11.1943 als Famulus am KKR, also immerhin 16 Monate lang. In diesen Zeitraum fallen die Bombardierung des Kinderkrankenhauses und die Evakuierung desselben nach Celle Ende August 1943. Auf der im Stadtarchiv Celle verwahrten Liste des medizinischen KKR-Personals, das in Celle untergebracht wurde, ist Ursula Fryd indes nicht verzeichnet.[2] Sie ist am 5.9.1919 in Hamburg geboren und lebte in den 1940er Jahren in ihrem Elternhaus in Hamburg an der Straße Blumenau.

Ihr Vater war ein beliebter und bekannter Zahnarzt, der seine Praxis am Jungfernstieg hatte. Er ist 1876 geboren und hat wohl aktiv an beiden Weltkriegen teilgenommen. Er starb am 22.12.1941 in Freiburg, wohin er verpflichtet worden sein soll. Bei Ursulas Geburt war er bereits 43 Jahre alt.

Brigitte Ohlwein (* 1945) ist die Witwe eines Sohnes der Halbschwester von Ursula Fryd, der im Jahr 2014 verstorben ist. Sie sichtete im Jahr 2020 die Unterlagen, die Zeugnis vom Leben der Ärztin geben.

Ursula Fryd und ihre Eltern seien gegen die Nationalsozialisten eingestellt gewesen. »Das habe ich aus Erzählungen gehört«, sagte Brigitte Ohlwein. Das bestätigte auch **Barbara Diederich**, geborene Kuhn, die sich 93-jährig noch gut an Gespräche mit ihrer Schwägerin erinnerte, in denen es auch um die Zeit des Krieges ging. Dass sie am KKR gearbeitet hat, wusste Diederich, aber viel hat ihre Schwägerin davon nicht erzählt. Sie hielt es für sehr gut möglich, dass sie dort etwas mehr als ein Jahr gearbeitet hat. Barbara Diederich empfand die Aussagen der Ärztin über Rothenburgsort immer als »schwammig«. Sie fragte aber auch nicht nach, weil sie meinte, dass das Thema ihrer Schwägerin sehr naheging. Und sie sei auch nicht »sensationslüstern« und auch selbst nicht im medizinischen Bereich firm.

Auch Ursula Fryds Vater, der Zahnarzt und Dr. der Philosophie Carlos Edward John Theodor Fryd, und dessen Frau Margarete Fryd, geborene Störtenbecker, sollen systemkritisch eingestellt gewesen sein, bestätigte Diederich. Nach dem Besuch eines Realgymnasiums in Hamburg wechselte Ursula Fryd im Jahr 1937 an ein Realgymnasium nach Kassel. Dort am Reinhardswaldgymnasium bestand sie 1939 ihr Abitur. Von April bis Oktober 1939 war sie als Lagerführerin beim Reichsarbeitsdienst.[3] Von 1939 bis 1944 studierte sie Medizin an den Universitäten Jena, Freiburg und Hamburg. Ihr medizinisches Staatsexamen bestand sie am 17.5.1944, promoviert hat sie 1949. Ihre Doktorarbeit hat sie über Exhumierungen geschrieben.

Als Ärztin arbeitete sie zunächst fürs Gesundheitsamt Lingen/Ems, und zwar von Oktober 1944 bis August 1945, wo sie in der Säuglings-, Kleinkind- und Tuberkulosefürsorge tätig war. In ihrem Zeugnis ist vermerkt: »*Sie hat dort die Schutzpockenimpfungen in mehreren Impfbezirken des Kreises durchgeführt und sich bei der örtlichen Betreuung von sehr zahlreichen in- und ausländischen Schanzarbeitern sowie von Flüchtlingen in aufopferungsvoller Weise eingesetzt.*«

Dann wechselte sie an die Hamburger Kinderklinik an der Hochallee (18.10.1946 bis 30.1.1947). Von dort ging es an die Frauenklinik Altona (bis Ende März 1947). Im Universitätsklinikum Eppendorf (UKE) war sie bis Ende September 1948. Hier wurde sie zur Kinderfachärztin ausgebildet, wobei sie dieses halbe Jahr als Privatassistentin des Institutsleiters Rudolf Degkwitz wirkte. Nun wechselte sie für ein Jahr ans Hafenkrankenhaus, wo sie 260 Sektionen vorgenommen hat, davon 42 an Kinderleichen. Anschließend ging sie erneut an die Kinderklinik Hochallee (15.11.1949 bis 31.7.1950). Nahtlos wechselte sie an die Kinderklinik Walddörfer, wo sie bis zum Ende des Jahres 1952 wirkte. Nach einer mehrmonatigen Pause begann sie Anfang Oktober 1953 am Städtischen Krankenhaus Stade zu arbeiten, wo sie bis Ende April 1956 beschäftigt war. Ihre Anerkennung als Fachärztin für Kinderkrankheiten erhielt sie erst im Jahr 1955. In Stade hat sie in der Kinderabteilung gearbeitet und zudem fünf Monate lang einen verstorbenen Arzt vertreten. Nach einer zwölfeinhalbmonatigen Unterbrechung begann sie Mitte des Monats Juli 1957, als Schulärztin in Hamburg zu arbeiten. In den Papieren heißt es, dass sie zuvor jahrelang stundenweise schon für die Behörde als Ärztin tätig gewesen ist.

Ursula Fryd hat im Alter von 38 Jahren am 22.5.1958 Barbara Diederichs Bruder Dr. med. Heinz Dietrich Kuhn (* 14.9.1923) geheiratet. Er hat als niedergelassener Arzt in Hamburg-Horn gearbeitet. Kurz vor ihrer Hochzeit wurde bei einer personalärztlichen Untersuchung festgestellt, dass die 1,57 Meter kleine Frau 62,5 Kilogramm wog, also stabil gebaut war. Eineinhalb Jahre später wog sie vier Kilogramm mehr und 1965 gar 68,5 Kilogramm. 1958 lebte sie am Brunskrogweg in Ohlstedt. Mit ihrem Mann zusammen wohnte sie später auch Am Sooren, 1962 am Berser Heerweg. Sie hat anschließend bis mindestens 1966 mit ihrem Mann in dessen Elternhaus am Mellenbergweg gelebt. Später ist »Tante Ursel«, wie Brigitte Ohlwein sie nennt, in eine Wohnung in Alt-Rahlstedt gezogen. Über das Jahr, in dem sie in Rothenburgsort famuliert hat, hat Ohlwein in den Unterlagen nichts gefunden. Wohl aber ansonsten sämtliche Zeugnisse.

Ihre Stelle war ab März 1967 mit A14 besoldet. Bis Ende des Jahres 1981 war sie im Bezirksamt Wandsbek als Schulärztin angestellt und zum Schluss Obermedizinalrätin. In einer dienstlichen Beurteilung aus dem Jahr 1962 heißt es: »Sie ist gut in der Lage, sich dem kindlichen Denken und Fühlen anzupassen und dadurch das Vertrauen der Schulkinder zu gewinnen. Auch mit den Eltern der Kinder sowie den Schulleitern und Lehrern hatte sie guten Kontakt, der für die Erfüllung der Arbeit förderlich war. Sie zeigt ein ständiges Bemühen um die schulärztlichen Aufgaben, die sie mit Umsicht und Erfolg wahrnimmt.« Weiterhin wird ihr Umgang mit Publikum als freundlich und selbstsicher bewertet, ihr Umgang mit Mitarbeitern als geselig und beliebt und ihr Umgang mit Vorgesetzten als natürlich, freimütig und taktvoll.

Sie unterzog sich 1950 einer Unterleibsoperation und hatte elf Jahre später einen Rückfall. Tumore seien tastbar und sie müsste sich operieren lassen, wenn sie ins Beamtenverhältnis übernommen werden wollte, hieß es 1961. Eine weitere Operation erfolgte dann 1962. Sie litt unter einer Vergrößerung der Brust (Mastopathie beidseits) und einer Vergrößerung der Gebärmutter (Uterus myomatosus). Im März 1964 wurde sie zur Beamtin auf Probe ernannt.

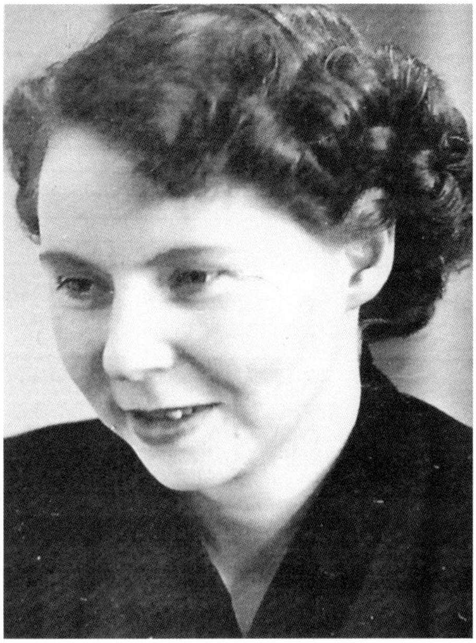

So sah Ursula Fryd im Jahre 1952 aus

Ursula Fryd gab 1940 an, dass sie in den Jahren 1928, 1929 und 1935 für jeweils vier bis sechs Wochen in der Schweiz Urlaub gemacht hatte, 1930 und 1937 in Dänemark und Schweden (für jeweils drei bis fünf Wochen) und 1936 und 1938 in Italien (für jeweils fünf Wochen). Die Reisen habe allesamt ihr Vater bezahlt. Dr. Carlos Fryd verreiste zudem viel mit seiner Familie und auch mit seinen Assistentinnen aus der Praxis auf die Nordseeinseln Amrum und Juist. Dr. Ursula Kuhn war auch später gerne unterwegs: Für eine Auslandsreise zu privaten Zwecken war sie ohne Fortzahlung der Dienstbezüge von Ende Juli 1966 bis Ende Oktober 1966 beurlaubt. In höherem Alter hat sie die Hurtigruten zusammen mit ihrer ehemaligen Assistentin, die sie als Schulärztin unterstützt hat, bereist.

Sie hatte ein berufliches Interesse am Kind. Brigitte Ohlwein ging mit ihren drei Kindern zur medizinischen Einschulungsuntersuchung nach Farmsen, denn für die Kinder hier war ihre Tante als Schulärztin zuständig. Dabei war sie »sehr streng«, »gewissenhaft«, sie hat sich alles genau angeschaut, aber sie war »nicht so herzlich«. Diesen Eindruck hat Ohlweins jüngere Tochter bestätigt. Sie hatte »immer so ein bisschen Schiss vor ihr«, sagte sie, als sie mit ihrer Mutter über Dr. Ursula Kuhn sprach. Auch bei anderen Gelegenheiten im familiären Kreis war die Ärztin gegenüber Kindern auf Distanz und sehr reserviert. Zu Weihnachten bedachte sie die Kinder aber stets mit kleinen Geschenken. Sie meinte, dass Brigitte Ohlweins mittleres Kind, ihr Sohn, sie an ihren Vater Carlos erinnerte, vor allem seine Augen. Brigitte Ohlweins Kinder sind 1964, 1967 und 1972 geboren. Die Frau, die sehr »mit dem spitzen Stein« sprach, also das Sp und das St mit einem Zungenzischlaut aussprach, legte großen Wert auf ihren Doktortitel, wollte mit dem Titel angesprochen und angeschrieben werden. Brigitte Ohlwein lernte die

Medizinerin erst 1972 kennen, als sie nach Hamburg gezogen war. Zu ihrem Mann hatte Ursula Kuhn den engsten Kontakt. »Sie hat ihn sehr geschätzt«, meinte Brigitte Ohlwein.

Die Halbschwester

Elsa-Theresa Ohlwein, geborene Fryd (* 23.4.1904), war Ursulas Halbschwester. Ihre Mutter, eine ausgebildete Sängerin, hatte sich von Dr. Carlos Fryd getrennt. Mit seiner zweiten Frau Margarete Fryd (1888 bis 1974) bekam der Zahnarzt fast 16 Jahre nach der ersten Tochter sein zweites Kind. Die ältere musste oft auf die kleine Schwester aufpassen. Elsa Fryd heiratete 1933 in der deutschen Kolonie Tsingtau den überzeugten Nationalsozialisten Walter Ohlwein (1909 bis 1973), der am 1.7.1932 in die NSDAP eingetreten war (Mitgliedsnummer 1.274.756), hat Walter Matzat recherchiert.[4] 1934 wurde Walter Ohlwein Leiter des NS-Stützpunkts in Tsingtau. »Die Mitgliedszahl nahm nach Januar 1933 schnell zu, so dass nun eine sog. NS-Ortsgruppe gebildet werden konnte, dessen Leiter Ohlwein bis Mai 1945 blieb. Im Sommer 1936 war er, auf Kosten der Partei, für etwa sechs Monate in Deutschland, um auf einer Parteischule in der NS-Ideologie geschult zu werden.« Die beiden wurden kirchlich getraut. »Als am 1.5.1945 die Nachricht von Hitlers Tod eingetroffen war, veranstaltete Ohlwein im Deutschen Heim am 4. Mai eine Trauerfeier. Er hielt, in SA-Uniform, die Trauerrede.« Aus der Ehe gingen fünf Kinder hervor, drei Söhne und zwei Töchter, alle in Tsingtau geboren. »Frau Ohlwein und die Kinder lebten nach der Entlassung aus dem Ludwigsburger Internierungslager (Ende 1946 oder Anfang 1947?) in einem kleinen Schlösschen in Hopferau im Allgäu. Dorthin kam dann im Herbst 1947 auch Walter Ohlwein. Er startete eine Holzhandlung, deren Geschäfte offensichtlich gut liefen, so dass er im nahen Eisenberg-Pröbsten ein Grundstück kaufte und ein geräumiges Haus dort errichtete. In der Ehe lief es nicht so gut und es kam zu einer Scheidung.« Ursula Kuhns Halbschwester starb 1978 in München.

Künstlerisch begabt und interessiert

Sie war immer gut gekleidet, trug qualitativ hochwertige Kleidung, aber war in ihrem Kleidungsstil konservativ, nicht überkandidelt, sondern eher hanseatisch. Für sie musste es nicht immer der letzte Chic sein. Sie legte keinen Wert auf Statussymbole. Aber gutes Essen war ihr wichtig. Schon als Kind soll sie Hunde gehabt haben, sie hatte auch in späteren Jahren immer Hunde, die sie nach Ansicht ihrer Nichte liebte. Sie liebte die klassische Musik und in ihrem Haushalt gab es viele Bücher. Ihrem Neffen hat sie zu Geburtstagen immer Bücher geschenkt. Medizinische Fachzeitschriften haben sie bis zum Schluss interessiert.

Früh zeigte sich ihr Talent für die Malerei. Auch in höherem Alter hat sie noch viel gemalt. Sie hat beim Rahlstedter Maler **Jens Cords** (* 1932) regelmäßig Kurse an der Volkshochschule besucht. Mit 88 Jahren konnte sich der Maler zwar noch an den Namen seiner ehemaligen Schülerin erinnern, an mehr aber auch nicht.[5] Am Mellenbergweg wohnte das Ehepaar im Obergeschoss, um den Garten kümmerte die Medizinerin sich nicht. Sie fuhr wohl auch nicht Auto, meinte ihre Nichte.

Barbara Diederich wusste nicht, dass ihre Schwägerin im Jahr 2003 eine Stiftung für die Förderung musikalisch hochbegabter Kinder gegründet hatte, konnte sich das aber sehr gut vorstellen, weil diese auch sehr musikalisch war. Sie spielte Klavier, »wenn auch nicht sehr ambitioniert«, wie Diederich meinte. Brigitte Ohlwein wusste, dass ihre Tante das Klavierspiel als Kind erlernt hatte und sich ein Klavier kaufte, als sie in den Ruhestand gegangen war und dann auch wieder daran geübt hat.

Die Dr. Ursula Kuhn Stiftung wurde auch im Jahr 2020 noch von der Hamburgischen Kulturstiftung geführt. Nach Angaben von Inka von Bodungen[6] betrug das Stiftungskapital rund 1,4 Millionen Euro, und die Ausschüttung beziehungsweise Fördersumme pro Jahr liege je nach Ertragslage ungefähr zwischen 15.000 und 20.000 Euro im Jahr. **Sandra Issen-Großer**, die früher die Hamburgische Kulturstiftung geleitet hat und im Jahr 2020 im Vorstand der Dr. Ursula Kuhn Musikstiftung tätig war, hat sie als »ernsthafte, aber durchaus humorvolle Person kennengelernt, der bei der Stiftungsgründung der Leistungsgedanke nicht unwichtig war«. Man habe es aber geschafft, den Stiftungszweck auch über die Förderung von Hochbegabten hinaus auszuweiten.[7]

Ursula Kuhn starb am 15.2.2008 im Alter von 88 Jahren im Marienkrankenhaus Hamburg, nachdem sie an Bauchspeicheldrüsenkrebs erkrankt war. »Sie hat diese Krankheit als Ärztin sehr gut angenommen«, so ihre Nichte. Ihr Mann war knapp sieben Jahre zuvor, im April 2001, verstorben.

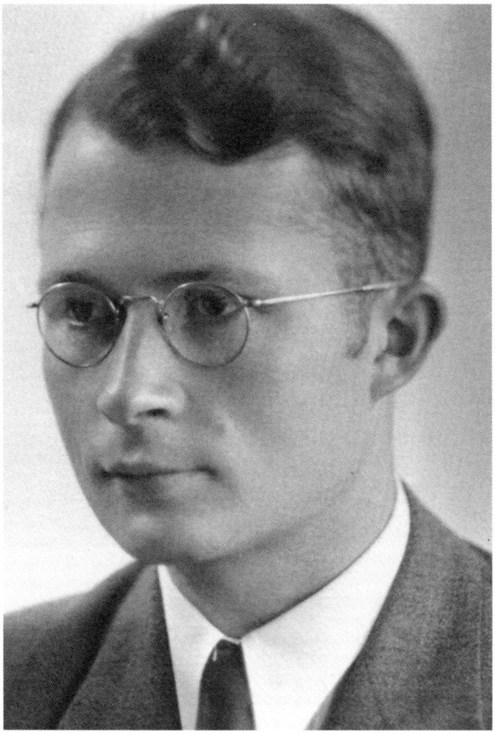

Heinz Graul (1909 bis 2001)

* 22.1.1909 in Leipzig
† 23.8.2001 in Hamburg
verheiratet seit 1939 mit Elisabeth Thur (1913 bis 2006)
vier Söhne
im KKR von 12.4.1939 bis 10.3.1941

Der stets Einsatzbereite: Heinz Graul

Heinz Graul war vom 12.4.1939 bis zum 10.3.1941 im KKR als Kinderarzt beschäftigt.[1] Er war damit nach Kriegsbeginn der letzte im Stationsbetrieb eingegliederte männliche Assistenzarzt, ehe auch er eingezogen wurde. Die KKR-Ärztin Ingeborg Sammet sagte aus:[2] »*Als ich auf S3 war – einen genauen Zeitpunkt vermag ich nicht anzugeben – sagte der mit mir gleichfalls am Krankenhaus tätige Assistenzarzt Dr. Graul, daß er auf seiner Jungensstation (KK.) ein idiotisches Kind liegen habe. Er fragte mich, ob ich ihm etwas Luminal geben könne. Ich entgegnete ihm, daß ich keins beschaffen könne. Aus all diesen Tatsachen und Andeutungen entnahm ich, daß Dr. Graul den Auftrag erhalten hatte, das Kind zu beseitigen. Ich weiß, daß hinterher eine ziemliche Erregung war und daß es hieß, daß der Chef*[3] *Dr. Graul mit der Tötung des Kindes zuvorgekommen sei. Ob das Kind tatsächlich gestorben ist, weiß ich nicht, da ich mich nicht darum gekümmert habe.*«

Zunächst meinte Sammet, dass sie auf der Station S3 »*keine idiotischen Kinder gehabt*« habe. Als ihr die Krankenakte von Karin Kiencke vorgelegt wurde, korrigierte sie sich aber. Am 13.1.1941 hat man dieses Kind mit Fieber eingeliefert. »*Ich muß dann kurze Zeit krank oder beurlaubt gewesen sein und Dr. Graul hat mich vertreten* […].« Als Sammet wieder zum Dienst erschien, übergab ihr Dr. Heinz Graul die Patientin. Er hatte zwischenzeitlich veranlasst, dass dem Kind Wickel angelegt wurden. Das Kind sei dann wenig später eines natürlichen Todes gestorben. Die Tatsache, dass Graul dem Säugling Wickel anlegen ließ, wertete Sammet als klares Indiz dafür, dass Graul dem Kind auf keinen Fall eine Luminalspritze verabreicht hatte. Graul wurde nicht zu den Vorkommnissen im KKR angehört, da er noch in Gefangenschaft war.

Heinz Graul wurde am 22.1.1909 in Leipzig geboren, als jüngstes Kind des Kunsthistorikers Prof. Dr. Richard Graul (1862 bis 1944), Leiter des Grassi-Museums für Kunst und Gewerbe in Leipzig, und seiner Frau Margarete, geborene Tillmanns (1875 bis 1956). Er wuchs mit zwei älteren Schwestern behütet in einer gutbürgerlichen Familie auf. Einer seiner Großväter war der Leipziger Kinderchirurg, der Geheime Medizinalrat Robert Hermann Tillmanns (1844 bis 1927)[4]. Zu Ostern 1915 wurde Heinz Graul in Leipzig eingeschult (Höhere Bürgerschule zu Leipzig)[5], vier Jahre später wechselte er zur Oberrealschule »Leibnizschule«. Im Frühjahr 1929 bestand er sein Abitur und schrieb sich in Leipzig für ein Medizinstudium ein. Er studierte im weiteren Verlauf jeweils ein Semester in Freiburg

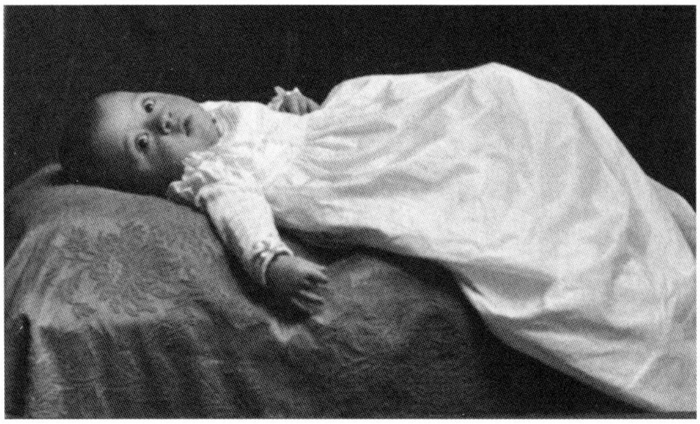

Anlässlich der Taufe am 17.4.1909 wurde der Täufling in einem Fotostudio in einem festlichen Taufkleid abgelichtet

sowie in Münster und kehrte dann zum weiteren Studium nach Leipzig zurück. Seine Schwester Margot (* 1901) verunglückte 1937 tödlich, seine Schwester Ilse (1903 bis 1982) heiratete 1925 den Germanistikprofessor Friedrich Neumann (1889 bis 1978)[6]; sie bekamen eine Tochter und drei Söhne, von denen der Älteste, Peter, noch heute als »Familien-Archivar« fungiert.[7]

Mit bestandenem Staatsexamen (1934) arbeitete Heinz Graul als medizinischer Praktikant im Kinderkrankenhaus der Universität Leipzig (Dezember 1934 bis November 1935), wechselte am 1.12.1935 als Volontärarzt in das Pathologische Institut der Universität und wurde dort ab 1.3.1936 als Assistenzarzt beschäftigt.

In späteren Jahren erzählte er schmunzelnd die folgenden Begebenheiten aus diesen Zeiten: In Münster, bei der Suche nach einer geeigneten Studentenbude, fragte ihn eine Vermieterin, welchen Glaubens er sei. Er war sich sicher, das Zimmer zu bekommen, und antwortete: »Evangelisch-lutherisch«. Mit den Worten: »An Ketzer vermieten wir nicht!«, machte die konservative Vermieterin seine Hoffnungen zunichte.Im Pathologischen Institut hatte er einmal spät abends eine Leiche in den Kühlkeller zurückzuschaffen. Das Haus war längst leer, alle Mitarbeiter gegangen. Beim Transport verkantete er die Bahre im Fahrstuhl, konnte weder vor noch zurück – war gefangen. Stunden später – nach Mitternacht – hörte ein Hausmeister seine Rufe und befreite ihn aus der makabren Lage. »Da war's mir doch etwas unheimlich zumute«, meinte er dazu.

Am 11.12.1936 erhielt er von der Leipziger Universität die Urkunde zum Doktor der Medizin mit seiner Arbeit »Über einen Fall von juveniler Apoplexie, Arteriosklerose, Nierenleiden« (Rektor Professor Dr. Arthur Golf, kommissarischer Dekan, und medizinischer Ordinarius Dr. Arthur Knick). Vom 1.3.1937 bis 31.3.1939 arbeitete er als Assistenzarzt unter Prof. Dr. Hermann Brüning in der Universitäts-Kinderklinik Rostock.

Im April 1939 wechselte er nach Hamburg und trat am Zwölften des Monats eine Stelle im KKR an. Am 12.10.1939 heiratete er in Berlin die Krankengymnastin Elisabeth Thur (1913 bis 2006). Die frisch Vermählten bezogen am 16.10.1939 ihre Wohnung an der Markmannstraße 74 in Hamburg-Rothenburgsort.

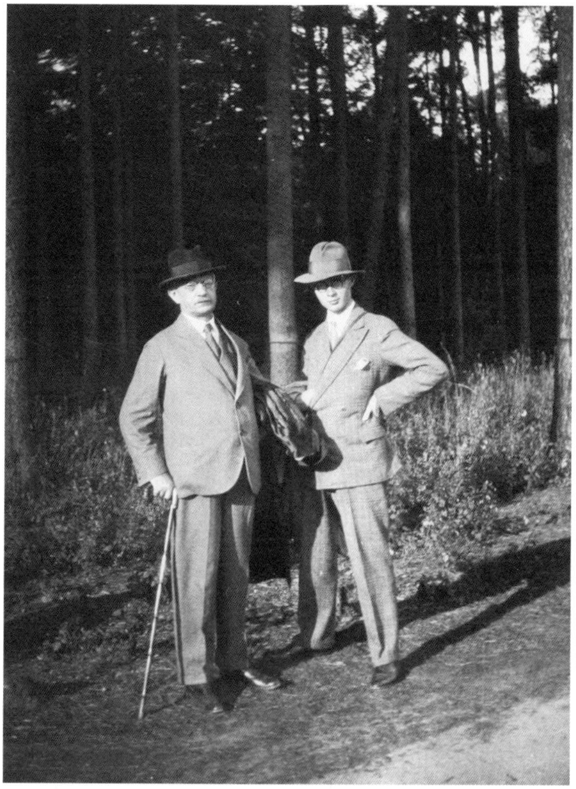

Heinz Graul als etwa 20-Jähriger mit seinem Vater Richard

Elisabeth und Heinz Graul im Jahre 1939 nach ihrer Hochzeit

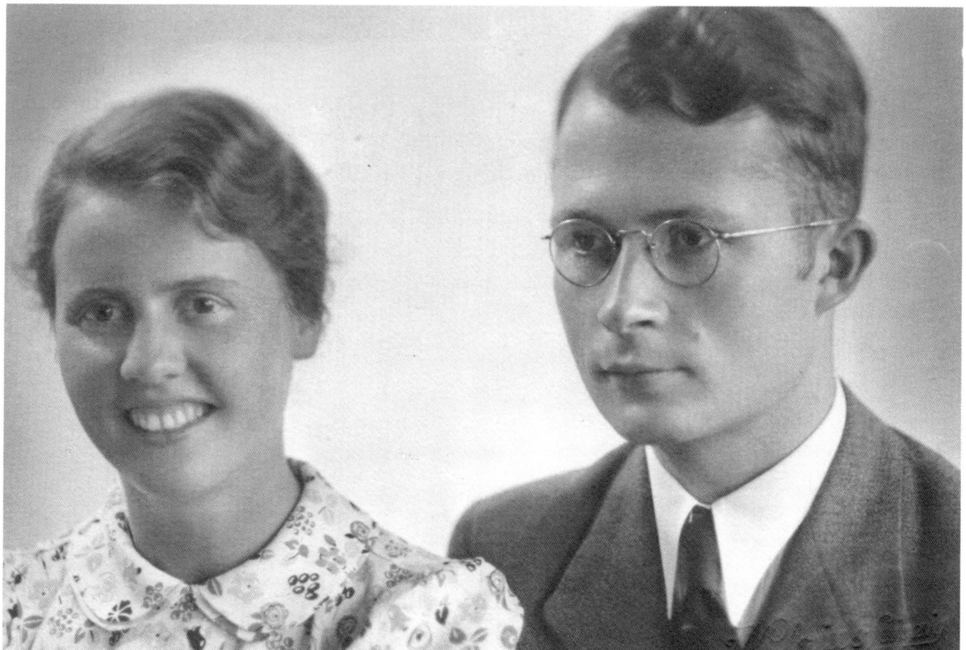

In Krieg und Gefangenschaft

Nach dem Einmarsch der Hitler-Armee in Polen wurde Heinz Graul sofort einberufen, zugunsten seiner ärztlichen Tätigkeit aber vorläufig freigestellt. Seine Beschäftigung im KKR endete schließlich (laut Arbeitsbuch des Deutschen Reiches) am 10.3.1941. Er wurde am Tag drauf zum Kriegsdienst an der Ostfront eingezogen und war zunächst als Truppenarzt (Hilfsarzt) tätig, später als Assistenzarzt in der internistischen Abteilung des Armeefeldlazaretts 502 in Kurland. Mit der Kapitulation am 8.5.1945 geriet der Stabsarzt Dr. Heinz Graul dort in russische Gefangenschaft. Über ein Auffanglager für Diplomaten und Offiziere bei Moskau kam er nach Irkutsk (Baikalsee), in ein Lager nahe der Angara. Hier ereignete sich zu Weihnachten ein Erlebnis, das er in seiner Kurzgeschichte »Das Licht im Lager«[8] verarbeitet hat.

Das Licht im Lager

Weihnachten 1945. Ein Zahnarzt und ich lagen in einer großen Halle eines Kriegsgefangenenlagers bei Irkutsk am Baikalsee zusammen mit 900 japanischen Mannschaften und Offizieren – zwei deutsche Ärzte in einer streng disziplinierten japanischen Einheit. Wir hausten an einer Fensterreihe in der unteren Lage zweier dicht nebeneinanderstehenden Doppelbetten, die durch eine Zeltplane von der Umgebung völlig abgeschlossen waren. So waren alle Offiziere untergebracht; die Lagerstätten der Mannschaften waren nicht umhüllt. Es schneite. Heiligabend wollten wir feierlich gestalten. Für das »Festmahl« hatten wir schon etwas von der kärglichen Verpflegung aufgespart. Es fehlte nur das Tannenbäumchen, gerade so groß, dass es im Zelt Platz hatte. Ich ging zum russischen Lagerkommandanten. »Jolka nada!« – wir möchten ein Weihnachtsbäumchen haben. »Charascho!« – gut. Ich kehrte zurück in dem Bewusstsein, das wird sicher nichts. Doch plötzlich, am späten Nachmittag, erschien ein Posten mit Gewehr. »Dawai, idi!« – komm! Ich verstand. Schnell zog ich Pelz und Filzstiefel an und schritt durch das Lagertor hinaus ins tief verschneite Land. Vom Posten gewahrte ich nichts. In einem nahen Kusselgelände schnitt ich mir eine kleine Fichte ab. Ich war glücklich, trug ein frisch verschneites Bäumchen behutsam, als wäre es mein eigenes Kind, zur Lagerstatt, und wir stellten es im Bettzelt auf. Es duftete herrlich frisch nach Wald! Die inzwischen geschmolzenen Schneekristalle hingen in kleinen Tropfen in den Zweigen und glitzerten anfangs im Licht der wenigen Kerzenstummel, die sich gerade zusammenfinden ließen. Unterm Bäumchen die Bilder unserer Frauen. In Decken warm verpackt nahmen wir unser kärgliches »Festmahl« ein und erzählten uns von daheim. So wurde es Nacht. Die Japaner feiern kein Weihnachten. Sie legten sich schlafen. Nur die ewigen Wasserläufer, die wie wir auch ihr Kohlsuppenwasser auf der Latrine draußen auf dem eisigen Hof loswerden mussten, trabten fast unaufhörlich durch das Hallentor, und jedesmal wälzte sich beim Öffnen eine Nebelwolke auf unsere nahegelegene Bettstatt zu. Wir sahen sie und fühlten ihre kalte Nässe. Die wenigen Lichter unseres Bäumchens waren schon am Verlöschen, da plötzlich hob sich ganz sachte die rechte Zeltwand. Aus den Dunkel erschien die markige Gestalt des japanischen Majors mit einer langen brennenden Kerze. Sein locker gefaltetes blusiges Seidenhemd erstrahlte blütenweiß im Kerzenlicht und setzte sich scharf ab von der gepflegten khakifarbenen Uniformhose. Er verneigte sich vor uns, die wir aufrecht am Bäumchen hockten, sagte mit leiser Stimme »Happy Christmas« und überreichte uns die brennende Kerze als Geschenk. So still er gekommen war, so verschwand er wieder im trüben Halbdunkel der Halle. Ein fremder Mensch eines uns fremden Volkes war erschienen und gab zu erkennen, dass er wusste, was uns Deutschen Weihnachten bedeutet. Wir waren tief beeindruckt, ja ergriffen, fast unfähig, etwas zu sagen, wohl nicht einmal »Danke schön«; denn er war gleich wieder fort. Ein Hoffnungsstrahl in der Finsternis dieser ersten Gefangenenweihnacht 1945! Als uns schließlich Dunkelheit umgab, lagen wir noch lange wach und hingen unseren Gedanken nach. Nur das ewige Trapp-Trapp-Trapp der Wasserläufer, das Ächzen des Hallentores, die kalte Nebelwolke verrieten, dass Leben um uns pulste.

Von Irkutsk aus schaffte man ihn in die Gegend von Donez, wo er in den dortigen Kohlengruben zu arbeiten hatte. Seinen aus dieser Zeit spärlichen Erzählungen nach wurde er unter Tage unter anderem als Weichensteller eingesetzt. Eine der Weichen war defekt. Er musste die Schienen mit den Händen zusammenhalten, dabei stets aufpassen, dass die Loren nicht über seine Hände rollten. Wäre eine Lore entgleist, hätte sie ihn zerquetscht.

Im Dezember 1949 wurde Graul aus der Kriegsgefangenschaft entlassen, sah Frau und Söhne (inzwischen sechs und acht Jahre alt) am 5.12. in Rodewitz/Kreis Pommritz (Lausitz) wieder. Ehefrau Elisabeth war mit ihren beiden Söhnen und der Mutter im März 1944 aus Insterburg (Ostpreußen) dorthin vor dem Einmarsch der russischen Armee geflohen. »Und dann steht eines Abends dieser fremde Mann vor meinem Bruder und mir in der Wohnküche, behauptet, er sei unser Vater. Wenigstens schenkt er uns eine Dose ›Nestle Kindernahrung‹, ein schokoladenhaltiges Pulver, das in den Zähnen klebt und herrlich süß schmeckt!«, schilderte Hans-Heiner Graul seine kindlichen Empfindungen.

Am nächsten Tag reiste Heinz Graul weiter, über Leipzig und Friedland nach Hamburg. Das KKR hatte ihm eine Stelle freihalten müssen, die er dann, am 15.1.1950, antrat. Elisabeth Graul floh im Frühjahr 1950 mit den Söhnen aus Rodewitz nach Hamburg. Ihr Mann hatte für sie beide ein Zimmer zur Untermiete in Eimsbüttel, Schäferkampsallee, gefunden. Die Söhne wurden bei einer Freundin in Neumünster untergebracht.

Heinz Graul baut sich eine Existenz auf

Im März 1950 bescheinigte die Kassenärztliche Vereinigung den Eintrag des Dr. med. Heinz Graul in das Hamburger Ärzteregister. Somit durfte er in Hamburg praktizieren und übernahm vertretungsweise die Praxis des verstorbenen Dr. Arthur Bohe im Luftschutzkeller der Hamburger Musikhalle am Karl-Muck-Platz

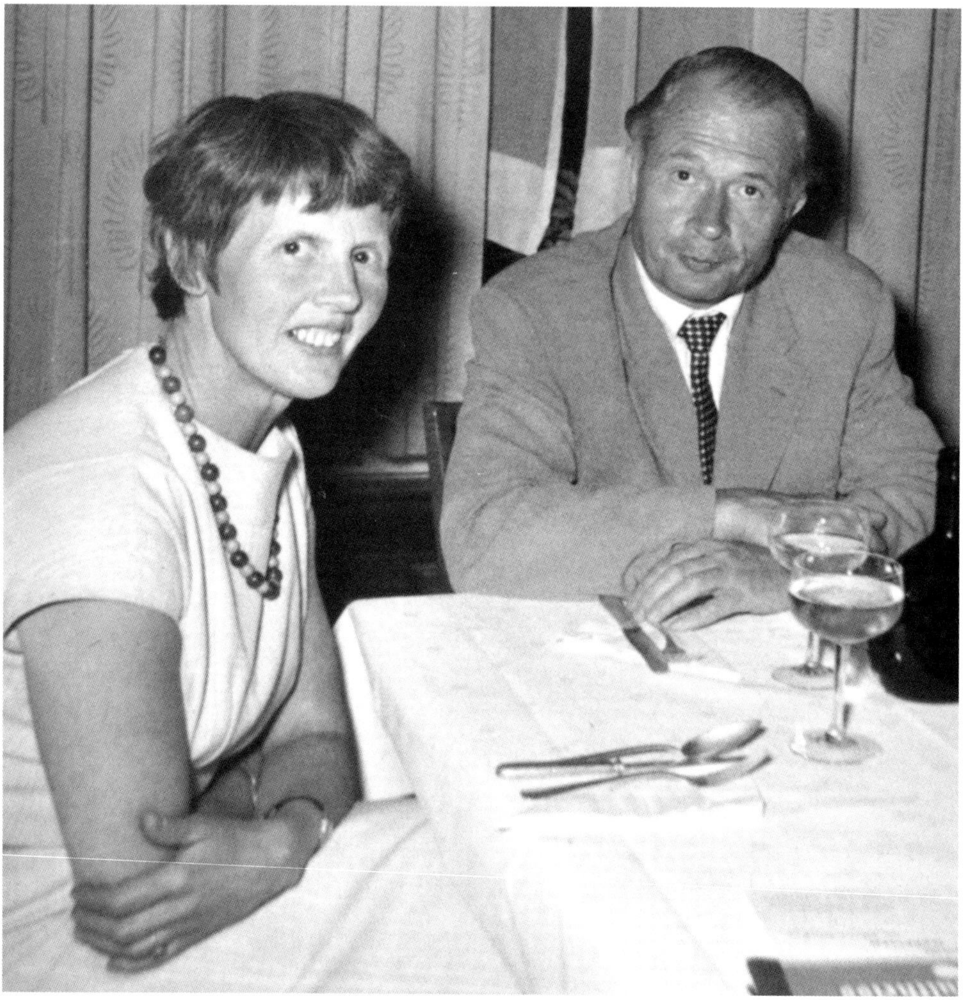

Elisabeth und Heinz Graul beim Kinderärztetag 1959 in Berlin

(heute: Laeiszhalle, Johannes-Brahms-Platz). Die Praxis schien gut zu laufen. Von der erarbeiteten Vergütung musste jedoch ein Drittel auf das Konto des noch studierenden Bohe-Sohnes Eckhard (1924 bis 2012) gezahlt werden.

Ende Juni/Anfang Juli 1952, nach entsprechender kassenärztlicher Zulassung, eröffnete Heinz Graul seine erste eigene Praxis in Billstedt, Billstedter Hauptstraße 90, in Räumen des Gemeindehauses der dortigen Kreuzkirche. Der damalige Pastor Konrad Gronau hatte sie ihm zur Verfügung gestellt. Elisabeth Graul fungierte als Sprechstundenhilfe, neben ihrer krankengymnastischen Betätigung.

Die Familie war inzwischen – einschließlich der Schwiegermutter – wieder vereint. Sie wohnte zunächst in Eimsbüttel, Gorch-Fock-Straße, bis sie – mit dem Umzug der Praxis nach Hamburg-Horn, Weddestraße 78 – ein neues Zuhause in der Nummer 80 fand. Hier wurden 1952 und 1954 die jüngsten Söhne geboren. Für die Praxis konnte Heinz Graul nun, Ende 1954, zur Entlastung seiner Frau eine Sprechstundenhilfe einstellen. Mitte der 50er Jahre bot sich die Möglichkeit, die Arztpraxis an die Billstedter Hauptstaße 35 zu verlagern, in das damals sogenannte »Ärzte-Haus« im Ortszentrum von Billstedt.

Die Praxis lief gut. Der Doktor war beliebt. Engagement für seine Patienten, fachliches Können, ausgeprägte Gewissenhaftigkeit prägten seinen Ruf. Für den Hausarzt waren abendliche Patientenbesuche die Regel, die Rückkehr zur Familie häufig erst gegen Mitternacht. Die alten Praxisräume wurden beibehalten, dienten nun als Behandlungsraum für Krankengymnastik, als Unterkunft für das jeweilige Kindermädchen und Wohnraum für die beiden älteren Söhne. Damit wurde in einem ersten Schritt die außerordentlich beengte Wohnsituation fürs Erste etwas entspannt.

Aus dem Praxisgeschehen erfuhren Grauls Söhne kaum etwas. Über Patienten wurde gar nicht gesprochen, es sei denn, es handelte sich um der Familie nahestehende Verwandte oder enge Bekannte – und wenn, dann nur Allgemeines. Der Doktor wahrte Stillschweigen. Ein Fall jedoch, so erinnerte sich sein Sohn, bedrückte Heinz Graul, weil er nicht helfen konnte: Der Sohn eines Nachbarn, Freund des jüngsten Bruders, klagte Anfang der 60er Jahre über indifferente, aber gravierende Beschwerden. Graul untersuchte ihn eingehend, konnte aber zu keiner schlüssigen Diagnose kommen. Aus Sicherheitsgründen überwies er den Jungen aber sofort an ein Krankenhaus. Dort wurde festgestellt, dass der Junge an einem inoperablen Gehirntumor litt, an dessen Folgen er dann auch verstarb. »Die damalige Entwicklung der Medizin war wohl noch nicht so weit. Mein Vater reagierte sehr betroffen auf diesen Fall«, erzählte Hans-Heiner Graul.

1962 konnte die Familie den engen Wohnverhältnissen der Weddestraße entfliehen und bezog in Kirchsteinbek, An der Glinder Au 27a, ihr neues, eigenes Heim. In der Umgebung wurde viel gebaut – Großsiedlungen entstanden (Kirchsteinbek, Straße Sonnenland), mit mehr Menschen und sozialen Brennpunkten, die nunmehr wieder zum ärztlichen Betreuungsbereich von Graul gehörten, wie er auch früher schon in den Nissenhütten von Billbrook im Einsatz war. Elisabeth Graul war wie immer verlässlichste Stütze ihres Mannes. Sie versorgte, neben ihrer Krankengymnastik, Kinder, Haus, Garten und hielt ihm den Rücken frei. Mit gut siebzig Jahren beschloss Heinz Graul, seine Praxis zu verkaufen. Die Übergabe an die Nachfolger, ebenfalls Kinderärzte, erfolgte am 1.10.1979.

Familienmensch und Sänger

Heinz Graul war auch Familienmensch, legte Wert auf Gemeinsamkeit. Soweit seine Zeit es ihm gestattete, agierte die Familie zusammen: Gemeinsame Mahlzeiten waren erwünscht, am Samstagabend – nach den üblichen Patientenbesuchen – waren abends oft gemeinsame Spiele angesagt, wurde vorgelesen; sonntags wurden Ausflüge in die Umgebung Hamburgs unternommen.

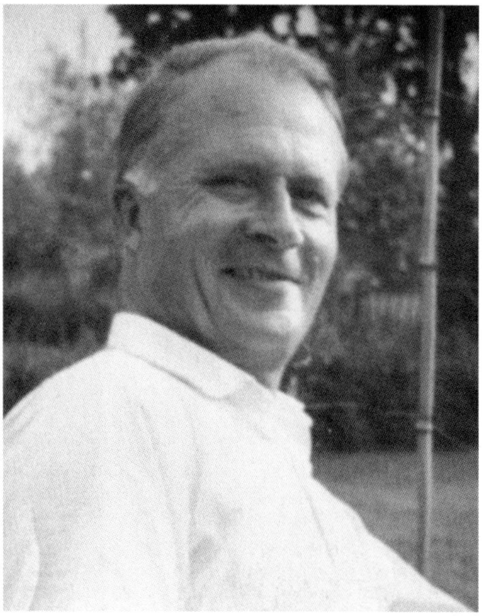

Heinz Graul im Sommer 1960 in seinem Urlaubs-Rückzugsort in Niendorf (Ostsee)

1958 erwarb das Ehepaar in Niendorf/Ostsee, in einer von der Gemeinde neu ausgewiesenen Fläche für Ferien- und Wochenendhäuser, ein sumpfiges Wiesengrundstück, auf dem ein einfacher hölzerner Bungalow errichtet wurde. In oft beschwerlichen Arbeitseinsätzen der gesamten Familie, von Freuden und nahen Bekannten folgten Erschließung des Grundstücks und Ausbau des Hauses an vielen Wochenenden. Der Platz entwickelte sich über die Jahre – bei aller Einfachheit – zum »Eldorado« des Familien-Clans, war geliebter Fluchtpunkt des Ehepaares nach stressiger Wochenarbeit. Mit seiner Frau führte Heinz Graul ein für Gäste »offenes Haus«, die beiden waren vorzügliche Gastgeber. Und das kam auch vor allem den älteren Söhnen zugute, die mit Freunden und Freundinnen ihre Partys feiern durften. Auf »das, was sich gehört«, wurde geachtet – oder, wie es ein Bruder einmal formulierte: »Mädchen mitbringen und feiern: ja; Mädchen übernachten lassen – ausgeschlossen!«

Graul war musisch begabt, liebte die großen Komponisten, allen voran J. S. Bach, war aufgeschlossen, kulturell interessiert, naturverbunden und begeisterte sich an allem Schönen. Doch blieb er immer jemand, der zuhören konnte, zurückhaltender Beobachter, bevor er zu Ereignissen oder Sachverhalten Stellung nahm. Dabei war er durchaus kritisch in seinen Ansichten. Eine besondere Vorliebe des Heinz Graul galt dem Chorgesang, zumal er als Kind eine Zeit lang bei den Leipziger Thomanern mitgewirkt hatte. In die Hamburger Liedertafel von 1823 (HL) trat er am 15.1.1958 ein.[9] Dort engagierte er sich, sang als 1. Tenor, begleitete sie auf Konzertreisen. Für die Periode vom 28.3.1979 bis zum 22.2.1982 wurde er zu ihrem Vorsitzenden gewählt. Die Festschrift der Liedertafel zum 175-jährigen Bestehen (1998) berichtet, dass Graul im Juli 1980 mit zwei weiteren HL-Vertretern beim befreundeten Männergesangverein Schorndorf »Harmonie« von 1880 während der Jubiläumsfeier zu Gast in Baden-Württemberg war.[10] Und: Heinz Graul sei es zu verdanken, dass »die früher sehr lebhafte Chorgemeinschaft zur Bergedorfer Liedertafel von 1838 neu belebt wurde«.[11] 1983 übernahm er die Redaktion der HL-Vereinszeitung.[12] 1986, heißt es weiter: »Der Redakteur unserer Vereins-Nachrichten, Sangesbruder Dr. Heinz Graul, erhielt die höchste Auszeichnung, die die HL zu vergeben hat, die Methfessel-Plakette.«[13] 1989 erhielt »das ausübende Mitglied Dr. med. Heinz Graul« den HL-Ehrenteller.[14] 1991 wurde Graul Ehrenmitglied des befreundeten

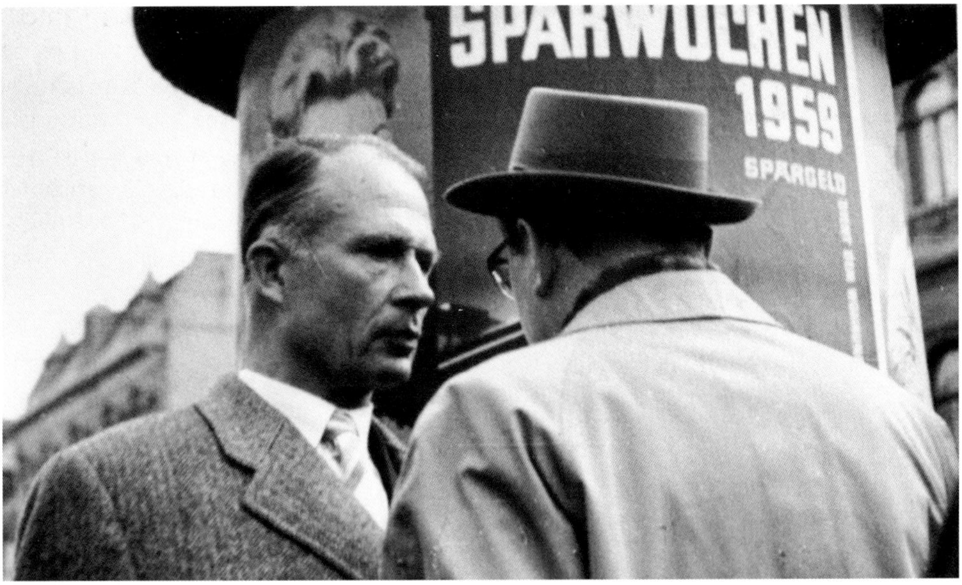

Heinz Graul (links) bei einem Ausflug der Liedertafel in Bernburg an der Saale

Gesangvereins aus Schorndorf.[15] 1993 wurde er für ein Jahr als Beisitzer erneut in den HL-Vorstand gewählt.[16] Auch nach seinem Ausscheiden aus dem aktiven »Sängerdienst« blieb Graul der HL verbunden und unterstützte sie.

Mit seiner Frau reiste Heinz Graul gern und viel. Die Beschreibungen der Reisen durch Deutschland, in Hauptstädte und durch Landschaften Europas sowie nach Israel lesen sich wie »Bildungsreports«. Seine Frau, engagiert in kirchlicher Altenarbeit, begleitete er mit den Pastoren der Kreuzkirche in Billstedt auf vielen Freizeiten und half bei Organisation und Betreuung.

Als der Erhalt des Hauses an der Glinder Au für das Ehepaar nicht mehr zu bewerkstelligen war – die Söhne waren längst »ausgeflogen«, studierten oder gründeten eigene Familien –, fanden sie im April 1980 an der Sandstraße, Hamburg-Bramfeld, wiederum ein neues Zuhause. 1998 dann mussten sie, alters- und gesundheitsbedingt, auch ihr geliebtes Refugium in Niendorf aufgeben. Im Oktober 1999 war es den Eheleuten noch vergönnt, den Tag ihrer diamantenen Hochzeit gebührend zu feiern.

Am 23.8.2001, zweiundneunzigjährig, starb Dr. med. Heinz Graul nach kurzer Krankheit. Familie, Verwandte, Freunde, ehemalige Patienten mit ihren Angehörigen, Wegbegleiter und Kollegen füllten die große Kreuzkirche beim Abschiedsgottesdienst bis zum letzten Platz, standen sogar noch im Vorraum. Mit einer berührenden Predigt des Pastors und dem weithin hallenden »Deutschen Sängergruß« der fast vollständig angetretenen Hamburger Liedertafel wurde Heinz Graul aus dieser Welt verabschiedet. Fünf Jahre nach ihm starb auch seine Frau.

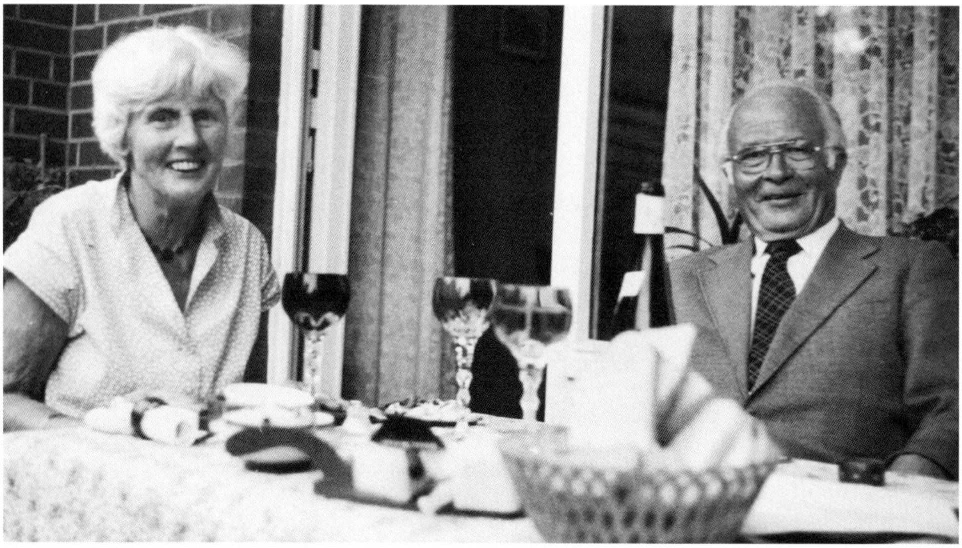

Das Ehepaar Graul im Sommer 1985 auf der Terrasse seiner Wohnung an der Sandstraße in Hamburg

Hans-Heiner Graul identifizierte seinen Vater auf einer Vergrößerung des Fotos, das einen Teil der Krankenhaus-Belegschaft am 1.5.1940 an einer langen Tafel zeigt: »Die der Kamera zugewandte Person, vorn am Beginn des linken U-Stranges, ist Dr. med. Heinz Graul.«[17] Auch seinem Bruder Manfred war bekannt, dass sein Vater im Kinderkrankenhaus in Rothenburgsort tätig gewesen ist: »Er hat dieses bestimmt mal erwähnt, aber über sein Betätigungsfeld hat er mit uns nicht gesprochen.«[18] In der Hamburger Hausmeldekartei konnte unter der Anschrift Hamburg 27, Marckmannstraße 74 I, der Arzt Gustav Hermann Richard Heinz Graul verzeichnet gefunden werden. Er gelangte am 16.10.1939 von der Marckmannstraße 129/135 (das war das Kinderkrankenhaus Rothenburgsort) in der Marckmannstraße 74 I zur Anmeldung.[19] Zunächst hat er also im KKR gewohnt, dann aber mit seiner Frau zusammen in der Nähe des KKR.

Angela Graul war die Witwe des verstorbenen zweitältesten Graul-Sohns Manfred.[20] Die Schwiegereltern zogen nach dem Ende ihrer beruflichen Laufbahn in die Nähe ihres zweitältesten Sohnes und ihrer Schwiegertochter an die Sandstraße. Einerseits habe er seine Arbeit als Arzt schon vermisst, andererseits habe er seinen Ruhestand aber auch genossen, meinte sie. Besonders gefiel es ihm, sich mit seiner Enkeltochter, die an biologischen Fragen interessiert war, auszutauschen. Als ihre Tochter an Pseudo-Krupp erkrankte, kam Graul sofort und behandelte sie. Er habe auch viele »Zigeunerkinder« behandelt. »Er war da sehr bekannt und hatte keine Vorurteile. Er ist dorthin gefahren, wo er gerufen wurde«, schilderte ihn seine Schwiegertochter. Seine Frau habe als Krankengymnastin sehr viele behinderte Kinder behandelt und engen Kontakt zu deren Familien gehabt.

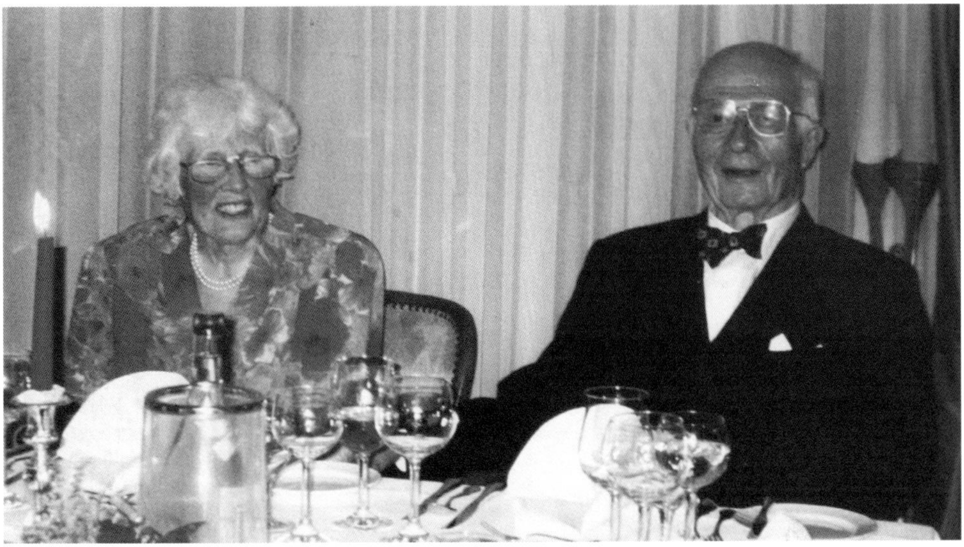

Das Ehepaar am Tag seiner Diamantenen Hochzeit am 12.10.1999

Angela Graul erinnerte sich an die beeinträchtigten Kinder, die am Tegelweg in der dortigen Einrichtung einer Institution lebten. Ein junger Mann habe ihre Schwiegereltern mit seinem Rollwagen besucht und mit ihnen auf der Terrasse an der Sandstraße geklönt.

Das sagen die Patienten und deren Eltern

Dr. Graul hat die Tochter von **Bertha Hinz** (* 1936), die 1973 geboren worden ist, gerettet.[21] Da Bertha Hinz keine eigenen Kinder bekommen konnte, hat sie das Kleinkind adoptiert. Die Kleine war erst ein paar Tage bei ihnen, da fiel den Eheleuten auf, dass sie ständig weinte. Dr. Graul konnte nichts feststellen, aber ließ das Kind noch am Abend röntgen. Am nächsten Morgen wies er es ins Kinderkrankenhaus Rothenburgsort ein. Dort wurde es noch am selben Tag von Professor Dr. Gerhard Ruhrmann operiert. »Er sagte uns: ›Da können Sie aber froh sein, dass Sie so einen tollen Kinderarzt haben, dem können Sie gar nicht genug danken, dass der das erkannt hat‹, so die heutige Tonndorferin. Die Kleine hatte ein Neuroblastom, Bertha Hinz ist der Ausdruck »Wespen-Niere« dafür in Erinnerung. Den eingekapselten Tumor konnte Ruhrmann vollständig entfernen. Zur Sicherheit erhielt sie noch eine Chemotherapie im UKE. Später hängte Dr. Graul das Foto des geretteten Kindes an einer Pinwand in seiner Praxis auf, erzählte Bertha Hinz.

Die beiden Töchter des Kaltenbergers **Leonhard Baader**, 1969 beziehungsweise 1973 geboren, waren bei Dr. Graul in Behandlung.[22] Es muss etwa 1977 gewesen sein, da zeigte Baaders jüngere Tochter epileptische Auffälligkeiten. Seine Frau ging mit ihr zu Graul, der das Kind untersuchte, nichts feststellen konnte, aber der Mutter sagte, er wolle noch keine Medikamente geben, sondern sie solle das beobachten und, wenn es noch mal auftrete, ihn Tag und Nacht anrufen, außerhalb der Sprechstunde auch privat. Dazu gab er Frau Baader seine private Telefonnummer, und das hat der Kleinen später wohl das Leben gerettet, meinte ihr Vater.

Eines Sonntags spielten die Kinder bei einem Besuch in Opas Garten splitterfasernackt im Sand. Abends zu Hause angekommen, war es die Obliegenheit des Vaters, das jüngere Kind zu säubern, während die Mutter das Essen kochte. »Ich habe die Kleine also in die Badewanne gesetzt und hatte schon den Oberkörper und die Füße vom Dreck befreit, da schmierte mir das Kind ab. Die wurde auf einmal schlaff, lief rot an und war zu nichts mehr zu bewegen. Ich habe ihr Ohrfeigen gegeben, aber es war nichts zu machen. Ich habe zu meiner Frau runtergerufen, dass sie sofort Dr. Graul anrufen soll. Er wohnte etwa fünf Autominuten von uns entfernt. Und er stand garantiert in unter zehn Minuten auf der Matte«, erzählte der Vater, dem dieser Vorfall ziemlich unter die Haut ging.

Seine Jüngere war mittlerweile schon blau angelaufen und atmete nicht mehr. Graul verabreichte eine Spritze, rief den Krankenwagen und kümmerte sich auch darum, sie in das Rahlstedter Wilhelminenstift bringen zu lassen, wo eine Rückenmarkpunktur veranlasst wurde. »Das Entscheidende war, dass Dr. Graul uns seine private Telefonnummer gegeben hatte«, sagte Baader. Die sogenannte Kinder-Epilepsie habe seine Tochter noch einige Jahre lang gehabt, heute habe »es sich aber gegeben«, so der Vater.

Graul habe eine ganz besondere Ausstrahlung gehabt, die auf die Eltern so gewirkt habe: »Wenn er den Raum betreten hat, dann hatten wir das Gefühl: Es ist alles gut.« Er habe sich nicht mit den Kindern gut stellen wollen und Bonbons verteilt, wie das andere Kinderärzte getan haben, die Baader später kennengelernt habe, sondern er habe angepackt und sachlich-fundiert die Kinder untersucht. »Die Kinder haben ihn nicht gemocht. Er war für sie keine Opa-Figur mit seinen buschigen Augenbrauen und seiner stämmigen Figur«, meinte Baader. Aber er sei ein kompetenter Arzt gewesen: »Ich glaube, er hat seinen Beruf sehr, sehr ernst genommen. Für uns Eltern ging eine große Sicherheit von ihm aus. Grauls müsste es öfter geben!«

Conny Kellerer (* 1963) war von 1971 und bis mindestens 1977 Patientin bei Dr. Graul.[23] Sie hatte viele Kinderkrankheiten und oft hohes Fieber, weswegen der Kinderarzt auch öfter Hausbesuche bei ihr machte. »Er war ein Kinderarzt, wie man ihn heute mit der Lupe suchen kann. Meine Mutter konnte ihn Tag und Nacht anrufen. Ich bin auch gern zu ihm in die Praxis gegangen«, so Kellerer. 1976 stellte Graul fest, dass sie an Diabetes litt. Sie lag dann auch einmal 14 Tage lang im KKR und musste öfter zur Blutentnahme und zur Urinabgabe dorthin. »Dr. Graul muss so ein tolles Schreiben an die Krankenkasse und die Behörde aufgesetzt haben, dass ich sofort wegen dem Diabetes eine 50-prozentige Behinderung zugestanden bekam und meine Eltern bis zu meinem 21. Lebensjahr Pflegegeld für mich erhalten haben. Davon profitiere ich noch heute: Seine Diagnose ist nie angefochten worden und mittlerweile ist meine Behinderung lebenslang anerkannt«, erzählte Conny Kellerer.

Sie sprach auch nach so vielen Jahrzehnten noch häufiger mit ihrer Mutter über ihren einstigen Kinderarzt. Conny Kellerer war in Jugendtagen eine erfolgreiche Sprinterin. Ihre Mutter **Ute Kellerer** schwärmte ebenfalls noch von Graul: »Er war immer für uns da. Einmal war meine Tochter bei einem 100-Meter-Lauf auf einer Kunststoffbahn gestürzt und hatte sich die ganze Vorderseite aufgeschürft. Dr. Graul wollte sie gegen Wundstarrkrampf impfen, hatte aber das für Diabetiker geeignete Medikament nicht da, also hat er es einfliegen lassen, selbst vom Flughafen abgeholt und kam nachts um 12 Uhr und hat Conny damit geimpft«, erzählte ihre Mutter. Mit der pubertierenden Teenagerin kam der Kinderarzt offenbar auch wunderbar klar: »Wenn sie aus dem Sprechzimmer rauskam, war sie immer wie ausgewechselt. Sie hatte großes Vertrauen in Dr. Graul«, sagte ihre Mutter.

Gisela Lukas war mit ihren beiden Söhnen (*1963 und 1975) bei Dr. Graul in Behandlung.[24] Sie bezeichnete ihn als »netten und sehr kompetenten Arzt«. Ihr zweiter Sohn litt an einer damals unerforschten Stoffwechselerkrankung. »Dr. Graul hat sich sehr viel Mühe mit ihm gegeben und als mein Sohn 1976 verstorben war, haben er und seine Frau, bei der ich mit meinem Sohn auch zur Krankengymnastik war, uns eine schöne Karte geschrieben.« Den Kinderarzt konnte Gisela Lukas anrufen, wann immer sie wollte.

Ronald Prothmann (* 1959) erzählte: »Diverse fiebrige Erkältungsinfektionen und nahezu alle Kinderkrankheiten habe ich wohl besonders als Kleinkind durchgemacht. Wenn Herr Dr. Graul nicht zu uns ins Haus kam, meist war es kalt beziehungsweise Winter, traf ich ihn in der Praxis, Billstedter Hauptstraße 33–37.«[25] Graul hat er folgendermaßen in Erinnerung: ein groß gewachsener, ruhiger und sehr förmlicher Mann; stets in der Praxis mit dem damals üblichen und nicht wegzudenkenden weißen Arztkittel (zu Hausbesuchen kam er im Anzug) – vor dieser Erscheinung hatte er eher Angst: »immer eng bei Muttern«. Prothmann empfand das so: »Er war sicherlich als Mediziner ein guter Arzt, aber meines Erachtens mit gar keiner Empathie. Kriegsjahre und russische Gefangenschaft ... sicherlich ein Grund. Mäuse fängt man mit Speck – kleine Kinder mit Späßen und Bonbons ... mir saß immer ein ernstes, neutrales Gesicht mit großer Brille gegenüber, hörte und tastete mich am Kopf/Hals und Rücken ab. Der Gesichtsausdruck auf dem Foto[26] ist dazu sehr passend. Wie es damals so üblich war, vertrat er seine Kaste, vielleicht auch unbewusst. Sein Wesen, seine Art – ruhig, schweigsam und distanziert – Oberklasse fahrend; er war so eine Art von Herrgott – wurde natürlich auch immer von Muttern mit ›Herr Doktor kommt gleich‹ angekündigt.«

Der Vater von **Hans Eggert Wagener** (* 1944) war der Steuerberater von Graul und mit ihm befreundet.[27] »Dr. Graul hat mir das Leben gerettet«, sagte Wagener. Der Kinderarzt schaute sich Anfang der 1960er Jahre den herzkranken Hans Eggert an, obwohl dieser eigentlich schon aus dem Alter heraus war, in dem man noch zum Kinderarzt geht. Eine Kinderärztin in Winterhude hatte bei ihm schon im Alter von drei Jahren festgestellt, dass er etwas mit dem Herzen hatte. Graul hat sich damals zwar sehr bemüht, wusste aber nicht weiter und überwies den Jugendlichen ins Marienkrankenhaus Hamburg. »Die haben eine Herzkatheter-Untersuchung gemacht, dachten zwar auch, dass ich ein interessanter Patient sei, konnten mir aber auch nicht helfen«, erzählte Wagener, der damals in Barmbek lebte. So wurde er nach Düsseldorf in eine chirurgische Abteilung verlegt, in der damals schon die erste Herz-Lungen-Maschine Deutschlands in Betrieb war. Die folgende Operation »beförderte mich vom Tod zum Leben«, drückte es Wagener aus. Später war er in der Lage, mit seinem Bruder die deutschen Mittelgebirge zu durchwandern, mit schwerem Gepäck wohlgemerkt. Auch mit 75 Jahren ging es dem Rentner noch gut. Er war auch bei Besuchen seiner Eltern in Grauls Wochenendhaus an der Ostsee dabei.

Franziska Stapelfeldt ist Ende der 1930er Jahre geboren. Etwa im Jahr 1964, ihre Tochter war damals drei oder vier Jahre alt, kam sie zu Dr. Graul.[28] »Ich empfand ihn als liebenswerten, den Kindern sehr zugewandten Arzt«, meinte Stapelfeldt. »Meine Tochter konnte den Schleim, der manchmal beim Husten hochkommt, nicht ausspucken oder herunterschlucken, es war schrecklich.« Im Haus, in dem Graul damals praktizierte, war auch ein Radiologe, er ist mit der Mutter und dem Kind runtergegangen, um bei der Durchleuchtung dabei zu sein. »Er hat sich sehr viel Mühe gegeben und er riet mir, so oft wie möglich an die See zu fahren. Das taten wir und es wurde fast schlagartig besser«, erläuterte Stapelfeldt. Ein Jahr später hatte ihre Tochter eine Lungenentzündung. Sie rief Dr. Graul an und er kam gegen 23 Uhr nachts zu der Familie, die damals in einer Kleingartensiedlung etwa acht Kilometer von seiner Praxis entfernt wohnte. Und das einige Male. »Er war ein liebenswerter, toller Arzt und Mensch!«, sagte Stapelfeldt.

Helga Midding (* 1938) war mit ihren beiden Söhnen (* 1960 und 1966) bei Dr. Graul in Behandlung.[29] »Ich kann nur Gutes über ihn sagen, er war immer für uns da. Ich konnte ihn Tag und Nacht anrufen. Er war ein toller Kinderarzt«, sagte sie. Weil einer ihrer Söhne Angst vor dem weißen Kittel eines Arztes hatte, kam Dr. Graul öfter spät abends zu Hausbesuchen. Seine Ehefrau Elisabeth bot einige Jahre lang Krankengymnastik-Kurse im großen Clubraum der Gaststätte von Helga Midding an, die auch die Krankengymnastin schätzte.

Gabriele Schewe (* 1949) war mit ihren beiden Töchtern (* 1969 und 1970) bei Dr. Graul in Behandlung.[30] »Ich war äußerst zufrieden. Er war sehr gewissenhaft! Den Kindern gegenüber war er etwas zurückhaltender, es musste immer flott gehen und sie mussten auch parieren. Er war fachlich sehr gut«, sagt die Hamburgerin. Eine ihrer Töchter litt an Pseudo-Krupp. »Ich konnte ihn immer anrufen, auch privat«, so Gabriele Schewe. Wenn der Kinderarzt einen angekündigten Hausbesuch nicht mehr am Abend schaffte, »stand er am nächsten Morgen um halb sieben vor der Tür«, so die zufriedene Patientenmutter.

Marianne Manzke war von 1965 an mit ihren Kindern bei Graul in Behandlung, bis dieser seine Praxis aufgab.[31] »Ich habe Dr. Graul als einen sehr gewissenhaften, ernsten und präzisen Arzt in Erinnerung, der jedem Anliegen des Patienten (der Eltern) nachging. In der Zeit nach der Geburt meiner beiden Kinder (1965 und 1967) kam Dr. Graul auch ins Haus eines schwer erkrankten Kindes, wenn man ihn anrief, und das tags und nachts!«, erläuterte Manzke. Sie erinnerte sich noch genau an drei Fälle: Ihre noch nicht zweijährige Tochter lag mit Magen-Darm-Erkrankung

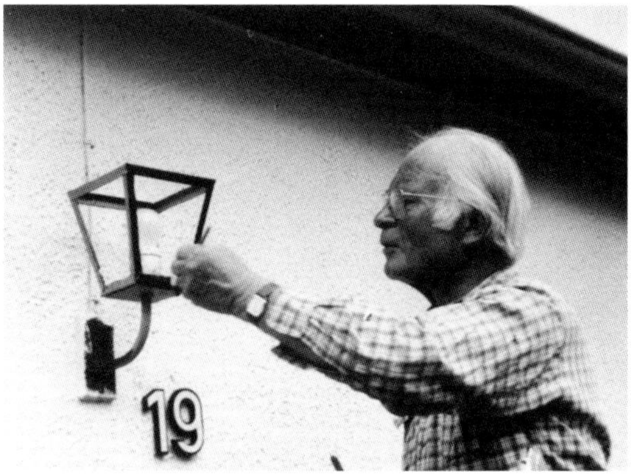

Im Sommer 1985 repariert der Rentner Graul die Außenlampe seines Ferienhauses in Niendorf (Ostsee)

fiebernd zu Hause im Bett, apathisch und mit schon erkennbaren Stoffwechselveränderungen (Acetongeruch). Graul kam zu Hilfe und empfahl, ihr Coca Cola einzuflößen. Die Mutter kommentierte das: »Das war die Rettung! Fortan galt natürlich Coca Cola als ›Medizin‹ bei unseren Kindern.« Als etwa sechs Monate alter Säugling wurde Manzkes Sohn einmal von seiner Großmutter betreut. Sie trat in irgendeiner Eingebung nachts an das Bettchen ihres Enkels und sah ihn blau angelaufen schlaff darin liegen. Sie rief sofort Graul an und er kam umgehend. Er bewahrte den Jungen vor dem plötzlichen Kindstod. Dieser Sohn ist mit einer Hüftluxation geboren worden und sollte nach den damaligen Kenntnissen operiert werden, doch Graul intervenierte und versuchte es erst einmal zwei Jahre lang mit Spreizhöschen, bis sich eine Besserung andeutete, die er dann ohne Operation weiterbehandelte. Außerdem hatte der Kindermediziner bei einer Säuglingsuntersuchung erkannt, dass er einen eingeklemmten Hoden hatte, diesen zuerst mit Hormonspritzen behandelt, später aber, als es nicht geholfen hatte, ihn zur Operation ins KKR überwiesen. Die Mutter bewertete das so: »Das zeigt, dass er wohl Vertrauen in dieses Krankenhaus hatte. Ich kann mir vorstellen, dass er sehr unter den Zwängen des Nazistaates gelitten haben mag. Vielleicht rührt sein ernsthaftes Auftreten gerade aus Erlebnissen dieser Zeit und seiner Gefangenschaft hervor. Über Persönliches hat Dr. Graul mit uns nie gesprochen, er blieb stets sehr sachlich.« Nicht nur zum KKR hatte Graul offenbar Vertrauen, sondern auch zu seinem einstigen Chef, denn er empfahl Dr. Wilhelm Bayer als Kinderarzt seinem Neffen Peter Neumann, als dieser in den 60er Jahren mit seiner Familie in Hamburg-Mitte lebte.[32]

Manzkes Sohn (* 1965) erinnerte sich, »dass er zwei oder drei Umkleidekabinen hatte, in denen man sich immer schon sehr lange vor der Behandlung ›freimachen‹ musste und dann ganz lange fror, bis man hereingerufen wurde.« Manzke hat Grauls Frau durch die Schwangerschafts-Nachsorge als Krankengymnastin kennengelernt. In ihrem privaten Keller haben sich ihre Freundin und sie von ihr behandeln lassen.

Anke Scharmer (* 1945) war mit ihrer Tochter (* 1966) bis Ende der 1970er Jahre bei Dr. Graul.[33] »Er war ein traumhafter Arzt. So etwas finden Sie heute nicht mehr.« Als ihre Tochter mit einem Jahr eine Lungenentzündung hatte, kam er nach einer Weihnachtsfeier noch um 22.30 Uhr zum Hausbesuch. »Da hat er mich zur Sau gemacht, denn ich hatte das Fenster geschlossen, obwohl er mir gesagt hatte, ich solle es auf Kipp stellen. Er hatte ja recht«, sagte sie. Wenn die Mütter aus dem Lager mit verdreckten Kindern bei ihm auftauchten, schrie er sie an und schickte sie fort, sie sollten sie erst einmal waschen, meinte Anke Scharmer.

Klaus Stopka (* 1939) war mit seinem Sohn (* 1969) bei Dr. Graul in Behandlung.[34] Der Filius hatte öfter mit den Ohren zu tun. »Da brauchte er oft Zuspruch und uns ist Dr. Graul in sehr guter Erinnerung. Er war sehr, sehr interessiert am Nachwuchs im Billstedter Raum. Zu meiner Frau sagte er schon mal: Hängen Sie den Brotkorb höher, weil unser Sohn ein ganz schöner Brocken war. Er hat dafür gesorgt, dass die Kinder nicht adipös wurden«, meinte Stopka. Nach seiner aktiven Zeit in der Hamburger Liedertafel habe er die Sängerschaft jedes Jahr mit einer Spende unterstützt, wusste Klaus Stopka, der den Arzt aber als Mitsänger nicht mehr kennengelernt hat.

Jürgen Güldner (* 1939) ist zwar 30 Jahre jünger als Graul, hat aber mit ihm bei der Hamburger Liedertafel gesungen.[35] »Bei uns Sängerkameraden spielt das Alter keine Rolle, egal ob jung oder alt. Wir haben uns alle immer sehr gut verstanden und viel miteinander gefeiert.« Da Graul erster Tenor und Güldner zweiter Tenor war, standen die beiden bei Auftritten und Proben meist nebeneinander. Sein Sohn war bei Graul in Behandlung. »Meine Frau hat ihn als Arzt in sehr guter Erinnerung.«

Hildegard Milla (* 1933) war mit ihren ersten beiden Kindern (* 1954 und 1957) bei Dr. Graul und »kann nur Gutes sagen«.[36] Er kam auch zu Hausbesuchen. Mit ihren Zwillingen (* 1967) war sie zur Schwangerschaftsgymnastik bei seiner Ehefrau. »Die war sehr gut. Sie hat noch vor dem Gynäkologen festgestellt, dass ich Zwillinge bekomme und im Kurs zu den Damen gesagt, dass sie schon mal mit dem Häkeln und Stricken beginnen könnten, denn Frau Milla bekomme Zwillinge«, erinnerte sich die 87-Jährige im Jahr 2020.

Bettina Voß (* 1969) ist in Billstedt aufgewachsen. Sie schrieb mir: »Dr. Graul war mein Kinderarzt und hätte mich fast umgebracht.«[37] Bis sie fünf Jahre alt war, konnte sie nachts das Wasser nicht halten. Sie wachte auf und lag in einem nassen Bett. »Meine Eltern reagierten immer sehr lieb und beruhigten mich. Sie zweifelten nie meine Aussage an, dass ich nicht absichtlich ins Bett mache«, sagte sie. Ansonsten war sie ein absolut gesundes Kind, das seinen Kinderarzt eigentlich nur zu Impfungen mal besuchte. Dort hinzugehen war nie schlimm für sie, weil im Erdgeschoss ein Eiscafé war.»In dem Alter verband ich mit dem Namen ›Graul‹ stets nur das Wort ›grau‹, denn das passte so gut. Ein ruhiger, recht freundlicher Mann (als ich später ›Momo‹[38] las, überkam mich ein Schauer, weil Dr. Graul so gut in die Rolle der ›grauen Männer‹ passte – recht emotionslos wirkend)«, so Bettina Voß.Kurze Zeit bevor die Grundschule anfangen sollte, ging ihre Mutter erneut mit ihr zu Graul, der ihr bisher immer gesagt hatte, dass es sich um ein psychisches Problem bei ihr handeln müsse. »An diesem Tag hatte er eine Einweisung in eine, wie meine Eltern erinnerten, ›Besserungsanstalt‹ zur Unterschrift parat liegen«, so Voß. Ihre Eltern beschlossen stattdessen, mit ihr zu einem Urologen zu gehen. Nach einer kurzen Untersuchung rief dieser die Familie wieder auf und war extrem wütend auf Dr. Graul. »Es ist mir seitdem nie wieder passiert, dass ein Arzt mir gegenüber einen anderen Arzt vor einem Patienten

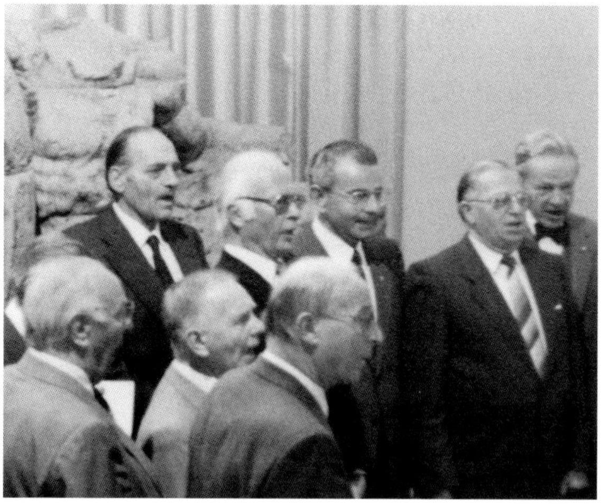

Heinz Graul (der weißhaarige Brillenträger in der Bildmitte) als 1. Tenor der Hamburger Liedertafel im Jahr 1990 bei einem Ständchen zu Ehren eines Sangesbruders bei dessen standesamtlicher Hochzeit

diskreditiert. In Gegenwart von mir und meiner Mutter rief dieser sehr freundliche, offene Dr. C.[39] jedoch Dr. Graul an und stampfte ihn in Grund und Boden. So kam es mir als Kind auf jeden Fall vor«, erinnerte sich Bettina Voß im Jahr 2020. Anschließend erläuterte er, dass er nun ein weiteres Telefonat führen müsse, um im Harburger Kinderkrankenhaus einen möglichst schnellen Termin für eine OP zu bekommen. Es war dringend ein Eingriff nötig, weil sich Bettinas Harnleiter verbreitert hatten und, ohne eine OP, platzen würden. Das Mädchen hat diesen Eingriff gut überstanden und seitdem keine Probleme mehr mit der Blase. Dr. C. (* 1938) sagte damals zu ihrer Mutter, dass sie ohne diesen Eingriff ihren 18. Geburtstag sicher nicht erleben würde. Bettina Voß abschließend: »Dr. Graul ist mir also als Kinderarzt erst ›unangenehm‹ geworden, als mir klar wurde, was da eigentlich passiert ist.«

Der Vater von Bettina Voß, **Jürgen Voß** (* 1944), bestätigte die Darstellung seines einzigen Kindes: »Das war natürlich der Härtefall für uns, als Dr. Graul meinte, unser Kind müsse in eine Erziehungsanstalt. Da war Schluss!«[40] Bei der Untersuchung war nur seine mittlerweile verstorbene Frau zugegen, die ihm aber das Telefonat von Dr. C. mit Graul schilderte. »Wir waren damals ja jung und nicht so kritisch wie heute. Wir waren loyal zu Bettina und es gab kein Theater, weil sie immer ins Bett machte. Die OP war dann die Erlösung.«

Dr. C. konnte sich im Jahr 2020 nicht mehr an seine einstige Patientin erinnern.[41] Auch könne er »dem Kinderarzt nichts vorwerfen«. Er könne nur grundsätzlich sagen, dass die praktischen Ärzte die Patienten in vielen Fällen zu spät zum Urologen überwiesen hätten.

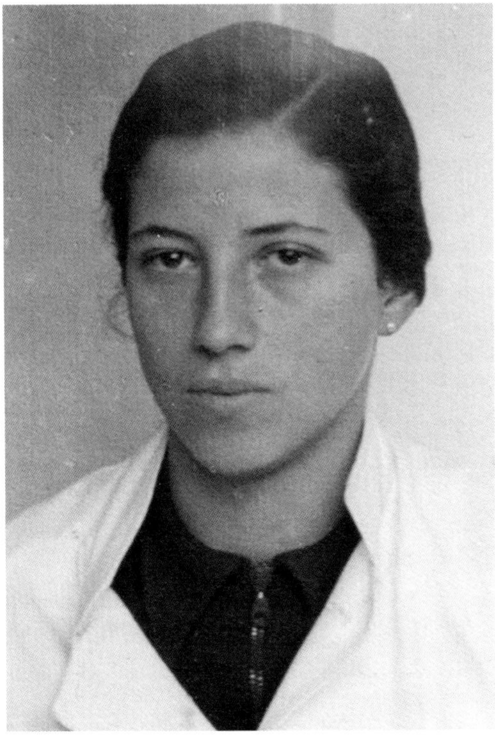

Isabel Hahn (1913 bis 2001)

* 25.9.1913 in Mexiko-City
† 1.1.2001 in Hamburg
verheiratet seit Mai 1942 mit Dr. Otto Neumann
drei Kinder (zwei Töchter, ein Sohn)
im KKR vom 15.9.1939 bis 31.3.1940

Die Entschiedene: Isabel Hahn

Isabel Hahn, geboren am 25.9.1913 in Mexiko-Stadt, war vom 15.9.1939 bis zum 31.3.1940 im KKR tätig, ab 16.1. als Volontärärztin. Von dort ging sie an die Prinz-regent-Luitpold-Kinderklinik nach Scheidegg im Allgäu, heißt es in der Liste, die in den 1940er Jahren im Zuge der Ermittlungen wegen der Tötung von behinderten Kindern im KKR angelegt worden ist.[1] Hahn ist nicht als Zeugin geladen gewesen. Im Jahr 2020 gaben die beiden Töchter der Medizinerin und einer ihrer Schwiegersöhne umfassend Auskunft über Dr. Isabel Hahn.

Der Schwiegersohn berichtet

»Meine Schwiegermutter (1913 bis 2001) hat als junge Assistenz-Ärztin im Herbst 1939 in der Kinderklinik Rothenburgsort ihren wohl ersten großen praktischen Einsatz erlebt. Wie sie uns später erzählte, war sie frustriert von der dort vorherrschenden forschen nationalsozialistischen Mentalität, die sie aus ihrer Ausbildung so nicht kannte. Sie hat sich in Briefen an ihren Verlobten und an ihren Vater nie detailliert geäußert, hat aber durchblicken lassen, dass sie in dem Haus unglücklich ist und den ›Sauladen‹ so bald wie möglich verlassen werde«, erinnert sich Hans-Henning von Rolf, der Ehemann der jüngeren Tochter Elisabeth.[2] Auf Nachfrage stellte der Schwiegersohn später klar: »Isabel Hahn war keine Ärztin im Widerstand. Die damals absehbare Entwicklung im KKR ging ihr aber gegen ihre moralische Auffassung von Medizin. Der Wechsel in das christlich organisierte Krankenhaus in Scheidegg ließ sie wiederaufleben, obwohl ihr damaliger Verlobter gerade nach Hamburg umgezogen war.«[3]

Wie sie in späteren Briefen aus der Kinderklinik Scheidegg ihrem Vater schrieb, war sie stets verwundert, dass man die Kinder in Rothenburgsort nicht verlegt hat: *»Eines guten Tages wird da schon eine Bombe hinfallen. Der Chef soll nach Fräulein Petersen zur Zeit von einer ekelhaften Güte sein. Sie können sich gar nicht erklären, welche Ursache das hat.«*

Am 1.9.1940 schrieb sie ihrem Vater: *»Prof. Degkwitz schickt seine Patienten hierher* (Ergänzung Henning von Rolf: nach Scheidegg). *Dr. Bayer verschickt kein einziges Kind. Er behält sie auf der Freiluftstation von Rothenburgsort.«* Von Rolf erinnerte sich auch an einige interne Memos des Krankenhauses, in der sie als *»lieber Krähvogel«* (Hahn) angesprochen wurde. Im Zeugnis über die Ableistung des praktischen Jahres bescheinigte ihr der KKR-Chefarzt Dr. Wilhelm Bayer: *»Sie hat es verstanden,* *sich dem Hause anzupassen und das Vertrauen der Kollegen und der Schwesternschaft zu gewinnen.*« Sie war auf einer Säuglingsstation der Klinik beschäftigt.

Die Familie Hahn war eine bekannte und weit verbreitete Theologenfamilie.[4] Isabels Vater Carl Hugo Hahn war einer der wenigen männlichen Familienmitglieder, die nicht Pastoren geworden sind, trotz eines erheblichen väterlichen Drucks, wie Hans-Henning von Rolf meinte. Im Jahre 1897 tauchte er, gerade 22 Jahre alt, als gelernter Kaufmann in der mexikanischen Hafenstadt Veracruz auf. Über die ersten Jahre seines Aufenthaltes in Mexiko ist wenig bekannt. Er wird sich im Im- und Exportgeschäft betätigt haben, vermutete von Rolf.

In Veracruz lernte er Isabel Perera kennen, die einzige Tochter von Pedro Perera Aguirre und dessen Ehefrau Sebastiana Rojano. Aguirre war Ingenieur in Veracruz. Am 27.1.1904 heiratete er Isabel Perera. In Paris, wo Bruder Julius als Vikar tätig war, wurde die kirchliche Hochzeit nachgeholt.

Hugo Hahn wirkte ab 1905 als Königlich-Niederländischer Konsul zu Veracruz. Von 1907 bis 1921 war Hugo Hahn Direktor der »Deutsch-Südamerikanischen Bank zu Torreon und Mexico«. Ein Großteil des geschäftlichen Lebens der privilegierten Geschäftsleute in der mexikanischen Gesellschaft fand auf privaten Empfängen, im Deutschen Verein oder im Casino statt. »Insofern kann man von einem großbürgerlichen Leben sprechen: Fotos von der eigenen Villa belegen dies«, meinte von Rolf. Der Ehe entstammten drei Kinder: Carl Hugo Otto Josaphat Hahn, geboren am 4.5.1905 in Veracruz, Julius Pedro Hans Hahn, geboren am 22.9.1908 in Mexiko-Stadt, und schließlich Isabel Hahn y Perera, geboren am 25.9.1913 ebenfalls in Mexiko-Stadt.

Im Juni 1921 wechselte die Familie nach Deutschland und bezog im Hamburger Stadtteil Groß Flottbek ein gerade fertiggestelltes Haus, aus dem die Nachkommen der Familie erst fast 100 Jahre später auszogen. Hugo Hahn übernahm eine Direktorenposition bei der Hamburger Niederlassung der Deutsch-Südamerikanischen Bank. Mit knapp acht Jahren kam Isabel Hahn 1921 nach Hamburg und bezog mit ihren Eltern und Brüdern das Haus an der Seestraße 17: Die Mutter, dominant und ausgestattet mit südländischem Temperament, der Vater, beruflich stark in Anspruch genommen und eher von rationalem Naturell, wie von Rolf ihn beschrieb.

Das neue Leben in Deutschland nahm keinen glücklichen Verlauf: Im Jahr 1926 verstarb der Sohn Julius an Bord eines Segelschulschiffes bei einem Unglücksfall nahe Kap Hoorn. Am 15. Dezember 1933 verstarb der zweite Sohn Hugo 29-jährig an Lungentuberkulose in Chicago. Vor diesem Hintergrund verlor die Mutter Isabel Perera den Lebensmut. Sie starb am 25.6.1936 im Haus Seestraße an Herzversagen. Seine Schwiegermutter beschrieb Henning von Rolf so: »Isabel Hahn erhielt eine christlich-liberale Erziehung und engagierte sich zeitlebens für soziale Aufgaben. Sie war weltoffen und liebte den persönlichen Kontakt. Ihr Haus in der Seestraße stand stets für jedermann offen.«

1924 besuchte Isabel Hahn die Tertia im Bertha-Lyzeum in Groß-Flottbek. 1933 bestand sie das Abitur und begann sogleich in Hamburg ein Medizin-Studium, das sie in Jena, Rostock und Freiburg fortsetzte. In Freiburg lernte sie den Pharmazie-Studenten Otto Neumann aus Rostock kennen. Am 14.12.1938 bestand sie die ärztliche Prüfung vor dem Prüfungsausschuss in Rostock.

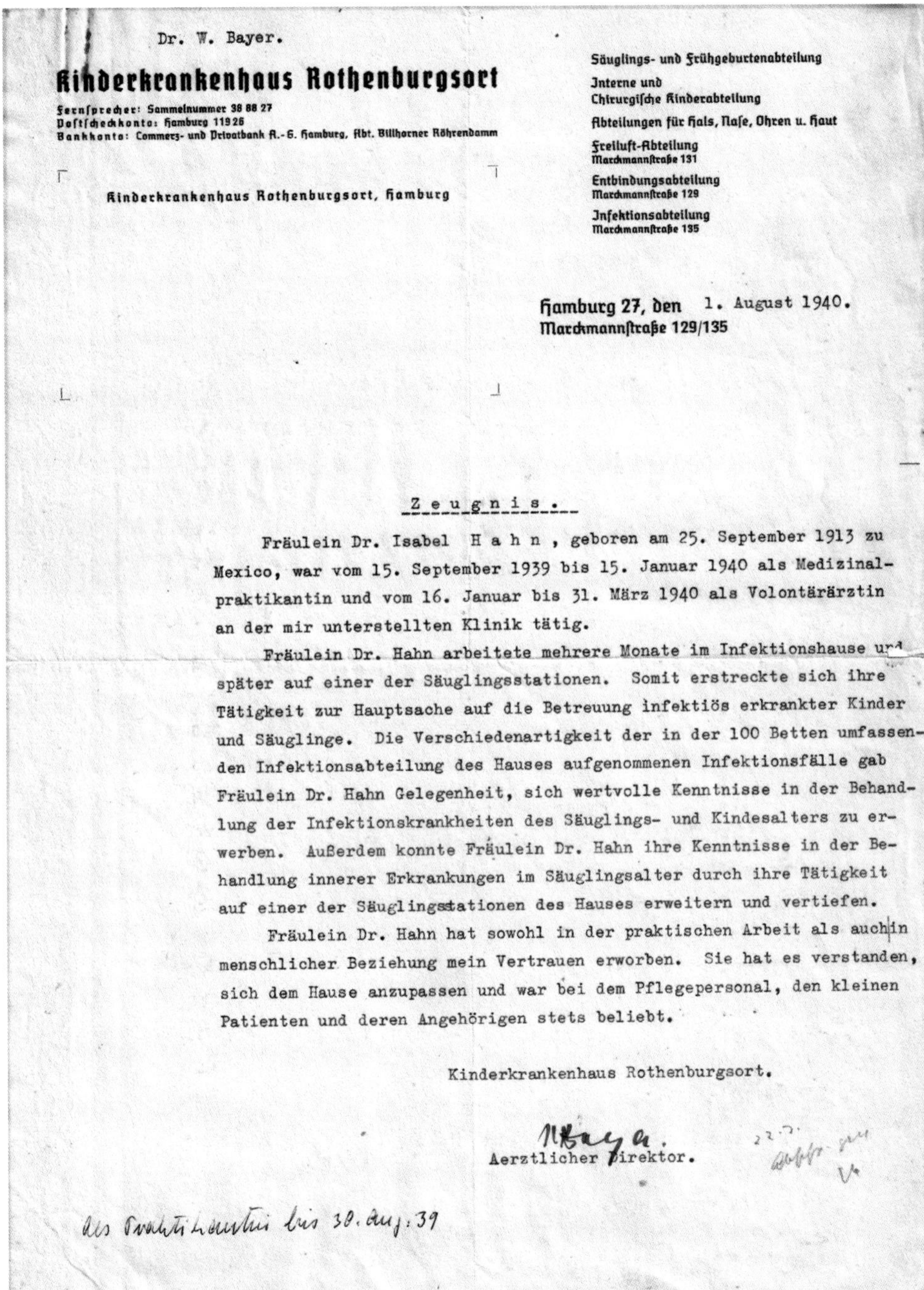

Dr. W. Bayer.

Kinderkrankenhaus Rothenburgsort

Fernsprecher: Sammelnummer 38 88 27
Postscheckkonto: Hamburg 11926
Bankkonto: Commerz- und Privatbank A.-G. Hamburg, Abt. Billhorner Röhrendamm

Säuglings- und Frühgeburtenabteilung
Interne und Chirurgische Kinderabteilung
Abteilungen für Hals, Nase, Ohren u. Haut
Freiluft-Abteilung Marckmannstraße 131
Entbindungsabteilung Marckmannstraße 129
Infektionsabteilung Marckmannstraße 135

Kinderkrankenhaus Rothenburgsort, Hamburg

Hamburg 27, den 1. August 1940.
Marckmannstraße 129/135

Z e u g n i s .

Fräulein Dr. Isabel H a h n , geboren am 25. September 1913 zu Mexico, war vom 15. September 1939 bis 15. Januar 1940 als Medizinalpraktikantin und vom 16. Januar bis 31. März 1940 als Volontärärztin an der mir unterstellten Klinik tätig.

Fräulein Dr. Hahn arbeitete mehrere Monate im Infektionshause und später auf einer der Säuglingsstationen. Somit erstreckte sich ihre Tätigkeit zur Hauptsache auf die Betreuung infektiös erkrankter Kinder und Säuglinge. Die Verschiedenartigkeit der in der 100 Betten umfassenden Infektionsabteilung des Hauses aufgenommenen Infektionsfälle gab Fräulein Dr. Hahn Gelegenheit, sich wertvolle Kenntnisse in der Behandlung der Infektionskrankheiten des Säuglings- und Kindesalters zu erwerben. Außerdem konnte Fräulein Dr. Hahn ihre Kenntnisse in der Behandlung innerer Erkrankungen im Säuglingsalter durch ihre Tätigkeit auf einer der Säuglingsstationen des Hauses erweitern und vertiefen.

Fräulein Dr. Hahn hat sowohl in der praktischen Arbeit als auch in menschlicher Beziehung mein Vertrauen erworben. Sie hat es verstanden, sich dem Hause anzupassen und war bei dem Pflegepersonal, den kleinen Patienten und deren Angehörigen stets beliebt.

Kinderkrankenhaus Rothenburgsort.

W. Bayer.
Aerztlicher Direktor.

als Praktikantin bis 30. Aug. 39

Dieses Zeugnis stellte KKR-Chefarzt Dr. Wilhelm Bayer Isabel Hahn nach ihrem Weggang nach Scheidegg aus

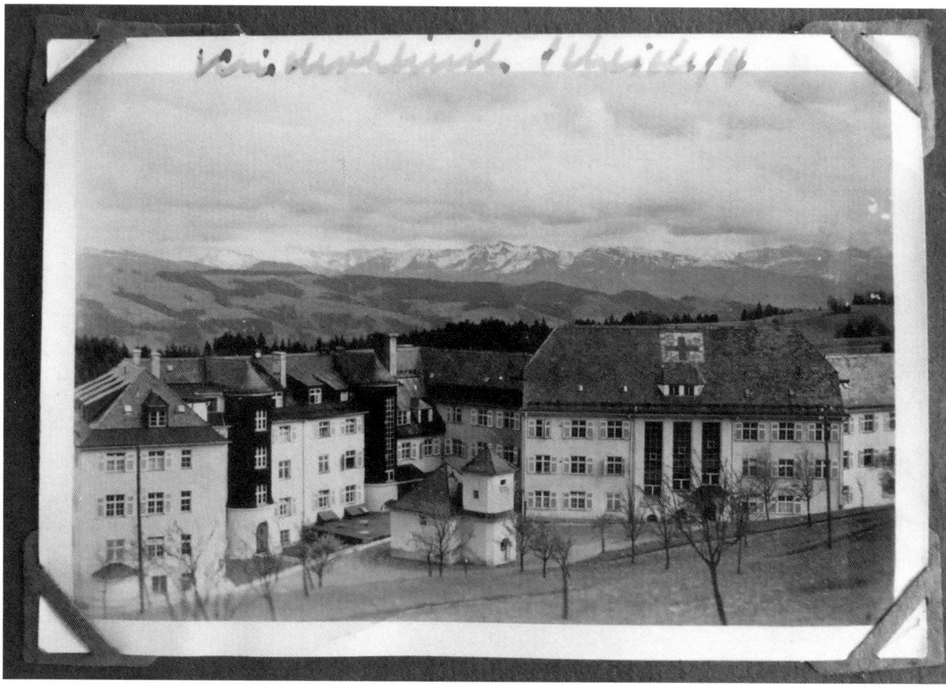

Landschaftlich herrlich gelegen ist die Prinzregent-Luitpold-Kinderheilstätte in Scheidegg

Der weitere berufliche Werdegang entwickelte sich wie folgt: Vom 15.1.1939 bis zum 15.5.1939 war sie in der Universitätsklinik Rostock beschäftigt, anschließend war sie bis 15.9.1939 im Hamburger Marienkrankenhaus in der Abteilung Gynäkologische Geburtshilfe tätig. Am 1.9.1939 wurde sie als Arzt bestallt. Nun folgte die Tätigkeit im KKR, von wo sie zum 1.4.1940 für eineinhalb Jahre an die Prinzregent-Luitpold-Kinderklinik Scheidegg (bis 31.10.1941) wechselte.

Am 1.10.1939 promovierte sie zum Dr. med., am 15.1.1940 erhielt sie die Facharzt-Anerkennung für Kinderkrankheiten. Nach zwei Monaten Pause nahm sie zum 1.1.1942 eine Tätigkeit im Altonaer Kinderkrankenhaus auf, die sie bis zum bis 13.9.1942 versah.

Von Mai 1944 bis März 1948 war sie an der Poliklinik in Chemnitz/Karl-Marx-Stadt beschäftigt, anschließend ließ sie sich in Chemnitz mit Genehmigung der Ärztekammer nieder. Ab 1.1.1950 war sie als Ärztin für Kinderheilkunde in Hamburg (Seestraße 17) tätig. Bis zum Eintritt in den Altersruhestand 1981 arbeitete die Kinderärztin dort in der eigenen Praxis.[5]

Im Mai 1942 heiratete Dr. med. Isabel Hahn den Apotheker Dr. phil. Otto Hans Heinrich Neumann, geboren am 3.1.1909 in Dieuze, Lothringen. Der Ehe entstammten drei Kinder: Sibylle Neumann, geboren am 18.8.1943, verheiratete

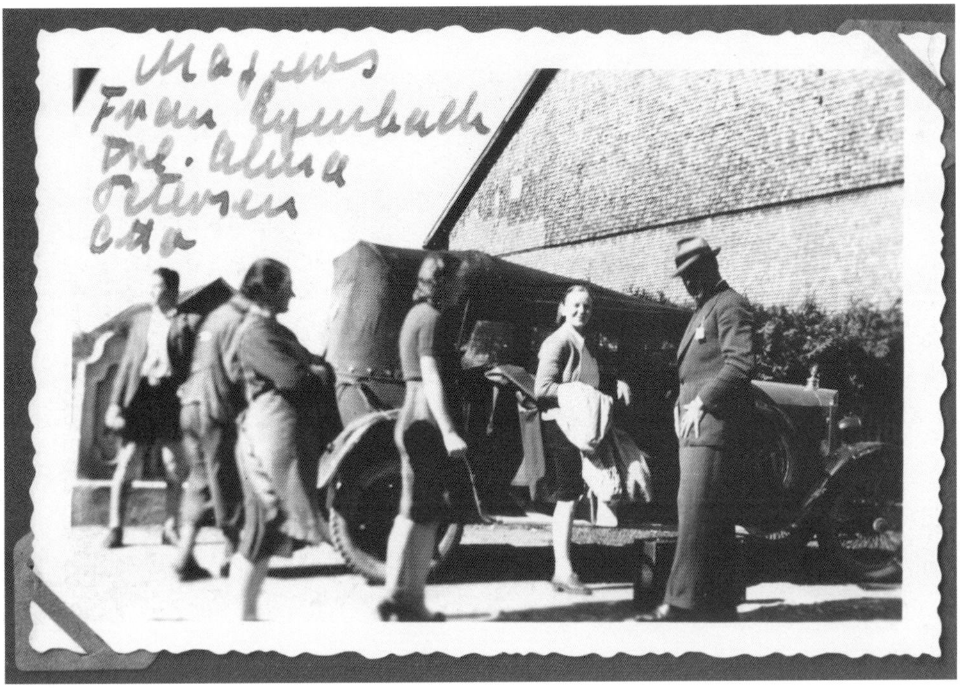

Ursula Petersen, ihre befreundete Mitärztin aus dem KKR, kommt per Automobil Anfang der 1940er Jahre in Scheidegg an

Gillabert, der Sohn Carl Hugo Joachim Neumann, geboren am 1.2.1945, und Elisabeth Neumann, geboren am 7.11.1947, verheiratete Freifrau von Rolf.

»Nach 1945 wurde es ungemütlich in Chemnitz. Der Russe ist in der Stadt. Isabel flüchtet 1948 ins ländliche Tuttendorf. Aber auch hier Übergriffe und tätliche Belästigungen durch russische Soldaten. Im Herbst 1949 verlässt Isabel Sachsen mit drei Kindern und siedelt nach Hamburg über, wo Otto Neumann bereits wartet. Aus politischen Gründen musste er die DDR schon ein Jahr früher verlassen«, schilderte Henning von Rolf diese Phase.

Über die »Euthanasie«-Vorgänge ab 1940 im KKR erhielt Isabel Hahn Kenntnis durch ihre Kontakte zu der ehemaligen Kollegin Erika Rawie: Die Osnabrückerin Rawie war schon vor 1939 im Krankenhaus tätig. In einem Brief erwähnt Isabel Hahn, dass Rawie großen Liebeskummer hatte und sie sie trösten musste. Briefkontakt scheint auch später noch via Scheidegg bestanden zu haben. Im Mai 1940 besuchte Rawie den Vater Hahn an der Seestraße und berichtete dort entsetzt über die neuesten Ereignisse von Rothenburgsort.

Soweit die relativ sachliche, an Fakten orientierte Darstellung des Schwiegersohns Hans-Henning von Rolf.

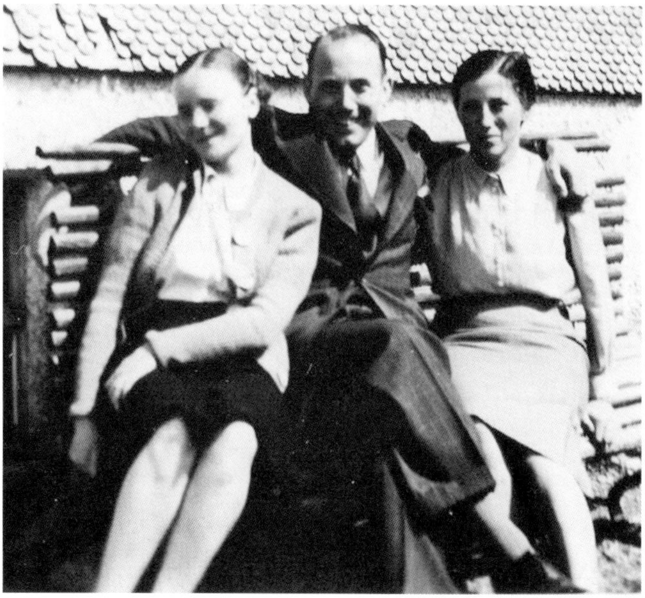

Otto Neumann bei einem Besuch, den er zusammen mit Ursula Petersen (links) seiner damaligen Verlobten Isabel Hahn (rechts) in ihrer neuen Wirkungsstätte Scheidegg abstattete (1940 oder 1941)

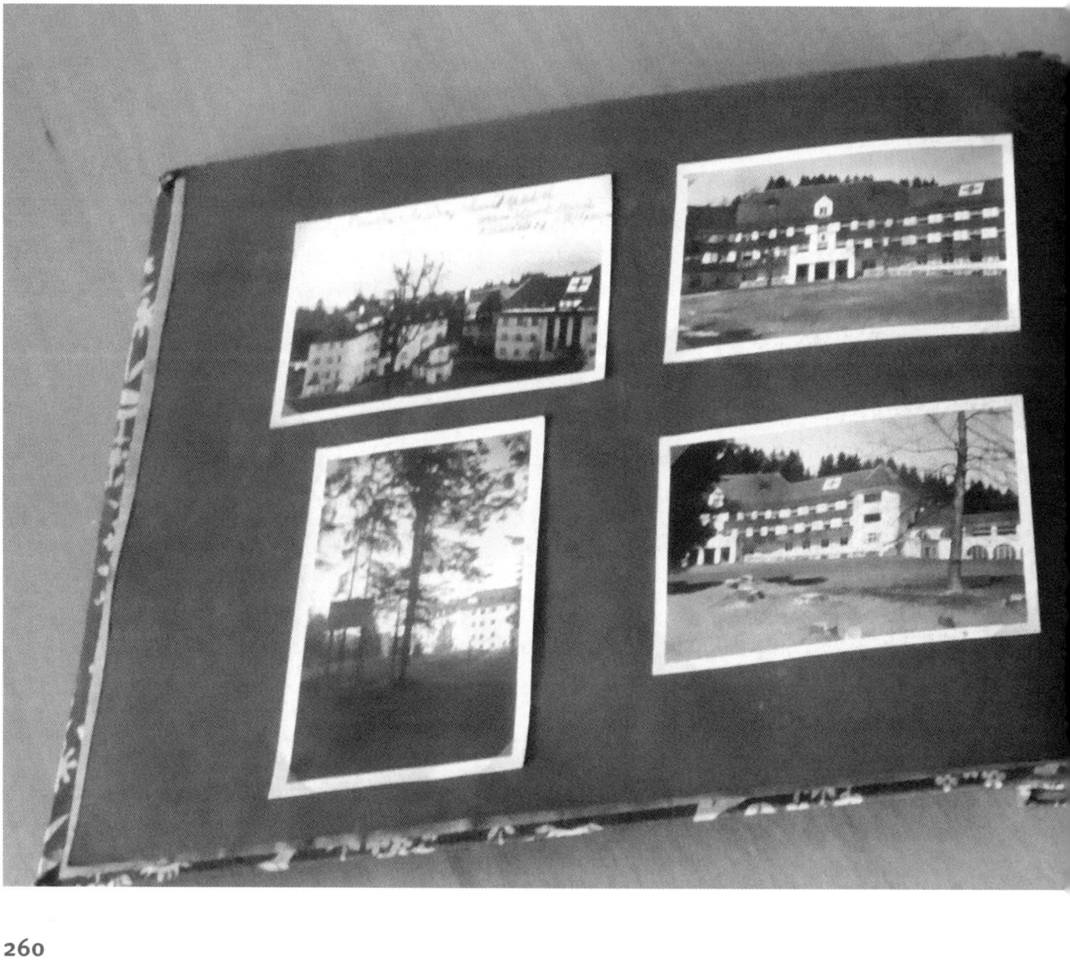

Isabel Hahn (Dritte von links) mit anderen Medizinern auf der Terrasse der Scheidegger Klinik

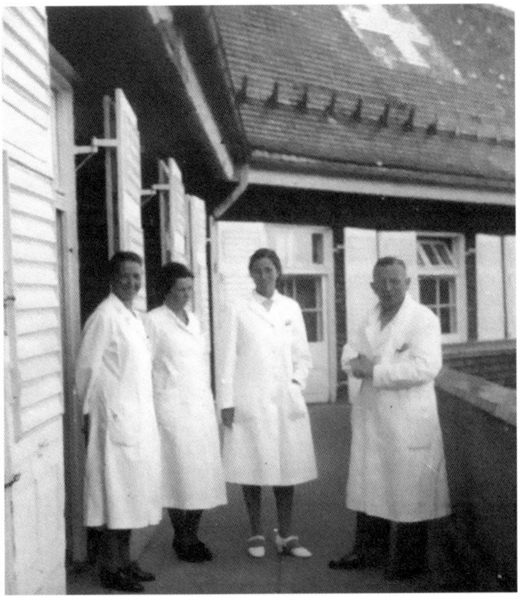

In diesem Fotoalbum hat Isabel Hahn die Fotos von ihrer Zeit an der Prinzregent-Luitpold-Kinderheilstätte in Scheidegg verewigt

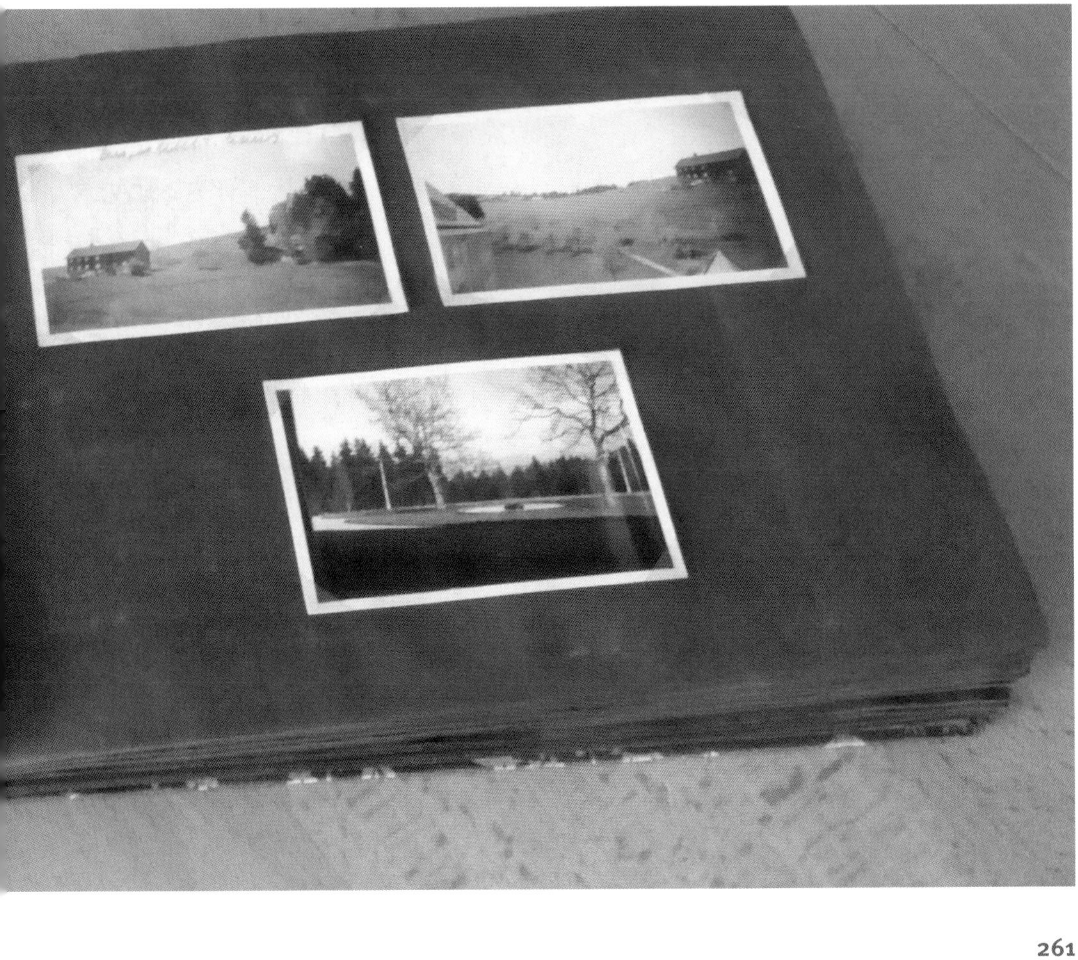

So sieht die jüngere Tochter die Mutter

Elisabeth von Rolf ist die jüngere Tochter von Dr. Isabel Neumann. Sie äußerte sich gegenüber Dr. Carola Otterstedt in einem Telefoninterview, in dem es vor allem um die Kinderklinik in Scheidegg im Allgäu ging, über ihre Mutter: »Meine Mutter hatte durch ihre Arbeit nie Zeit für irgendwen, als Kinderärztin mit drei Kindern und der Praxis im Haus.« Bei den Patienten und deren Eltern war sie aber überaus beliebt. Davon zeugen »Berge von Briefen«, die Patienteneltern ihr schrieben.

Als ihre Mutter aus Mexiko-Stadt in den 1920er Jahren nach Groß Flottbek kam, empfand sie das dort als »sehr dörflich«. Bis heute hat sich das alte Groß Flottbek einen ländlichen Charme bewahrt. In Mexiko-Stadt waren die Straßen damals bereits achtspurig ausgebaut. »Sie hat uns erzählt, dass sie da mitmachen sollte bei der Euthanasie. Das war eine bewusste Entscheidung: ›Ich geh da weg!‹«, sagte sie übers KKR. Über die Politik in dieser Zeit mochte sie aber nicht gerne erzählen.

Der Vater hat sich »sehr, sehr gerne« fotografieren lassen, war immer sehr chic gekleidet. Seine Mutter meinte, er solle einen privilegierten Beruf ergreifen, und so wurde er Apotheker. In Chemnitz wollten ihn die Sowjets als Spitzel anwerben. Das lehnte er ab. Deshalb setzte er sich nach Hamburg ab und ließ seine Familie in Ostdeutschland zurück. Otto und Isabel Neumann kannten in Chemnitz viele einflussreiche Leute, Künstler und Fabrikanten. »Und die sollte mein Vater aushorchen«, hat Elisabeth von Rolf später von ihm erfahren.

Nach dem Krieg ging es im Elternhaus (der Großvater war um 1945 herum gestorben) beengt zu. Vier oder fünf Flüchtlingsfamilien waren dort einquartiert. Als die Mutter die Praxis dort eröffnete, warteten die Patienten im Wohnzimmer und sie hatte ein Behandlungszimmer. Anfangs fuhr die Ärztin mit dem Mofa zu Hausbesuchen. Erst 2016 trennte sich die Familie von dem alten Haus. Ihr Bruder betrieb noch 2020 in Groß Flottbek eine Apotheke, sie selbst hat auch ein Pharmaziestudium begonnen, aber nicht zu Ende geführt.

Ihre Mutter charakterisierte sie als »Ärztin der alten Schule«, die Tag und Nacht immer ans Telefon gegangen ist. Manchmal sagte sie, dass sie im nächsten Leben Amtsärztin werden wolle. Da hätte sie es ruhiger. Elisabeth von Rolf meinte, dass »gerade als Kinderärztin wenig hängen bleibt«. Sie habe zwar ein paar Privatpatienten gehabt, aber es sei schon »sehr mühsam« gewesen. Reichtümer hätten ihre Eltern nicht angehäuft, obwohl sie Ärztin war und er Apotheker. Wenn Isabel Neumann mittwochs frei hatte, dann hat sie ihre Patienten im Krankenhaus besucht, auch wenn ihre jüngere Tochter sie bat, doch bei ihr zu bleiben. Sie konnte noch nicht einmal an ihrem einzigen freien Nachmittag zu Hause bleiben. »Mit uns Kindern wurde gar nichts gemacht. Wir wurden ins Bett gesteckt und gefragt: Was schreibt ihr morgen für eine Arbeit? Das war es.«

Nur wenn die Kinder oder auch die Enkelkinder richtig krank waren, saß sie am Bett der Kranken. »Sie sagte: ›Das machen Eltern eben so.‹« Es war ihr also mehr eine Verpflichtung als eine Herzensangelegenheit, sich in diesen Phasen um

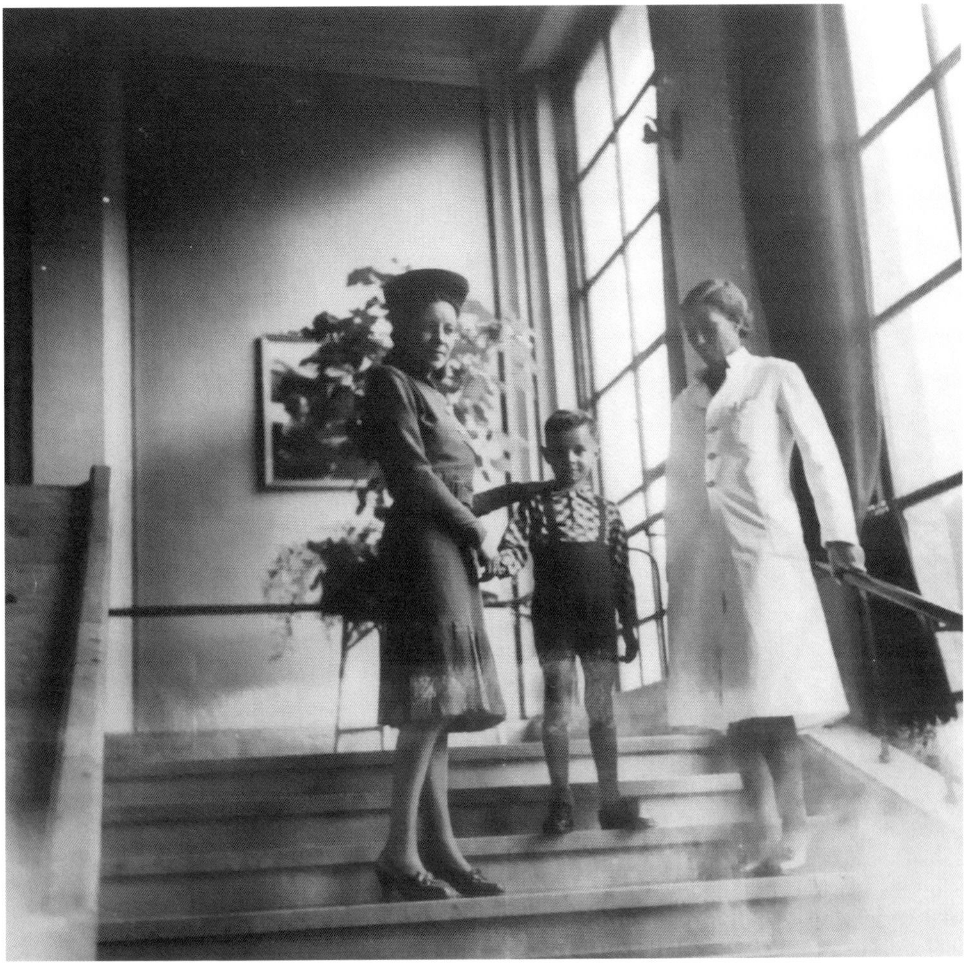

Isabel Hahn mit einem aus Lateinamerika stammenden Patienten des Scheidegger Krankenhauses zusammen mit dessen Mutter

die eigenen Kinder zu kümmern. »Zuwendung hat sie vor allem im Beruf gegeben. Alle Leute konnten kommen: Besonders hat sie sich um die minderbemittelten, bildungsfernen Eltern gekümmert. Sie hat auch auf die Eltern eingewirkt, dass ihre Kinder Prüfungen absolvieren sollen.«

Ihr Vater Hugo hatte es zu viel Geld gebracht. Die Familie hat nach der Rückkehr aus Mexiko ein halbes Jahr lang im Hotel Atlantik gewohnt. Durch die Depression in den 1920er Jahren habe er aber wohl den größten Teil seines Vermögens verloren.

Isabel Hahn hat ihren Kindern viel aus Mexiko erzählt. Isabel hat ihrem Mann Otto in den 1980er Jahren das Land ihrer frühen Kindheit gezeigt. Elisabeth

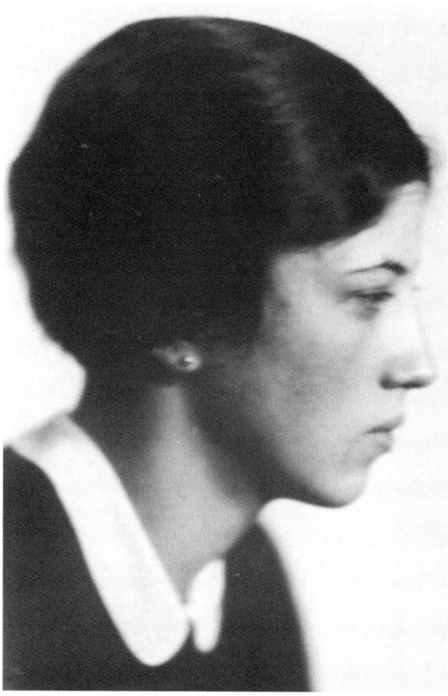

Isabel Hahn in den 1950er Jahren

hatte einen mexikanischen Patenonkel, den sie aber nicht kennengelernt hat, weil sie Lateinamerika nie besucht hat. Als Kind wurde Isabel Hahn von ihrer Mutter auch in Hamburg mexikanisch angezogen. »Das fiel wohl auf, weil es hier so dörflich war. Und sie sah ja auch exotisch aus.« Die väterliche Familie war sehr »pastörlich« geprägt. »Miefig« nannte es Elisabeth von Rolf auch. Mit dieser klerikalen evangelischen Ausrichtung hat Isabel Neumann sehr gehadert. Je älter sie wurde, desto mehr. »Sie hat uns vermittelt, dass man das machen soll, was man will.« Sie habe es gut gefunden, dass ihre Mutter immer gearbeitet hat. Sie wisse, dass ihre Mutter für viele ihrer Klassenkameradinnen ein Vorbild war.

Der Vater sei ein humorvoller, belesener und gesellschaftlich angenehmer Mensch gewesen. Die Apotheke habe er »nur zum Schnacken« gehabt. »Da saßen immer Vertreter rum«, erinnerte sich seine jüngere Tochter. Er habe keine großen kaufmännischen Kenntnisse gehabt und sei auch nicht wissenschaftlich an der Pharmazie interessiert gewesen.

Die Mutter hat alle Fotos beschriftet, aber mit ihren Kindern habe sie nie in den Alben geblättert. So distanziert sie zu ihren eigenen Kindern war, so eng war sie mit ihren Patienten verbunden: »Sie hat zu jedem Patienten eine Beziehung aufgebaut. Die Kinderschicksale gingen ihr immer sehr ans Herz. Wir durften auch keinen Bettler wegschicken, der an der Haustür klingelte.« Ja, sie sei schon sehr empathisch gewesen, habe mit jedem mitgelitten. Ihre Schwester Sibylle habe am Todestag der Mutter gesagt: »Sie war eine Hexe!«, bei ihrem Bruder sei das so ähnlich gewesen, »und bei mir war das das Gegenteil«.

Während der Bruder, Joachim Neumann, auf eine Anfrage zu seiner Mutter nur lapidar antwortete: »Ich kann Ihnen dazu leider gar nichts sagen«[6], war auch die ältere Tochter sehr auskunftsfreudig:

So sieht die ältere Tochter die Mutter

Sibylle Gillabert[7] meinte, dass ihre Mutter im Marienkrankenhaus in Hamburg schon zur Niederkunft angemeldet gewesen sei. »Doch weil die Operation

Gomorrha angekündigt worden ist, sind meine Eltern nach Chemnitz gegangen«, erzählte sie. Das soll schon 1942 gewesen sein. So kam es, dass alle drei Kinder dort geboren worden sind. Ihre Eltern arbeiteten auch in Chemnitz, auch die Mutter, bestätigte sie die Angaben ihrer Schwester und ihres Schwagers. Für die Betreuung der Kinder war immer ein Kindermädchen im Haus.

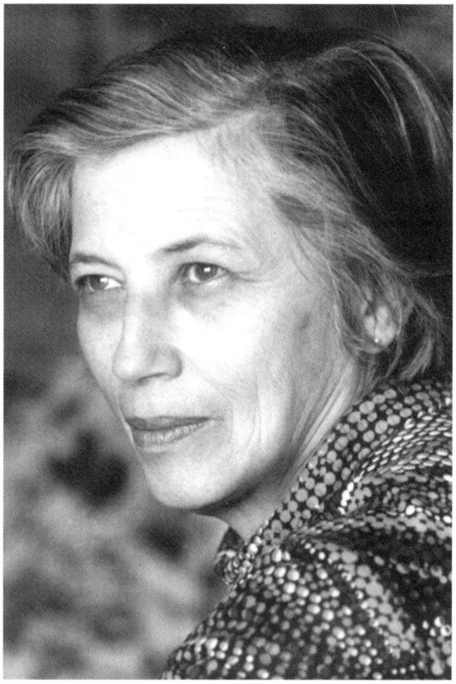

Isabel Neumann, geborene Hahn in späteren Jahren

Ihr Vater Otto habe in den 1950er Jahren öfter gewettert über die Nazis. Er habe das wohl auch während der NS-Zeit getan, denn Nachbarn aus Chemnitz hätten ihr später berichtet, dass sie ihn gewarnt hatten, dass er wegen seines lauten Organs lieber nicht im Garten darüber sprechen solle. Das hätte ihn in den letzten Kriegstagen noch den Kopf kosten können, habe sie von einer Patentante aus Chemnitz gehört, einer Ärztin (* 1897), die aus der Grenzregion zu Dänemark stammte.[8] »Die Mutter hielt eher ihren Mund«, meinte Sibylle Gillabert. Der Vater ihres Vaters sei auf jeden Fall gegen das NS-Regime eingestellt gewesen.

In den 1930er Jahren sei es Isabel Neumann peinlich gewesen, mit ihrer Mutter in die Stadt zu gehen, weil die Mexikanerin kein Deutsch sprach. »Sie wollte deutscher sein als die Deutschen«, sagte sie. Das sei tiefenpsychologisch auch verständlich. Ansonsten hätte die Mutter wenig bis selten über ihre Familie geredet und wenn, dann nicht immer die Wahrheit. So habe sie ihren Kindern erzählt, dass einer ihrer Brüder bei einem Unfall gestorben sei. Hans-Henning von Rolf habe aber herausbekommen, dass er tatsächlich an Tuberkulose gestorben sei. »Meine Mutter war in solchen Sachen problematischer als mein Vater«, meinte Gillabert. Der Vater sei ein »Partylöwe« gewesen, er sei »der Latino« in der Familie gewesen. Er sang oft und tanzte gern. Die Eltern hätten einen interessanten Freundeskreis gehabt. Als Kleinkinder hätten sie die Gesellschaften an den Abenden im Haus immer nur laut lachen hören.

Vom KKR habe ihre Mutter nie erzählt. Sie wusste gar nicht, dass sie dort gearbeitet hatte. »Über die NS-Zeit hat sie selten gesprochen. Das war ihr geheimer Garten.« Während des Krieges hätten die meisten Ärzte wohl nicht über ihr Verhalten reflektiert. Es sei damals offenbar üblich gewesen, dass man überall in Deutschland behinderte Kinder tötete, meinte Gillabert.

Da ihre Mutter nach dem Krieg in ihrem einstigen Elternhaus auch praktizierte, hat die Tochter die Patienten miterlebt. Sie habe auch behinderte Patienten behandelt. Sie erinnerte sich an ein Kind, das Trisomie 21 hatte, und an eines mit einem Wasserkopf. »Sie konnte gerade diese behinderten Patienten nicht loslassen.« Zu behinderten Patienten über 15 Jahren behielt sie Kontakt, in manchen Fällen mindestens, bis die einstigen Patienten Mitte 20 waren. »Mit einem Elternpaar (wohlhabend, Sohn spastisch gelähmt, konnte weder sprechen noch gehen; im Heim) gab es jedes Jahr eine große Geburtstagsfeier in einem schönen Restaurant. Der Sohn starb mit 40 Jahren – die Freundschaft mit den Eltern blieb. Sie hat sich um diese behinderten Patienten extrem gekümmert.«[9] Auf der anderen Seite konnte die Kinderärztin auch ziemlich rabiat sein. Eine Mutter eines gesunden Säuglings berichtete ihr, wie ihre Mutter ihren Patienten einfach nackt auf die kalte Waage legte. »Sie hat also auch die ganz Kleinen schon ziemlich robust angefasst.«

Kühl sei sie ihren eigenen Kindern gegenüber gewesen. »Sie war nicht so wie unser Vater, der uns auf den Arm nahm und an sein Herz drückte.« Kindermädchen hätten sich um die Kinder gekümmert, während die Mutter immer weitergearbeitet hatte. Verletztheit spricht aus den Worten, wenn Sibylle Gillabert sagt: »Dort hat sie sich dann immer mit fremden Kindern beschäftigt.«

Die Anmeldung im Marienkrankenhaus war von Chemnitz aus erfolgt: »Ich sollte unbedingt in Hamburg geboren werden«, hat Gillabert von ihrer Mutter später erfahren. Aber es kam anders: Im Juli 1943 kamen warnende Telegramme aus Hamburg-Groß Flottbek von ihrem Vater und einer Freundin, der späteren Hamburger Patentante von Sibylle Gillabert, einer Schwägerin von Erich Lüth. Der Publizist hatte 1950 zum Boykott eines neuen Films des durch NS-Filme belasteten Regisseurs Veit Harlan aufgerufen. Das Bundesverfassungsgericht stellte daraufhin im »Lüth-Urteil« seine Ansicht zur freien Meinungsäußerung dar.

Otto Neumann hatte eine Apotheke gesucht und in Chemnitz durch einen Zufall eine von dreien gefunden und übernommen. Die »Löwenapotheke« lag in der Innenstadt und wurde 1945 zerbombt. Otto Neumann war 1945 Mitgründer der Chemnitzer CDU. Obwohl Chemnitz zu diesem Zeitpunkt SPD-regiert war, bekam er als Ersatz-Apotheke Räumlichkeiten im Rathaus zugewiesen.

Eine Episode hat ihr in DDR-Zeiten ihre Chemnitzer Patentante erzählt, die inzwischen »Doyenne der Karl-Marx-Städter Ärzte« geworden war. Sie erzählte Sibylle Gillabert: Ihr Bruder war – etwa 1948 – vor dem Haus das Steintreppchen runtergefallen und musste ins Krankenhaus. Als er auskuriert war, sollte er nach Hause und weinte. »Meine Mutter wollte ihn nicht holen (!). Das Personal musste auf sie einreden«, gab Gillabert die Erzählung ihrer Patentante wieder. Zu dem Betreuungspersonal, das die Eltern angestellt hatten, hielten die Kinder zum Teil lebenslange Verbindung: »Als Baby hatte ich eine Kinderschwester (›Schwester Suse‹). Als Kleinkinder und bis 1949 hatten wir eine sehr liebenswürdige Haushalts- und Kinderhilfe, an der mein Bruder und ich hingen), die heiratete und ging. Wir beiden Kleinen haben geheult. Als Sächsin heiratete sie einen Mann aus Schleswig-Holstein mit Haus in Pönitz bei Scharbeutz. Wir hatten alle bis zu ihrem Tod Kontakt mit ihr.«[10]

»Dass meine Mutter über ihre Familie uns nicht immer die Wahrheit erzählte, habe ich von meiner Hamburger Patentante erfahren. (Da ich meiner Mutter alles geglaubt hatte, dachte ich: ›Tante Käthe hat einen Anflug von Alzheimer.‹ Ich lag gänzlich falsch«, weiß Sibylle Gillabert heute. »Mein Vater war witzig, humorvoll, tanzte gern – meine Mutter nicht, obwohl sie sportlich war (Tennis, Hockey, Leichtathletik)«, so Gillabert. Ihre Hockey-»Mädchen« traf sie noch mit über 80 Jahren einmal im Monat im »Großflottbeker Tennis-, Hockey- und Golfclub«.

Die Patentante in Hamburg (* 1908) kannte die fünf Jahre jüngere Isabel seit ihrer Ankunft in Deutschland. »Beide Patentanten hatte wahrscheinlich mein Vater ausgesucht; er hatte zu beiden ein besseres Verhältnis als meine Mutter. Die Hamburger Patentante kam zu meiner Taufe nach Chemnitz (mein Vater hat viel gefilmt), war aber in Hamburg zu abendlichen Geselligkeiten (im Gegensatz zu Ursula Petersen!) nie geladen. Mein Vater fragte meine Mutter, warum sie Käthe nicht einlade«, erzählte Sibylle Gillabert, die sich das so zusammenreimte: »Wahrscheinlich, weil sie Dinge aus der Jugend und so weiter wusste, sie war jedenfalls nicht so genehm.«

Die Chemnitzer Patentante kam einmal im Jahr in den Westen, hatte Verwandtschaft in Schleswig-Holstein und Bayern. »Sie hätte gut bei uns ein- bis zweimal übernachten können, aber Treffen mit meinen Eltern und mir fanden immer nur im 1.-Klasse-Restaurant des Hauptbahnhofs statt.« Die Tochter (1945 bis 2010) der Hamburger Patentante von Sibylle Gillabert kam einmal mit ihren kranken kleinen Töchtern (*1977 und 1978) voller Angst in die Praxis ihrer Mutter. Diese sagte zu ihr: »Weißt du, Sabinchen, manchmal sind Leben und Tod ganz nah beieinander.« Enkel hüten, was viele Großmütter tun, das habe Dr. Isabel Neumann nie gemacht. Überhaupt hatte sie zu den Enkelinnen offenbar ein ambivalentes Verhältnis, wie Sybille Gillabert beobachtet hat: Sie habe eine Lieblingsenkelin gehabt, einer anderen Enkelin gegenüber habe sie sich unfair verhalten. »Später besserte sich das wohl.«

Als Ärztin blieb Dr. Isabel Neumann unbelastet. Sie richtete sich nach dem Hippokratischen Eid. Für sich als Privatperson hatte sie andere Regeln: »Wenn einer von uns dreien behindert geboren wäre, hätte meine Mutter ein Kissen genommen; hat sie mir selber erzählt (alle drei Hausgeburten).«

Als Lebensretterin im Allgäu

Ein späterer Unternehmer verdankte der Hamburger Ärztin sein Leben. Sie, die sie der Mordmaschinerie im KKR den Rücken gekehrt hatte, lernte in der Scheidegger Kinderklinik einen jungen blonden Österreicher kennen: Ulrich Sutterlüty. Dessen Sohn Jürgen (* 1964) führte im Jahr 2020 das vom Vater 1952 gegründete Familienunternehmen fort: eine Kette von absolut regional und ökologisch ausgerichteten Supermärkten im äußersten Nordwesten Österreichs.

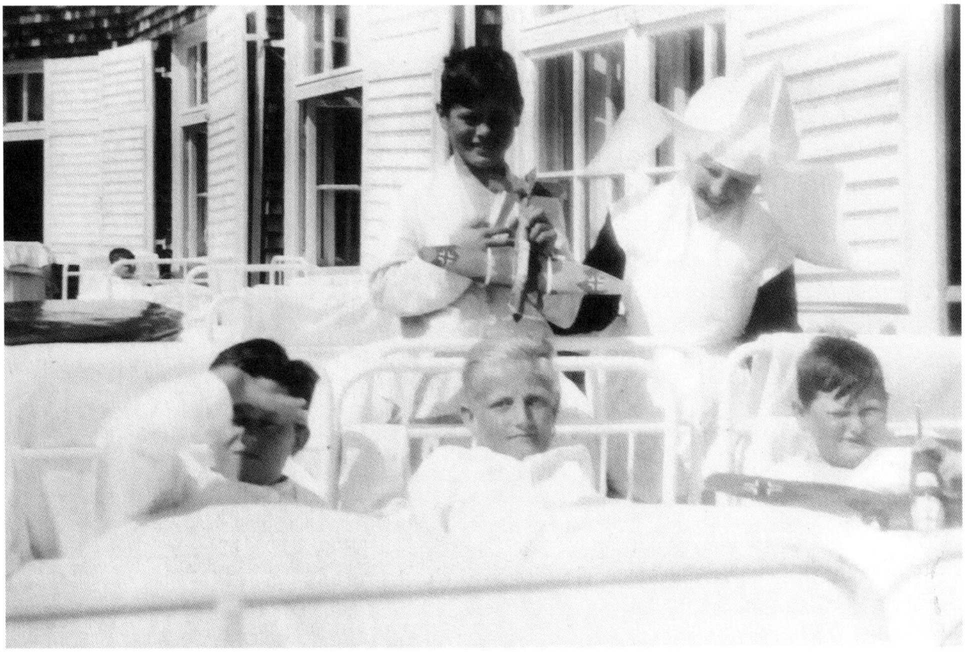

Ulrich Sutterlüty (der blonde Junge vorne in der Mitte) als Patient der Scheidegger Kinderklinik. Seine Mitpatienten spielen mit Militärflugzeugmodellen. Es war Krieg

Im Jahr 2020 konnte sich Jürgen Sutterlüty »selbstverständlich« an Dr. Isabel Neumann erinnern.[11] Der Unternehmer hatte sie 1997 über eine Agentur ausforschen und sie damals aus Cannes einfliegen lassen, damit sie als Überraschungsgast zum 70. Geburtstag seines Vaters auftreten konnte.

Jürgen Sutterlüty schilderte die Verbindung so: »Mein Vater war Patient in Scheidegg. Er wurde als Elfjähriger von einem Pferdehuf schwer verletzt und erlitt eine Hüftzertrümmerung. Zur damaligen Zeit eine Verletzung ohne Heilungschancen, weil es keine operativen Möglichkeiten gab. Frau Dr. Neumann erzählte mir diese Story, weil mein Vater nie darüber reden wollte. Sie sagte mir, dass er eigentlich zum Tode verurteilt war und ihn der Oberarzt monatelang in jenem Trakt unterbrachte, wo die Kinder ohne Hoffnung lagen. Mein Vater habe das mitbekommen und um sein Leben gekämpft, wie sie das nie mehr erlebt habe. Er habe zwei Embolien überlebt. Sie habe sich dem kleinen Jungen angenommen und alles unternommen, dass sein Überlebenskampf erfolgreich war.«

Ulrich Sutterlüty hatte überhaupt nichts davon gewusst, welchen besonderen Gast sein Sohn zu seinem 70. Geburtstag eingeladen hatte, und vor 500 geladenen Gästen vollkommen die Fassung verloren. Er konnte nicht mehr reden, er hielt Dr. Isabel Neumann an der Hand, umarmte sie und sagte minutenlang kein Wort. Jürgen Sutterlüty dazu: »So hatte ihn bis dahin noch nie jemand erlebt.

Er war hart mit sich selbst und hat auch von seinem Umfeld viel verlangt. Seine Lebensgeschichte als Kind in Scheidegg und das Alleinsein haben ihn geprägt. Seine Eltern besuchten ihn höchstens zwei Mal im Jahr. Sie waren Bauern mit neun Kindern und hatten kaum Zeit. Er ist als 21-Jähriger erstmals aus dem Bett gestiegen. Zehn Jahre hat es gedauert, bis alle Knochenstücke aus seinem Körper getreten sind – eine unvorstellbare Qual, die er als Jugendlicher erlebte.«

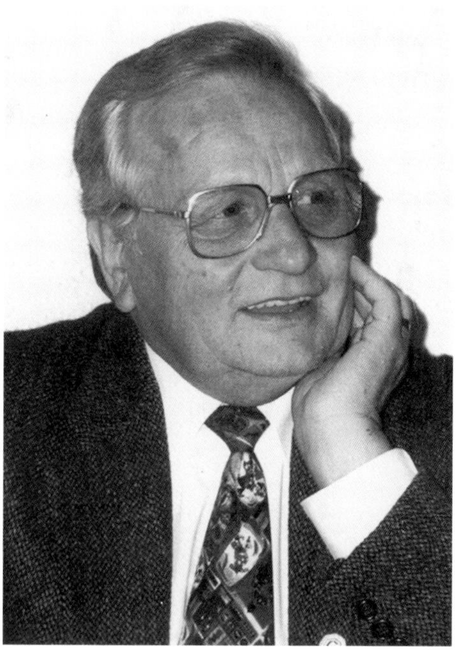

Ulrich Sutterlüty war ein erfolgreicher Unternehmer

Danach holte er die Ausbildung nach und wurde ein sehr erfolgreicher Unternehmer. Unter »Historie« ist auf der Website des Unternehmens »Sutterlüty« unter der Überschrift »Von der Tragödie zur Erfolgsgeschichte« der Beginn skizziert:[12] »Ursprünglich ist es einem tragischen Pferdeunfall zu verdanken, dass Ulrich Sutterlüty weder im elterlichen Sägewerk noch in der Landwirtschaft mitarbeiten kann. Also widmet er sich in den 40er Jahren der Versorgung der Angestellten am Hof – und entdeckt so seine Leidenschaft für Lebensmittel.« Mit 24 Jahren legte Ulrich Sutterlüty den Grundstein zu dem heute florierenden Unternehmen: »Die Freude an der Zusammenarbeit mit regionalen Partnern und das Interesse am Handel wachsen. Aus der Versorgung der eigenen Mitarbeiter entsteht 1952 ein kleiner Hofladen. So klein, dass ihn kein Kunde betreten kann und Ulrich Sutterlüty die Ware durch ein Fenster nach draußen reichen muss«, heißt es weiter in der Firmenhistorie.

Isabel Neumann verbrachte im Herbst 1997 ein paar schöne Tage bei Ulrich Sutterlüty und seiner Ehefrau. Jürgen Sutterlüty hatte bis zu meiner E-Mail im Juni 2020 »nie mehr etwas von ihr gehört«. Sie hatte damals die Schwiegermutter ihrer älteren Tochter Sibylle in einem Dörfchen oberhalb von Cannes besucht, als sie zu dem Geburtstag als Ehrengast eingeflogen wurde.[13] Ulrich Sutterlüty wurde am 15.10.1927 geboren und verstarb am 24.9.2001, nur knapp zehn Monate nach seiner einstigen Retterin. Dr. Isabel Neumann starb im Alter von 87 Jahren am Neujahrstag des Jahres 2001.[14]

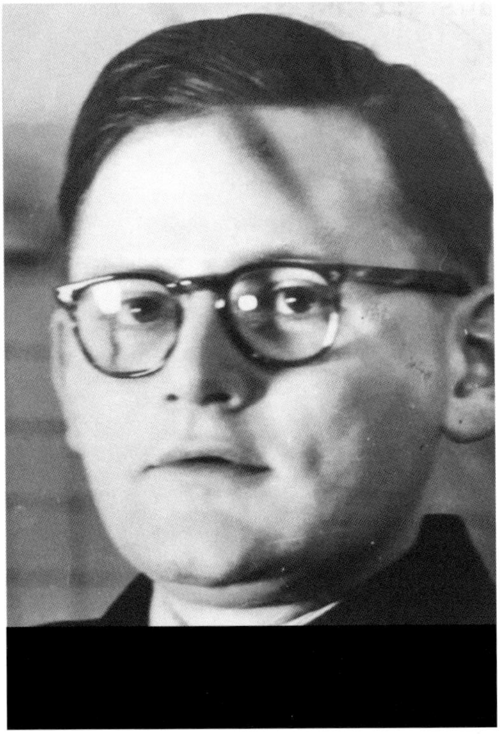

Ernst Hain (1920 bis 1995)

* 3.8.1920 in Hamburg
† 30.12.1995 in Hamburg
zweimal verheiratet
vier Töchter, ein Sohn
im KKR vom 16.10. bis 10.11.1944

Der Asbest-»Papst«: Ernst Hain

Ernst Hain, geboren am 3.8.1920 in Hamburg, war vom 16.10. bis zum 10.11.1944 als Famulus im KKR tätig, also vier Wochen lang. Als seine Adresse war damals Ahrensburg angegeben.[1] Eine seiner Töchter berichtete,[2] dass die Witwe ihres Vaters in seinem Nachlass keine Unterlagen über eine Beschäftigung in Rothenburgsort gefunden habe. Sie bestätigte aber die Kenntnis der Tochter darüber, dass ihr Vater im Krieg in Russland in einem Feldlazarett als junger (oder angehender Arzt) tätig war. Bedingt durch eine Tuberkulose-Erkrankung wurde er von weiterem Kriegsdienst freigestellt und nach Hause entlassen. Die Tochter weiter: »Gesprochen über seine Kriegserlebnisse hat er selten; allenfalls über die sehr schwer verwundeten Soldaten, denen Beine amputiert werden mussten. Möglicherweise äußerte er sich auch deshalb so wenig, weil kriegsbedingte traumatische Erlebnisse ihm als Anfang-Zwanzigjährigen dieses einfach nicht ermöglichten?«

Über die Politik der Nazis sprach er sehr negativ bis abfällig und mokierte sich darüber, dass er als Kind das »Horst-Wessel-Lied« singen musste. »Retrospektiv kann ich für mich formulieren, dass ich meinem Vater Aktivitäten in naziverbrecherischer Hinsicht auch aufgrund seiner christlichen Erziehung nicht zutrauen würde«, so Hains Tochter. 1934 bezog die Familie Hain mit den Söhnen Ernst und Günter (verstarb als Kind an Tuberkulose) ihr Haus in Ahrensburg. Sein Abitur legte Hain im Hamburger Walddörfer-Gymnasium ab. Die Tochter beschrieb ihren Vater bis Ende seiner Vierziger-Lebensjahre als einen »bekennenden Sozialdemokraten«; er habe einige Jahre lang als SPD-Mitglied engagiert das Amt eines Ahrensburger Stadtverordneten ausgeübt. Seine Ambition könnte man im weitesten Sinne »arbeiterfreundlich« im Sinne von »sich für die Schwächeren einsetzen« bezeichnen, meinte die Tochter. Rolf Herrmann erwähnt in einem Leserbrief im Jahr 1963, dass Hain zu dem Zeitpunkt Abgeordneter des Ahrensburger Stadtparlaments war. In dieser Eigenschaft und als Fachmann für Krankenhausmedizin hatte er eine Untersuchung angestellt, nach der an einem Stichtag in einem November »mehr als 80 Ahrensburger in Hamburger Krankenhäusern lagen«. Daher wäre die Planung für »eine regionale Krankenhaus-Planung« für Ahrensburg wünschenswert, meinte der Leserbriefschreiber.[3]

Außerdem engagierte sich Hain auch in der Gewerkschaft, wie ein Artikel aus dem Hamburger Abendblatt belegt:[4] *Neben dem Marburger Bund haben auch die gewerkschaftlich in der ÖTV organisierten Ärzte gegen die Überlastung des Krankenhaus-Personals protestiert. Der 2. Vorsitzende der Ärztegruppe in der ÖTV,*

Chefarzt Dr. Ernst Hain, erklärte kürzlich: »Auf dem Wege zu ständig kürzer werdender Arbeitszeit wollen die Krankenhausärzte nicht länger das Schlußlicht sein.« Und so war Ernst Hain aus Sicht seiner Tochter als Mediziner: »Sein Herz schlug für die Arbeitsmedizin. Er investierte viel Energie und forschte sehr engagiert, was letztlich zu seiner Habilitation über den asbestbedingten Lungenkrebs führte.«[5] Hain wollte eigentlich Bakteriologe werden, entschied sich aber wegen seiner Tuberkulose-Erkrankung für die Laufbahn zum Lungenfacharzt.[6] Er begann seine berufliche und wissenschaftliche Karriere mit einer Weiterbildung zum Internisten an der Universitätsklinik Hamburg und am Krankenhaus Altona zu Hamburg.[7] Ab 1949 war er am Hygieneinstitut der Universität Bonn tätig. Danach absolvierte Hain eine Weiterbildung zum Lungenfacharzt in Hamburg. Neben Arbeiten über klinische Fragen, Bakteriologie und Zytologie widmete sich Hain in Hamburg auch Fragen der Rehabilitation tuberkulöser Patienten. Er war als Assistenzarzt im Hamburgischen Krankenhaus Wintermoor von etwa 1950 bis 1960 tätig.[8] 1960 wurde er zum Chefarzt der Lungenabteilung des AK Hamburg-Harburg berufen. Hain habilitierte sich 1972 an der Universität Hamburg, die ihn 1977 zum Professor ernannte.[9] Für seinen Einsatz und Verdienste um die ärztliche Fortbildung ist er mit der Ernst-von-Bergmann-Plakette der Bundesärztekammer ausgezeichnet worden (1982).

Als Chefarzt »der weit über Hamburg hinaus bekannten«[10] Lungen-Fachabteilung des Harburger Krankenhauses war Hain bis in den Eintritt in den Ruhestand 1984 tätig. Sein Engagement für die Sache der Lungenkranken spiegelt sich in mehr als vierzig wissenschaftlichen Publikationen wider. »Auf ärztlichen Kongressen fiel Prof. Hain stets auf durch Eloquenz und die Prägnanz seiner sprachlichen Formulierungen. Kollegen und Angehörige sagen ihm einen feinfühligen Sinn für Humor und Situationskomik nach«, heißt es in einem Artikel des Hamburger Abendblatts anlässlich seines Eintritts in den Ruhestand. In Fachkreisen nannte man ihn »Asbest-Papst«, doch davon wollte er nichts wissen. »Unter den Blinden ist der Einäugige König«, sagte er zu Journalisten über seine wissenschaftlichen Erfolge.

Der Wechsel vom viel beschäftigten Chefarzt zum Rentner gelang. Der Professor wurde auch nach Ende seiner beruflichen Laufbahn immer wieder gebeten, Gutachten für Berufsgenossenschaften anzufertigen. »Wie alle Rentner habe ich keine Zeit«, meinte der Vater von fünf Kindern 1984 in einem Zeitungsinterview schmunzelnd. Zu diesem Zeitpunkt waren der Sohn und drei der vier Töchter bereits aus dem Haus. Nur das Nesthäkchen Sabine, das 16 Jahre nach der ersten Tochter geboren wurde, lebte noch in dem gelben Klinkerhaus in Neugraben, unweit des Allgemeinen Krankenhauses Harburg. Hier fanden Ernst Hain und seine zweite Frau, **Dr. Christa Hain**, ebenfalls Ärztin, einen Pol der Ruhe. »Die Arbeit war immer die Hauptsache bei ihm, es drehte sich alles um die Medizin. Er hatte dann ja auch wieder eine junge Familie, ich musste aber immer dafür sorgen, dass er sich Zeit für uns nahm«, sagte Christa Hain.[11] Und im Garten arbeitete der Arzt, wann immer es seine Zeit zuließ. Doch eben davon hatte er wenig, hieß es Mitte der 80er Jahre, denn seine anderen Hobbys, das Reisen und das Fotografieren, forderten ebenfalls ihren Tribut.[12]

Hain war von 1975 bis 1984 der Chef von **Monika Beutler** (* 1955). »Ich kam als ganz junge Frau nach dem Schwesternexamen in die Lungenabteilung. Es war ein gutes Miteinander. Er nannte mich Kindchen und ich ihn Papa. Er hat auch einmal eine Karikatur von mir gezeichnet«. Hain habe sich vor allem im Bereich der Asbestose und für die Hinterbliebenen engagiert. So habe er dafür gekämpft, dass die Asbestose als Berufskrankheit anerkannt wurde und die Hinterbliebenen eine Entschädigung erhielten. Hain hat sich auch sehr für sein Personal eingesetzt, war bei Weihnachtsfeiern und Ausflügen mit dabei und ihm war es wichtig, dass die Kinder der Beschäftigten einen Platz im krankenhauseigenen Kindergarten erhielten. Wenn man wisse, dass die Kinder gut untergebracht seien, dann arbeite man auch gut, meinte er. In der monatlichen Chefarztsitzung habe er sich dafür eingesetzt, dass Spielsachen und Mobiliar beschafft wurden. Beutler bezeichnete Hain als »einzigartig«: Er sei ein toller Chef gewesen, der auch gegenüber den Patienten menschlich gewesen sei. »Viele Patienten kamen hierher ja zum Sterben. Und wir hatten damals noch Zeit, um mit ihnen zu sprechen. Auch im Team wurden viele Sachen besprochen. Es gab ja Situationen, die schwer auszuhalten waren«, berichtete Beutler.

Hain sei ein großer, stattlicher Mann gewesen, der gerne gegessen habe. »Abendbrot hat er zuerst bei uns im Erdgeschoss gegessen und dann auf den Stationen im ersten und zweiten Stock. Wenn er mal schlecht gelaunt war, haben wir ihm damit gedroht, dass er nichts zum Abendessen bekommt«, sagte Beutler augenzwinkernd. Die Lungenabteilung habe damals einen tollen Ruf gehabt. Es seien Patienten aus Saudi-Arabien gekommen und Nachkommen des Fürsten von Bismarck. Auch Patienten aus den Untersuchungsgefängnissen seien da gewesen. Die kamen in Handschellen und Fußfesseln. »Das war immer spannend«, so Beutler.[13]

Noch im Jahr 1988 fand Hains Stimme Gehör, wie dieser Artikel des Hamburger Abendblatts beweist:[14] *In Hamburg erkranken mehr als 100 Menschen pro Jahr neu an den Folgen von Asbest. Ein Großteil von ihnen stirbt an Tumoren, die von Asbest ausgelöst sind. Das hat der Lungenfacharzt Prof. Dr. Ernst Hain berichtet. Seine Prognose: Die Zahl der »Fälle« wird bis zum Jahr 2000 gleichbleiben oder noch leicht ansteigen. Gründe: Asbesterkrankungen treten frühestens nach 15 Jahren auf, meist nach 30 und mehr Jahren. Und erst seit 1975 wurde die Verwendung von Asbestbaustoffen eingeschränkt. »Seitdem«, so Hain, »wurde der Asbest-Staubschutz vervollkommnet.« Der Professor betont: »Die Diagnostik und Erkennung von Asbesterkrankungen ist in Hamburg gründlicher als im Bundesgebiet.« Deshalb könne davon ausgegangen werden, daß die Zahl der in der Bundesrepublik bekannten Fälle doppelt so hoch sei. Typisch für Hamburg und die Küste ist die Asbesterkrankung in Verbindung mit Rippen- und Bauchfellkrebs […]. Hain (67), der bis vor drei Jahren am Allgemeinen Krankenhaus Harburg arbeitete, sagte: »Durch die Schiffahrt und die Werften, wo besonders häufig Asbest als Feuerschutz und als Ummantelung für Dampfleitungen verwendet wurde, ist die Asbesteinwirkung besonders groß gewesen.« Außerdem hat die Asbest-Textilindustrie in Hamburg eine Rolle gespielt. In Hamburg gab es fünf Asbest verarbeitende Betriebe. Asbesterkrankungen können mit Hilfe von Röntgenaufnahmen festgestellt werden, in Grenzfällen müssen Gewebeproben entnommen werden. Wurde Asbest eingeatmet, zeigen sich geringe Schattenbildungen auf der Lunge; Asbestose ruft eine Verhärtung der Lunge hervor. Hain: »Nach Erkennen eines bösartigen Tumors im Brustkorbbereich ist die Lebenserwartung begrenzt, eine wirksame Hilfe nur selten.«* Die von Hain eingeführte Lungenkrebs-Forschung hatte auch 1990 noch überregionale Bedeutung und wurde in den Krankenhäusern Harburg und Großhansdorf fortgeführt.[15]

Dass Hain nicht abgehobener Forscher, sondern vor allem auch Praktiker war, der nah am Patienten dran war und dessen Psyche und Gedankengänge stets berücksichtigte, belegt dieser Artikel:[16] *Für die Behandlung dieser quälenden Erscheinungen fordert Professor Ernst Hain, Chef der Lungenabteilung eines großen Hamburger Krankenhauses, […] eine weitgehende Mitarbeit des Patienten. Zunächst die Ausschaltung vielleicht auslösender Faktoren, z. B. Verzicht auf Zigarettenrauchen oder Wechsel des Arbeitsplatzes in der Industrie, wenn echte Zusammenhänge anzunehmen sind. Im übrigen erfolgt die Behandlung durch Medikamente, meist nicht durch eines, sondern durch eine Kombination mehrerer Wirkstoffe. Einmal sind es die Bronchialerweiterer, ferner die Schleimlöser, die das zähe Sekret im Bronchialraum verflüssigen und damit besser abhustbar machen. Sofern bakterielle Geschehnisse, Infektionen anzunehmen sind, kommen auch zeitlich begrenzt Antibiotika und Sulfonamide in Betracht. […] In jedem Fall aber verlangt Professor Hain das Mitdenken, die Mitverantwortung des Patienten, und das dürfte nicht nur für die gerade besprochenen Atemwegserkrankungen von Bedeutung sein. […] Der Patient soll nicht, wenn es ihm gut geht, alle Medikamente absetzen in der Meinung, die brauch' ich ja nicht mehr. Der Patient soll nicht nur sagen, »ich habe kleine weiße Tabletten gekriegt«, sondern er soll wissen, wofür die einzelnen Medikamente nützlich sind. […] Er soll z. B. wissen, »ich habe acht Milligramm eines bestimmten Cortison-Präparats bekommen für die Schleimhautabschwellung im Zusammenwirken mit einem Bronchialerweiterer. Ich weiß, daß ich dieses Präparat vermindern darf, wenn es mir besser geht auf vier Milligramm, vielleicht sogar ganz absetzen darf, aber bereit sein muß, es bei einer Zunahme meiner Atemnot sofort wieder einzusetzen.« Das ist nicht eine Selbstbehandlung, sondern ein Mitdenken in einem ärztlich gesteckten Rahmen. Bei einem Teil der Patienten wird man mit einer Heilung rechnen dürfen, bei dem größeren Teil – besonders wenn es sich um ein vorgerücktes Lebensalter handelt – wird man sich damit zufriedengeben müssen, daß die Beschwerden zurückgehen und auch noch weitgehend eine Arbeitsfähigkeit besteht.*

Prof. Dr. Peter Dalquen (* 1937) arbeitete in der zweiten Hälfte der 1960er Jahre mit Hain in dessen Harburger Lungenabteilung zusammen. Er bezeichnet den 17 Jahre Älteren als einen »der beiden für meine berufliche Entwicklung entscheidenden Lehrer«. In seiner Autobiografie[17] schwärmt Dalquen geradezu von Hain: »Sein manchmal verlegenes, meist spöttisches oder selbstironisches Lächeln, sein sprühender Witz, sein Humor, seine Bildung, seine Belesenheit und seine Großzügigkeit nehmen mich für ihn ein. Ich kann nicht verstehen, weshalb andere sich oft von ihm angegriffen fühlen und seinen Spott alles andere als lustig finden.

Denn sein Spott hat immer etwas Versöhnliches. Er führt die Abteilung mehr mit Fragen als durch Anweisungen und weiß genau, was er kann und was er nicht kann. Er leistet es sich, sich und seinen Mitarbeitern seine mangelnde technische Begabung einzugestehen. Er muss nicht jede Bronchoskopie selber machen und überlässt die Injektionen bei Privatpatienten mit schlechten Venen lieber dem Stationsarzt. Hinter seiner Schnodderigkeit und Direktheit im Umgang mit den Patienten verbirgt sich ein feines Gefühl für die Nöte und Ängste der kleinen Leute. Grundsätzlich werden die Kassenpatienten mit derselben Fürsorge behandelt wie die Privatpatienten. Der Ton richtet sich nur nach dem Bildungsgrad und den Verstehensmöglichkeiten des Patienten. Seine Mitarbeiter lobt er laut und tadelt sie leise.«

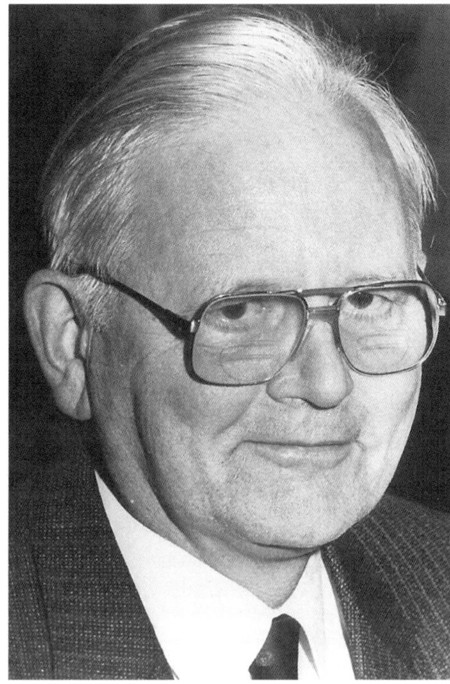

Ernst Hain im Jahr 1984

Hain habe nichts fürs Militär übrig gehabt und von den Ärzten der Staatlichen Tuberkulosefürsorge habe er nichts gehalten. Die Amtsarzttätigkeit hat sich überlebt, da die Seuchengefahr dank Antibiotika, Bakterio- und Tuberkulostatika zumindest im Augenblick gebannt scheint. Mit Ilse Hinz habe er aber zusammengearbeitet. Sie sei eine der »engagierten Ärztinnen, die ihre Aufgabe ernst nehmen und nicht nur eine Lungentuberkulose diagnostizieren können«. Von Hippies und Achtundsechzigern hielt er laut Dalquen nichts: Schmutz und Verwahrlosungs-Look, Krawall und Gewaltausbrüche stoßen ihn ab. »Er fürchtet an allen Stellen in der Gesellschaft die Ausbreitung der Faulen, die sich auf Kosten der Fleißigen ein bequemes Leben machen, und wettert gegen Lebensverwirklicher mit Zorn und Abscheu.« Später habe Hain die Richtung seiner Partei nicht mehr gepasst, »besonders ihre Nachgiebigkeit gegenüber den achtundsechziger Randalierern«, und er habe sein Parteibuch zurückgegeben. Seine jüngste Tochter **Sabine Hain** sagte: »Ich habe wahrgenommen, dass er für die Medizin gelebt hat und auch als Chef sehr geschätzt wurde. Für mich war er auch ein liebevoller Vater, der dann ja auch mehr Zeit hatte, aber leider erkrankt ist.«[18] Prof. Dr. med. Ernst Hain starb am 30.12.1995 im Alter von 75 Jahren.[19]

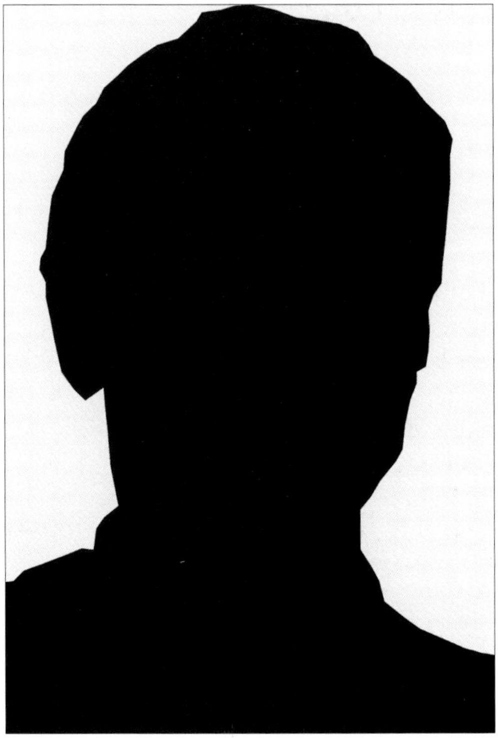

Erika Holzmann (1916 bis 2004)

* 3.1.1916 in Hamburg
† 26.3.2004
verheiratet seit Mitte der 1950er Jahre mit Hajo Strohbehn
ein Sohn
im KKR vom 15.4. bis 15. (oder 25.)5.1941

Die Landärztin: Erika Holzmann

Erika Holzmann war als 25-Jährige kurz im KKR. Nach dem Krieg praktizierte sie in Hamburg und anschließend als Landärztin in Niedersachsen. Sie wurde am 3.1.1916 als Tochter des Nervenarztes Professor Dr. Wilhelm Holzmann und seiner Ehefrau Anni, geborene Steußloff, in Hamburg geboren. Unter der Adresse der Eltern (»An der Alster«) war auch ihre Tochter Anfang der 1940er Jahre gemeldet. Hier hielt der Facharzt für Nervenleiden auch Sprechstunden ab.[1]

Der einflussreiche Vater

Doch für seine Privatsprechstunden wird der begeisterte Nationalsozialist wenig Zeit gehabt haben, denn er war seit 1933 nicht nur der Hamburger Ärzteführer und Leiter der Kassenärztlichen Vereinigung, sondern er übernahm 1944 auch die Generalführung des Hamburger Deutschen Roten Kreuzes. Der 1878 in Hamburg geborene Wilhelm Georg Theodor Holzmann[2] wurde nach kaufmännischer Ausbildung Arzt und eröffnete 1912 eine Arztpraxis in seiner Geburtsstadt. 1918 begründete er die Deutschnationale Volkspartei mit und wurde schon 1923 Mitglied der NSDAP. Nach dem Verbot der Partei trat er ihr erneut bei. Im Oktober 1927 wurde ihm die Mitgliedsnummer 68.434 zugeteilt. Für die NSDAP gehörte er von 1932 bis 1933 der Hamburgischen Bürgerschaft an. Bereits im Jahr von Hitlers Machtergreifung verlieh der Senat ihm den Professorentitel. Anlässlich seines 60. Geburtstages schrieb das Hamburger Fremdenblatt[3], dass er »*zu den ältesten Mitkämpfern des Führers*« gehöre und sich »*in hohem Maße um die nationalsozialistische Bewegung und um die Durchsetzung nationalsozialistischer Grundsätze auf dem Gebiet der Volkshygiene verdient gemacht*« habe. Er gehöre der »*Alten Garde*« der NSDAP an. »*Erfolgreich hat er gegenüber der Verjudung des Ärztestandes Abhilfe geschaffen und das Rassenpolitische Amt des Gaues Hamburg in seiner Vorbildlichkeit ist sein ureigenstes Werk*«, heißt es da im Jahr 1938.

1922 trat Erika Holzmann in die Klosterschule ein, die sie mit der Unterprimareife im Herbst 1933 verließ. »*Seit 1. Juni 1932 in der HJ als Führerin tätig, übernahm ich bis Herbst 1934 die Führung eines Untergaues.*[4] *Ostern 1936 bestand ich als Externe an der Oberschulbehörde in Hamburg die Reifeprüfung und begann nach abgeleisteter Arbeitsdienstpflicht am 1. November 1936 das Studium der Medizin in Freiburg i. Breisgau«*, schreibt sie in ihrem Lebenslauf am Ende ihrer 1941 verfassten Dissertation.[5] Als weitere Studienorte gab sie Kiel, München, Hamburg, Jena und Rostock an.

Ihre Stationen als Ärztin

Die Fachgruppe Volksgesundheit der Studentenführung Rostock bescheinigt ihr[6], dass sie zur Pflichtfamulatur vom 15.3.1940 bis zum 15.4.1940 an das Städtische Krankenhaus in Hamburg-Harburg überwiesen worden ist. Dort wurde ihr bescheinigt, dass sie sich »*mit gutem Verständnis am stationsärztlichen Dienst und am Dienst auf der Operationsabteilung beteiligt hat*« und sich »*einwandfrei*« geführt habe.

Am 6.5.1941 stellte ein Verantwortlicher des KKR ein Formular aus, in dem es hieß, dass »*Fräulein Dr. Erika Maria Dorothea Holzmann, geboren am 3.1.1916, vom 15. April bis 15. Mai 1941 als Famulus am Kinderkrankenhaus Rothenburgsort tätig war, und zwar vorwiegend auf der geburtshilflichen und Säuglings-Abteilung*«. Diese Angabe weicht geringfügig von der in der Liste in der Ermittlungsakte ab:[7] Hier ist die Rede davon, dass ihre Famulatur bis zum 25.5. andauerte.

Anschließend wechselte sie vom 1.6.1941 bis zum 18.11.1941 ans AKH Altona in die Chirurgische Abteilung von Professor Dr. Alfred Bessin. Der Chefarzt bescheinigte ihr, dass sie dort anfangs als Volontärärztin, dann aber als Kriegs-Assistenzärztin beschäftigt war. Bessin war offenbar sehr von den Fähigkeiten der jungen Medizinerin angetan: »*In der kurzen Zeit ihrer Tätigkeit hat Fräulein Dr. Holzmann es mit großem Geschick verstanden, sich in die Aufgaben einer chirurgischen Assistentin hineinzuarbeiten, insbesondere ihr Eifer und Fleiß, ihre zunehmende operative Geschicklichkeit und ihre stete Einsatzbereitschaft machten sie mir zu einer sehr wertvollen Hilfe, sodaß ich ihr die selbstständige Leitung einer Station anvertrauen konnte.*«

Weiter attestierte ihr Alfred Bessin: »*Als Assistent bei den Operationen war sie umsichtig und ruhig und entwickelte ihre Fähigkeiten soweit, daß ich ihr Eingriffe der kleinen Bauchirurgie [*sic!*] zur selbstständigen Durchführung zuweisen konnte.*«

Bevor er ausführte, dass sie aus »*kriegstechnischen Gründen*« ans Krankenhaus Hamburg-Barmbek versetzt worden sei, lobte er sie weiter: »*Bei Kollegen und Schwestern war sie wegen ihrer kameradschaftlichen Einstellung und ihrer gleichmäßig ruhigen Art ebenso geschätzt, wie auch die Kranken in ihr die Ärztin sahen, der sie Vertrauen entgegenbringen konnten.*«

Am 23.1.1943 bestätigte der Leitende Oberarzt des Institutsleiters Professor Dr. Siegfried Gräff vom Pathologischen Institut des Allgemeinen Krankenhauses Barmbek, dass sie hier vom 15.12.1941 bis zum 15.8.1942 »*als Kriegsassistentin*« beschäftigt war, wo sie eine »große Zahl von Sektionen« und histologischen Arbeiten vorgenommen habe. Weiter hieß es: »*Ihr Verhalten am Institut war*

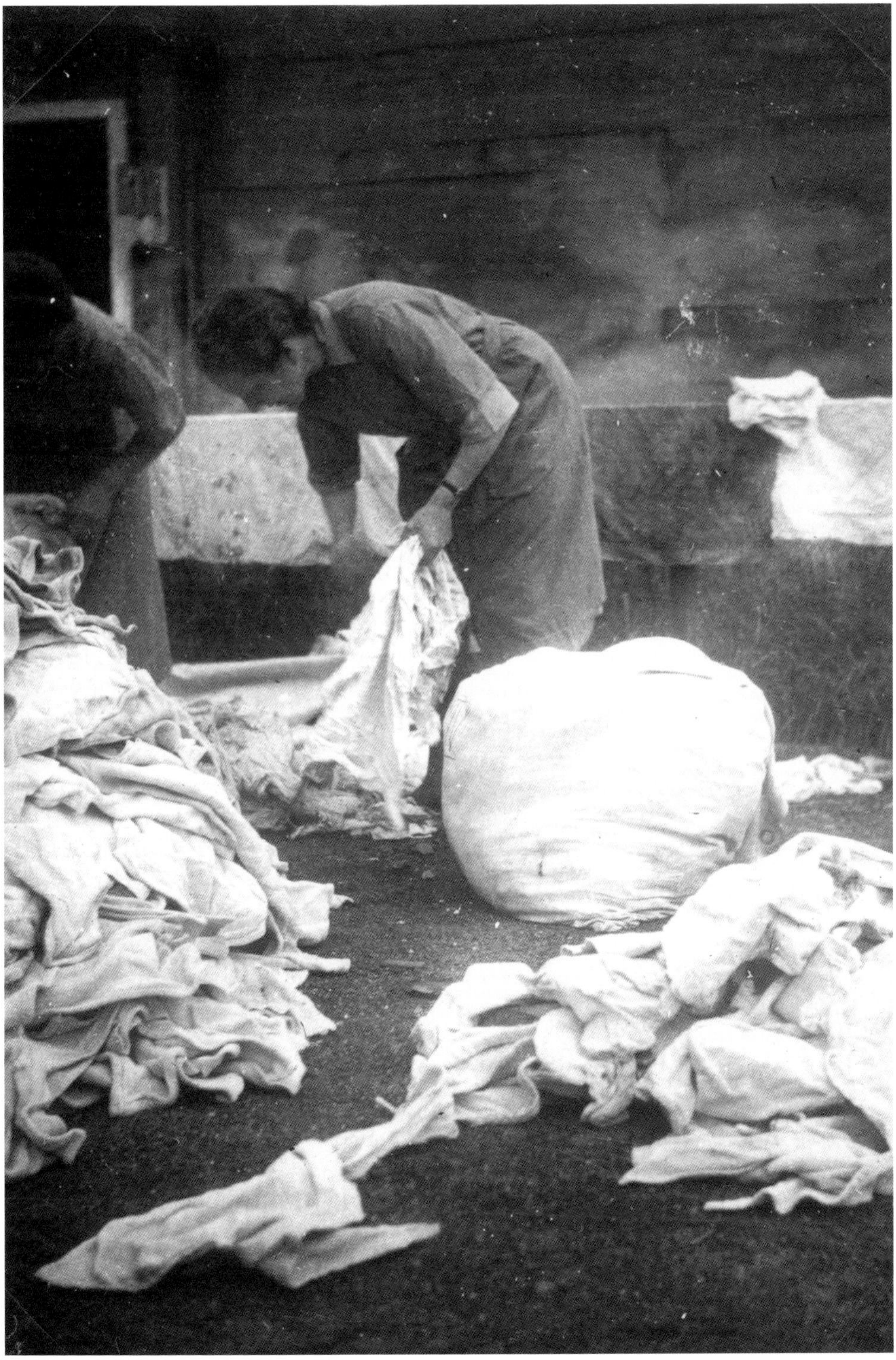

Aufräumarbeiten nach einem Bombenangriff 1941

*einwandfrei und kammeradschaftlich [*sic!*]. Sie verliess das Institut in gegenseitigem Einvernehmen, um sich klinisch-ärztlich zu betätigen.*«

Dr. med. H. E. Tietze von der Dermatologischen Abteilung des Allgemeinen Krankenhauses Barmbek bescheinigte ihr, dort vom 1.8.1942 bis zum 1.8.1943 tätig gewesen zu sein. »*Sie hat hierbei Gelegenheit gehabt, sich mit allen vorkommenden Hautkrankheiten bekannt zu machen und gute Kenntnisse in der Erkennung und Behandlung der Hautkrankheiten sich zu erwerben. Fräulein Dr. Holzmann hat mit anerkennenswertem Eifer und Pflichttreue ihre Station geführt und sich durch verständnisvolle Behandlung der Kranken sich [*sic!*] den Dank derselben erworben*«, steht in der Bescheinigung vom 26.10.1943.

Am 1.8.1945 schrieb Professor Dr. H. Demne, Leitender Oberarzt der Nervenabteilung des Allgemeinen Krankenhauses Barmbek, dass sie vom 1.8.1942 bis zum 15.10.1944 als Assistenzärztin an der Neurologischen Abteilung tätig gewesen sei. Sie habe eine Krankenstation selbstständig geführt und regelmäßig an der Ambulanz teilgenommen. »*Sie hatte dabei Gelegenheit, eine große Zahl von Nervenkranken sowie von psychiatrischen und internen Uebergangsfällen zu untersuchen und zu behandeln.*« Sie habe dort mit »großer Gewissenhaftigkeit« gearbeitet und »*weitgehendes Interesse für die Aufgabe des ärztlichen Berufs gezeigt*«. Weiter heißt es: »*Im Umgang mit den Kranken war sie immer freundlich und dabei doch bestimmt. Beim Pflegepersonal erfreute sie sich wegen ihrer Kameradschaftlichkeit grosser Beliebtheit.*«

Wie sie gleichzeitig neben der Tätigkeit in der Klinik als Hilfskassenärztin in der Praxis von Dr. Steininger, Hamburg 22, Hamburger Straße, beschäftigt gewesen sein soll, ist nicht ersichtlich. Sie war aber für die Ärztekammer Hamburg in der Zeit vom 1.9.1942 bis zum 1.8.1943 dort tätig. Die Ärztekammer meinte dazu am 10.9.1943: »*Sie hat diese Arbeit eifrig und erfolgreich ausgeführt.*«

1950 lebte die Ärztin in Blankenese, Wulfsdal. Ihr Vater, der in diesem Jahr im Adressbuch nur noch mit seinem Doktortitel und als »Nervenarzt« stand, war bis 1951 in Fuhlsbüttel, Up de Worth, aufgeführt, obwohl er schon 1949 verstorben war.[8] 1951 ist Erika Holzmann innerhalb Blankeneses umgezogen: »Am Klingenberg« war jetzt ihre Adresse, unter der sie bis 1955 verzeichnet war.[9] 1956 lebte Dr. Erika Strohbehn-Holzmann, wie sie seit der Heirat mit dem Schiffsbau-Ingenieur Hajo Strohbehn hieß, in Lurup, Kempelbarg, während sie ihre Praxis an der Bahrenfelder Chaussee im gleichnamigen Hamburger Stadtteil hatte.[10]

Ihr Mann war neun Jahre jünger als sie. Erika Strohbehn-Holzmann lebte offenbar fünf Jahre lang in Lurup und praktizierte in Bahrenfeld, ehe sie wieder umzog.

Ein Dokument aus dem Jahre 1961 ist als letztes unter den Approbationsdokumenten in der im Staatsarchiv verwahrten Akte[11] abgeheftet. Zu dem Zeitpunkt praktizierte sie unter dem Namen Strohbehn in Nenndorf, Kreis Harburg. Sie musste als Neu-Niedersächsin den Nachweis erbringen, dass ihr »*die Bestallung als Arzt mit der Geltung vom 16. Mai 1941 erteilt*« worden ist. Es ist auch vermerkt, dass sie die ärztliche Prüfung am 17.3.1941 vor dem Prüfungsausschuss in Rostock mit der Note »*gut*« bestanden hat.

Ihre Dissertation über »Ehetauglichkeit«

Ihre im Jahr 1941 in Rostock vorgelegte Doktorarbeit trägt den Titel »*Erfahrungen und Ergebnisse der Untersuchungen auf Ehetauglichkeit in Hamburg vom 20. Oktober 1935 bis 1. Juli 1940*«.[12] Dabei kommt sie zu dem Ergebnis, dass von den 84.857 in diesem Zeitraum geschlossenen oder beabsichtigten Ehen in 4998 Fällen (das entspricht 6 Prozent) Ehetauglichkeitszeugnisse ausgestellt wurden. In 493 dieser Fälle (gleich 10 Prozent) wurde die Eheschließung zunächst abgelehnt. Diese Ablehnungen wurden allerdings in knapp 40 Prozent der Fälle in einem zweiten Verfahren aufgehoben, sodass letztlich in dieser Zeit offiziell wenige Hundert heiratswillige Paare an einer Eheschließung gehindert wurden. Der Historiker Uwe Lohalm[13] gibt aber auch zu bedenken, dass offenbleiben muss, welche Auswirkungen die Ehegesundheitsmaßnahmen im Vorfeld auf Heiratswillige hatten. In mehr als der Hälfte aller offiziellen Beanstandungen wurden Erbkrankheiten nach dem Gesetz zur Verhinderung erbkranken Nachwuchses angeführt, wobei dem dort aufgeführten »*angeborenen Schwachsinn*« mit über zwei Dritteln aller Nennungen überragende Bedeutung zukam. Das Kriterium »*geistige Störung*« wurde in etwa einem Viertel aller Begründungen herangezogen, während das Kriterium Entmündigung oder vorläufige Vormundschaft so gut wie nicht vorkam.

Ihrer Dissertation stellt die Autorin ein Wort Adolf Hitlers voran: »*Es gibt keine Freiheit zu sündigen auf Kosten der Nachkommenschaft.*«[14] Gleich zu Beginn macht sie keinen Hehl aus ihrer Einstellung: »*Der nationalsozialistische Staat ist die Form und ausführende Kraft der nationalsozialistischen Weltanschauung. Wie es keinen Nationalsozialismus geben kann ohne den deutschen Menschen, so auch keinen idealen nationalsozialistischen Staat, der nicht bis in seine letzten Auswirkungen die Verkörperung der Ideen unseres Führers ist.*«[15]

Dem deutschen Arzt schreibt sie eine besondere Rolle bei der Wacht »*über die Gesundheit und Gesundung des ganzen Volkes*«[16] zu. Wenn sie davon schreibt, dass »*die alten Kämpfer*« siegreich die Führung der Ärzteschaft übernommen hätten, dann hat sie damit sicher auch den eigenen Vater im Sinn. Der deutsche Arzt, so meint Erika Holzmann, sei besonders auch durch das Ehegesundheitsgesetz »*zum Hüter der deutschen Seele geworden und als Volksberater beim entscheidendsten Schritt eines Menschen, der Eheschließung, zum verantwortlichen Garant der Zukunft kommender deutscher Geschlechter*«[17] geworden. Die »*heiligste Verpflichtung*« sei, »*dafür zu sorgen, daß das Blut rein erhalten bleibt*«.

Das Erbgesundheitsgesetz aus dem Jahr 1935 regelte, dass keiner der Ehepartner unter ansteckenden Krankheiten, einer geistigen »*Störung*« oder einer Erbkrankheit leiden oder entmündigt worden sein durfte. Das Gesundheitsamt musste allen Ehewilligen ein »*Ehetauglichkeitszeugnis*« ausstellen, damit sie heiraten durften.

Holzmann führt kurz Ehegesetze anderer Staaten auf und widmet sich auch Fallbeispielen. Bei einem Beispiel[18] ist einem 1911 geborenen selbstständigen Kaufmann »*aus guter Familie*« (einer seiner Brüder war Dr. med. und ein zweiter Dr. jur.) die Eheschließung verweigert worden. Er wollte eine sieben Jahre ältere Hausdame heiraten, die sich 1924 mit Gonorrhöe infiziert und ein uneheliches Kind hatte, »*das in die Hilfsschule geht*«. Holzmann urteilt: »*Bei diesem Fall, wo eine Ablehnung sehr wohl berechtigt ist, kann man nur staunend die Gattenwahl des gebildeten Probanden betrachten: es scheint einem fast unwahrscheinlich, daß seine Sippe nicht irgendwelche Defekte haben soll, da ein derartiges Verhalten sonst völlig unverständlich wäre.*«

Am Ende ihrer Zusammenfassung kommt sie zu dem Schluss:[19] »*Das Ehegesundheitsgesetz ist in seinen rassischen Auswirkungen ein Stein zu dem Wall, den der Führer zum Schutz des deutschen Volkes aufbaut.*« Anschließend zitiert sie Hitler, der 1937 meinte, dass »*sich aus der Blut- und Rassenlehre der nationalsozialistischen Bewegung eine Umwälzung der Erkenntnisse und damit des Bildes der deutschen Geschichte, der menschlichen Vergangenheit und ihrer Zukunft erheben*« werde.[20]

In ihrem Ausblick schließt sie da an und bekennt sich zu ihrer Weltanschauung:[21] »*Das zukünftige Ziel also wird sein, durch Bekämpfung der Entartung und Kräftigung der Gesundheit und moralischen Stärken des Volkes dem Ideal möglichst nahe zu kommen: daß einheitlich gesunde natürliche Empfindungen geschriebene Gesetze überflüssig machen. Das Ehegesundheitsgesetz ist, wie sich gezeigt hat, in dem Sinne geeignet, moralfestigend zu wirken, sich in letzter Auswirkung wie jedes gute Gesetz selbst überflüssig zu machen, ist also gut.*«

Als Landärztin in Niedersachsen

In einer Titelgeschichte des Magazins Stern[22] wird im Jahr 2006 am Beispiel von Dr. Enno Strohbehn (* 1954) die umfangreiche Arbeit von Landärzten verdeutlicht. In dem Artikel heißt es, dass Enno Strohbehn nach einigen Jahren als Arzt in einer Klinik im Jahr 1992 die Praxis von seiner Mutter Erika übernommen habe.[23] Da war Erika Strohbehn-Holzmann bereits 76 Jahre alt. Enno Strohbehns Ehefrau Sabine hat bei der 1916 geborenen Medizinerin, die mit 38 Jahren noch Mutter geworden war, Arzthelferin gelernt.[24]

Das in der Landarzt-Praxis überaus engagierte Ehepaar Strohbehn möchte die Intimsphäre der Familie wahren, beantwortete aber dennoch einige Fragen zu Erika Holzmann-Strohbehn.[25] Das bis dahin Recherchierte hätten sie »mit großem Interesse« gelesen, aber: »Weitere Einzelheiten über ihre Arbeit aus den Kriegsjahren hat sie uns nicht erzählt. Ich glaube, dass die Erlebnisse während der Bombardierung von Hamburg auch zu schrecklich waren, als dass sie Stoff für Erzählungen aus den Kriegszeiten ergaben.«

In die Nachkriegszeit, »die ja überwiegend von Aufbruchstimmung geprägt war«, wurde Enno Strohbehn als Einzelkind hineingeboren. Seine Eltern hätten sich diesbezüglich nicht von anderen unterschieden und bauten sich eine Existenz auf. Seine Mutter habe ihm erzählt, dass zunächst die Praxissitze in Hamburg zugewiesen worden seien. »Nach kleinen Anfängen in Blankenese zogen meine Eltern mit mir privat nach Lurup in ein kleines Einfamilienhaus. Die Praxis hatte sie dann in Bahrenfeld bis Herbst 1960. Da meine Eltern wohl aufgrund von

Vorfahren aus dem ländlichen Raum das Leben auf dem Lande schätzten, ergriffen sie die Chance, einen angebotenen Arztsitz in Rosengarten Nenndorf zu erwerben, wo meine Mutter ihre Praxis bis zur Übernahme durch mich 1992 führte und wo sie sich sehr für die dörfliche Struktur engagierte.« Als Beispiele nannte der Sohn neben ihrer Tätigkeit als Führungskraft im Kreisverband Harburg-Land des Deutschen Roten Kreuzes die Mütterberatung und den Reiterverein.

Anschließend genoss sie mit ihrem Ehemann Hajo Strohbehn zusammen den Ruhestand, verfolgte die weitere Entwicklung ihrer Familie mit zwei Enkeln und erlebte noch die Geburt ihres ersten Urenkels. Im Jahr 2004 schloss sie im Alter von 88 Jahren nach einem arbeits- und ereignisreichen Leben für immer ihre Augen. Ihr Mann überlebte sie um ein Jahr. Auf der schlichten Grabplatte des Ehepaars auf dem Nenndorfer Friedhof wird ihr Geburtsname nicht genannt. Hier steht nur Dr. med. Erika Strohbehn.[26]

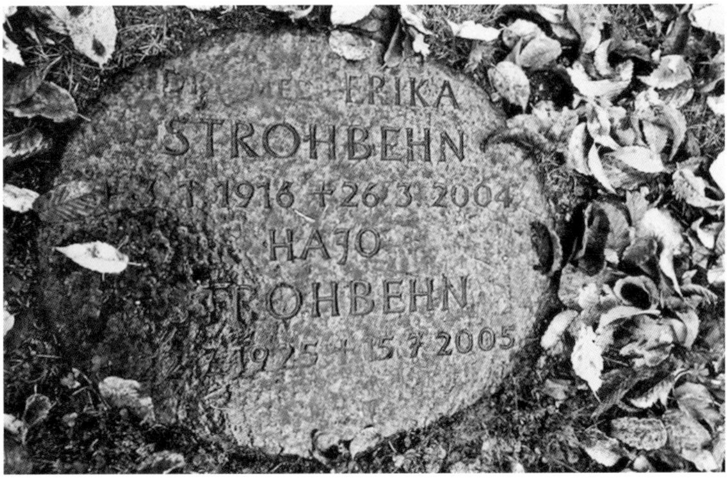

Die schlichte Grabplatte nennt zwar den Doktortitel von Erika Holzmann, verschweigt aber ihren Mädchennamen

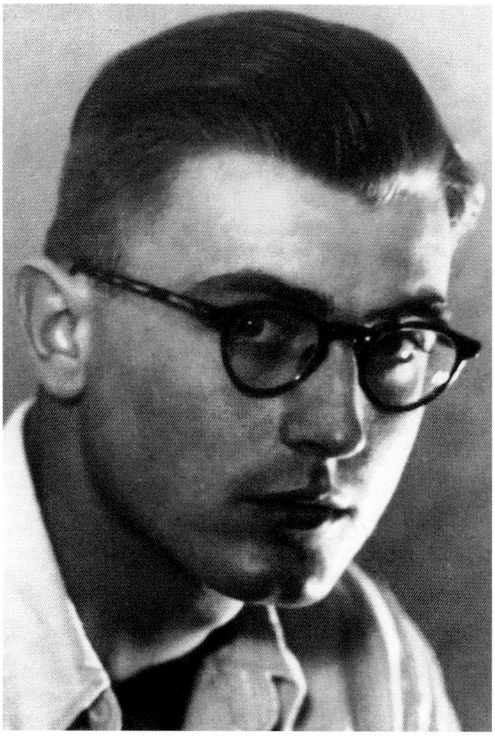

Ernst-Hermann Maier (1921 bis 2001)

* 29.7.1921 in Blankenese
†19.4.2001 in Bornheim
verheiratet seit 23.5.1949 mit Anneliese Balensiefer
fünf Kinder (zwei Söhne, drei Töchter)
im KKR vom 17.4.1945 bis 31.5.1945

Der Kinderfuß-Experte: Ernst-Hermann Maier

Ernst Hermann Maier, geboren am 29.7.1921 in Blankenese, war als Famulus zum Kriegsende im KKR, vom 17.4. bis zum 31.5.1945.[1] Er zeigte zusammen mit seinen Kommilitonen Kurt-Alphons Jochheim[2] und Caspar Kulenkampff[3] den KKR-Leiter Wilhelm Bayer »*wegen organisierter Euthanasie*« an.[4]

Sein »*Bericht zur Anzeige*« startet mit einer Übersicht: »*Unter den Einrichtungen des Nationalsozialismus, die in besonderem Maße die erschreckenden Konsequenzen seiner Ideologie offenbarten, befand sich ein Ausschuß in Berlin, der sich zentral mit der Beseitigung unheilbar Kranker beschäftigte. Während die Mehrzahl der verantwortlichen Klinikleiter in Empörung solche Bestrebungen ablehnten, unterwarfen sich andere den Forderungen des Ausschusses und schädigten so nicht nur das Ansehen ihrer Klinik, sondern in hohem Maße das des ganzen ärztlichen Standes. Die Krankenhäuser dieser gewissenlosen Klinikleiter standen damit dem Ausschuß zur Einweisung von unheilbar Kranken offen. Diese Kranken wurden gegebenenfalls auch gegen den Willen der Angehörigen eingewiesen. Die Tötung erfolgte unter strenger Geheimhaltung. Es wußten stets nur die Stationsärztin und die leitende Stationsschwester davon.*« Maier fasst hier das Verfahren gut zusammen. Er begründet seine Anzeige wie folgt: »*Diese Anzeige wird insbesondere erstattet, da Dr. Beyer [*sic!*] immer noch im Amte ist und da wegen der autoritären Machtstellung Dr. Beyers [*sic!*], der zur Zeit nur Damen beschäftigt, an eine Selbstreinigung der machtlos unter seinem Willen stehenden Klinik nicht zu denken ist.*«

Nach dem Abitur 1939 studierte Maier in Hamburg Medizin, wobei dieses Studium durch seinen Einsatz als Soldat in Russland und Frankreich unterbrochen wurde. Er schloss sein Studium 1946 ab und promovierte 1947. Die englische Jugendpflege lernte er während eines Stipendiums des Westhill Training College in Birmingham kennen. Von 1948 bis 1951 wurde er in Köln zum Kinderfacharzt ausgebildet. Seit 1952 arbeitete er im öffentlichen Gesundheitsdienst, an den Gesundheitsämtern in Hannover und Bremen, beim Innen- und Sozialministerium in Kiel und ab 1976 als leitender Ministerialdirigent in der Gesundheitsabteilung des Sozialministeriums in Mainz. 1970 wurde er Honorarprofessor an der Christian-Albrechts-Universität in Kiel.

Darüber hinaus engagierte er sich als Sozialpädiater im wissenschaftlichen Beirat und Vorstand der Deutschen Gesellschaft für Sozialpädiatrie. Seit 1957 forschte er zum Thema »Kinderfuß und Kinderschuh«. 1973 erhielt er eine Honorarprofessur der Uni Kiel, 1982 verlieh ihm die deutsche Ärzteschaft die

Meinhard-von-Pfaundler-Medaille. 1983 trat Maier in den Ruhestand und kehrte nach Köln zurück. 1993 zeichnete man ihn mit dem Bundesverdienstkreuz 1. Klasse aus. Am 19.4.2001 starb er in Bornheim.

Er war mit seiner 1924 geborenen Ehefrau Anneliese (die sich zeitlebens Annelise schrieb) verheiratet, die am 24.12.2012 verstarb. Er hatte fünf Kinder und nannte sich nach dem Krieg nur noch »Erne«.[5]

Der Vater: Ein Blankeneser Banker

Sein Vater Ernst, 1890 in Altona geboren, hatte 1949 den Vorsitz des Blankeneser Bürger-Vereins übernommen und diesen bis zu seinem frühen Tod im September 1950 mit 500 Mitgliedern zu Hamburgs damals zweitgrößten Bürgerverein geführt.[6] Als Leutnant war er im Ersten Weltkrieg verwundet worden. In einem Bericht über seine Beisetzung zitiert der Berichterstatter den Pastor: »*Wiewohl er sehr darunter gelitten habe, so habe er doch nie geklagt, sondern mit zäher Energie alle Kräfte in sich aufgerufen.*« Später habe er einen Schlaganfall erlitten. Augenblickserfolge hätten ihn nie begeistern können. Nur wenn er eine Sache in einer »*gesunden, lebendigen Entwicklung*« gesehen habe, dann sei er beruhigt gewesen. Er habe »*ein starkes, echtes Gefühl für Verantwortung dem Ganzen gegenüber in seinem Herzen getragen*«. Er habe einen »*Hang zum Ausgleich und zum Miteinanderwirken*« gehabt, sagte Bürger-Vereins-Mitstreiter Walther Teich bei der Trauerfeier.

Er hatte als Banker ein arbeitsreiches Leben. Zuletzt war er bei der Landeszentralbank Hamburg beschäftigt. Ernst Maier starb kurz vor seinem 60. Geburtstag an einem Herzschlag. Seine Witwe Gertrud überlebte ihn um 20 Jahre. Nach ihrem Tod wurde das Familienanwesen an der Elbchaussee 27 (später erhielt das Haus die Nummer 560) verkauft.

Die Kinder über ihren Vater

Christoph Maier, Erne Maiers älterer Sohn, wurde selbst auch Mediziner. Er sagte über seinen Vater: »Als Wissenschaftler stand meinem Vater sein relatives Unvermögen im Weg, wichtige Arbeiten fertig zu bekommen. Seine wichtigsten Arbeiten sind nie so publiziert worden, dass hieraus eine wissenschaftliche Diskussion entstand. Sein Wirken als Vortragender war ungleich größer. Man mag es Hang zum Perfektionismus nennen, ich glaube aber, er scheute den öffentlichen Diskurs auch aus Angst vor Kritik und ›Aufdeckung der eigenen Unvollkommenheit‹.«

Erne Maiers jüngerer Sohn Jörg (* 1959) sagte über seinen Vater:[7] »Er war ein Workaholic, würde man heute sagen. Er hat ja drei Berufe gleichzeitig ausgeübt. Neben seinem Hauptberuf als Ministerialdirigent, der ja eigentlich schon anstrengend genug ist, hat er als Honorarprofessor Vorträge gehalten und er hat geforscht und an seinem Buch gearbeitet. Für seine fünf Kinder blieb da nicht viel Zeit. Um uns hat sich die Mutter gekümmert. Wir hatten ihn in den Sommerferien.«

In einem persönlichen Brief an seine Kinder hat er geschrieben, dass er und seine Frau Anneliese, die ein Psychologie-Studium begonnen, aber nicht abgeschlossen hatte, eigentlich ursprünglich in der Kinderpsychologie arbeiten wollten. Aber es habe sich gezeigt, dass er dafür »nicht geeignet« gewesen sei. Seine Frau habe später als Erzieherin in einem Ingelheimer Heim mit geistig und körperlich schwerstbehinderten Kindern gearbeitet. Die fünf Maier-Kinder, allesamt zwischen 1950 und 1959 geboren, wussten aber nicht, ob die Eltern untereinander überhaupt jemals über die »Kinder-Euthanasie« gesprochen haben. »Mich würde das heute interessieren, ob ihre Tätigkeit in dem Heim irgendetwas mit der ›Kinder-Euthanasie‹ zu tun hat oder ob das Zufall war«, so Jörg Maier.

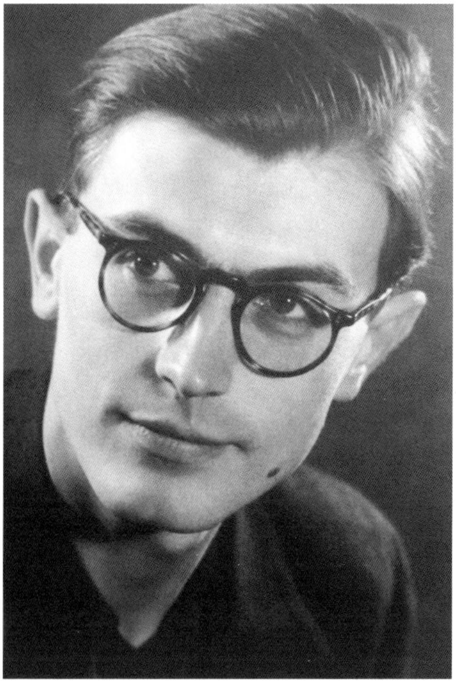

Erne Maier in den 1940er Jahren

Sein Vater habe es bedauert, dass in seiner Familie wenig miteinander gesprochen worden sei und dass auch er nicht genügend mit seinen Kindern gesprochen habe. Später interessierte er sich aber sehr für den Lebensweg seines jüngeren Sohnes, der als Aussteiger in der zweiten Hälfte der 1980er Jahre unter anderem in Indien war, seit Ende der 1980er Jahre aber wieder einem bürgerlichen Beruf in Deutschland nachging. Er wisse, dass sich seine Eltern für die Psychoanalyse entschieden haben, um die Traumata der Kriegszeit ertragen zu können. Sein Vater habe ihm gegenüber einmal gesagt, dass er deshalb so wenig über diese Zeit spreche, weil Worte das nicht ausdrücken könnten, was er an Grausamkeiten des Krieges erlebt habe. Seine Mutter habe in einem sehr persönlichen Brief einmal ihr Leben Revue passieren lassen. Dort sagte sie, dass sie als Jugendliche sehr gläubig gewesen sei und wenn die Kirche oder der Papst sich gegenüber Adolf Hitler kritischer geäußert hätten, dann hätte auch sie ihn kritischer gesehen. »Meine Eltern hatten lebenslang darunter zu leiden, dass sie von Hitlers Charisma beeindruckt waren. Allerdings waren sie nicht so davon beeindruckt, dass sie Böses getan hätten«, so Jörg Maier. Er bezeichnete beide Elternteile als »Pazifisten«. Einmal habe ihm jemand eine Spielzeugpistole geschenkt, die habe er sofort wieder weggeben müssen. Seine Eltern hätten viel von der Summerhill-Pädagogik gehalten, einer Art antiautoritärer Erziehung, bei der man den Kindern sehr große Freiräume lasse.

Seine Zwillingsschwester Johanna Maier antwortete ausführlich auf meine Fragen:[8] Der Vater Ihres Vaters wird im Hamburger Adressbuch 1950 als »Wirtschaftsberater« benannt. Wissen Sie, ob er prominente oder große Kunden hatte, die er beriet?*Ich denke nicht, er war in der Bank angestellt in höherer Position, aber nicht Direktor oder Ähnliches.*

Wissen Sie, warum Ihr Vater Hamburg verlassen hat?

Er ging zum weiteren Studieren nach England und folgte dann einem Professor aus Hamburg, der nach Köln berufen wurde.1946 war er zu Besuch in Vlotho, wo er meine Mutter in dem dortigen Jugendhof kennenlernte. Meine Mutter wohnte in Köln. Vielleicht war auch das der Hauptgrund.

Ihr Bruder sagte mir, dass Ihre Eltern Pazifisten waren: Können Sie mir ein Beispiel nennen, woran sich das gezeigt hat?

Sie waren jung im Krieg, sie haben es gelebt und uns mit auf den Weg gegeben. Sie waren vom Krieg traumatisiert, wie die ganze Generation. Sie hatten immer ein offenes Haus, bei uns haben viele Menschen zeitweise gewohnt aus vielen verschiedenen Ländern, als Studenten, da sie noch keine Wohnung hatten, als Austauschschüler, oder auch einfach nur Tramper, die er im Auto mitgenommen hatte. Mein Vater hat sich immer sehr um seine Studenten gekümmert. Er war immer ansprechbar. Er war ein sehr ruhiger, witziger und beliebter Mensch, der sich um jede Beziehung bemüht hat. Er hielt Kontakt bis zum Ende, schrieb, telefonierte, besuchte die Menschen, die ihm wichtig waren. Und das waren viele.

Was für eine Erziehung haben Sie genossen?

Ich kann nur für meine und Jörgs Erziehung sprechen, da meine Geschwister sicherlich noch anders erzogen wurden, da sie ein paar Jahre älter waren. Wir hatten sehr viele Freiheiten, wurden um diese oft beneidet. Wir wurden viel von unseren älteren Geschwistern erzogen. Da meine Mutter mit fünf Kindern natürlich viel zu tun hatte, in einer Zeit, in der es noch keine Waschmaschinen gab, etc. Später hatte meine Mutter eine Hilfe im Haushalt.

Hat sich Ihr Vater für die Probleme des Kindes, des Teenagers, der Erwachsenen interessiert?

Wir haben ihn tatsächlich nicht sehr viel gesehen, er ging meistens um 7 aus dem Haus, kam kurz zum Mittagessen und ging nach einem Mittagsschlaf wieder ins Amt. Und kam abends erst spät nach Hause. Als wir geboren wurden, war er dabei, aber war dann immer viel unterwegs zu Weiterbildungen. Urlaub haben wir zusammen gemacht. Ich denke, meine Eltern haben alles besprochen.

Sie sagen, dass Ihr Vater viel gearbeitet hat – gab es deswegen manchmal Vorwürfe vonseiten der Kinder?

Nein, das war, glaube ich, nicht so, denn wir wussten, dass er viel arbeiten muss, damit seine Familie versorgt ist. Das habe ich nie infrage gestellt. Mein Vater war aber immer ansprechbar, wenn es Probleme gab, er war nicht viel da, aber es hat besondere Sachen mit uns gemacht, zum Beispiel hat er mir schon mit zirka 12 das Autofahren beigebracht. Er hatte nie Sorge um sein Auto, blieb sehr geduldig. Diese Stunden habe ich sehr dankbar in Erinnerung. Mein Vater hat es selbst bedauert, so wenig Zeit zu haben, dadurch kam ich ihm erst im Erwachsenenalter näher.

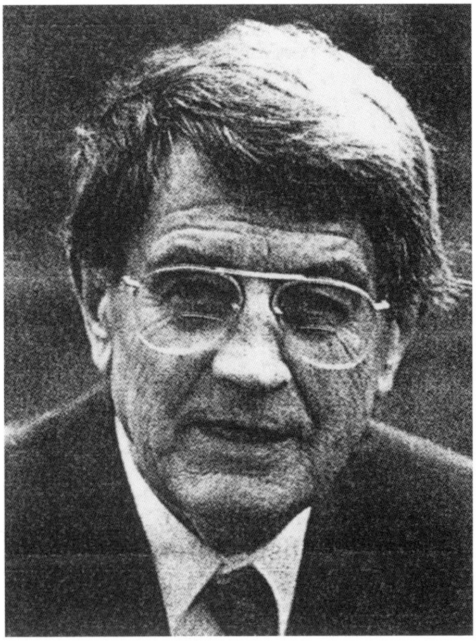

Erne Maier in fortgeschrittenem Alter

Wie war Ihr Vater so im Alter?

Er hat sich eigentlich nie groß verändert, hat zwar keine Dienstreisen mehr gemacht, aber weiter viel gearbeitet, er hat noch Vorträge gehalten – darin war er sehr gut und witzig, mit viel versteckter Ironie, die man suchen musste. Er hat mich oft besucht, mal alleine, mal mit meiner Mutter. Er hat ja sehr lange an seinem letzten Buch gesessen, wollte es immer wieder optimieren. Nachdem er die Diagnose Pankreas CA erhalten hatte, hat er alles darangesetzt, das Buch zu Ende zu bringen, zum Schluss mithilfe einer Lektorin. Seine Hobbys waren zeit seines Lebens das Fotografieren, Lesen und besonders die moderne Kunst. Meine Eltern unternahmen viele Kunstreisen in verschiedenen Ländern. Besonders liebten sie die Provence. Mein Vater zog sich zum Schluss zurück, um das Buch zu beenden. Er war aber einverstanden mit dem nahenden Tod und ist sehr friedlich gestorben auf der Palliativ-Station in Bonn. In den letzten Wochen war immer mindestens eines seiner Kinder bei ihm. Das war sehr schön, weil er Frieden mit allem geschlossen hat.

Haben Sie im Geschwisterkreis über die NS-Zeit im Zusammenhang mit Ihren Eltern gesprochen und wenn ja: Was war der Tenor?

Meine Eltern haben nicht über die NS-Zeit gesprochen, meine Mutter war damals noch eine Jugendliche. Sie hat die NS-Zeit auf dem Land verbracht. Sie war sehr katholisch als Jugendliche. Ich glaube, sie ist verhältnismäßig gut über die Zeit gekommen. Mein Vater war im Krieg, auch in Russland, aber Ärzte wurden gebraucht, daher konnte er sich viel Zeit für sein Studium nehmen. Er wollte über die Zeit auch nicht reden. Der Tenor war immer nur: Sowas darf nie wieder passieren. Nach dem Erscheinen Ihres Buches haben wir viel gesprochen untereinander, aber mehr über unser Erstaunen, dass wir nichts davon wussten. Meine Mutter lebte zu der Zeit ja auch nicht mehr, wir wissen daher nicht, ob sie von Ernes Anzeige wusste.

Hat Ihr Vater sich auch um Schuhe für behinderte Kinder beziehungsweise deren Füße gekümmert?

Behinderte Kinder waren im Leben meiner Eltern immer von großer Bedeutung, ob er sich jetzt speziell um die Füße gekümmert hat, weiß ich nicht. Aber er hat ja mit Elefantenschuhe zusammengearbeitet und sein Ziel war, dass jedes Kind die passenden Schuhe trägt. Deswegen war die Forschung an den Füßen und Schuhen für ihn so wichtig. Wir durften immer nur Schuhe tragen, die er bei Elefanten bestellte, die dann ausführlich geprüft und ausgemessen wurden. Er hat sich viel um die Weiterbildung im Schuhhandel, also von Schuhfachverkäufern und Orthopädietechnikern, bemüht, da diese mit den Kunden in Kontakt waren. Da wird es sicherlich auch um sogenannte Problemfüße gegangen sein, die nicht nur behinderte Kinder betreffen können. Gut passende Kinderschuhe waren das absolut entscheidende Kriteritum.

Doris Ammon ist die Tochter von Erne Maiers einziger Schwester, die ihn zum Kriegsende im KKR einmal besucht hatte. Sie ist Traumatherapeutin. Ihre Eltern, Traute Herrmann, geborene Maier (* 1924) und Walter Herrmann (* 1922), sind beide Ärzte gewesen. Ihr Patenonkel Erne stand ihr sehr nah. Als Kind habe sie ihn als sehr feinfühligen, ruhigen, bei aller Zurückhaltung aber auch als offenen Menschen empfunden. »Er strahlte eine Offenheit aus.« Sie habe ihn nie klagend oder anklagend erlebt. Er sei zur Selbstreflexion fähig gewesen. Doris Ammon hat nur gute Erinnerungen an ihren Patenonkel. Noch im Jahr 2020 beherzigten sie und ihr Sohn, um den er sich bemüht habe, seinen Ratschlag, dass barfuß laufen gesund sei. Beide liefen heute noch auch im Winter im Haus barfuß. Er sei wenig belehrend gewesen, sondern vielmehr habe er viel zu vermitteln versucht. Deshalb sei er ein beliebter Gesprächspartner gewesen, der sein Gegenüber wahrgenommen und respektiert habe.[9]

Der Forscher und Ministerialbeamte

Auch unter Kollegen war der Kindermediziner hochangesehen: Mehr als 20 Jahre lang hat Professor Erne Maier an seinem Hauptwerk gearbeitet. »Sein rastloser Forscherdrang zwang ihn immer wieder, die bei der Arbeit aufscheinenden Wissenslücken durch neue Recherchen zu klären; selten war er wirklich zufrieden mit dem Geschriebenen«, so **Maren Kellmann** im Vorwort seines Buches »Kinderfuß und Kinderschuh«.[10] Zwei Jahre vor seinem Tod erhielt sie den Auftrag, ihm bei der Zusammenstellung seines »immensen« Wissens zur Seite zu stehen. Trotz aller Bemühungen war es ihm jedoch nicht möglich, das Werk zu vollenden. »Ich versprach ihm, das Buch mit den vorliegenden Unterlagen in seinem Sinne fertigzustellen«, so Kellmann.

»Als in Sachen Fuß rastloser Pensionär nahm Prof. Dr. Erne Maier häufig den Weg in die glücklicherweise von seinem Wohnsitz nicht weit entfernte Kölner Anatomie, um zu recherchieren, zu diskutieren und zu bereichern«, so

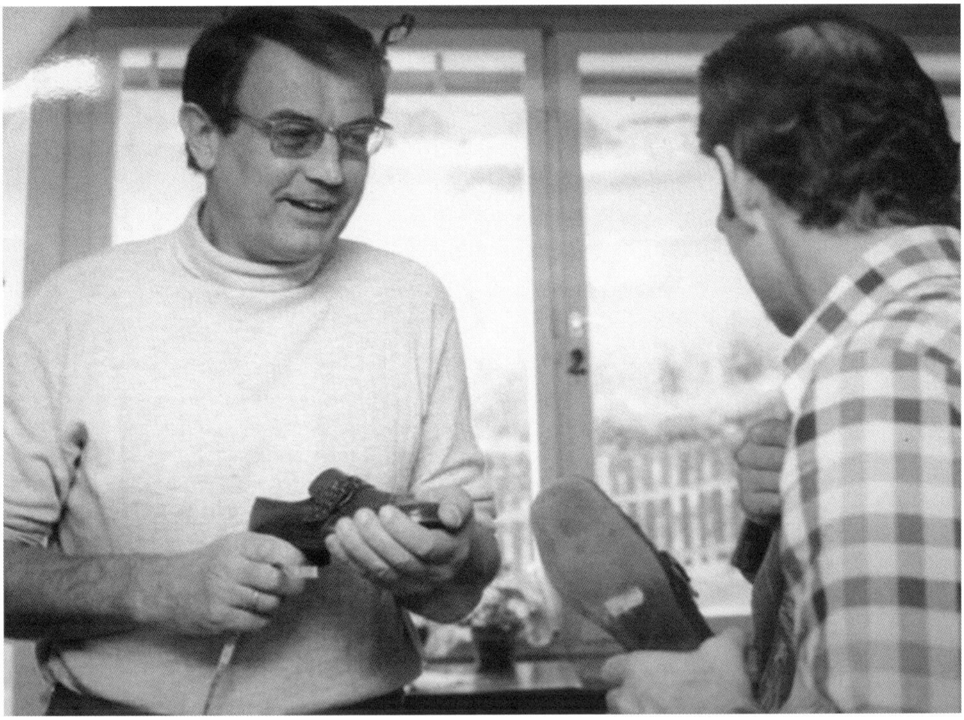

Erne Maier war auch ein Praktiker. Hier ist er mit einem Mann aus dem Schuhmacherhandwerk in der 1970er Jahren zu sehen

Prof. Dr. Jürgen Koebke.[11] »Sein praktisch-orientiertes, wissenschaftlich akribisches Denken gab immer wieder Anlass, selbst innezuhalten und das eigene Wirken und Tun kritisch zu überprüfen. Scharf- und feinsinnig waren seine Fragen, Bemerkungen und Einwürfe, geprägt durch reiche Lebenserfahrung und bewusste Lebensweise. Unvergesslich seine Gastvorlesungen (ob seiner Bescheidenheit bedurfte es langer Überredungskunst meinerseits, diese zu halten) für Studierende des Präparierkurses: Ihm gelang es, mittels einer facettenreichen Darstellung des Menschenfußes als dessen ausgereiftestem Organ das annähernd 400 Studenten und Studentinnen umfassende Auditorium zu fesseln und für die Anatomie zu begeistern. Man hätte eine Stecknadel fallen hören«, schildert Koebke seine Beobachtungen. Seinem Lebenswerk habe sich Maier »ungebeugt bis zu seinen letzten Tagen gewidmet«. Die in seinem Buch abgebildeten Fußpräparate aus Erne Maiers Hamburger Zeit haben »ihren würdigen und endgültigen Standort in der Schausammlung der Kölner Anatomie gefunden«, so Koebke.

Erne Maier sei sein »jahrzehntelanger Freund« gewesen, so **Prof. Dr. med. Hans Mau**, ehemaliger Ordinarius für Orthopädie der Universität Tübingen.[12] Die vielen Publikationen seiner Forschungen seien sehr weit verstreut gewesen.

Mit seinem Buch lag eine Zusammenfassung »seines wissenschaftlichen Lebenswerkes und der ungewöhnlich weitreichenden Erfahrungen des außerordentlich vielseitigen Autors« vor. Es sei ein »Glücksfall« gewesen, dass er frühzeitig zur »Forschungsstelle für Leisten und Schuhbau« der Deutschen Orthopädischen Gesellschaft stieß und genauso, dass die auch wissenschaftlich interessierte Firma der Elefantenschuh-Hersteller ihm Kinderfußmessungen übertrug. Kinderschuhe seien damals vielfach zu kurz gewesen und die Weite habe nicht übereingestimmt. Deshalb habe er gegen manche Widerstände unter anderem mit neuen Maßtabellen die Änderung der Leistenherstellung mit verschiedenen Weiten gefordert. »So wurde er zu einer unbequemen, unbestechlichen Autorität auf diesem Sektor«, so Mau über seinen gleichaltrigen Freund. Seine Ergebnisse habe er erst nach wiederholten Selbstprüfungen veröffentlicht. Sein Buch sei »von hoher Warte« geschrieben und es stelle »in unserer schnelllebigen Zeit ein wichtiges Dokument unseres derzeitigen Wissens und Denkens um die Jahrtausendwende auch für kommende Generationen dar«, meinte Mau.

Als der Hamburger **Klaus Gritz** Erne Maier vor seinem 75. Geburtstag um einige Lebensdaten bat, lieferte er diese mit dem für ihn typischen selbstironischen Zusatz: »Nicht zu viel schreiben, den Rest für die Leiche.« Er habe sein »gutes und abwechslungsreiches Leben vollendet, das er mit Fleiß und großem Ordnungssinn zu gestalten wusste«, so Gritz in seinem Nachruf.[13] Er habe seine Vorstellungen in dem WMS-Maßsystem umgesetzt und dadurch »einen Umdenkprozess bei der Fußbekleidung« eingeleitet und auf diese Weise viele Kinder von unnötigen oder Fehlbehandlungen bewahrt. Erne Maier sei als Wissenschaftlicher überzeugend und als begeisternder Vortragender sehr beliebt gewesen. »Trotz seiner Verdienste und Wertschätzung blieb Professor Dr. Erne Maier ein bescheidener, liebenswerter und stets verbindlicher Kollege«, meinte Gritz. »Wer von den 10.000 Kinderärzten kennt noch die alten Knacker?«, habe er in einem Brief an Gritz kurz vor seinem 75. Geburtstag geschrieben. Damals kannten ihn noch viele, meinte Gritz: »Sie werden sich seiner gern und in Dankbarkeit erinnern.«

Die damalige Chefredakteurin der Zeitschrift »Podologie«, **Henriette Diemer**, schrieb einen sehr persönlichen Nachruf auf Maier:[14] Sein Lebensspektrum sei »von außerordentlicher Bandbreite gewesen: facettenreich und noch von tradierten Wertvorstellungen geprägt; akribisch, wo es galt, Wissenschaftliches exakt zu belegen; hilfreich noch bis in die letzten Monate, als die Kräfte des Lebens bereits spürbar zu schwinden begannen, und sich allzeit einem humanitären Denken verpflichtet fühlend«. Diemer verehrte Maier offenbar sehr, was aus ihren Worten spricht: »Der allzeit aufs Detail fixierte Wissenschaftler, international renommierte Mediziner, feinsinnige Kunst- und Literaturkenner, der Kosmopolit und Mensch von hochnobler Gesinnung wird allen, die auch nur einmal vorübergehend mit ihm zu tun hatten, unvergessen bleiben.« Besonders werde sie die Gespräche mit Maier vermissen, denn diese hätten durch eine musische Komponente ihnen »stets eine Aura des angenehm Persönlichen« verliehen, »die das eloquente Gegenüber durch Leichtigkeit und Eleganz noch zusätzlich aufzuwerten verstand«. Diemer hob hervor, dass Maier bei der Einrichtung des

Früherkennungsprogramms für Kinder mitgewirkt habe: »Behinderten Kindern galt sein besonderes Augenmerk.«

In der Zeitung sm heißt es: Maier kam »auch sein ausgeprägtes Charisma ebenso zugute wie seine innere Einstellung zur Teamarbeit, seine Geduld, sein Zuhörenkönnen und die Akzeptanz der Meinung anderer, wie er auch immer die Verbindung zu den Menschen suchte – und auch fand«.[15]

Kampf gegen Säuglingssterblichkeit

Neben seinem Engagement für gesunde Kinderfüße war es dem Ministerialbeamten ein großes Anliegen, die Säuglings- und Müttersterblichkeit in der Bundesrepublik Deutschland zu senken. Er wies darauf hin, dass es in der zweiten Hälfte der 1970er Jahre innerhalb der Bundesländer sehr große Unterschiede in den Säuglings- und Müttersterbeziffern gegeben habe.[16] Innerhalb Europas habe Deutschland im Vergleich schlecht abgeschnitten. Um diese Zahlen zu senken, solle das öffentliche Gesundheitswesen seine Anstrengungen in fünf Bereichen intensivieren, forderte Maier damals: Todesbescheinigungen sollten regelmäßig kontrolliert werden und es sollte zu Analysen von Einzelfällen und Sterbefall-Besprechungen angeregt werden, meinte Maier. Die klinische Geburtshilfe und Pädiatrie sollten gefördert und die Öffentlichkeit über die neuen Mutterschaftsrichtlinien informiert werden. Und schließlich sollte wieder eingeführt werden, dass »qualifizierte« Hebammen oder Schwestern Hausbesuche abstatten.

Ebenfalls im Jahr 1977 wird er als damaliger Leiter der Gesundheitsabteilung im Sozialministerium Rheinland-Pfalz in einem Zeitungsartikel[17] zitiert: »Die Klagen der Bevölkerung über den inhumanen Betrieb in Großkliniken sind nicht immer ganz unberechtigt.« Viele Frauen in kleinen Orten zögen die nahe gelegene Kleinklinik der entfernt liegenden Großklinik vor. »Bequemlichkeit geht ihnen vor Sicherheit.«

Er hingegen sah die Zukunft in der Konzentration der klinischen Geburtshilfe. Denn nur Kliniken mit 1000 bis 2000 Entbindungen pro Jahr könnten sich den personellen und apparativen Aufwand einer modernen Geburtshilfe wirtschaftlich leisten, argumentierte Maier. Deshalb müsse nicht jede kleine Frauenklinik in der Leistung schlechter sein. Er meinte dazu: »Eine kleine Abteilung mit 100 bis 200 Entbindungen pro Jahr kann auf lange Sicht sogar bessere Geburtsergebnisse erbringen, wenn sich der Chefarzt sehr engagiert.« Er forderte die Konzentration der klinischen Geburtshilfe als »einen notwendigen Beitrag zur Bekämpfung der Mütter- und Säuglingssterblichkeit«.

Anfang der 70er Jahre habe es in der Bundesrepublik Leute gegeben, »die im Sinne der Nazi-Ideologie behaupteten, mehr Fürsorge für Mutter und Kind würde zu mehr Behinderten führen, den Begriff des lebensunwerten Krüppels vermieden sie aber schon«. Erne Maier versuchte als Sozialpädiater, in mehreren Arbeiten auf die statistischen Gegenargumente einzugehen. Manche behaupteten, dass diese negativen Zahlen Westdeutschlands auf methodischen Mängeln der anderen

Länder beruhten. Aus dieser Debatte hat sich die Neonatologie als eigene Subdisziplin innerhalb der Pädiatrie herausgebildet. »Diese Diskussion vorangebracht zu haben, ist sicher aber auch sein Verdienst, wobei er für einen Beamten in den Arbeiten schon sehr deutlich wurde«, so sein Sohn Christoph.[18]

Der Kinderarzt als Kunstsammler

Im Sommer 2020 zeigte die Göttinger Galerie Alte Feuerwache etwa 100 Bilder A. Paul Webers, die aus der in 1950 Jahren entstandenen Privatsammlung von Erne Maier stammen. Maier und A. Paul Weber waren freundschaftlich verbunden und der Mediziner hat die meist zeitkritischen Werke zum großen Teil von der »Griffelkunst-Vereinigung« in Hamburg-Langenhorn gekauft, bei der man damals Graphik preisgünstig erwerben konnte. Maiers Tochter Carola Franke hatte die Sammlung ihres verstorbenen Vaters geerbt und der Galerie für die Ausstellung »A. Paul Weber (1893–1980) – Ein früher Mahner gegen Faschismus und Krieg« zur Verfügung gestellt. Weber wird als einer der herausragendsten Vertreter der zeichnenden Diagnostiker unserer Zeit bezeichnet, hieß es in der Ausstellungsankündigung der Galerie. Neben zwei seiner bekanntesten Lithographien (»Das Gerücht« und »Der Denunziant«) waren weitere etwa 100 Lithographien und Zeichnungen zu sehen. Maiers Sammlung umfasste etwa 200 Werke.

Carola Franke sagte in ihrer Dankesansprache zur Ausstellung in Göttingen:[19] »A. Paul Weber ist aus meiner Familiengeschichte nicht wegzudenken. Mit 19 Jahren ging mein Vater für Hitler an die Front. Im Nachhinein schreibt er: ›Die Begeisterung war gering, aber die Bereitschaft, das Vaterland zu verteidigen, groß.‹ Die Brutalität des Krieges, aber auch die Begegnung mit sowjetischen Bürgern und Soldaten ließen ihn zweifeln an der faschistischen Demagogie. Mehr und mehr Tatsachen zwangen zum Umdenken. Aber es war für ihn und seine Freunde schwer zu verstehen, dass sie einem Trugbild verfallen sein sollten. Hunderttausende hatten bereits sterben müssen. Und in Hamburg erlebte mein Vater als Famulant den Kindermord im Rahmen des Euthanasieprogramms der Faschisten. Es fiel ihnen schwer, über die Erlebnisse zu reden. Meist sehr behutsam und nur zu zweit, um keine Zeugen zu haben.«

Über den Griffelkunst-Verein von Johannes Böse in Hamburg lernte Maier 1943 A. Paul Weber und seine Zeichnungen kennen. Ein Jahr später besuchte er den Künstler in Großschretstaken. »Beide waren von Anfang an Gegner Hitlers. Aber es war eine Zeit des Schweigens und Verschweigens. So erfuhr er auch nicht, dass A. Paul Weber selbst für Monate in Haft gewesen war, ein Schwager von ihm als kommunistischer Widerstandskämpfer noch 1945 hingerichtet wurde und der Bruder Johannes Böses, ein hochgeachteter Musikpädagoge aus Bremen, nach der Inhaftierung in Fuhlsbüttel 1943 verstarb«, sagte Franke. Die Bilder sollen ihrem Vater und seinen Freunden geholfen haben, sich aus der faschistischen Indoktrination zu befreien.

Weber hatte politisches Zeichenverbot. Viele Bilder haben deshalb versteckte Botschaften. »Mein Vater wurde zum Sammler. [...] Er bewunderte A. Paul Weber nicht nur als herausragenden Künstler, der in seiner Eigenwilligkeit mit keinem vergleichbar war. A. Paul Weber wurde auch in seiner antifaschistischen und antibürokratischen Grundhaltung zum Vorbild«, so Franke. Als Ministerialdirigent – selbst in der Bürokratie hoch aufgestiegen – hing im Amtszimmer ihres Vaters das Bild »Rückgrat raus!« Manch einer seiner Kollegen und Vorgesetzten hielt das für äußerst geschmacklos. A. Paul Weber reize bis heute zum Widerspruch. Gegen den Strom schwimmen – darin habe sich A. Paul Weber glänzend verstanden, so Franke abschließend.

»Im Sommer 1943 fuhren wir, ein kleiner Kreis von Studenten in Zivil oder Uniform, mit Rädern von Hamburg nach Großschretstaken, um A. Paul Weber zu besuchen«, schreibt Erne Maier im Jahr 1992 in einem Katalog zur Ausstellung seiner Weber-Bilder.[20] Johannes Böse hatte den Kontakt vermittelt. Die Gruppe blieb drei Tage lang, schlief im Zelt und aß am Familientisch. Jeder der Gäste durfte sich ein Blatt auswählen und mitnehmen. Maier wählte den »Kasper mit Laterne«. Ähnlich wie der Kasper habe auch Weber »Narrenfreiheit« gehabt, die aber »damals enge Grenzen« hatte. Ein Brief von Weber an Maier aus dem Juli 1944 belegt, dass Künstler und Sammler während des Krieges nach dem Kennenlernen hin und wieder Kontakt hatten.[21]

Maier hat viele Bilder gesammelt, die sich kritisch mit der NS-Zeit auseinandersetzen, aber auch nach 1945 blieb er wie der Künstler kritisch. »Nach dem II. Weltkrieg erschien es vielen von uns als undenkbar, noch einmal in Deutschland Waffen herstellen zu lassen oder Soldaten auszubilden. Wir irrten uns. 1951 begann die Wiederbewaffnung«, schrieb Erne Maier 1992.

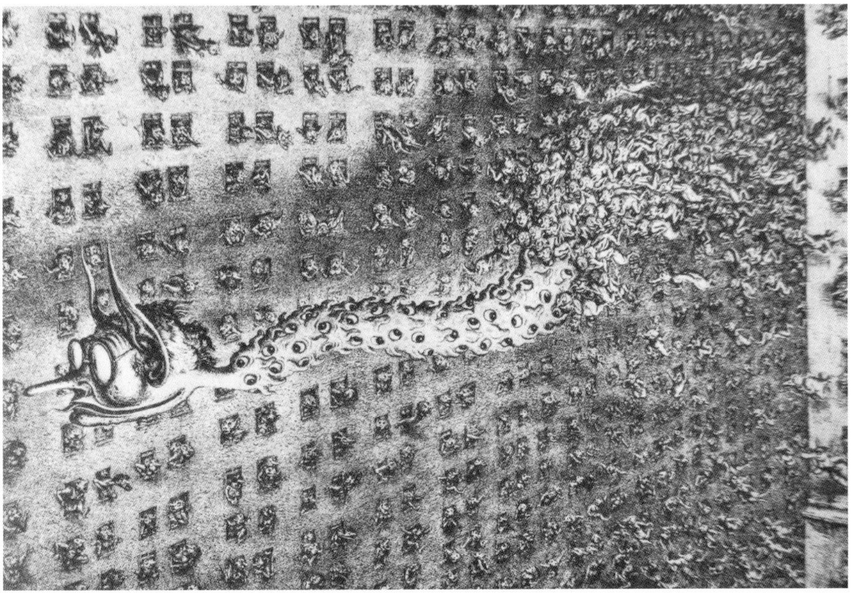

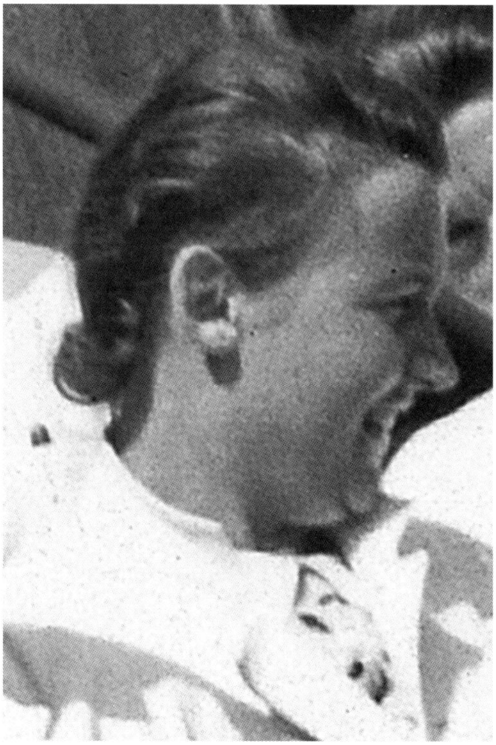

Ingeborg Sammet (1908 bis 2005)

* 15.10.1908 in Hamburg
† 5.3.2005 in Hamburg
unverheiratet, keine Kinder
vom 1.2.1940 bis 20.4.1941 am KKR

Die Religiöse: Ingeborg Sammet

Eine weitere unbelastete Ärztin, die sehr zurückgezogen lebte und die nur wenige Menschen richtig gekannt haben dürften, war Dr. Ingeborg Emma Auguste Sammet, die am 15.10.1908 in Hamburg geboren wurde. Nach dem Schulabschluss im Jahre 1925[1] besuchte sie die »Staatliche Allgemeine Gewerbeschule für das weibliche Geschlecht« und die »Gronesche Handels- und Sprachschule« in Hamburg, ehe sie Ende der 20er, Anfang der 30er Jahre in Oxford und Grenoble an Ferienkursen für ausländische Studierende teilnahm. 1931 besuchte Sammet die Höhere Privatschule Darmstadt und legte im selben Jahr an der Oberrealschule zu Heppenheim an der Bergstraße die Reifeprüfung ab. Anschließend immatrikulierte sie sich an der Ruprecht-Karls-Universität Heidelberg und begann, Medizin zu studieren. 1932 wechselte Ingeborg Sammet nach Hamburg; hier erhielt sie 1938 ihre Bestallungsurkunde als Ärztin und wurde ein Jahr später promoviert. Die überlieferte Familienchronik der Sammets aus dem Jahre 1854 berichtet von Beziehungen der Schwiegermutter August Gotthilf Sammets, Catharina Maria Aberger (geborene Gräfin von Rosenthal), zum dänischen Königshaus im 18. Jahrhundert.[2] Über ihre berufliche Laufbahn bis zum Jahr 1940 ist nichts bekannt. Sammet war ein Einzelkind, so die Auskunft des einzigen Angehörigen, der ausfindig zu machen war. Der Hanfimporteur Emil Sammet war ihr Vater. In Hamburgs alten Adressbüchern findet man ihn 1909 mit seiner Wohnung am Eppendorfer Weg, 1913 an der Bismarckstraße, 1919 und 1923 an der Mansteinstraße und bereits 1939 am Loehrsweg, immer mit der Angabe »Hanf-Import«. Emil Sammet verstarb am 20.1.1961, seine Frau Wanda am 3.4.1961.[3] Ihre Tochter Ingeborg, die bei ihren Eltern wohnte und nach deren Tode in der elterlichen Mietwohnung weiterlebte, verstarb am 5.3.2005 im Alter von 96 Jahren in Hamburg. Sie war mindestens ab dem 23.4.1941 bis zu ihrem Tod mit ihrem Wohnsitz am Loehrsweg in Hamburg gemeldet.[4] In den Akten der Ermittlung Ende der 40er Jahre ist vermerkt[5], dass sie 1937 ihr medizinisches Staatsexamen ablegte. Vom 1.2.1940 bis zum 20.4.1941 arbeitete sie im KKR. Sie sei ausgeschieden, weil sie sich dort nicht wohlgefühlt habe, sagte sie aus. Während ihrer Zeit im KKR begann dort das systematische Morden – der Grund, warum sie das Krankenhaus verließ? Sie wechselte zum Krankenhaus Barmbek. Die Ärztin wusste vom »Euthanasie«-Programm im KKR, wie Ihre Aussage bezüglich ihres KKR-Kollegen Heinz Graul[6] belegt, bei der sie meinte, dass man erzählte, dass KKR-Chefarzt Wilhelm Bayer ein Kind getötet habe. »*Weitere Fälle der Euthanasie sind mir nicht bekannt geworden. Ich selbst habe keine Euthanasie vorgenommen.*« Sammet blieb offenbar auf Distanz zu den einige Jahre jüngeren anderen Medizinerinnen. Wie die meisten der jungen Frauen bewohnte auch sie einen Raum im Krankenhausgebäude: »*Mit den Assistenzärztinnen in Rothenburgsort hatte ich wenig Kontakt und zog mich meistens in mein Zimmer zurück.*« Sie arbeitete zunächst vier bis sechs Monate in der Infektionsabteilung, danach leitete sie die Säuglingsstation S3. Zusätzlich hatte sie die Verantwortung für die Freiluftstation (Tuberkulosestation). Zu der Zeit übernahm Martha Müller die Station als Krankenschwester. Zunächst meinte Sammet, dass sie auf der Station S3 »*keine idiotischen Kinder gehabt*« habe. Als ihr die Krankenakte von Karin Kiencke vorgelegt wurde, korrigierte sie sich aber. Dieses Kind, das Trisomie 21 hatte, wurde mit Fieber eingeliefert, sei zunächst von ihr, dann aber von Graul behandelt worden. Das Kind sei zwar verstorben, es gab aber Sammets Ansicht nach Anzeichen dafür, dass es eines natürlichen Todes gestorben sei.

Nach dem Krieg betrieb Sammet eine Praxis an der Adresse Fiefstücken in einem großen Wohnblock. Sie selbst lebte weiterhin wenige Kilometer davon entfernt am Loehrsweg. Im Jahr 2012 befragte ich **Karola Rüger**, die seit über 30 Jahren an dieser Adresse wohnte: Die Ärztin muss auch eine Praxis in der Wohnung betrieben haben, denn sie zeigte Rüger einen kleinen Raum, in dem sich früher ein Wartezimmer befunden haben soll. Nur in den letzten drei Monaten ihres langen Lebens war Sammet bettlägerig. »Zum Schluss konnte sie sich gar nicht mehr in ihrer Wohnung orientieren«, sagte Rüger. Vor ihrem Tod habe sie alles geregelt, wo sie beerdigt werden und was mit ihrem Besitzstand geschehen solle. Ihren Nachlass hat sie der Organisation »Menschen für Menschen« von Karlheinz Böhm vermacht. »Da kam keiner von den Angehörigen vorbei, um etwas herauszuholen.« Sammet wurde in einem Familiengrab auf dem Ohlsdorfer Friedhof beigesetzt. Zur Beerdigung kamen nur sehr wenige Menschen. Neben dem Ehepaar Rüger waren nur noch das Ehepaar Schnapauff, ihre ehemalige Sprechstundenhilfe Schwester Hanni Reinhold, Pastor Ulrich Rüß und ein Mann, der sich als entfernter Verwandter bezeichnete, zugegen. Das Ehepaar Rüger hatte die Schlüssel zu der Sammet'schen Wohnung. »Wir haben ihr geholfen. Sie hatte auch eine Putzfrau und einen Pflegedienst, der sich um sie kümmerte. Sie war eine streitbare Dame. Im Haus hat sie immer ihre Meinung vertreten. Man konnte sich mit ihr über alles unterhalten. Sie hatte auch eine politische Meinung. Ich bin mit der Generation, der Sammet angehörte, immer sehr empfindlich umgegangen, weil ich es nicht mehr hören konnte, wie die meisten sagten, dass sie nichts gewusst hätten. Ich glaube nicht, dass sie sich während der NS-Zeit schuldig gemacht hat. So ein Mensch war sie nicht. Wir haben aber nur ganz im Allgemeinen über diese Zeit gesprochen. Sie hat nichts Besonderes aus ihrer Praxis erwähnt. Nur hin und wieder hat sie sich darüber geäußert, wie weit man doch heute mit der Medizin sei oder dergleichen mehr.« Zum Ende war sie sehr allein und sie empfand es als schlimm, dass ihre Weggefährten »alle gestorben sind. Frau Dr. Sammet kam aus einem christlich geprägten Elternhaus und sie selbst war tief religiös«, ergänzte Rüger.[7]

Hanni Reinhold war von Ende der 1950er Jahre bis 1973 die Sprechstundenhilfe von Dr. Sammet. »Früher war alles anders als heute: Wir hatten gar keine Zeit, uns mal für eine Tasse Kaffee zusammenzusetzen und über private Dinge zu reden.« Zum Zeitpunkt unseres Gesprächs 2012 war die ehemalige Krankenschwester 84 Jahre alt. Sie kam über ihre damalige Stationsschwester zu Dr. Sammet. »Die kannte sie aus dem Barmbeker Krankenhaus.« Und Sammet suchte damals eine Nachfolgerin für ihre Sprechstundenhilfe, die zwei Kinder bekommen hatte. Sie arbeitete als »praktische Ärztin«, also nicht als Kinderärztin. Sie gab ihre Praxis auf, als sie 65 Jahre alt wurde, demnach also 1973. Solange Reinhold bei ihr war, befand sich die Praxis an der Adresse Fiefstücken. Damals hatten Sprechstundenhilfe und Ärztin 60-Stunden-Wochen, sie arbeiteten auch samstags. Morgens um 8 Uhr begannen beide mit der Sprechstunde. Nach der Mittagspause machte Sammet allein Hausbesuche, Reinhold erledigte die Schreibarbeiten. Von 16 bis 20 Uhr war erneut Sprechstunde, und das sechs Tage in der Woche. »Ich wusste nicht, dass sie auch am Kinderkrankenhaus Rothenburgsort gearbeitet hat. Über diese Zeit hat sie nie gesprochen. Sie war eine gewissenhafte Ärztin, die sehr gute Diagnosen stellen konnte. Sie war sehr korrekt in ihrer Arbeit und eine angenehme Chefin. Wir hatten immer ein gutes Verhältnis. Sie war lieb und nett. Ich kann mich nicht beschweren. Wir hatten nicht die Zeit, über private Dinge zu sprechen.« Auch sie wusste, dass Sammet »sehr religiös« war. Auch die ehemalige Sprechstundenhilfe hatte wie Rüger den Eindruck, dass Sammet zum Ende hin sehr allein war.

»Ich hätte sie auf der Straße nicht erkannt«, meinte **Almut Bettendorf**.[8] Sie lebte mit ihrem Mann, Prof. Dr. Gerhard Bettendorf (1926 bis 2009), von 1956 bis 1964 am Loehrsweg im zweiten Stock. »Wir hatten wenig Kontakt zu Frau Dr. Sammet. Sie lebte sehr zurückgezogen.«

Andreas Schnapauff (* 1939) war von 1962 bis 1966 Sammets Untermieter in der großen Wohnung am Loehrsweg.[9] Zeitweilig lebten hier zwei Untermieter und die Medizinerin. Ob sie es finanziell nötig hatte unterzuvermieten oder einfach nur gern junge Leute um sich herum hatte, konnte Schnappauff nicht beurteilen. Er kümmerte sich um die Abwicklung des Nachlasses. Kontakt zu der Allgemeinmedizinerin bekam Schnapauff über eine gemeinsame Bekannte seiner Mutter und von Sammet. Bis zum Examen lebte der Student hier. Sammet und er fanden sich offenbar gegenseitig sympathisch und so unternahmen sie am Wochenende einiges zusammen. Öfter besuchten sie auch gemeinsam den Gottesdienst. Nach dem Ende seiner Studienzeit riss der Kontakt zu der Ärztin nicht ab. Auch im Alter von über 70 Jahren ist der ehemalige Steuerberater und Wirtschaftsprüfer seiner ehemaligen Vermieterin noch dankbar für die Jahre, die er bei ihr zubringen durfte: »Sie hat meines Erachtens eine verhältnismäßig kleine Arztpraxis gehabt und sicher nahezu ausschließlich Kassenpatienten behandelt.« Ursprünglich nahm sie ihre selbstständige ärztliche Tätigkeit in der eigenen Wohnung auf und eröffnete dann an der Straße Fiefstücken in einer Gegend, in der damals lauter junge Familien lebten, eine Praxis. »Hier hat sie später auch noch zwei Generationen betreut. Sie war Allgemeinmedizinerin, aber sie hatte immer den Schwerpunkt auf Kinderheilkunde«, sagte ihr einstiger Untermieter. Sie sei eine »sehr gründliche und gewissenhafte« Ärztin gewesen. Er konnte sich aber nicht vorstellen, »dass sie Reichtümer erworben hat«. Zunächst fühlte sich die gläubige Frau der

Petrikirchengemeinde im Hamburger Zentrum zugehörig. Als dann Bischof Karl Witte emeritiert wurde, suchte sie sich eine neue kirchliche Heimat und fand diese in Eppendorf.

»Sie war auch in Glaubensfragen sehr selbstbewusst und resolut. Sie hatte eine begründete, prononcierte Meinung, die keinesfalls mit der übereinstimmen musste, was die Pastoren meinten«, sagte Schnapauff. Die Einstellung der Bundes-Gemeinschaft Bekennender Gemeinschaften habe grundsätzlich der Meinung entsprochen, der Sammet auch war. Verwandte der Medizinerin lernte er nie kennen. Sie wuchs als Kind mit einem Vetter eine Zeit lang zusammen auf, Genaueres wusste er nicht. »Mit dessen Kindern hatte sie Kontakt.« Dass sie während des Krieges als Ärztin am KKR gewesen ist, hatte sie ihm gegenüber erwähnt. Sie sei aber »nie auf Einzelheiten eingegangen«. Er selbst wusste nichts von den Tötungen, obwohl er schon zu Beginn der 1960er Jahre durchaus zu den selbstkritischen Deutschen zu zählen war: »Ich fragte mich schon 1961, bevor ich bei Frau Dr. Sammet eingezogen war, ob man als Deutscher anderen Leuten noch in die Augen schauen könnte.« Schnapauff war sich sicher, dass ihr fester Glaube Sammet auch während des Zweiten Weltkriegs am KKR standhaft bleiben ließ. »Das war bestimmt ganz wesentlich mitbestimmend bei der Tatsache, dass sie keine Kinder dort getötet hat. Ich kann es mir auch gar nicht vorstellen, dass sie etwas anderes getan hätte, als sich solch einem Ansinnen zu verweigern«, urteilte er über Sammet.

Pastor **Ulrich Rüß** (* 1943) bezeichnete Sammet als »stramm lutherisch«. Der Seelsorger war bis 2009 in Eppendorf Pastor. Sammet war »sehr liturgisch orientiert«. Für sie sei die »Einheit von Wort und Sakrament« sehr wichtig gewesen. Als bekennende Christin sah sie den wahren Glauben durch den Zeitgeist nicht nur während der NS-, sondern auch in der heutigen Zeit bedroht. Sie habe ihre eigene Meinung »durch alle Zeiten hinweg durchgezogen«. Dabei zeigte ihr ganz fest eingestellter »innerer Kompass« ihr offenbar den Weg, so dass sie der Forderung der Nationalsozialisten, behinderte Kinder zu töten, nicht nachkam. Nach Pastor Rüß war sie ein »ganz treues Gemeindeglied«, das »wie selbstverständlich« jeden Sonntag am Gottesdienst teilnahm. »Unglaublich treu« nahm sie auch an den Bibelgesprächen mit Rüß teil. Dort trug sie durch »sehr gute Beiträge« zum Gelingen der Gespräche bei: »Sie hat dort sehr gute, theologisch tief fundierte Beiträge zum Besten gegeben. Sie hatte den Mut dazu, den nicht viele haben.« Ihre feste Meinung änderte sie auch nicht, wenn die Mehrheit der Gemeindeglieder anderer Meinung war, so Rüß. Ihre Intellektualität bei aller Frömmigkeit »hat sie von den Dutzend-Christen etwas isoliert«, meinte Rüß. Das war aber ihre besondere Note.

»So richtig warm geworden bin ich nicht mit ihr«, erinnerte sich Pastor **Dr. Ottfried Jordahn**. Der Geistliche war von 1970 bis 2004 Pastor der St.-Johannis-Gemeinde in Eppendorf. Er besuchte Dr. Sammet »regelmäßig« und brachte ihr bei Krankheit oder Schwäche die Krankenkommunion, spendete die Krankensalbung und hörte die Einzelbeichte. »Sie steht so lebendig vor mir. Sie war eine ziemlich kleine Person, ziemlich drahtig, aber immer ein bisschen verbissen. Sie war immer schwer atmend, weil sie etwas innerlich beschäftigte. Sie mahlte dabei auch öfter

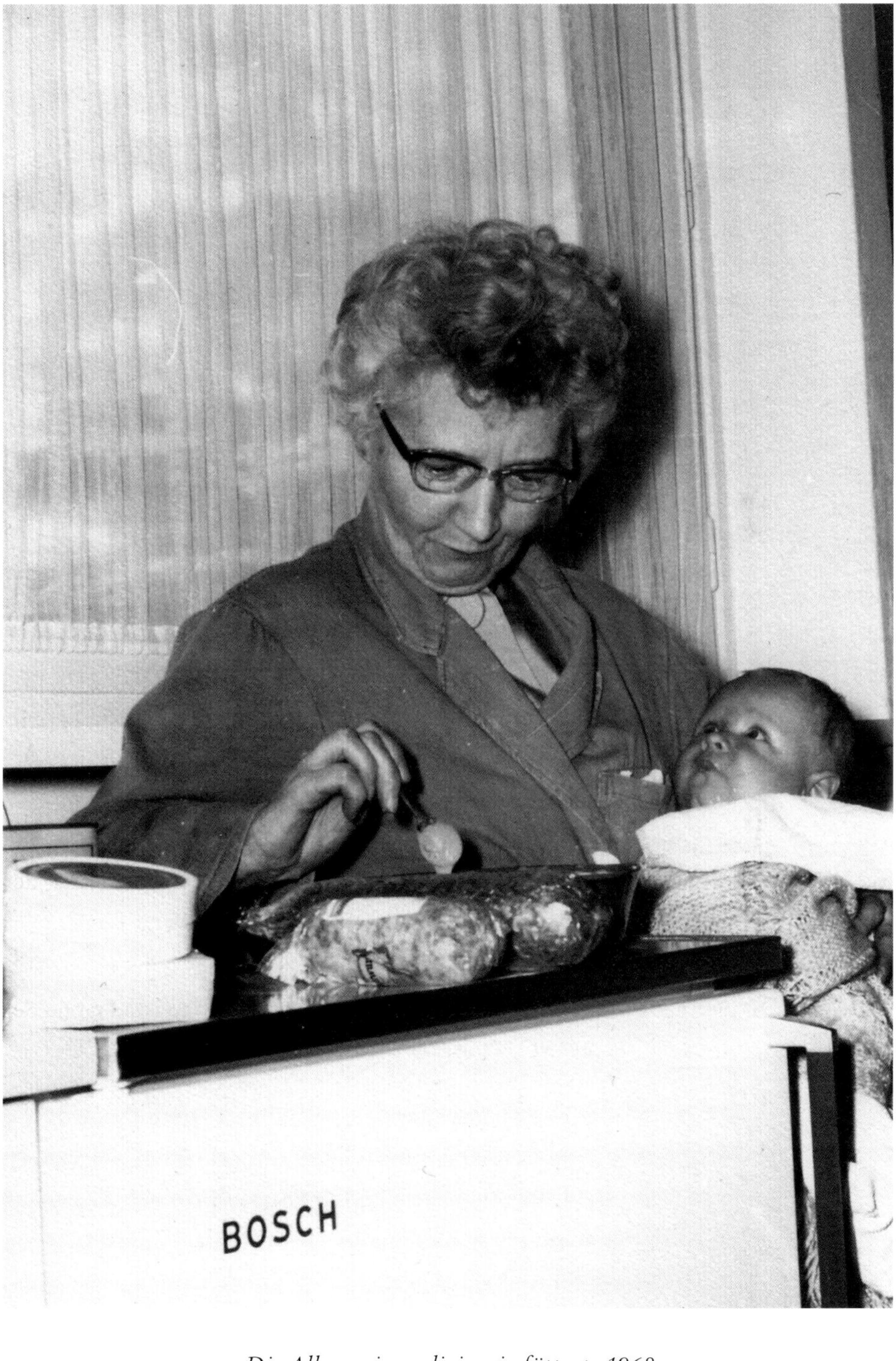

Die Allgemeinmedizinerin fütterte 1968
das erste Kind ihres ehemaligen Untermieters Andreas Schnapauff

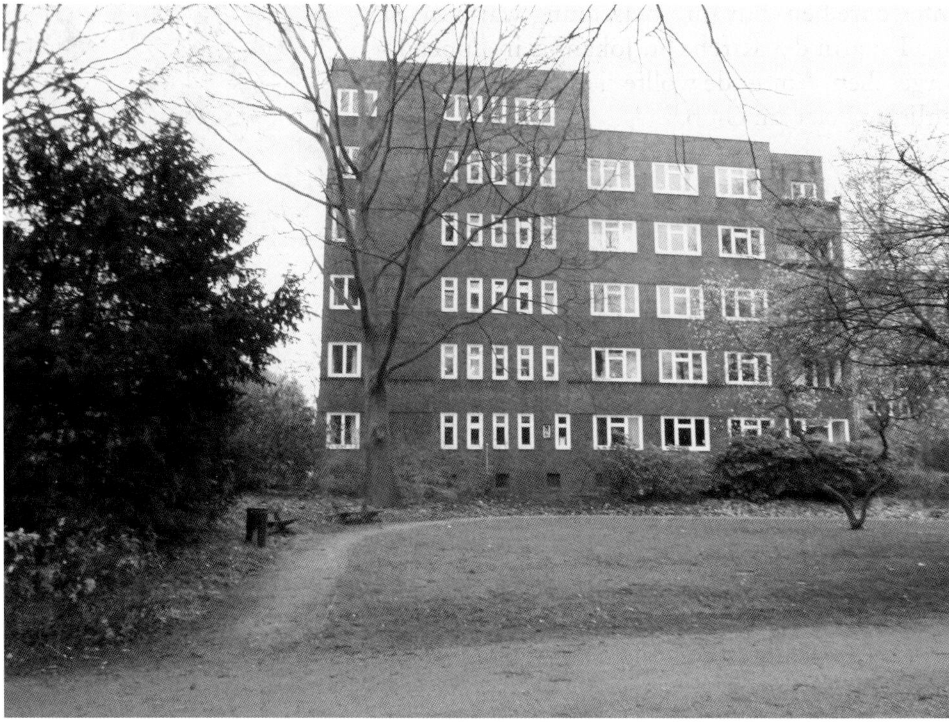

In dieser Mietskaserne am Loehrsweg lebte Ingeborg Sammet jahrzehntelang, zunächst mit ihren Eltern, dann alleine und bis zu ihrem Tod

mit den Zähnen und müffelte so leise vor sich hin«, sagte Jordahn. Damit meinte er aber keineswegs den Geruch, sondern ein Brabbeln. Er sah nie ein »befreites Lachen« bei ihr. Soweit Jordahn weiß, hat sie nie einen Lebenspartner gehabt. Sie hat ihre Eltern bis zu deren Tod zu Hause gepflegt. »Sie war ein sehr problembeladener Mensch. Sie hat auch viele weggebissen. Wir haben viel gesprochen und auch gestritten. Sie war mit sich und der Welt ziemlich quer. Sie konnte einen nerven mit ihrer Kritik an Pastoren und an der Kirche. Wahrscheinlich war sie auch eine frustrierte Frau. Sie war kein Sympathieträger.« Ihre Wohnung war bürgerlich eingerichtet, zum Teil mit Erbstücken von ihren Eltern. Bis zum Schluss sei sie ein »ganz treuer Kirchgänger« gewesen. Die Bischöfe Schöffel und Knolle sowie Witte verehrte sie sehr. Besonders in der NS-Zeit, aber auch nach Kriegsende fand sie in ihren Bibelstunden geistliche Wegweisung und Hilfe. Über den Krieg sprach sie eigentlich nie. Schwester Hanni spielte immer eine große Rolle für sie. Die beiden Damen trafen sich gelegentlich zum Kaffeetrinken. Ansonsten sei sie »sehr für sich« gewesen. Aber: »Sie war ein tätiger Christenmensch.« Bei den Hamburger Kirchentagen hat sie ein bis zwei Gäste bei sich aufgenommen. Auch für die Jugend- und Seniorenarbeit der Gemeinde hat sie gespendet. Ihr Ende hatte sie genau geregelt. Der Pastor musste in gewissen Zeitabständen ihre Patientenverfügungen unterschreiben. Für ihre Beisetzung war zunächst eine Feier in der Kirche St. Johannis in Eppendorf vorgesehen. Am Ende wollte sie aber nur eine ganz schlichte Feier am Grab.[10]

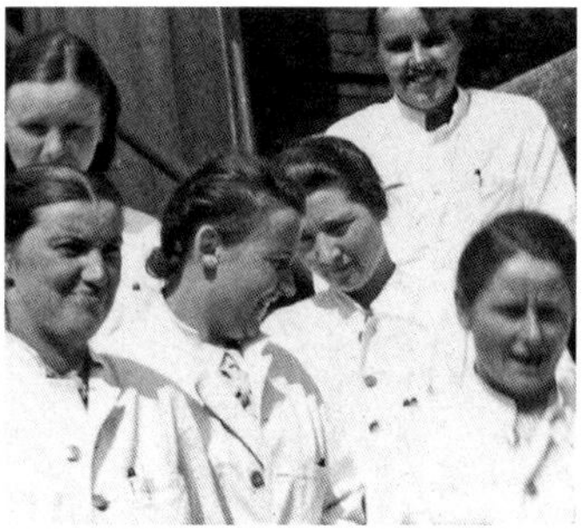

Auch auf der Altersaufnahme wirkt die Medizinerin in sich gekehrt

Die Einschätzung seines Amtskollegen Jordahn teilte Rüß nicht. »Sie hatte beide Seiten: die verbitterte und durchaus die als ganz wache und aufgeweckte Christin.« Ihre verbitterte Seite sei auch eine Form von Hülle gewesen. Rüß war regelmäßig bei ihr zu Hause. Als sie krank war und auch nicht mehr zur Kirche kommen konnte, bestand sie darauf, dass das Abendmahl regelmäßig bei ihr gefeiert wurde.

Hubert Weben (* 1937) bezeichnete Inge Sammet, wie er sie nannte, als seine »Tante«. Ihre Mutter, eine geborene Weben, war eine Schwester seines Großvaters. Der Tiroler habe Sammet zuletzt in den 80er Jahren in Hamburg besucht und ansonsten alle zwei Monate telefonischen Kontakt gehalten. Er wisse auch, dass Sammet einen Vetter Reinhold hatte, der nach Brasilien ausgewandert war. »Sie war mit ihm immer in Kontakt«, wusste er. Schnapauff nannte einen »Carlos A. Wünsche« als Verwandten in Südamerika.

Weben konnte sich nicht vorstellen, dass Ingeborg Sammet für das NS-Regime eingestellt war, obwohl man »das Thema eigentlich nie berührt hat«.

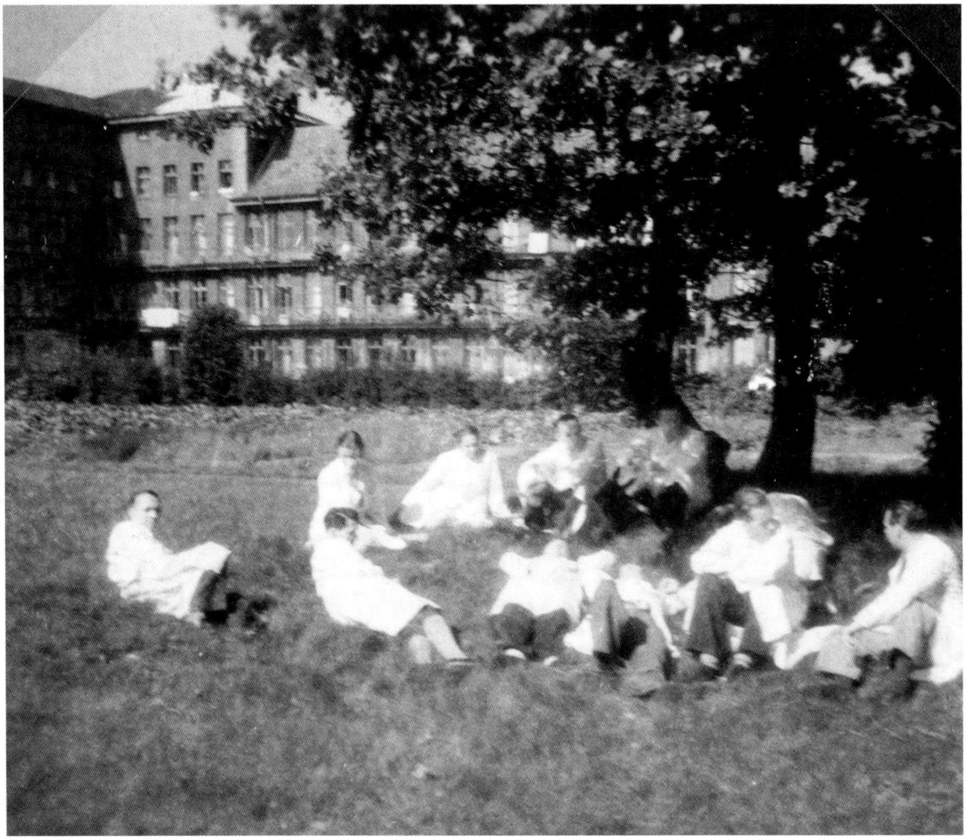

Junge Mediziner nutzen während des Krieges eine Pause für ein kurzes Sonnenbad

Die weiteren Mediziner

Hedwig Bäcker: Einen Monat vor der Befreiung Hamburgs wurde Dr. Hedwig Bäcker, geboren am 8.4.1916 in Oldenburg, im KKR als Assistenzärztin eingestellt. Vom 3.4.1945 bis zum 23.5.1947 arbeitete sie dort. Als nächste bekannte Wohnadresse ist auf der Liste des KKR Ende der 1940er Jahre festgehalten: »*Friedrichshöhe Post Witzhelden Kaltenhäuschen*«.[1] In dieser Kombination kann es sich nur um die kleine Siedlung Friedrichshöhe bei Leichlingen (Rheinland) handeln. Ob die Ärztin diese Adresse nur angegeben hatte, weil sie Gustav Bäcker (* 1891), der die Volksschule Friedrichshöhe bis 1953 leitete,[2] kannte, oder ob sie tatsächlich dort kurz lebte, konnte nicht geklärt werden. Nach Auskunft des ehemaligen Bäcker-Schülers Karl-Heinz Flügel[3] hatte der Lehrer keine Kinder und offenbar auch keine Geschwister, so dass Hedwig Bäcker auch nicht seine Nichte gewesen sein kann. »Er hätte uns sicher erzählt, wenn er einen Gast aus Hamburg gehabt hätte«, meinte Flügel. Ekkehard Becker, der 2020 im ehemaligen Lehrerhaus wohnte, bestätigte, dass Gustav Bäcker keine Kinder und wohl auch keine Geschwister hatte.[4]

Julius Eversmann: Auf der Liste des KKR wird Dr. Eversmann ohne Vornamen und Geburtsdatum aufgeführt, aber mit seinem Wohnort in Hamburg, Fraunthal.[5] Von daher kann es sich nur um Dr. Julius Eversmann handeln. Eversmann war als Gynäkologe vom 18.9.1939 bis 25.10.1940 für das KKR oder im KKR tätig.

Kurz zuvor gab es ein Verfahren gegen den Mediziner. Das Ärztliche Bezirksgericht Hamburg hatte im Oktober 1937 die Eröffnung des berufsgerichtlichen Verfahrens gegen Eversmann beschlossen, in dem er in erster Instanz freigesprochen worden war.

Anfang des Jahres 1938 legte die Ärztekammer Hamburg Berufung gegen dieses Urteil ein. In der Begründung formulierte die Hamburger Kammer: »*Es steht fest, dass Dr. Eversmann alle Patientinnen, die sich beim Rote-Kreuz-Krankenhaus zur Entbindung anmeldeten, soweit sie bei einer Krankenkasse versichert waren, ohne dieselben auch nur gesehen zu haben, durch die Aufnahmeschwester veranlasste, sich einen Krankenschein ausfertigen zu lassen, obwohl irgendeine Krankheit im Sinne der RVO noch gar nicht festgestellt werden konnte.*« Er habe weiterhin »*diese Voruntersuchungen, die unzweifelhaft zur Entbindungsaufnahme für das Krankenhaus gehörten, regelmässig in seiner Eigenschaft als Kassenarzt der KVD-Abrechnungsstelle zur Verrechnung eingereicht und sich damit erhebliche Vermögensvorteile verschafft*«. Schließlich habe er den größten Teil der Untersuchungen gar nicht selbst gemacht, sondern durch die Assistenten seiner Abteilung beziehungsweise die serologische Untersuchung durch Schwestern des Krankenhauses im Rahmen ihrer Krankenhausaufgaben erledigen lassen, heißt es weiter zu den Vorwürfen gegen Eversmann. Die Ärztekammer meinte, dass er wissen musste, »*dass er eine ärztliche Tätigkeit, die er in seiner Eigenschaft als Krankenhausarzt ausübte, ja die er zum grossen Teil sogar noch durch seine Assistenten – wohlgemerkt ohne jede Vergütung – oder durch Krankenhausschwestern ausüben liess, niemals als Kassenarzt der Kassenärztlichen Vereinigung gegenüber als kassenärztliche Leistungen ausgeben durfte, um dafür eine Bezahlung zu erhalten*«.

Auch in zweiter Instanz wurde Eversmann freigesprochen. Davon zeugt in der schmalen, im Staatsarchiv Hamburg verwahrten Akte[6] ein Zettel, auf dem am 20.8.1938 mit Bleistift lediglich vermerkt ist: »*Eversmann wurde in II. Instanz freigesprochen.*«

Julius Eversmann wurde 1873 geboren und starb 1950. Er war mit Ilse Eversmann, geborene Rohde (* 1891), verheiratet.[7] Im Hamburger Adressbuch 1912 wird er als »*Spezial-Arzt für Frauenkrankheiten und Geburtshülfe*« mit Sprechstunden an der Esplanade 6 bezeichnet. Zu dem Zeitpunkt lebte er an der Sierichstraße 48. 1916 war er Oberarzt, weiterhin an der Esplanade mit der Praxis ansässig, mit der Wohnung war er an die Sierichstraße 74 umgezogen. Wohn- und Praxissitz hatten auch 1924 noch Bestand.

In den Adressbüchern der Jahre 1928 und 1934 ist sein Wohnort mit Blumenstraße angegeben (auch 1938 beim berufsgerichtlichen Verfahren gegen ihn). Die Wohnung an der Blumenstraße, am nördlichsten Zipfel der Außenalster, muss schon vorher in Familienbesitz gewesen sein, denn bereits 1916 lebten dort Helene und Hugo W. Eversmann. Julius Eversmann war in den 1920er und 1930er Jahren leitender Arzt und Oberarzt der gynäkologischen, geburtshilflichen Abteilung des Vereins-Hospitals des Roten Kreuzes.[8] 1940 ist sein Wohnort mit Frauental angeben, wohingegen er seine Sprechstunden (wie schon 1916) an der Adresse Esplanade abhielt.[9]

Seine Nachfahren konnten nichts zu ihrem Vorfahren sagen: »Leider gibt es zu Julius Eversmann keinerlei Unterlagen mehr, da auch bei seinen inzwischen verstorbenen Söhnen kein Nachlass dazu vorhanden war«, schrieb einer seiner Enkel, der nur noch seine Großmutter kennengelernt hatte.[10]

Anton Hansen: Der am 13.11.1892 geborene Dr. Anton Hansen war der drittälteste der in den 1940er Jahren im KKR beschäftigten Ärzte. Der Gynäkologe war vom 26.10.1940 bis zum 14.1.1941 dort tätig und soll damals an der Burgstraße in Hamburg 24 gewohnt haben.[11] 1932 war seine Wohnadresse Dimpfelsweg 1. Seine Praxis hatte er mindestens von 1932 bis 1941 am Billhorner Röhrendamm.[12] Ansonsten ist über ihn nichts bekannt.

Ernst Harmstorf: Der Vater des 1939 in Hamburg geborenen Schauspielers Raimund Harmstorf, der am 7.10.1902 in Rethwisch geborene Ernst Harmstorf, war als Chirurg vom 1.8.1940 bis 31.10.1940 im KKR tätig.[13] Bekannt wurde sein Sohn, weil er im Film »Der Seewolf« eine angeblich rohe Kartoffel mit der bloßen Hand zerdrückt hat. Der Darsteller setzte 1998 seinem Leben selbst ein Ende.

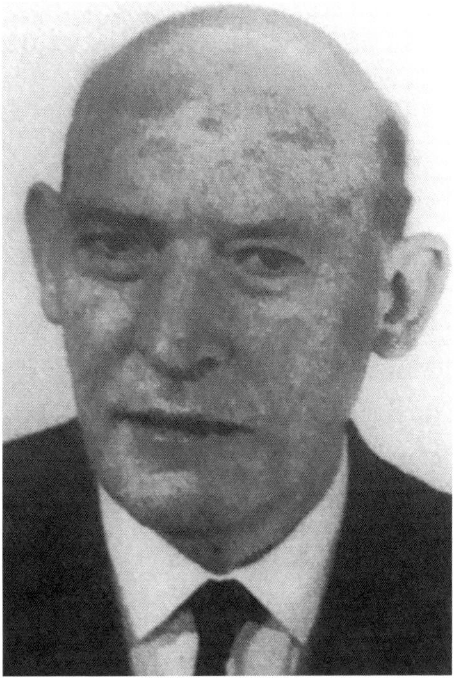

Ernst Harmstorf in fortgeschrittenem Alter

Als Wohnadresse des Mediziners ist in dem KKR-Dokument Tornquiststraße in Hamburg-Eimsbüttel angegeben. Dort war der Arzt auch 1962 noch verzeichnet, während er ab 1963 bis mindestens 1970 seine Praxis am Eppendorfer Weg 91 hatte.[14] Der Sohn des Gutssekretärs und späteren Direktors der Sparkasse Bad Oldesloe, Ernst Harmstorf (1870 bis 1956),[15] hatte neben seinem berühmten Sohn noch drei Töchter, seine Frau starb bereits 1970. Drei Tage nach seinem 90. Geburtstag starb Ernst Harmstorf in seiner Heimatstadt, in der er vor seiner Hamburger Zeit am Kreiskrankenhaus Bad Oldesloe gearbeitet hatte. Sein Abitur hatte er an der heutigen Theodor-Mommsen-Schule (TMS) 1921 bestanden. Auch sein Sohn Raimund besuchte die TMS, ehe er auf die Rudolf-Steiner-Schule nach Hamburg wechselte, wo er die Abiturprüfung bestand.[16]

Der Historiker Peter Staudenmaier bezeichnet Harmstorf als »wichtigen Repräsentanten der anthroposophischen Medizin«.[17] Er hat herausgefunden, dass der Arzt der NSDAP im März 1933 und der SA im Mai desselben Jahres beigetreten war.[18] Staudenmaier verweist in diesem Zusammenhang explizit auf den Aufsatz von **Ingrid Küstermann** (1926 bis 2018),[19] in dem diese Einlassung auf das NS-Regime nicht erwähnt wird. Die Autorin hebt hervor, dass der Hamburger Arzt im Jahr 1992 »der letzte noch lebende Teilnehmer der Jungmedizinerkurse und wohl auch einer der letzten Teilnehmer des Pastoralmedizinischen Kurses Rudolf Steiners« in den frühen 1920er Jahren gewesen sei.[20]

»Mit tiefem Ernst und absoluter Treue zu Rudolf Steiner« habe Harmstorf sich als anthroposophischen Heiler verstanden. In Hamburg sei er »Lehrer« der neuen Generation junger Mediziner geworden. Diese hätten sich viele Jahre lang in seinem Sprechzimmer zusammengefunden. Dabei sei es nicht nur um das Studium der medizinisch-esoterischen Kurse und allgemein-anthroposophischer Grundlagen gegangen. »Im intimen Gespräch und bei botanischen Exkursionen erlebten wir in ihm einen Menschen, der aus rosenkreuzerischer Seelenhaltung ganz im stillen und persönlich bescheiden für die Verchristlichung der Medizin, der Natur und der ihr entnommenen Heilmittel wirkte«, schreibt Küstermann.

Sie gibt einen Einblick in das Privatleben des Chirurgen: »In seinem großen Garten säte, pflegte und erntete er das Gemüse für die groß gewordene Familie, züchtete Tauben, hielt in den schweren Nachkriegsjahren Hühner und Kaninchen und kannte jedes Pflänzchen genau.« Er meinte auch, dass ein Arzt Schuhe besohlen können müsse. Später malte Harmstorf auch.

Sein drei Jahre jüngerer Bruder Hans, den er sehr liebte, starb als junger Mann auf der Krankenstation, auf der Ernst Harmstorf als Chirurg tätig war. Obwohl er ihm nicht helfen konnte, hat er nie daran gezweifelt, dass es richtig war, Arzt und nicht Priester geworden zu sein. Er hatte Rudolf Steiner einmal gefragt, ob er als Mann Gottes wirken solle. Die Entscheidung nahm ihm sein Lehrer laut Küstermann ab: »Rudolf Steiner schloss seine beiden Hände in die seinen und bedeutete ihm, er sei Arzt. Wie eine Segnung hat er dies empfunden.«

Als Chirurg sei er ein »geschickter und mutiger Operateur« gewesen. Dazu hätten seine feingliedrigen Hände erheblich beigetragen, die so gar nicht zu seiner »etwas bäuerlich wirkenden Gestalt« gepasst hätten. Die Steiner-Weggefährtin Ita Wegman habe gehofft, dass Harmstorf einmal Klinikleiter werden würde. Das sei aber »infolge der sich verändernden politischen Verhältnisse« nicht gelungen, meinte Küstermann. Ob die Autorin darauf anspielt, dass die Anthroposophie mit der NS-Ideologie eine gewisse Nähe eingegangen war, die nach 1945 natürlich kritisch gesehen wurde, ist nicht klar.

Auf einen Zeitungsaufruf nach Zeitzeugen im November 2020[21] meldete sich lediglich **Kerstin Hauschild-Wegener** (* 1966).[22] Sie hatte nach Ernst Harmstorfs Tod dessen Haus in Bad Oldesloe vom Haupterben Raimund Harmstorf gekauft. Dieser hatte den Nachlass seines Vaters (unter anderem auch zahlreiche Arztbriefe aus der Hamburger Zeit) im Haus belassen. Die Nachbesitzer fragten bei Archiven und Museen an, doch niemand interessierte sich dafür, auch nicht für die komplette Praxisausstattung im Haus. So trennten sich die Nachbesitzer nach Jahren von diesem Nachlass. Nur einen Karton mit Büchern hatte Kerstin Hauschild-Wegener noch aufbewahrt. Der gleichnamige Vater von Ernst Harmstorf hat das Haus 1937 erbauen lassen. 1992 ist der Arzt in diesem Haus gestorben, wusste Hauschild-Wegener, die in dem Nachbarhaus an der Schützenstraße aufgewachsen ist. Von ihrem Kinder- und Jugendzimmer konnte sie damals genau in den Besprechungsraum des Mediziners schauen. So bekam sie mit, dass er noch bis ins hohe Alter dort Sitzungen mit drei bis vier Besuchern abhielt. Ansonsten sei Harmstorf ein »Einsiedler« gewesen, der seinen Nutzgarten nahezu ohne fremde Hilfe ebenfalls bis zum Schluss gehegt und gepflegt hat. Die Nachbarskinder stibitzten hier des Öfteren: »Er hatte die leckersten Himbeeren und die leckersten Erbsen.« Hauschild-Wegeners Mutter (1930 bis 2015) hatte guten Kontakt zu Harmstorf. Sie sprachen oft über Naturheilmittel, die sie dann bei ihren Kindern auch anwendete.

Ilse Hinz: Ilse Dorette Hinz (* am 9.6.1916 in Hamburg-Altona) war einen Monat lang als Famulus im KKR, und zwar vom 20.10.1941 bis zum 19.11.1941. Sie lebte damals am Weidenstieg in Hamburg.[23] In ihrer Personalakte der Hamburger Gesundheitsverwaltung[24] ist angegeben, dass sie von 1923 bis 1926 die Volksschule Altona und im Schuljahr 1926/27 die Volksschule von Hamburg-Eimsbüttel besucht hat. Anschließend wechselte sie auf die Deutsche Oberschule Hamburg. Die Schule ist seit 1923 an der Bundesstraße 78 (ebenfalls in Eimsbüttel) in einem heute denkmalgeschützten Backsteingebäude untergebracht. Diese hat sie Ostern 1936 mit dem Abitur abgeschlossen. In der Oberprima der Emilie-Wüstenfeld-Schule (Realschule und Deutsche Oberschule für Mädchen) wurde ihr bescheinigt, dass sie sowohl eine sehr gute Führung an den Tag gelegt habe als auch ihre Allgemeinbegabung sehr gut sei. In der Beurteilung vom 6. März 1936 heißt es, dass sie »*im Denken und Handeln mustergültig*« sei, dass sie »*straff, im Urteil vorsichtig und reif*« erscheine. Sie sei ein »*kämpferischer, vorbildlicher, Gemeinschaft tragender Mensch*«.

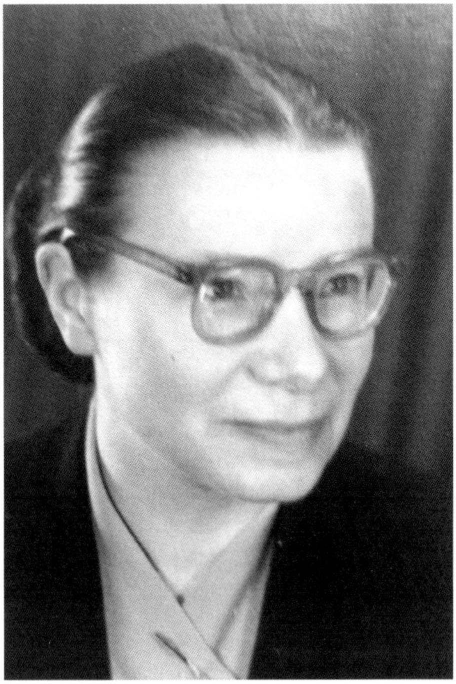

Ilse Hinz lebte offenbar sehr zurückgezogen

Ihr Vater war der Kaufmann Gustav Wilhelm Fritz Hinz, der in den Hamburger Adressbüchern 1941 als Schokoladen-Großhändler am Weidenstieg 11 (Erdgeschoss und 1. Stock) erscheint.[25] Dort war auch seine Tochter gemeldet. Die Eltern waren offenbar getrennt, denn die Mutter, Marie Anna Hinz, geborene Hase, lebte in den 1930er Jahren in Altona, »Bei der Johanniskirche 20«, und der Vater in Altona im dritten Stock eines Hauses, das an der Gravensteiner Straße stand. Beide Elternteile waren evangelisch-lutherischen Glaubens. 1936/37 studierte Ilse Hinz zunächst an der Universität Hamburg Medizin, ehe sie nach Jena und dann nach Heidelberg wechselte. Von 1940 bis 1944 kehrte sie an die Uni Hamburg zurück. Ihr Staatsexamen bestand sie im Mai 1944 mit der Note »sehr gut«. Dieselbe vorzügliche Note erhielt sie im selben Monat für ihre Promotion. Der Psychiater und Nervenheilkunder Prof. Dr. Hans Bürger-Prinz und der Pharmakologe Prof. Dr. Eduard Neeser waren ihre Prüfer. Ihre Doktorarbeit trägt den Titel »Zur Klinik und Therapie der juvenilen Paralyse und juvenilen Tabes«.

Vor dem Studium war sie im Reichsarbeitsdienst eingesetzt, und zwar vom 1. April bis Ende September 1939.

Nahtlos an das Studium knüpften sich ihre Einsätze als Ärztin an. Vom 1.7.1944 an war sie im Waldkrankenhaus Düben/Mulde tätig. Die Klinik existierte noch im Jahr 2020 unter diesem Namen in der Kleinstadt nördlich von Leipzig. Hier blieb sie bis zum 30.6.1948. Sie wechselte für genau ein Jahr an die Heilstätte Bad Berka und anschließend für das Land Thüringen in die Tbc-Fürsorgestelle Weimarer Land, wo sie bis Ende September 1950 tätig war. Das Land Thüringen bescheinigte ihr, dass sie als Facharzt für Lungenkrankheiten anerkannt war. Ebenfalls für das Land Thüringen arbeitete Ilse Hinz dann im Kreis Arnstadt in der dortigen Tbc-Fürsorgestelle. Hier schied sie am 15.4.1956 aus. Ein halbes Jahr lang arbeitete sie am Städtischen Krankenhaus Eisenach, ehe sie Mitte Oktober 1956 der DDR den Rücken kehrte.

Sie begann im November desselben Jahres für die Landesversicherungsanstalt Schleswig-Holstein an der Röntgenreihenuntersuchungsstelle (RRU) Tönsheide in Aukrug (westlich von Neumünster), wo sie bis zum 30.6.1959 blieb. Anschließend war sie kurz als Fürsorgeärztin fürs Kreisgesundheitsamt Eutin tätig. Am 1.2.1960 wechselte sie in den Dienst der Stadt Hamburg, wo sie bis zur Pensionierung blieb. Zunächst war sie als wissenschaftliche Angestellte eingruppiert, doch bereits Mitte September 1960 wurde sie als Fürsorgeärztin mit A13 bezahlt. Ende Juli 1963 wurde sie zur Medizinalrätin befördert und mit Jahresbeginn 1966 zur Obermedizinalrätin (Gehaltsstufe A14).

1960 lebte sie zunächst am Robert-Koch-Stieg, wo man sie in den Adressbüchern bis 1968 findet. 1969 zog sie nach Bergedorf um, an den Doktorberg, näher an ihre Arbeitsstelle heran.[26] In einem personalärztlichen Gutachten wird Anfang 1960 festgestellt, dass sie zwar Unfälle gehabt habe, aber keine Schwangerschaft. Sie habe einen normalen Körperbau. Warum ihre Blutsenkung seit Jahren beschleunigt war, konnte nicht ermittelt werden. Sie hatte rechts eine Pleurakuppenschwiele, also eine Narbe im Brustfell. Die 1,68 Meter große Frau wog 62,5 Kilogramm. Wenig später wurde ihr eine Nebentätigkeit genehmigt. Sie durfte Schirmbildaufnahmen fachärztlich begutachten und Gutachten für Privatversicherte erstellen. Bereits am 20.5.1960 wurde sie Leiterin der Tuberkulosefürsorgestelle in Bergedorf, wo sie auch jahrzehntelang in einem Haus am Doktorberg lebte.

Noch im selben Jahr wurde sie zur Beamtin ernannt. In ihrer Beurteilung heißt es: »Fräulein Dr. Hinz ist ein ernster, aber ein freundlicher, liebenswürdiger Mensch von offenem und klarem Wesen und guten Umgangsformen. Sie findet zu Vorgesetzten, Mitarbeitern und Publikum einen guten Kontakt. Sie ist in guter körperlicher und psychischer Konstitution. In ihrer Arbeit ist sie fleissig und einsatzbereit, von klarem, sachlichem Urteil. Sie ist selbständig und zielstrebig. Ihr fachliches Wissen ist, wie auch schon frühere Beurteilungen besagen, sehr gut.« Der Öffentliche Dienst werde in ihr »eine ausgezeichnete Beamtin« gewinnen.

Im Februar 1962 wurde ihr eine weitere Nebentätigkeit genehmigt, nämlich die fachärztliche Beurteilung von Röntgen-Aufnahmen. Sie ist nämlich gebeten worden, für staubgefährdende Arbeiten der Glasgespinst-Fabrik Oscar

Gossler und für einzelne kleine Betriebe in Bergedorf die Einstellungs- und Kontrolluntersuchungen durchzuführen.

Im Weiteren scheint sie ein gewissenhaftes, ruhiges Dienstleben gehabt zu haben, denn das nächste Blatt in ihrer Personalakte ist ihr Antrag auf Pensionierung mit Vollendung des 62. Lebensjahres am 18.8.1978. Zum 30.11.1978 wurde sie nach 37 vollen Dienstjahren pensioniert. Ihr Ruhegehalt betrug 75 Prozent ihrer letzten Dienstbezüge in Höhe von 4356,72 DM, was 3276,19 DM ergibt.

Im Mai 1981 spendete sie 50 Mark für eine Klinik in Jerusalem. Teddy Kollek, der damalige Bürgermeister der Stadt, baute ein Klinikum für die Araber in seiner Stadt. Finanziert wurde es durch Spenden aus aller Welt. In der Osterausgabe 1981 rief das Hamburger Abendblatt seine Leser auf, sich »an diesem Werk der Menschlichkeit« zu beteiligen.[27] In einem Leserbrief[28] äußerte sich die Medizinerin 1987 zu einer Bahnverbindung Hamburg–Berlin: »Die Anregung der GAL-Bürgerschaftsabgeordneten Cornelia Jürgens, künftig die von Hamburg nach Berlin fahrenden Züge in Bergedorf halten zu lassen, begrüße ich sehr. Ich habe wiederholt beobachtet, daß bisher Züge in Bergedorf gehalten haben, wenn Schulklassen die alte Reichshauptstadt besuchten. Warum nicht auch ein kurzer Halt für alle Bürger, um ihnen auf dem Wege nach Berlin den Umweg über den Hauptbahnhof zu ersparen? Im Interesse aller Bürger, die im Osten Hamburgs und des Umlands wohnen, hoffe ich sehr, daß vom Senat die Anregung positiv entschieden wird.«

Noch im Telefonbuch 1989/90 ist Dr. med. Ilse Hinz unter der Adresse am Doktorberg verzeichnet.[29] Eine Suche nach Zeitzeugen über die Bergedorfer Tageszeitung im Spätsommer 2020[30] und im Herbst 2020 persönlich in der Nachbarschaft blieb ohne jedes Ergebnis. Niemand erinnerte sich offenbar an die Medizinerin, die wohl sehr zurückgezogen gelebt hat.

Arno Holter: Der am 4.3.1915 in Hamburg geborene Arno Holter wurde als Medizinalpraktikant vom 16.10.1939 bis 21.7.1941 im KKR ausgebildet. Dann muss er eingezogen worden sein. In der Liste in den Ermittlungsakten ist mit einem Kreuz vermerkt, dass er gefallen ist.[31] Im Jahr 1941 wohnte er unter der Adresse Vierländerstraße, wo im zweiten Obergeschoss ein Arbeiter J. Holter verzeichnet war, offenbar sein Vater. Etwa zu dieser Teit wurde diese Straße in Rothenburgsort in Vierländer Damm umbenannt.

Während der Ermittlungen meinte die Sekundärärztin Dr. Helene Sonnemann, dass der Mediziner Renate Wilken die Spritze mit einer Überdosis Luminal verabreicht habe: »*Auf das Kind Renate, das die Schwester Gisela Rieke (Band II, Blatt 150 [*sic!*] erwähnt, kann ich mich entsinnen. Das Kind lag auf S2, Stationsarzt war meiner Erinnerung [*sic!*] Dr. Holter, der inzwischen gefallen ist. Ich glaube bestimmt, dass Dr. Holter in diesem Falle Sterbehilfe gewährt hat.*«[32] An diesem Beispiel sieht man, dass man die Aussagen in diesem Ermittlungsverfahren kritisch überprüfen muss. Dr. Holter kann dem Kind gar nicht die Todesspritze verabreicht haben, da er nur bis zum 21.7.1941 im KKR gearbeitet hat, Renate Wilken ist aber erst am 19.1.1942 gestorben. Sonnemann war es vielmehr selbst, die zwölf Tage vor Renates herbeigeführtem Tod die Behandlung des Kindes übernommen hatte und dann die Todesspritze setzte, während ihre Freundin Dr. Ingeborg Wetzel das Kind festhielt. Am 8.6.1948 sagte die Krankenschwester Wanda Kreth aus: »*Ich habe mit Dr. Holter zusammen keinen Euthanasiefall gehabt.*«[33] Über Holter ist nichts weiter bekannt.

Walter Kalthoff: Der spätere Lungenfacharzt Dr. Walter Kalthoff, geboren am 12.11.1912 in Blekendorf im nordöstlichen Schleswig-Holstein, war vom 15.7.1939 bis zum 24.2.1940 als Medizinalpraktikant im KKR, also noch gerade bis zu der Zeit, in der das Mordprogramm dort startete. Er wohnte zu der Zeit offenbar im KKR.[34] Das Medizinalpraktikum dauerte in der Regel ein Jahr. Kalthoff beendete es gut fünf Monate vor der Zeit. Hat er sich dem Versuch entzogen, in das Mordprogramm einbezogen zu werden?

Er hatte zwei Brüder, von denen der ältere, Gerhard (* 1915), als Leutnant am 3.9.1939 in Polen gefallen ist.[35] Der jüngere Bruder Martin (* 1921) lebte nach dem Zweiten Weltkrieg in Hamburg-Blankenese und war Ingenieur. Die drei Brüder sind in Blekendorf aufgewachsen, wo ihr Vater Hugo (am 3.3.1885 bei Castrop-Rauxel im Ruhrgebiet geboren und in Blekendorf am 23.7.1970 gestorben) als Pastor der evangelisch-lutherischen Kirchengemeinde direkt nach seiner Ordinierung am 17.12.1911 bis zum 1.12.1949 wirkte. Auch dessen gleichnamiger Vater war Pastor. In erster Ehe war Hugo Kalthoff mit der im Kreis Bochum geborenen Änne Budde, Tochter eines Gutsbetriebsführers, verheiratet. Die Mutter der drei Brüder muss krank gewesen sein. Die beiden älteren Brüder hatten ein enges Verhältnis zueinander, was aus ihren Briefen an die Großmutter Elisabeth hervorgeht. Gerhard erwähnt seinen Bruder Walter in einem Brief im Jahr 1925 sehr oft. Walter berichtet im Jahre 1922 davon, dass er mit Gerhard Libellen gefangen habe. Er schreibt auch, dass die Mutter geschwächt war: »*So müssen Gerhard und ich aufpassen, daß Mutter nicht zu viel arbeitet.*« Im selben Brief berichtet er davon, dass er schon 26 Mäuse gefangen habe. Für jede Maus bekomme er 50 Pfennig. Ein Foto zeigt ihn mit vier in einer Mausefalle getöteten Mäusen.

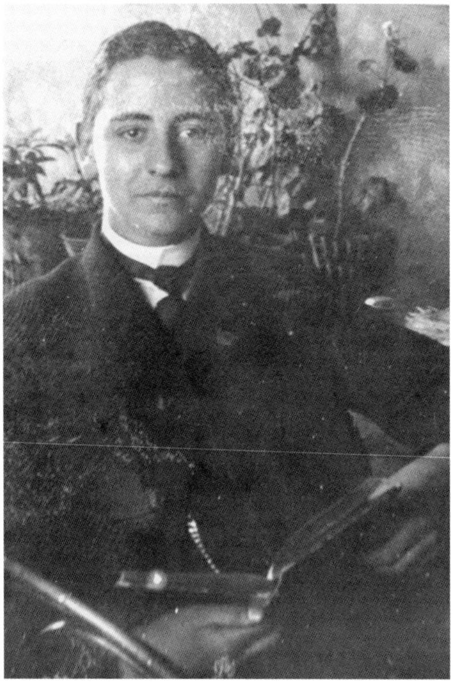

Als Jugendlicher schaut Walter Kalthoff freundlich drein

Walter Hugo Kalthoff ist Ostern 1928 in die Untersekunda des Reformrealgymnasiums Eutin aufgenommen worden und hat Ostern 1932 dort seine Reifeprüfung abgelegt.[36] In den Gutachten für die Zulassung zur Reifeprüfung ist

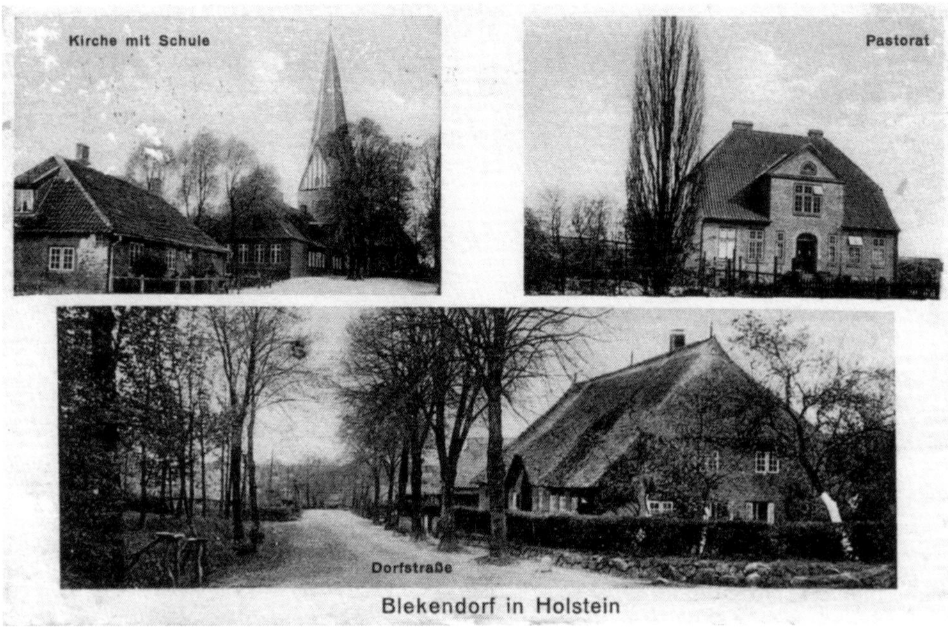

*So sah der Heimatort von Walter Kalthoff in den 1920er Jahren aus:
Links oben ist die Schule zu sehen, in der er von seinem Vater Hugo,
dem Blekendorfer Pastor, unterrichtet wurde*

vermerkt, dass sein Vater Hugo ihn und seinen Bruder Gerhard bis zum Eintritt ins Reformrealgymnasium Eutin unterrichtet hat. Weiter heißt es dort: »*Er hat von jeher in allen Fächern Gutes oder nahezu Gutes geleistet. Er ist im Grunde eine stark zu rein geistigen, namentlich zu sittlichen und weltanschaulichen Fragen neigende Natur, wie besonders deutlich seine deutschen Aufsätze zeigen. Er ist hochbegabt und war stets der Beste der Klasse, ohne dass er deswegen den Eindruck der Eitelkeit hervorgerufen hätte. Er beteiligt sich sehr rege am Unterrichtsgespräch und bewältigt auch die Aufgaben in solchen Fächern, denen nicht seine besondere Neigung gilt, mit grosser Sorgfalt. Seine Wesensart lässt nichts Nachteiliges erkennen. Seine sittliche und geistige Reife ist zweifellos.*« Als Berufswunsch hat er schon 1932 »*Medizin*« genannt. Walter Kalthoffs Deutsch-Abiturarbeit zum Thema »*Pflichten*« lässt keine nationalsozialistischen Einflüsse erkennen.

Ganz anders ist das bei seinem Bruder Gerhard, der zwei Jahre später in Eutin seine Deutsch-Abiturarbeit mit den Worten »*Am deutschen Wesen soll die Welt genesen.*« beendet. Der ihn beurteilende Lehrer gab an, dass er einer der besten Schüler der Klasse sei, er nur mit wenigen Mitschülern ein engeres Verhältnis habe und man mit ihm nicht »*warm*« werde. Er sei manchmal »*unerklärlich*« scheu, dann aber wieder absolut selbstbewusst. Im Alter von knapp 18 Jahren war Gerhard der SA beigetreten. Er scheint überzeugter Nationalsozialist gewesen zu sein.

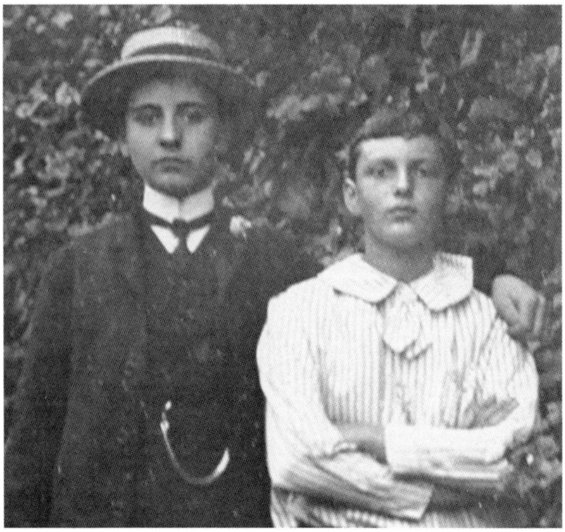

Walter Kalthoff mit seinem jüngeren Bruder Gerhard. Der 1915 Geborene schloss sich bereits 1934 der SA an und starb als Leutnant im Kampfeinsatz schon zu Kriegsbeginn

So schreibt er folgenden Satz in seiner Abiturarbeit: »*Adolf Hitler setzte die Liebe an Stelle des Klassenkampfs, die Volksgemeinschaft an Stelle des Kommunismus.*« Und: »*Aber der starke Wille des Führers und der unbedingte Gehorsam des Volkes werden sich durchsetzen.*«

Walter setzt sich ganz anders mit dem Thema Pflicht auseinander: Zwar glaubt auch er, dass »*unser Volk*« sich »*in einer Zeit drückender Not*« befindet, aber er erwähnt den aufstrebenden Adolf Hitler nicht, sagt sogar: »*Niemand weiß einen Weg anzugeben, der uns aus dem Elend herausführen kann.*« Was für ihn die Pflichten des Jahres 1932 konkret sind, verrät der Abiturient Walter Kalthoff nicht. Er kommt aber zu dem Schluss: »*Welche Zukunft unser Volk hat, das wird zum großen Teil davon abhängen, wie es sich einstellt zu seiner Pflicht.*«

Im Sterbebuch der Kirchengemeinde Blekendorf ist angegeben, dass Walter einen Sohn hatte.[37] Walter Kalthoff war ab 1961 am Heußweg in Hamburg-Eimsbüttel als Lungenfacharzt tätig. Auch 1970 findet er sich dort noch im Telefonbuch.[38] Eine Suche über ein Hamburger Wochenblatt nach Menschen, die Kalthoff kannten, blieb ergebnislos.[39] Walter Kalthoff lebte offenbar ab Mitte der 1960er Jahre mit seinem leiblichen Sohn und seiner Ehefrau, die zwei eigene Söhne mit in die Ehe brachte, in einem Flachdachbungalow in Lokstedt. Hier am Ansgarweg lernte ihn die Psychotherapeutin **Dr. Angela-Birgit Maass** Mitte der 90er Jahre als Nachbarn kennen: »Von Herrn Kalthoff habe ich nicht viel mitbekommen, ich war damals gerade hierhergezogen, er befragte mich interessiert zu meiner Arbeit in der Praxis, ansonsten habe ich keinen weiteren Eindruck, freundlich, ein wenig Aspekt des älteren erfahrenen Kollegen. Frau Kalthoff war überaus freundlich, zuvorkommend, eher die Gattin des Arztes, wie es früher ja öfters war. Als sie allein lebte, zurückgezogen lebend.«[40] Ein anderer Nachbar erinnerte sich im Jahr 2020, dass der Arzt zuletzt an einem Gehirntumor litt.[41] Walter Kalthoff wird aus dem KKR in den Krieg gezogen sein. Er starb am 10.11.2002 in Hamburg, mit fast 90 Jahren.

Hildegard Kroß: Als Famulus war Hildegard Kroß (* 19.5.1920) vom 1.9.1941 bis zum 12.11.1941, also zweieinhalb Monate lang, im KKR. Als Wohnadresse war festgehalten worden: Groß Flottbek, Klaus-Groth-Straße.[42] In ihrer Familie muss es mehrere Ärzte gegeben haben, denn 1952 gibt es zwei männliche Träger dieses Namens, die als Doktoren an der Schoenach-Carolath-Straße verzeichnet sind, nämlich Thomas und Walter.[43] Schon 1953 ist Hildegard Kroß als Internistin am Hochhausweg verzeichnet. Anschließend hat sie den Kaufmann Hans van Eikeren geheiratet und nannte sich jetzt Dr. Hildegard van Eikeren-Kroß. In den 1960er Jahre hat sie erneut geheiratet und zwar Dr. Werner Funke. Mit ihm lebte sie in Groß Flottbek an der Straße Sohrhof, während die beiden Mediziner 1970 ihre Praxen an der Werderstraße hatten.

Die Ärztin hatte eine Tochter aus erster Ehe. Diese hat nichts davon gewusst, dass ihre Mutter während des Krieges kurz am KKR war. »Wenn sie überhaupt dort war, kann es sich ja nur um eine Famulatur gehandelt haben, denn sie war ja noch nicht approbiert. Sie hat in Tübingen studiert«, sagte der Schwiegersohn.[44] Seine Schwiegermutter habe wie auch seine eigenen Eltern »über diese Zeit nie so richtig gesprochen«. Dr. Hildegard Funke-Kroß starb am 19.12.1997 im Alter von 77 Jahren. In dem Haus, in dem das Mediziner-Ehepaar gewohnt hatte, lebte im Jahre 2020 ein Enkel mit seiner Familie. Eine ehemalige Nachbarin erinnerte sich an eine nette Frau, mit der sie aber »keinen engeren Kontakt« hatte.[45]

Maria Mainka: Dr. Maria Mainka war vom 1.1.1937 bis zum 31.1.1940 im KKR beschäftigt.[46] Von der am 15.1.1911 in Katscher (Kreis Leobschütz in Oberschlesien) geborenen Medizinerin war bislang lediglich bekannt, dass sie im KKR zu Beginn des Krieges gearbeitet hatte, denn ihre Wirkungsstätte wurde im Zusammenhang mit einem Beitrag von Mainka für das Archiv für Kinderheilkunde im Jahr 1940 erwähnt.[47] Sie war im KKR nur drei Monate lang als Assistenzärztin beschäftigt, denn in diese Position gelangte sie erst am 1.11.1939. Das systematische Morden begann Anfang des Jahres 1940, womöglich der Grund, warum Mainka das KKR verließ?

Die katholische Frau hat ihr Medizinstudium im April 1930 aufgenommen und in Breslau und Berlin bis 1935 studiert. Ihr praktisches Jahr hat sie ab dem 15.12.1935 am Hafenkrankenhaus Hamburg absolviert. Ihre Approbation als Ärztin erhielt sie während ihrer Tätigkeit fürs Preußische Innenministerium in Berlin, die sie am 15.12.1936 begann. Womit sie dort beschäftigt war, ist in ihrer Hamburger Personalakte der Jahre 1945/46 nicht angegeben.[48] Sie sei nie Mitglied der NSDAP gewesen, wohl aber für die Hitlerjugend in den Jahren 1938/39 als BDM-Unterärztin tätig geworden, gab sie dort an. Nach einer Auslandsreise 1938 in ein in der Akte nicht zu entzifferndes Land war sie 1941 in Italien in Urlaub.

Am 12.2.1940 promovierte sie in Berlin mit einem Beitrag zur Neugeborenenanämie. Nach den drei Jahren am KKR wechselte sie als Assistenzärztin ans Städtische Krankenhaus Harburg, wohin sie kriegsdienstverpflichtet wurde. Hier war sie in der Kinderabteilung und der Inneren Abteilung tätig. Von September bis Ende Oktober 1943 arbeitete sie im Stadtkrankenhaus Ansbach, nach zweimonatiger Zwischenzeit bis Ende März 1944 im Allgemeinen Krankenhaus Barmbek und anschließend bis zum 5.1.1945 im Kinderkrankenhaus Altona an der Treskowallee. 1944 war sie zudem ein dreiviertel Jahr als Hilfskassenärztin tätig.

Nach dem Krieg stellte sie das Gesundheitsamt Wandsbek zum 1.9.1945 als vollbeschäftigte Schulärztin ein. Ihr Verdienst in Höhe von monatlich 509,22 Reichsmark sollte aber schon bald nicht mehr ausreichen. Bei einer amtsärztlichen Untersuchung wurde festgestellt, dass die 1,72 Meter große Frau 64,3 Kilogramm wog, was man als *»mittelgut genährt«* interpretierte, und regelmäßig muskulär gebaut sei. Da sie im November 1945 die Niederlassungsgenehmigung als Kinderärztin von der Ärztekammer erhalten habe, sie die Schularzttätigkeit aber beibehalten wollte, bat sie die Behörde um Erlaubnis, viermal wöchentlich an Spätnachmittagen jeweils eine Stunde lang eine Privatsprechstunde abhalten zu dürfen. Als Begründung gab sie an: Sie besitze keinerlei Privatvermögen, habe aber im Februar 1945 ihre alten Eltern und eine kranke Schwester bei sich aufgenommen und zu *»unterhalten«*. Ihr Vater Wilhelm war als Beamter Mitte der 1940er Jahre schon pensioniert. Ihre Mutter hieß Martha.

Ihre Schwester Dorothea Mainka wurde am 12.1.1918 wie sie in Katscher geboren. Auch sie wurde Ärztin.[49] Am 23.12.1942 wurde sie mit 24 Jahren in Breslau zur Ärztin bestallt. Ihre Prüfung absolvierte sie mit der Note *»genügend«*. Vom 1.3.1943 bis 15.11.1944 war sie als Assistenzärztin im Ausweichkrankenhaus Wintermoor eingesetzt. Dort hat sie eine große Innere Station selbstständig versorgt. Im dortigen Labor hat sie die Grundlage für ihre Doktorarbeit geschaffen. Mitten im Krieg hielt sie auch wissenschaftliche Vorträge in Wintermoor, bescheinigte ihr der Krankenhausleiter Dr. Ernst Tetzner. Sie wechselte im November 1944 auf die chirurgische Abteilung derselben Einrichtung in der Lüneburger Heide. Mindestens bis in die 1960er Jahre hinein lebte sie in Hamburg-Sülldorf, in der Nähe ihrer Schwester.

Die Eltern seien aus Breslau geflüchtet, gab Maria Mainka gegenüber der Behörde an. Außerdem habe sie auch noch zwei alte Geschwister der Mutter, die aus Schlesien geflüchtet seien, zu versorgen. Der Bitte, niedergelassen praktizieren zu dürfen, entsprach die Gesundheitsbehörde nicht, wurde Maria Mainka am 10.11.1945 mitgeteilt. Sie nahm aber die Arbeit als niedergelassene Kinderärztin auf, obwohl ihr die Genehmigung dazu verweigert wurde. Am 19.6.1946 wurde in einem Vermerk festgehalten, dass Professor Dr. Sieveking, der Leiter des zuständigen Gesundheitsamtes (der während des Krieges auch für die Überprüfung der Reichsausschusskinder im KKR zuständig war), festgestellt habe, dass Mainka inzwischen an ihrem Wohnort in Blankenese, Blankeneser Kirchenweg 6, eine Sprechstundenpraxis eingerichtet habe. Diese halte sie morgens stundenweise ab, *»so dass sie ihren Dienst in Langenhorn nicht mehr wahrnehmen«* könne. Deshalb entließ Sieveking sie am 29.6.1946 aus ihrem Amt als Schulärztin *»wegen Pflichtvergessenheit und wiederholten Unregelmäßigkeiten im Berufe«*. Man hatte Mainka zu den Vorwürfen offenbar vor der Entlassung nicht gehört. Am 1.7.1946 reagierte sie schriftlich darauf: *»Ich befand mich aber in einer schweren sozialen Not, fünf meiner nächsten Angehörigen zu unterhalten.«* Nur mit ihrem Verdienst als Schulärztin sei es ihr nicht möglich gewesen, ihre Verwandten über dem Existenzminimum zu halten. *»Der Notstand zwang mich zu einer Selbsthilfe.«* Trotz dieser nachträglichen Erläuterung bestätigte der damalige Chef der Hamburger Gesundheitsbehörde, Professor Dr. Rudolf Degkwitz, am 8.7.1946 die Entlassung.

Noch in den 1940er Jahren muss Maria Mainka Dr. Johannes Geppert geheiratet haben. Schon im Juli 1948 trug sie seinen Namen, wie aus einer Behandlung wegen eines Bandwurms hervorgeht.[50] Mit dem Arzt lebte sie fortan in Blankenese zusammen, sie hatten auch unter denselben Adressen ihre Praxen, sie als Kinderärztin, er als Frauenarzt. 1952 lebte Dr. Maria Geppert noch unter ihrer Nachkriegsadresse am Blankeneser Kirchenweg.[51] Später findet sich die Adresse des Ehepaars zunächst unter Ole Hoop, dann unter Godeffroystraße, wenige Häuser weiter, beides Villen. Unter derselben Adresse an der Straße Ole Hoop findet sich im Jahr 1956 auch ihre jüngere Schwester Dorothea. Auch in der Familie Geppert gab es wahrscheinlich nicht nur einen Mediziner, denn sowohl an Ole Hoop als auch an der Godeffroystraße war in den 1960er und 1970er Jahren auch ein Dr. Alexander Geppert verzeichnet.

Dr. Maria Martha Geppert starb am 16.2.1991, gut einen Monat nach ihrem 80. Geburtstag. Sie war zuletzt an der Godeffroystraße gemeldet.[52] In diesem Haus hatte die Dolmetscherin und Übersetzerin für die norwegische Sprache Astrid Isey (1890 bis 1984) ihren jüdischen Mann, den Chemiker Dr. Oscar Isey (1880 bis 1958), während der NS-Zeit vor den Schergen des NS-Regimes versteckt.[53] Nach dem Krieg zog das Ehepaar Isey ein paar Häuser Richtung Osten, ausgerechnet in die Villa, in der während der NS-Zeit die NSDAP-Ortsgruppe Eppendorf-Ost untergebracht war.

Friedrich Meyer: Der Assistenzarzt Dr. Friedrich Meyer (*13.12.1910 in Hamburg) war vom 1.2.1939 bis zum 31.5.1940 im KKR beschäftigt. Als Wohnadresse war damals Süderfeldstraße in Hamburg-Lokstedt angegeben.[54] Dort lebte er nach Angaben seines Sohnes, der ebenfalls Mediziner wurde, bis zu seinem Tod. Sein Sohn wusste nicht viel über das, was sein Vater während des Krieges gemacht hat, aber schon, dass er im KKR gearbeitet hat: »Er hat mal erwähnt, dass er eine Zeit lang dort war, aber keine weiteren Einzelheiten. Wir haben nie darüber gesprochen«, sagte der Sohn.[55] Friedrich Meyer sei nicht eingezogen worden. Er war nach dem Krieg bei der Hamburger Hochbahn als Betriebsarzt beschäftigt, sagte sein Sohn.[56] Das bestätigte auch ein weiterer Mediziner, der an der Süderfeldstraße lebte und Friedrich Meyer noch kennengelernt hatte.[57] Friedrich Meyer lebte mit seinen Eltern unter einem Dach. Sein Vater war Berufsschuldirektor.[58] Meyer starb im Alter von 80 Jahren einen Tag vor Heiligabend des Jahres 1990.[59] Die Krankenschwester Gudrun Kasch belastete den Arzt während der Ermittlungen mit folgender Aussage: »*Von Fräulein Dr. Albers, Fräulein Dr. Wetzel und dem Dr. Meyer weiss ich, dass diese sich die Kinder grundsätzlich halten liessen.*«[60] Trotz dieser Anschuldigung ist Meyer nach dem Krieg nicht vernommen worden. Die Ermittlungen ergaben keinen weiteren Anhaltspunkt für eine etwaige Beteiligung Meyers an den Krankenmorden.

Renate Mühlenbruch: Über Renate Mühlenbruch ist noch weniger bekannt. Die am 11.5.1921 in Hamburg geborene Frau war als Famulantin ungewöhnlich lange im KKR, nämlich länger als ein Jahr: laut KKR-Liste vom 5.10.1942 bis zum 21.11.1943.[61] Obwohl das Krankenhaus Anfang August 1943 nach den verheerenden Bombenangriffen auf Hamburg nach Celle evakuiert worden ist, findet sich ihr Name nicht auf den im Celler Stadtarchiv verwahrten Listen.[62] Als Wohnadresse ist Schrötteringsweg (ein Klinkerbau, der im Jahr 2020 noch steht) angegeben.[63] Im Adressbuch des Jahres 1943 findet sich unter dieser Adresse ein H.F.J. Mühlenbruch in der Firma R. Th. Mühlenbruch.[64] Auch über diese Firma konnte wenig in Erfahrung gebracht werden. 1956 heißt es, dass die Firma Mitglied des EEK ist. 1966 heißt es, dass ein Hans-August F. W. Mühlenbruch Inhaber dieser Firma ist. 1976 muss es diese Firma noch gegeben haben, hier ist der Zusatz »Zahnärztlicher Bedarf« angegeben.

Hans-Jürgen Petersen: Am 6.5.1918 in Freiburg im Breisgau geboren, war Hans-Jürgen Petersen vom 9.8.1944 bis 5.9.1944 im KKR als Famulus. Seinerzeit wurde seine Adresse mit Ernst-Mantius-Straße angegeben.[65] Diese Straße in unmittelbarer Nachbarschaft des Bergedorfer Schlosses wurde jahrzehntelang von zahlreichen Ärzten bewohnt.[66] Petersen hat sich am 20.4.1971 ins benachbarte Reinbek, in ein Einfamilienhaus am Schaumannskamp, abgemeldet.[67]

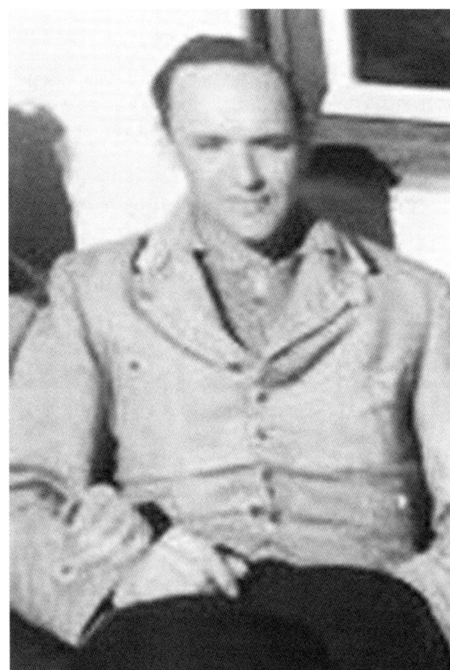

Hans-Jürgen Petersen in den 1940er Jahren

Das Hamburger Abendblatt hatte 1977 dafür gesorgt, dass Ruth und Rudi Müller, die Eltern eines bei einem Autounfall schwer verletzten Jungen aus Finkenwerder, Kontakt zu Ärzten bekamen, die ihrem Sohn helfen konnten und wollten, und zwar kostenlos. Dr. Hans-Jürgen Petersen war zu diesem Zeitpunkt schon seit mehr als 20 Jahren erfahren in Akupunktur. Er meldete sich spontan nach einem Bericht über Markus. »Es läßt sich noch viel machen, und das will ich herausholen«, hatte Dr. Petersen seither den Eltern immer wieder versichert.[68] Vor der Therapie erläuterte der Arzt: »Die Akupunktur kann Reize auf das Hirn ausüben, eventuell vorhandene Heilanlagen verstärken und Markus in seiner Gesamtentwicklung fördern. Wunder sind allerdings von ihr nicht zu erwarten. Es ist aber ein Versuch, der auf keinen Fall schaden kann.«[69]

Astrid Schaaf (* 1946) ist die Tochter von Hans-Jürgen Petersen. Sie wusste bis ins Jahr 2020 »überhaupt nichts von dieser Geschichte« im KKR.[70] Ihr Vater habe »ganz sicher« nicht zu den am Kindermord Beteiligten gehört. Er habe von einer Zeit im Kinderkrankenhaus Rothenburgsort nie erzählt. »Mein Vater hat widerstanden. Er war gegen den Zweiten Weltkrieg, gegen Hitler und sein Regime, verurteilte die Greueltaten, die den Menschen durch Menschen angetan wurden. Er hat zwar 1940 in Uniform geheiratet, diese aber stets ungern getragen«, so seine Tochter: »Drei Jahre später ist sein vier Jahre jüngerer Bruder an der Ostfront gefallen. Ein schreckliches Ereignis, das ihn für seinen weiteren Lebensweg ganz bestimmt geprägt hat.«

Seine Tochter schilderte ihn als engagierten und leidenschaftlichen Arzt; als nachdenklichen, sensiblen, suchenden, dem Menschen zugewandten »Professorentyp«. Sein Auftreten war eher bescheiden und zurückhaltend, abwartend, jedoch durch sein breites Wissen, sein aktives Zuhören, seine Empathie war er gleichermaßen eine Persönlichkeit. Er strahlte vor allem menschliche Wärme aus. Auch konnte er humorvoll sein und teilte manchmal kleine Sticheleien aus, die zum Schmunzeln führten. Bereits seit seiner Kindheit wollte Petersen Arzt werden. – Und später: »Wenn er seinen Arztkittel anhatte, dann fühlte er sich wohl, lebte seine Mission, war glücklich, war ganz ›er selbst‹«, hat es Astrid Schaaf empfunden.

Sie wusste von niemandem aus der Familie, der der NSDAP angehört hat. Im Elternhaus ihres Vaters wurde auf eine humanistische Bildung Wert gelegt. Hans-Jürgen Petersen hat die musikalisch ausgerichtete Lichtwarkschule in Hamburg besucht und war Klassenkamerad des späteren Bundeskanzlers Helmut Schmidt und seiner Ehefrau »Loki«.[71] Bis zu seinem Tode 1997 hatte es einen lockeren Kontakt zu den Schmidts gegeben. »Helmut Schmidt hat meinen Vater sehr geachtet.« Ihr Vater hatte des Öfteren lächelnd erzählt, »dass sich schon im Schüleralter zeigte, dass Helmut der geborene Anführer war«. Der spätere SPD-Politiker habe so zum Beispiel bei der Einteilung des Müllsammeldienstes auf dem Schulhof bereits dafür gesorgt, dass andere für ihn diese Arbeit übernahmen.

Petersens Mutter Berta, genannt Bertel, war für die damalige Zeit eine bemerkenswert unabhängig denkende Frau. Geboren 1894 am Kaiserstuhl in Ihringen, wurde sie später von ihren Eltern, die Weinbauern waren, verstoßen, da sie an der Freiburger Universität studieren wollte. Sie gehörte zu den ersten examinierten Lehrerinnen Anfang des vergangenen Jahrhunderts. Auch ihr Sohn Hans-Jürgen stammte aus Freiburg im Breisgau und wurde von ihr stets liebevoll »Hansele« genannt. Später dann wurde daraus der Rufname »Hansel«, so seine Tochter. Sein Vater war ein angesehener Kaufmann in Hamburg, Hanseat durch und durch. Im Grunde das ganze Gegenteil zur Mutter. Zunächst war er Banker, später erfolgreicher selbstständiger Handelsvertreter, mit seinem Kontor in Hamburg-Eppendorf.

Während der Kriegszeit war Hans-Jürgen Petersen Medizinstudent. Er musste zunächst das Studium abbrechen, da er zum Militär eingezogen wurde, ließ sich zum Funker ausbilden und war in der Zeit des Vichy-Régimes relativ kurz in Paris stationiert. Jedoch wurde er recht bald vom Militär freigestellt, »weil Ärzte oder werdende Ärzte in der Heimat vor allem in Lazaretten gebraucht wurden«, erzählte die Tochter. Ihre Mutter hat ihr erzählt, dass Petersen als Famulus in einem zu einem Lazarett umfunktionierten Hotel in Niendorf an der Ostsee mit Freunden und Kommilitonen zusammen im Einsatz war, aber auch weiter Medizin studieren durfte. In dieser Zeit hatten sich auch ihre Eltern kennengelernt. Sie heirateten 1945. »Von einer Famulus-Zeit im KKR wusste auch die Mutter nichts. Nie wurde darüber gesprochen. Nach dem Krieg musste der Vater zum zweiten Mal sein Arzt-Examen ablegen, da das »Kriegs-Examen« nicht anerkannt worden war. Nach einem Zusatzstudium legte Petersen seine Facharzt-Prüfung für Homöopathie ab.

Nach Beendigung einer Assistenten-Stelle im Allgemeinen Krankenhaus in Bergedorf eröffnete Hans-Jürgen Petersen eine eigene Praxis in der Privatwohnung an der Ernst-Mantius-Straße. In dem eigenen Haus waren mehrere Flüchtlingsfamilien aus dem Osten untergebracht. »Zusammen waren wir acht Kinder aus drei Familien und weitere drei Einzelpersonen; und das eigentlich in einem Einfamilienhaus. In der ersten Etage war unser Wohnbereich, der mit einer weiteren Familie geteilt werden musste. Auf unserem Flur saßen die Patienten. Der Vater hatte zwei Behandlungsräume. – Wir Kinder durften möglichst nicht über den Flur laufen, wenn die Praxis geöffnet war«, berichtete Astrid Schaaf aus der Nachkriegszeit.

Seine Ausbildung zum Allgemeinmediziner mit dem Facharzt für Homöopathie war für Petersen richtungsweisend. Er wusste genau, wo die Trennung zwischen diesen beiden Gebieten lag. Er verstand die Homöopathie als eine Richtung in der Medizin, die sich unter anderem den Selbstheilungskräften des Körpers verschrieb, aber ihm war auch klar, dass schwere Erkrankungen wie zum Beispiel TBC, Polio und Typhus nicht mit homöopathischen Mitteln zu bekämpfen waren. Durch diese breite Ausbildung war er bei den Patienten sehr gefragt, hatte berufliche Erfolge und machte sich einen Namen. So setzte er auch schon damals Blutegel zum »Aderlass« von Menschen mit starken Krampfadern ein. Diese Methode wird auch heute wieder angewandt. Viele Patienten kamen aus den umliegenden Gebieten, zahlreiche Bauernfamilien aus Vierlanden, die in den schlechten Zeiten mit Naturalien bezahlten, nicht mit Geld.

Seinen Kindern gab er manchmal unorthodoxe Ratschläge wie diesen: »Es gibt Ärzte, die geben euch ein Medikament, wenn euch übel ist – und nach einiger Zeit geht es euch vielleicht besser. Ihr könnt aber auch den Finger in den Hals stecken, und ihr erbrecht das Verdorbene sofort aus und es geht euch sogleich besser.«

Seine Naturverbundenheit äußerte sich in langen Spaziergängen vor allem im Sachsenwald und er erklärte seinen Kindern ausgiebig die genaue Beschaffenheit von Pilzen. »Wir sollten achtgeben auf die trügerischen ›lockenden Tarnfarben‹; das seien meist die giftigen«, erinnerte sich seine Tochter.

Bei seinen Patienten war Petersen offenbar sehr beliebt. Durch einen engen Freund aus der Studienzeit wurde er auf die Akupunktur aufmerksam. Zunächst hatte er sich Kenntnisse und deren Anwendungen dazu autodidaktisch angeeignet, später dann durch Lehrkurse ausgebaut. Dieses in der westlichen Welt damals noch recht unbekannte Gebiet faszinierte ihn und bedeutete eine weitere medizinische

Errungenschaft für ihn im Hinblick auf sein medizinisches Verständnis. In Bergedorf sei er deshalb heimlich belächelt, ja sogar zunächst angefeindet worden. Sehr bald erwarb er sich aber einen Ruf weit über die Grenzen Hamburgs hinaus. Die Patienten kamen sogar aus München und Nürnberg; ganz aus der Nähe kam die Gräfin Bismarck an die Ernst-Mantius-Straße zur Behandlung. »Da lächelte man nicht mehr über ihn. – Erst später wurde diese damals neue Behandlungsmethode von der Ärztekammer anerkannt und mein Vater dadurch rehabilitiert«, so die Tochter.

Von den Kollegen aus Bergedorf wurde Petersen zwar sehr geschätzt, aber auch mit Abstand betrachtet. Er selbst hatte nicht das Bedürfnis, über den Beruf hinaus nähere Kontakte mit ihnen zu pflegen. Von einigen kritisierte er die Behandlungsmethoden, von anderen distanzierte er sich. »Erst sehr viel später, als man angefangen hatte, die NS-Zeit aufzuarbeiten, erkannte ich, warum«, resümiert die Tochter: »Wir sind sehr frei und offen erzogen worden, haben oft über die menschlichen Werte, Selbstbestimmung und Freiheit gesprochen.« Über fast alles sei diskutiert worden, aber so gut wie nie über die NS-Zeit. »Das Thema wurde totgeschwiegen«, bedauert seine Tochter heute. Für Petersen sei ein »unwertes Leben« nie ein Thema gewesen. »Das ist einfach unvorstellbar! Er hat alle Menschen gleich behandelt. Mehr noch: Er hat zum Beispiel in der NS-Zeit sein Leben aufs Spiel gesetzt, indem er für einen Patienten nach ärztlicher Untersuchung ›Nicht Jude‹ bewusst fälschlich beglaubigt hat«, so Astrid Schaaf.

Auch in Petersens Privatleben gab es Anzeichen dafür, dass er hilfsbereit und verantwortsbewusst war. In den frühen 1950ern nahm er seine siebenjährige uneheliche Tochter bei sich auf, integrierte sie in das bestehende Familienleben und adoptierte sie. Bis zu seinem Tode hatten beide ein inniges Verhältnis. Sie lebte im Jahr 2020 in Frankreich. Der 1957 geborene Sohn wuchs bei seiner Mutter auf, nachdem sich die Eltern haben scheiden lassen. »Mein Bruder ist in vielem seinem Vater sehr ähnlich«, meinte seine Schwester. Auch er wurde Arzt, Internist. »Der Vater hätte es natürlich gerne gesehen, wenn sein Sohn seine Praxis übernommen hätte, aber die Wege waren anders vorgezeichnet.« Im Jahr 2000 hat sich der Sohn in Berlin niedergelassen und dort eine sehr gut gehende Praxis aufgebaut.

Marianne Specovius (* 1932) war viele Jahre lang Patientin von Dr. Petersen.[72] »Er war mein Paracelsus. Er war so ein Alleskönner«, sagte sie: »Er war ein ganz toller Mediziner und eine Seele von Mensch.« Sie war auch bei seiner Beerdigung. Sie war ein wenig traurig darüber, dort keinen weiteren der ehemaligen Patienten zu treffen. Ihre Tochter (* 1969) habe die Schulbank in der Grundschule mit Petersens jüngeren Sohn Christian gedrückt. »Dr. Petersen bat mich, ihm so ein bisschen beizustehen. Er hatte sich als Gärtner mit einem Einmannbetrieb selbstständig gemacht und ich habe ihn ein paar Jahre in meinem Gärtchen beschäftigt«, sagte die Tochter des Malers und Graphikers Bruno Paetsch (1891 bis 1976). Als sie 1989 einen Bandscheibenvorfall hatte, behandelte Petersen sie und überwies sie nicht in ein Krankenhaus. »Er war ein Menschenfreund und hat Humor gehabt. Über Privates haben wir ansonsten wenig gesprochen. Er hat mir erzählt, dass er noch bei Bürger-Prinz gehört hat. Das muss dann ja Anfang der 40er Jahre gewesen sein«, so Specovius. Froh ist sie darüber, dass er einen »ganz einfachen« Tod hatte. Mittags soll er noch etwas gegessen und sich dann hingelegt haben. Und dann sei er friedlich eingeschlafen, hat sie gehört.

Lars Rieck (* 1972) war seit frühester Kindheit und bis Anfang der 1990er Jahre Patient bei Dr. Petersen in dessen Praxis am Rappoltweg.[73] Das Haus, in dem sich auch eine kleine Einkaufsmeile befunden hat, ist mittlerweile abgerissen. Er erinnerte ihn als »freundlichen, netten, älteren Herrn«, der mit Hausfrauenwitz und Bauernweisheiten, was gesundheitliche Dinge angeht, aufwartete. Er kam bei den Kinderkrankheiten mit dem klassischen Arztkoffer zu Hausbesuchen. Als Rieck 1990/91 seinen Zivildienst ableistete, hat er Petersen wegen einer Krankschreibung aufgesucht. »Er war da mein Doc Holiday. Es war relativ einfach, bei ihm eine Krankschreibung zu bekommen«, sagte Rieck. Ende der 1980er Jahre verabreichte ihm der Arzt die für einen USA-Aufenthalt damals notwendigen Impfungen.

Britta Krämer (* 1946) zog 1968 nach Lohbrügge und von da an war Dr. Petersen der Hausarzt der Familie.[74] »Er hatte ein umfangreiches Wissen und arbeitete mit alten Methoden, die er wohl in seiner langen Laufbahn erprobt hatte«, sagte Britta Krämer. Bei ihr wandte er die Neuraltherapie an und setzte beidseits der Wirbelsäule Spritzen, was ihr gut half. Bei anderen Gelegenheiten kamen Sprüche von ihm. Als sie einmal Rückenbeschwerden hatte, hat er sie abgetastet und gefragt: »Mein Gott, Mädchen, hast du Säcke geschleppt? Dein Rücken ist ja ganz kaputt!« Als sie sich den Magen verdorben hatte, sagte er: »Jetzt musst du leben wie ein Pferd: nur Hafer und Wasser.« Krämer fühlte sich gut aufgehoben bei ihm.

Dr. Stefanie Kavka hat von 1992 bis 1994 eine Praxisgemeinschaft mit Dr. Petersen zusammen gehabt, das heißt, sie haben sich die Praxisräume nur geteilt, hatten aber keine zusammen geführte Gemeinschaftspraxis. »Wir haben uns schon über einzelne Patienten ausgetauscht, aber privat hatten wir gar keinen Kontakt«, sagte Kavka.[75] Bis März 1994 habe Petersen in der Praxisgemeinschaft gewirkt, da war er bereits 75 Jahre alt. Er muss ein Faible für Sylt gehabt haben, denn Fotos der Insel schmückten sein Sprechzimmer. Auch war er mehrfach dort im Urlaub. »Von seinen Urlauben hat er aber auch nie erzählt«, so Kavka. Petersen blieben nur dreieinhalb Jahre im Ruhestand. Er starb am 25.11.1997.

Werner von Rehren: Der am 16.1.1899 in Reval geborene Dr. Werner von Rehren war die gesamte Zeit des Krieges über, genau vom 1.2.1938 bis 4.8.1945, als chirurgischer Oberarzt im KKR beschäftigt. Als Adresse ist damals Große Allee in Hamburg angegeben worden.[76] Die Ermittler haben versucht, Dr. von Rehren in den 1940er Jahre zu hören, doch sein Anwalt schrieb am 27.4.1948, dass er »*in schwer erkranktem Zustande bettlägerig und nicht vernehmungsfähig*« sei.[77] Das attestierte Prof. Dr. Holthusen vom Krankenhaus St. Georg.[78]

Die Operationsschwester Irmgard Stahl sagte am 8.4.1948 aus: »*Mit dem Chirurgen von Rehren bin ich bei der Visite durch die chirurgische Abteilung gegangen, in der die Stationsschwester Martha Müller war. Ich habe dort niemals gemerkt, daß an Kindern Euthanasie vorgenommen wurde. Die Schwester Martha Müller hat mir darüber auch nichts erzählt.*«[79]

Ingrid Richters: Über die jüngste Medizinerin, die während der NS-Zeit im KKR ausgebildet wurde, ist wenig bekannt: Ingrid Richters wurde am 27.9.1922 geboren und war vom 1.9.1944 bis zum 21.10.1944 als Famulus im KKR. Als Adresse wurde damals Hamburg-Sasel, Großer Kamp, angegeben.[80] Das war der Wohnort ihrer Mutter Meta.[81] Diese wurde 1943 als Stenotypistin bezeichnet, 1952 betrieb sie »*Taxameter-droschken*« am Saseler Kamp. Noch das Telefonbuch des Jahres 1970 verzeichnet die Mutter in Sasel. Eine 1946 am Saseler Kamp (früher Großer Kamp) geborene Nachbarin erinnerte sich im Jahr 2020 an Meta Richters, die ein Doppelhaus zusammen mit ihrem Bruder gebaut und bewohnt hatte. Ingrid Richters sei nach Berlin gegangen, ihr Bruder Ulrich in die USA. Der Bruder von Meta Richters, der Maurer-Polier Albin Groß, habe nur eine Tochter gehabt, die nach Venezuela ausgewandert sei.[82] Ingrid Richters wurde im Frühjahr 1949 in Hamburg der Doktortitel verliehen.[83] Ihre Prüfung wurde mit der Gesamtnote »sehr gut« benotet. In 11 der 13 Prüfungsfächer wurde sie mit dieser Spitzennote bewertet, im Fach Chirurgie waren sich die beiden Prüfer nicht einig: Dort erhielt sie jeweils ein »Gut« und ein »Sehr gut«. Nur in gerichtlicher Medizin bekam sie ein »Gut«. Psychiatrie und Neurologie prüfte Prof. Bürger-Prinz. Damals wohnte sie »*Am Gleise 45 bei Hentschel*«. Ihre Bestallung zum Arzt erfolgte am 1.6.1949.

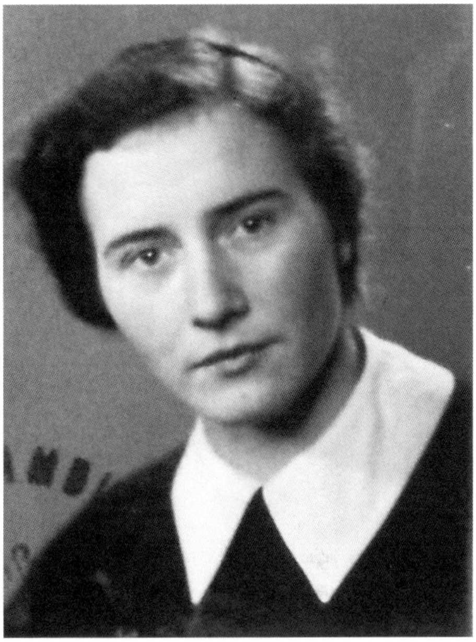

Ingrid Richters

Gerda Schultz: In den Reihen des KKR war zumindest zweieinhalb Monate lang auch eine Frau, die der Widerstandsbewegung zugerechnet wird: Dr. Gerda Liselotte Marga Hertha Schultz, geboren am 5.11.1912 in Parchim, war als Famulus vom 2.3.1944 bis zum 15.5.1944 im KKR tätig. Als Wohnadresse ist in der KKR-Liste »*Hamburg 21, Höltystraße 15 b. Busse*« angegeben.[84] Vor diesem alten Haus in der Nähe der Alster erinnert heute ein Stolperstein[85] an ihren von den Nationalsozialisten getöteten Mann Kurt Albin Friedrich, mit dem sie posthum verheiratet worden ist.

Nach dem Krieg musste sich Dr. Gerda Friedrich dafür rechtfertigen, dass sie Hinterbliebenenrente bezog.[86] Sie gab dabei an, dass sie seit 1927 in Hamburg wohnte. Schon 1928 lernte sie Kurt Friedrich kennen. Der am 30.5.1903 Geborene war damals Student. »Im Jahre 1933 wurde er wegen seiner Einstellung gegen den Nationalsozialismus verhaftet. Er musste sein Studium deswegen aufgeben. In

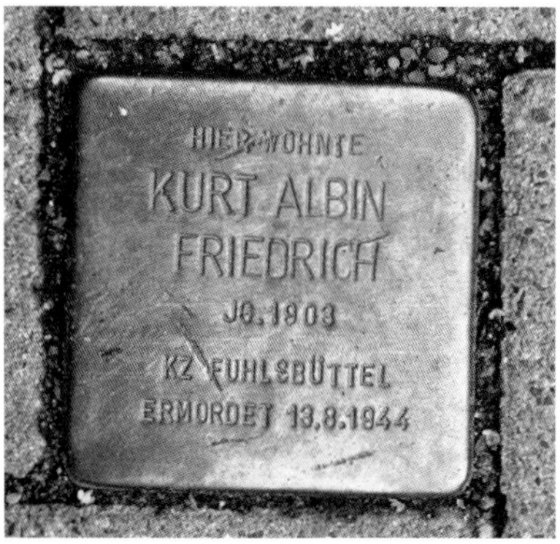
HIER WOHNTE
KURT ALBIN
FRIEDRICH
JG. 1903
KZ FUHLSBÜTTEL
ERMORDET 13.8.1944

der Folgezeit war er meistens erwerbslos, und zwar bis etwa 1937 oder 1938«, erklärte seine Frau 1955 in einer Verhandlung, zu der sie vorgeladen war. Dann fand er eine gut bezahlte Beschäftigung und wurde Abteilungsleiter.

Im Jahr 1940 verlobten sich die beiden und zogen gemeinsam in eine Wohnung in einem Einzelhaus am Graumannsweg in Hamburg. »Wir bemerkten bald, daß der Hauswirt ein sogenannter 150%iger Nazi war, auch wohnte in dem gleichen Hause ein Redakteur des Hamburger Tageblattes. Besuche, die mein Mann aus seinem Kreise hatte, fielen diesen Leuten auf.« Mit dem Kreis ist die Widerstandsgruppe »Bästlein-Jacob-Abshagen« gemeint, benannt nach ihren drei Anführern, Bernhard Bästlein, Franz Jacob und Robert Abshagen. »Wir kamen in den Verdacht, Gegner des Nationalsozialismus zu sein. Beim Nachdenken, wie wir diesen Verdacht von uns ablenken könnten, kamen wir auf den Gedanken, daß einer von uns beiden Mitglied der NSDAP werden müsse. Aus diesem Grunde bin ich in Übereinstimmung mit meinem Verlobten Mitglied der Partei geworden.« Tatsächlich ist Dr. Gerda Schultz in der NSDAP-Zentralkartei mit der Mitgliedsnummer 8.487.298 verzeichnet. Sie trat der Partei am 1.7.1940 bei. Das teilte zehn Jahre nach dem Krieg das Berlin Document Center auf Anfrage den Hamburger Behörden mit. »Mein Verlobter konnte nunmehr seiner illegalen Tätigkeit gegen den Nationalsozialismus nachgehen, während ich meine Parteimitgliedschaft offen zur Schau tragen musste.«

Da ihr Mann in dieser Weise politisch tätig war, hat das Paar von einer Heirat abgesehen, »damit mein Studium der Medizin an der Universität durch eine eventl. Verhaftung meines Mannes nicht gefährdet würde«, erklärte sie bei einer Befragung. Ihr Mann verdiente wohl sehr gut und er finanzierte ihr Studium. Am 13.6.1944 wurde er verhaftet. Der Vorwurf lautete: »Vorbereitung zum Hochverrat«. Ein Spitzel soll ihn gemeldet haben. Er wurde ins KZ Fuhlsbüttel eingeliefert, wo er am 13.8.1944 verstarb. »Seit der Verhaftung meines Mannes habe ich kein Einkommen mehr gehabt. Ich wurde lediglich von einer Schwester unterstützt«, sagte Gerda Friedrich aus.

Die Verlobten durften sich schreiben, aber sehen durften sie sich nicht. »Auf Grund der von mir vorgelegten Briefpost meines früheren Verlobten ist meinem Antrage auf nachträgliche Eheschließung stattgegeben worden.« Am 12.10.1945 bestätigte das Komitee ehemaliger politischer Gefangener die Verbindung des Ehepaars: »*Wir bescheinigen hiermit, daß Frau Gerda Friedrich, geb. 5.11.12, wohnhaft Hamburg 21, Höltystr. 15 die Frau des im Konzentrationslager Fuhlsbüttel verstorbenen Kameraden K. A. Friedrich ist, der wegen seiner politischen Überzeugung inhaftiert war.*« Nach Auskunft des damaligen International Tracing Service aus den 1950er Jahren ist auf einer Karteikarte des Amtes für die Erfassung der Kriegsopfer Berlins verzeichnet: »FRIEDRICH Kurt (Bästlein-Gruppe), 13.

August 1944 angeblich Selbstmord nach verschaerfter Vernehmung«. Seit April 1952 war Gerda Friedrich in der Heilstätte Edmundsthal in Geesthacht[87] als Ärztin tätig. Ihr Gehalt betrug im Jahr 1955 etwa 800 DM monatlich. Eventuell hat sie Mitte der 1950er Jahre auch im Hamburger Krankenhaus Wintermoor bei Schneverdingen in der Lüneburger Heide gearbeitet. Das ist aus den Akten nicht eindeutig ersichtlich.

Laut dem Hamburger Historiker Herbert Diercks gehörte Kurt Friedrich der »engeren Leitung« der illegalen Widerstandsorganisation an.[88] Friedrich sei Mitarbeiter des sogenannten I-Apparates der Gruppe »Bästlein-Jacob-Abshagen« gewesen, des Informationsdienstes, der die Aufgabe hatte, antifaschistisch unter den deutschen Soldaten zu agieren, wie es Ursel Hochmuth und Gertrud Meyer ausdrücken.[89] Die ostdeutsche Autorin Ursula Puls meinte hingegen, Friedrich habe im sogenannten »A-Apparat (Abwehrapparat)« gearbeitet, der »für die Spitzelabwehr und zum Schutz der Hamburger Widerstandorganisation vor der Gestapo«[90] geschaffen worden sei. Hinter dem Pseudonym Ursula Puls verbirgt sich interessanterweise niemand anders als Ursel Hochmuth, die einige Jahre später schrieb, dass Friedrich eine ganz andere Aufgabe gehabt hätte. In der DDR hatte Hochmuth alias Puls Kurt Friedrich unter anderem folgende Aufgabe zugeschrieben: »Sie hielten Beziehungen zu einer Reihe revolutionärer Soldaten in den Kasernen Hamburgs und Umgebung und hatten die Aufgabe der bewaffneten Sicherung der Organisation. Die illegale Arbeit wurde natürlich nicht vom Waffenbesitz abhängig gemacht, aber es wurde für notwendig erachtet, sich bei einer Verhaftung nach Möglichkeit verteidigen zu können. Auch benötigte man Waffen für einen bewaffneten Kampf gegen den Faschismus. In der Praxis wurden aber erst 1943/44 im größeren Umfang Waffen für die Organisation beschafft.« Gerda Friedrich sagte später: »Im Winter 1943/44 bat mein Mann mich einige Male, Silbergeld und Kleidungsstücke zu beschaffen. Es sollte für Genossen sein, die 1943 nach der Katastrophe nicht ins Gefängnis zurückgegangen waren und seither illegal lebten. Näheres sagte mir mein Mann aus Zweckmäßigkeitsgründen nicht.«[91] »Seine Henker richteten Kurt Friedrich so zu, daß sie seiner Frau die Besuchserlaubnis verweigerten. Am 13. August 1944 ist Kurt Friedrich den Folterungen der SS erlegen«, schreibt Puls.[92]

Über Gerda Friedrichs Leben nach dem Krieg ist außer den wenigen Angaben der Medizinerin selbst wenig bekannt. Bis 1956 war sie noch an der Höltystraße 15 gemeldet. Von 1957 bis 1961 ist sie in den Hamburger Adressbüchern nicht zu finden, ab 1962 und bis 1966 findet man sie als »Ärztin«[93] in den Hamburger Adressbüchern in Lokstedt, Ahornallee 5. Dieses Mehrparteienhaus muss 1961 gebaut worden sein, denn die Hausnummer gibt es erst seit 1962. Im selben Jahr zog dort auch die Pensionärin Frieda Schultz ein. Dabei könnte es sich um die Mutter von Gerda gehandelt haben. Ein Jahr später wohnte dort anstelle von Frieda Schultz ein Hans-Jürgen Schultz, womöglich ein Bruder von Gerda, der mindestens bis 1970 dort lebte. Im Jahr 1970 gibt es keinen Eintrag für eine Ärztin Gerda Friedrich im Telefonbuch der Hansestadt. Das Todesdatum konnte nicht ermittelt werden, weder in Hamburg[94] noch in ihrem Geburtsort[95] war es in Erfahrung zu bringen.

Günther Schwartz: Der am ersten Weihnachtsfeiertag des Jahres 1915 in Berlin-Charlottenburg geborene Günther Schwartz war als Famulus vom 25.3.1941 bis zum 25.4.1941 im KKR.[96] Er lebte damals an der Borgfelder Straße, in der Wohnung seines Vaters Friedrich, eines Staatlichen Oberrentmeisters.[97]

Gertrude Werner: Nach Bekanntwerden der Vorwürfe gegen den Leiter des KKR, Dr. Wilhelm Bayer, unterzeichnete am 27.7.1945 auch die Ärztin Dr. Gertrude Werner eine Erklärung, mit der sich einige der KKR-Ärztinnen für Bayer verwandten.[98] Unter anderem heißt es dort, dass sie Bayer *»jederzeit als einen unermüdlichen, einsatzbereiten und verantwortungsbewussten Klinikleiter«* kennengelernt hätten. Bis Anfang Mai 2020 war die Identität dieser Medizinerin ungeklärt. Aber die Liste der Ärzte am Ende der Ermittlungsakten, die sich dann anfand, schaffte Klarheit:[99] Hier ist angegeben, dass Dr. Gertrude Werner, geboren am 11.8.1920 in Eddelak, vom 15.2.1945 bis zum 10.2.1946 als Jungärztin im KKR gearbeitet hat. Sie meldete sich aus dem KKR nach Oedt (Kreis Kempen) im Rheinland ab. Gertrude Werner ist nach Ursula Bensel die zweitjüngste der Ärztinnen, die im KKR während des Krieges arbeiteten. Als sie Mitte Februar 1945 dort ihren Dienst aufnahm, war das Töten noch nicht beendet. Ursula Bensel verabreichte noch Anfang April, also eineinhalb Monate später, Hannelore Scholz eine tödlich wirkende Überdosis des Schlafmittels Luminal. Werner gehörte nicht zu den Beschuldigten, ja, sie ist noch nicht einmal als Zeugin vernommen worden.

Gertrude Werner stammte aus einer Mediziner-Familie. Ihr Vater, Otto Werner, geboren am 1.2.1879 in Flensburg, machte 1899 in Kiel sein Abitur und studierte anschließend von Ostern 1899 bis Ostern 1904 dort Medizin. Nach Carl Wilhelm Otto Werner ist das Werner-Syndrom benannt, eine Erkrankung, die zu einem vorzeitigen, etwa in der Lebensmitte einsetzenden Altern führt. Sein Studium schloss er am 14.3.1903 mit dem Examen ab. Seine 26-seitige Dissertation, in der er die Erkrankung anhand einer Fallstudie beschreibt, wurde 1904 veröffentlicht. Im selben Jahr wurde er in Kiel Marinearzt. Am 27.10.1906 heiratete er die Tochter eines Kieler Arztes. Im Ersten Weltkrieg war der Sohn des Universitäts-Vorstehers und Kanzleirats Gotthold Werner bei der Marine im Einsatz. 1919 machte er im ländlichen Eddelak eine Praxis auf, wo Tochter Gertrude ein Jahr später zur Welt kam. Sie sagte später über ihren Vater: »Er arbeitete als Arzt im besten und umfassendsten Sinn des Wortes. Mir und meinem Bruder gilt er als immer präsentes Beispiel für unsere medizinische Arbeit.« Das gab die Ärztin in den 1980er Jahren für eine Arbeit über ihren Vater an.[100] Sie sagte damals, dass die meisten Familienunterlagen 1944 in Hamburg verbrannt seien. Otto Werner starb am 5.6.1936 an Leberkrebs.

Nach ihrer Heirat mit dem drei Jahre jüngeren Tischlermeister Hans Pehmöller nahm die Medizinerin dessen Namen an und praktizierte unter dem Namen Dr. Gertrude Pehmöller als Orthopädin in Harburg. Hans Pehmöller war 1984 Vorsitzender des »Norddeutschen Fachverbandes der Rolladen- und Jalousiebaumeister«.[101] »Die Sippe meiner Mutter (die Werners und die Illings) aus dem

Großraum Kiel hatte diverse Mediziner, kaiserliche Medizinalräte, in ihren Reihen. Kiel war ja Flottenstützpunkt, Marinehafen, und hatte auch ein Schloss des deutschen Kaisers. Meine Großmutter sah dort noch die Kaiserkinder mit ihren Gouvernanten im Schlossgarten spielen«, schrieb der Sohn von Gertrude Pehmöller.[102] Die Medizinerin hatte auch noch zwei Töchter.

Erwin Ritter und andere: Dr. Erwin Ritter, geboren am 12.7.1890 in Stralsund, war vor dem Krieg als HNO-Arzt im KKR beschäftigt. Er ist einer von vier Ärzten des KKR, die gleich zu Beginn des Zweiten Weltkriegs, also noch vor der Phase der Kindertötungen, zum Wehrdienst eingezogen worden sind.[103] Neben ihm waren dies **Dr. Otto Cuntze**, geboren am 17.6.1910 in Neumünster (vom 10.9.1939 bis 1946 im Wehrdienst), **Dr. Hans-Joachim Ehlers**, geboren am 25.5.1915 in Flensburg (vom 4.9.1939 bis 1946 im Wehrdienst) und **Dr. Reinhold Franckenstein**, geboren am 26.2.1911 in Braunschweig (vom 26.8.1939 bis 30.9.1945 im Wehrdienst). Ehlers war ins KKR erst Anfang Juli 1939 eingetreten und war ab 1. April 1947 dort wieder Assistenzarzt. Cuntze war Anfang April 1938 als Assistenzarzt eingetreten. Franckenstein nahm nach dem Krieg seine Tätigkeit im KKR wieder auf, ab März 1947 als Oberarzt. Ritter war bereits vor Bayer, nämlich am 1.6.1931, ins KKR eingetreten.

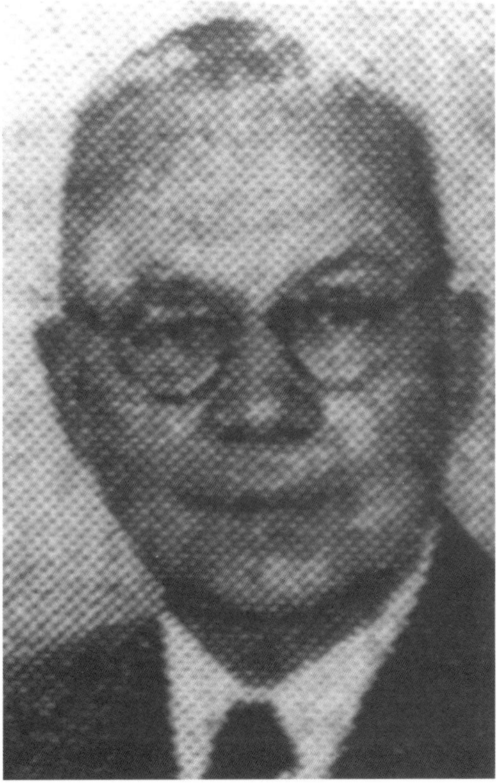

Erwin Ritter in späteren Jahren

Seinen 70. Geburtstag feierte Ritter an Bord seines Bootes.[104] Seit Quartanerzeiten war er begeisterter Segler. Er habe eine »beneidenswerte Gesundheit«, heißt es in einem Artikel anlässlich seines Ehrentages im Hamburger Abendblatt. Er war dem KKR treu geblieben, denn auch 1960 war er dort noch tätig, als Leitender Oberarzt für HNO-Krankheiten am Kinderkrankenhaus Rothenburgsort-Walddörfer, wie es damals hieß. Das Abendblatt bezeichnete das KKR damals als das »größte Kinderkrankenhaus Deutschlands«, in dem er seit »nahezu 30 Jahren« wirke. Diese Angabe deckt sich mit der in der Liste am Ende der Ermittlungsakte. Weiter heißt es in dem kurzen, aber aufschlussreichen Artikel, dass er ein »beliebter, immer freundlicher

Arzt« sei, der seine Praxis an den Colonnaden habe. Während des Zweiten Weltkriegs habe er als Oberstabsarzt und »Roboter der Nächstenliebe« im Kaukasus gewirkt. Außerdem wird erwähnt, dass er Cello spielte und ein »kleines Kammerorchester« aufgebaut hatte.

Sechs Jahre später berichtete das Hamburger Abendblatt erneut über den Mediziner in einer Randnotiz:[105] »Dr. Erwin Ritter, mit 76 Jahren Senior der praktizierenden Hals-, Nasen- und Ohrenfachärzte in Hamburg, ist sehr stolz darauf, daß er im Hamburger Ärzteorchester am Pult des ersten Cellisten sitzt. Er spielt das Instrument seit seiner Schulzeit. Das Orchester, das bereits mehrfach bei ärztlichen Veranstaltungen in Hamburg und Schleswig-Holstein spielte, wurde vor zwei Jahren von dem Dirigenten, Komponisten, Kirchenmusiker und Organisten Willi Linow gegründet. Es besteht zur Zeit aus 29 Ärzten und deren Ehefrauen, vier Zahnärzten, zwei Heilgymnastinnen und neun ›Fremdberuflichen‹, die die Musik sämtlich als Hobby betreiben.«

Im Juni 2020 erreichte ich **Dr. jur. Wolfgang Schneider** (* 1927), der seit 86 Jahren, also seit 1934, in einer »tollen Wohnung« in dem Haus lebte, in dem auch Ritter gelebt hatte.[106] Dieser wohnte schräg über Schneider, im vierten Stock. »Ich habe einmal mit ihm Quartett gespielt. Ich spiele Bratsche, er spielte Cello«, sagte Schneider. Ritter sei ein »zurückhaltender und freundlicher Mann« gewesen. Er erinnerte sich noch an eine »Eigenart«, wie er es nannte, des Mediziners: Mehrfach habe er gegen Mitternacht in seiner Wohnung angefangen zu hämmern. Der Grund dafür blieb Schneider aber verborgen. Ritters Frau saß zuletzt im Rollstuhl. Das Ehepaar Ritter hatte eine Tochter, die einen Finnen geheiratet und in der nicht weit entfernten Kellinghusenstraße in einem Wohnblock gelebt habe.

Josef Heine: Prof. Dr. med. Josef Heine wurde mit Wirkung vom 1.12.1933 die Stelle des Leitenden Oberarztes der Pathologie am Allgemeinen Krankenhaus St. Georg in Hamburg übertragen. Das bestätigte[107] der »Reichsstatthalter in Hamburg« Karl Kaufmann, dem am 10.5.1895 in Ellwangen an der Jagst (Württemberg) Geborenen.[108] Er gab zu Protokoll, dass das KKR ihm »*seit langen Jahren*« »*alle interessierenden Todesfälle zur Sektion*« schicke. Bis Ende 1933 hatte Heine als Prosektor am Pathologischen Institut der Universitätsklinik Rostock gewirkt.[109] Er sagte während der gerichtlichen Voruntersuchung aus, dass er niemals davon gehört habe, dass am KKR »*Euthanasie*« betrieben wurde. Ihm wurden in den Ermittlungen die Krankengeschichten verschiedener ermordeter Kinder vorgelegt. Zum Fall Helga Deede sagte er, dass eine Dosis von 7 bis 10 Kubikzentimetern Luminal, wie sie hier verabreicht worden sein könnte, eine Gehirnschwellung verursachen könne, »*die unter Umständen zu Gehirnblutungen führt*«. Und tatsächlich habe man bei diesem Kind eine Gehirnschwellung und eine Blutung über dem rechten Großhirn festgestellt. Wenn das auf eine Luminalinjektion zurückzuführen sei, dann müsse diese zwei bis drei Tage vor Eintritt des Todes erfolgt sein, so Heine. Bei Angela Lucassen stellte Heine aus der Patientenakte eine »*frische Hirnhautblutung*« fest. Auch diese könne sich durch eine Luminalinjektion von 7 bis 10 Kubikzentimetern eingestellt haben. Die Luminalvergabe sei aber nur durch eine chemische Untersuchung feststellbar, die aber in beiden Fällen nicht erfolgt sei.

Heine lebte seit mindestens Ende der 1940er Jahre am Rotbuchenstieg in Hamburg[110] und starb am 16.9.1966 in dieser Stadt.[111] Als Sohn des Gymnasialprofessors Josef Heine und dessen Ehefrau Antonie Heine, geborene Stier, machte er 1913 sein Abitur in Tübingen. »*Bis zu meinen 14. Lebensjahre war ich in meiner Vaterstadt, wo ich bis zur Untersekunda das dortige Gymnasium besuchte. Nach dem Tode meines Vaters siedelte ich mit meiner Mutter im Jahre 1907 nach Tübingen über*«, schrieb Heine in einem Lebenslauf im Jahr 1931. Von 1913 bis 1920 studierte er Medizin in Tübingen und Dresden. Am Ersten Weltkrieg nahm er als Kriegsfreiwilliger teil. Er beendete seine militärische Laufbahn als Leutnant der Reserve. 1921 war er als Medizinalpraktikant im Kreiskrankenhaus Salzwedel in der Altmark tätig. Im selben Jahr hat er einen Arzt in Wickrath am Niederrhein vertreten. Von 1922 bis 1925 war er zunächst Volontär- und dann Assistenzarzt am Stadtkrankenhaus Dresden. Von 1925 bis Ende des Jahres 1933 war er an der Universität Rostock tätig, zunächst als Assistenzarzt, ab 1926 als Privatdozent und ab 1931 als 1. Assistent, Prosektor und Professor tätig. Zwischendurch war er von 1928 bis 1931 als Professor für Allgemeine Pathologie und Pathologische Anatomie an der Deutschen Medizinschule der Universität Shanghai beschäftigt.

Gut 25 Jahre nach seinem Tod machte Heine noch einmal von sich reden. Im Herbst 1992 wurde die siebte Tagung der Chinesisch-Deutschen und Deutsch-Chinesischen Gesellschaft für Medizin in Hamburg ausgerichtet. Das Hamburger Abendblatt berichtete am 17.11.1992:[112] »Selbstverständlich waren die ›Stars‹ der legendären Tongji-Universität aus Wuhan über 1000 Kilometer angereist, an der Spitze Chinas Medizin-Genie Prof. Dr. Qiu Fazu. Chinas Top-Universität war um 1900 von deutschen Kaufleuten in Shanghai gegründet worden. Unvergessen ist ein Hamburger Arzt, der dort gelehrt und geforscht hat: Prof. Dr. Josef Heine, von 1933 bis 1962 Leiter des Pathologischen Instituts am AK St. Georg.«

Der Hamburger Mediziner Matthias Andrae hat seine 1997 vorgelegte Dissertation Heine gewidmet.[113] Andrae zitiert darin Heines ehemaligen Sekundärarzt, **Prof. Dr. Werner Selberg**, der über Heine schrieb, dass sein Arbeitstag meist über elf Stunden andauerte, dass er keine Chefallüren kannte und jeden durch »seine einzigartige Menschlichkeit« fesselte. Viele Jahre lang seien die Schriften der deutschen Philosophen seine Hauptlektüre gewesen. »In seinem gemütlichen Heim in Alsterdorf gab es weder Telefon noch eine Tageszeitung, doch kannte Heine die Welt besser als die meisten seiner Mitmenschen«, schreibt Selberg.

Als Junggeselle ließ er sich bei seinem Amtsantritt in Hamburg schriftlich bestätigen, dass er niemals einer politischen Organisation beitreten müsse. Selberg meint, er sei »naturgemäß kein Freund des Dritten Reiches« gewesen. Schon 1933 prognostizierte Heine im Ärztecasino von St. Georg, dass Hitler eines Tages »durch eine Kugel ums Leben kommen würde, die entweder durch eigene oder durch fremde Hand abgefeuert werde«. Mehrmals habe er nach Selberg Hitler als Menschen mit einer schizoiden Psychopathie bezeichnet. Der Krieg war für ihn bei Ausbruch schon verloren. Der Hitlergruß war in seinem Institut unüblich.

Andrae meint: »Ein hohes Maß an Zivilcourage bewies Heine, als er im Sommer 1940 im Einvernehmen mit Carl Hegler die Beschäftigung des als sogenannter Halbjude von Verfolgung bedrohten Werner Schmidt an seinem Pathologischen Institut durchsetzte. Schmidt konnte im Herbst 1941 seine Dissertation abschließen.« Weil er ein jüdisches Großelternteil hatte, war auch Helmut Koch von Verfolgung bedroht. Er bewarb sich laut Andrae 1940 »bewusst im Pathologischen Institut um eine Volontärarztstelle, da ich dort aus der Schusslinie gewesen bin«. Das Institut sei ihm »wie eine Oase« vorgekommen. So verwundert es nicht, dass Heine einer der wenigen leitenden Ärzte in St. Georg war, die nach der Befreiung ihre Position behielten.

Werner Schmidt beschreibt die Erscheinung des von ihm hochverehrten Heine wie folgt: »Prof. Heine ist mittelgroß und breitschultrig. Sein Kopf müßte jeden Bildhauer zum Modellieren reizen, denn das Gesicht ist bis ins Detail durchgeformt. Die Nase ist kräftig und leicht gebogen. Breites, betontes Kinn, ausdrucksvoller Mund.«[114] Gleich zu Beginn von Schmidts Tätigkeit in Heines Institut erläuterte dieser ihm, dass seine Mitarbeiter alle »anständig« seien. Er habe einige junge Kollegen, die man ihm in sein Kollegium gesetzt habe und die der SS angehörten und ihn bespitzeln sollten, loswerden können.

Schmidt sezierte ab Anfang 1942 auch Tote aus dem KKR: »Öfter werden Fälle des Kinderkrankenhauses Rothenburgsort in die Prosektur des Marien-Krankenhauses verlegt; hin und wieder seziere ich auch im Elisabethen-Krankenhaus.«[115] Heine sezierte meist mit seinen Mitarbeitern zusammen, war »primus inter pares«, der stets pünktlich zum Dienst erschien, nie tadelte, sondern »mit Rat und Tat zur Seite« stand. Schmidt meinte, dass sein Vorgesetzter ein »ungewöhnlich sicheres Urteilsvermögen« hatte, das »Ausdruck vorzüglicher Kenntnisse und eminenter Erfahrung« gewesen sei. Schmidt weiter: »Er ist ein vorbildlicher Morphologe und ein Forscher mit ungewöhnlicher Verantwortung vor der Sprache.«[116]

Am 14.8.1943, also direkt nach den verheerenden Bombenangriffen auf Hamburg, informierte Heine Schmidt,[117] dass er zurzeit mit seinen Mitarbeitern im Krankenhaus lebe, *»da es draußen weder Wasser noch Licht noch Gas gibt«*. Sein Institut war allerdings beim vierten Angriff komplett ausgebrannt. Sein Häuschen stehe zwar noch, habe aber einen wiederholten Sprengbombenschaden. Selbst in dieser Situation gab Heine Schmidt noch Tipps, wie dieser es schaffen könne, in Hamburg wieder eine Anstellung zu finden. Am 8.12.1947 schrieb Heine erneut an Schmidt.[118] Er spricht hier von den *»für Sie so besonders schauderhaften Nazi- und Kriegsjahren«*. Heine war zum stellvertretenden Ärztlichen Direktor von St. Georg gemacht worden, worum er sich nicht gerissen habe. Der entschiedene Gegner des Dritten Reiches hätte sich in der Bundesrepublik beruflich »erheblich« verbessern können, meint Schmidt: »Der so nüchterne, bescheidene, kluge Mann blieb aber, was, wo und wie er war.«[119]

3. Teil: Die Kinderkrankenschwestern

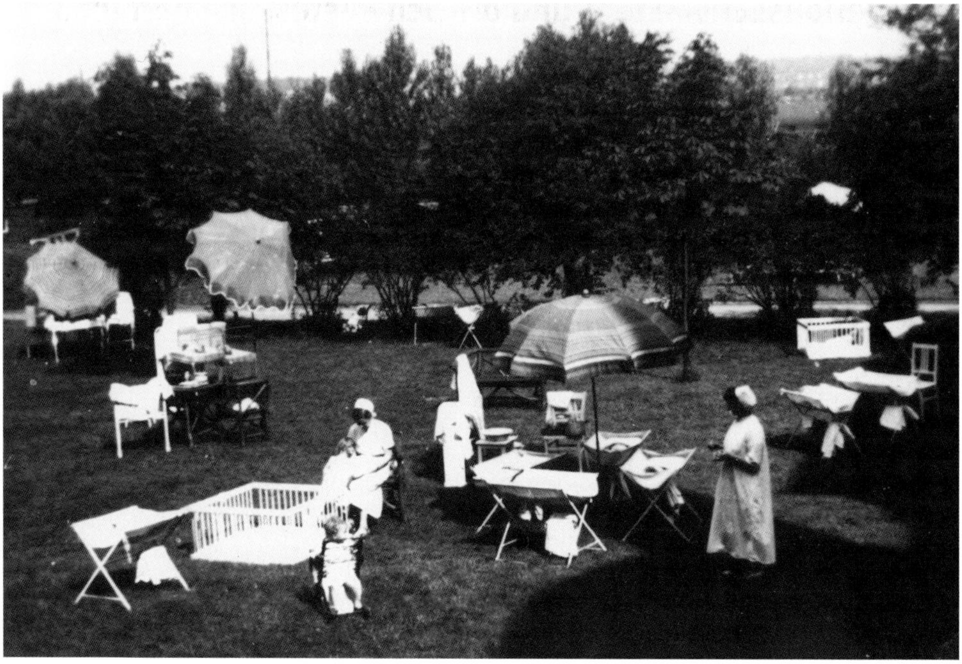

Bei schönem Wetter beschäftigten sich die Schwestern mit vielen ihrer Patienten auch im Freien

Die Stationsschwestern und die Schwesternschülerinnen

Neben dem Krankenhausleiter und zehn Ärztinnen beschuldigten die Ermittler zunächst auch acht Krankenschwestern, bei den Tötungen aktiv mitgewirkt zu haben:[1]

Hanna Westermann (* 14.10.1920),
Martha Müller (* 31.1.1907),
Wanda Kreth (* 16.8.1913),
Gudrun Kasch (* 7.4.1915),
Waltraut Grobe (* 6.5.1916),
Gertrud Menke (* 19.11.1898),
Margarete Rieckmann (* 27.7.1908),
Felicitas Holzhausen (* 19.3.1910).

Der Voruntersuchung ist eine Liste[2] beigefügt, auf der die Krankenschwestern verzeichnet sind, die ab dem 1.1.1940 am KKR gearbeitet haben: Es waren über 270 Schwestern. Acht dieser Schwestern hielten Kinder fest, während eine Ärztin ihnen die Todesspritze verabreichte. Deshalb hatte die Staatsanwaltschaft diese Krankenschwestern zu Beginn der Ermittlungen ebenfalls beschuldigt. Im weiteren Verlauf beschränkte sich die Ermittlungsarbeit aber auf die Kinderärztinnen und die Verantwortlichen von Krankenhausleitung und Gesundheitsamt. Aufgrund ihrer Geburtsdaten dürften die beschuldigten Schwestern mittlerweile allesamt verstorben sein.

Der Vater von **Hanna Westermann** (* 14.10.1920 in Carolinensiel) war der Kaufmann Gerhard Westermann. Sie war ab 1.5.1940 Krankenschwester am KKR und erlebte dort die Ärztinnen Dr. Sonnemann und Dr. Wetzel, zudem auch Dr. Bensel, Dr. Schwabe und Deidesheimer, was darauf schließen lässt, dass Westermann bis zum Kriegsende dort arbeitete. »*Die Ärztinnen wechselten sehr oft, so dass ich nicht sagen kann, welche der Ärztinnen damals die Station hatte*«, sagte sie während einer Vernehmung aus.[3] Ihre Spur verliert sich in Hamburg. Für sie hat man im Meldeamt eine Ersatzkarte angelegt, auf der als Wohnort Marckmannstraße vermerkt ist. Die Rückseite dieser Karte hat ein Beamter mit einem Datumstempel aus dem Juli 1950 versehen. Daneben ist unleserlich irgendetwas geschrieben worden. Das Standesamt der Stadt Wittmund bestätigte, dass Hanna Westermann im Jahre 1920 in Carolinensiel geboren wurde.[4] Ihre Eltern kamen gebürtig

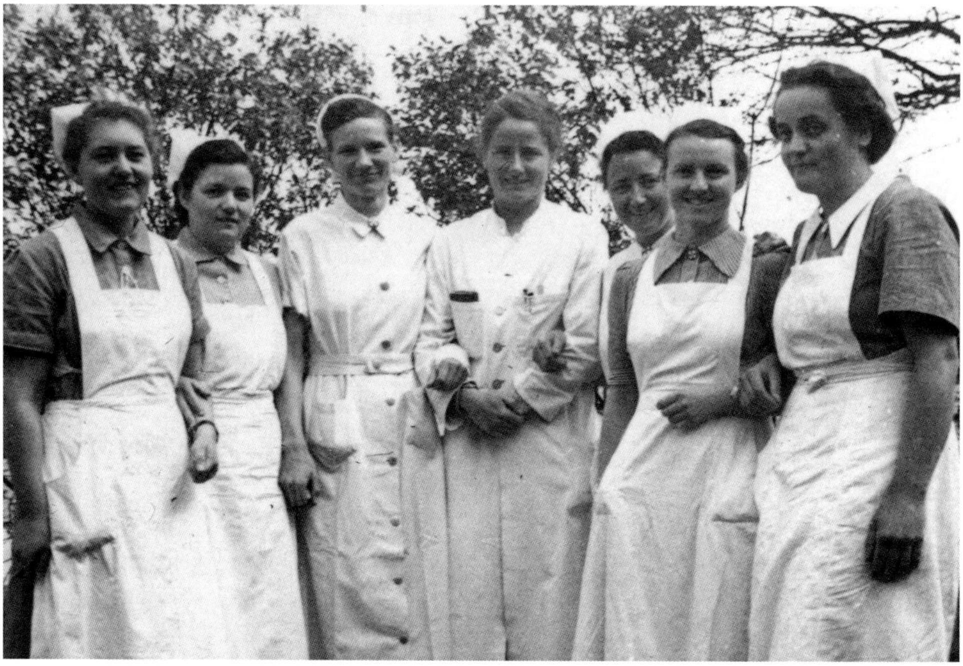

Lotte Albers (genau in der Mitte) mit den Schwestern (von links) Gisela Heilbrunner, Anneliese Heinze, Ilse (und rechts neben Albers) Harriet Stoltenberg, Hertha und Helga

nicht aus Carolinensiel, sondern waren dort zugezogen. Sie waren bei der Geburt bereits 41 beziehungsweise 45 Jahre alt. Weitere Kinder gingen nicht aus der Ehe hervor. Die Mutter verstarb, als Hanna-Gerda Westermann neun Jahre alt war. Der Vater starb vor 1962. Wenn eine Person verstirbt, erfolgt normalerweise ein Vermerk neben dem Geburtseintrag. Vermerke werden auch bei Trauungen vorgenommen. Bezüglich Westermann ist kein entsprechender Eintrag vorhanden.

Die Krankenschwester **Martha Müller** (* 31.1.1907 in Halle) war vom 1.4.1941 bis 28.7.1943 im KKR, vom 28.7. bis 30.7.1943 in Wentorf (auf der Flucht) und vom 31.7. bis 8.10.1943 im Ausweichkrankenhaus in Celle. Anschließend hatte sie vom 9.10.1943 bis 21.3.1944 Urlaub. Vom 22.3.1944 bis 21.12.1945 kehrte sie ins KKR zurück und versah in der Chirurgie ihren Dienst.[5] Am 7.4.1948 gab Müller beim Verhör durch Steckel an, dass *»Frl. Dr. Sonnemann«* in Celle ihre Chefin sei. Sie hatte nach eigenen Angaben bereits 1936 als Schwester im KKR begonnen und Tagebuch geführt. *»Am 31. August 1945 bin ich ausgeschieden und habe eine Stelle in Celle angetreten«*, gab sie zu Protokoll. Von Ahnsbeck, einem Dorf bei Celle, aus kommend, meldete sie sich am 1.10.1945 in Celle an. Anfang April 1952 zog sie nach Hamburg-Fuhlsbüttel. In Celle gab sie als Adresse »Am Hasenberge« an,[6] im Adressbuch des Jahres 1953 findet man

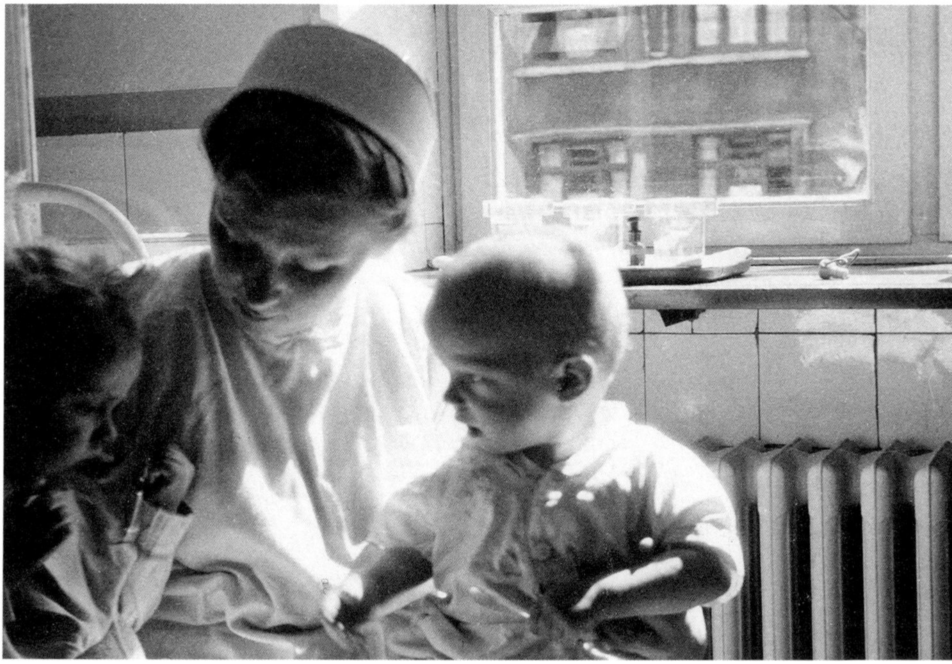

Krankenschwester Gudrun Kasch kümmerte sich im KKR um viele Kinder liebevoll, auch wenn sie dabei mithalf, behinderte Kinder zu töten

sie aber unter Fuhlsbüttler Straße, wo sie auch 1961 noch verzeichnet war. Hinweise auf ihr Todesdatum sind weder in Halle/Saale noch in Halle/Westfalen verzeichnet.[7] 1948 wohnte sie im Kinderhospital an der Schlepegrellstraße in Celle. Bei ihrer Vernehmung am 2.6.1948 sagte Müller nur zum Kind Angela Lucassen aus: »*Dass das Kind die Sterbehilfespritze durch Fräulein Dr. Wetzel erhalten hat, weiss ich nicht, ich weiss nicht, ob ich bei Verabfolgung der Spritze zugegen gewesen bin. Ob ich das Kind gehalten habe, weiss ich nicht.*« Martha Müller war eine der ganz wenigen Zeuginnen aus dem KKR, die ihre Mitarbeit bei den Ermittlungen offensichtlich verweigerten. Am 14.8.1948 gab sie bei ihrer Vernehmung im Amtsgericht Celle an, dass ihr Vater der verstorbene Bergmann August Müller und ihre Mutter, die ebenfalls verstorbene Minna Müller, geborene Mielius, waren. Sie, die im Rahmen des Entnazifizierungsverfahrens Sonnemann einen »Persilschein« ausstellte, gab an, sie sei ledig, evangelisch, vermögenslos und nicht vorbestraft. Zudem war sie kein Mitglied der NSDAP. Für die Tötung des Kindes Doris Schreiber kämen die Ärztinnen Lotte Albers oder Erika Rawie »*in Betracht*«, sagte Müller. Rawie hat man während der Ermittlungen aber lediglich die Tötung des Kindes Volker Grimm zugewiesen. Martha Müller gab an, sie habe keine geldlichen »*Sonderzuwendungen* [...] *für die Pflege der geisteskranken Kinder*« erhalten.[8]

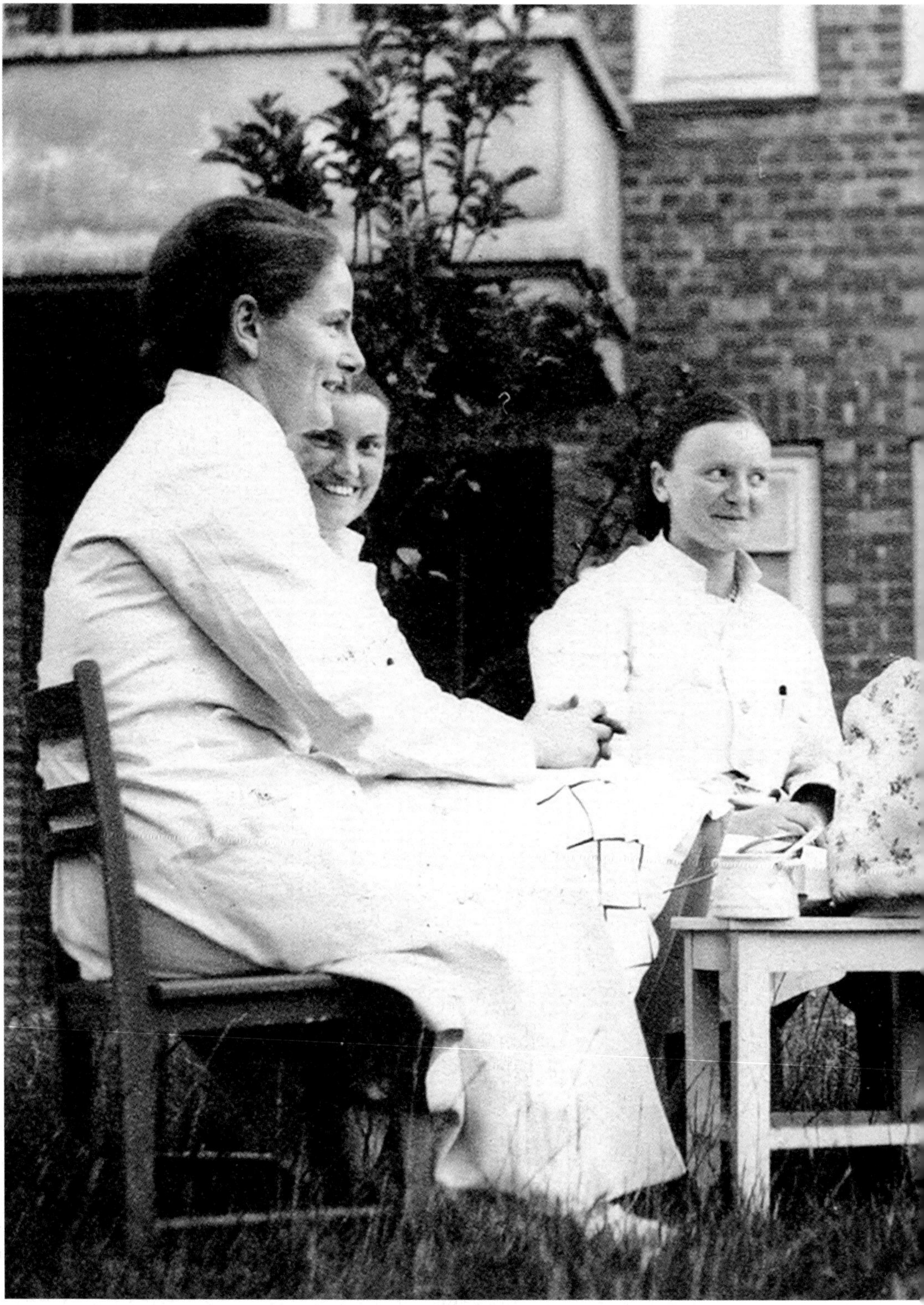

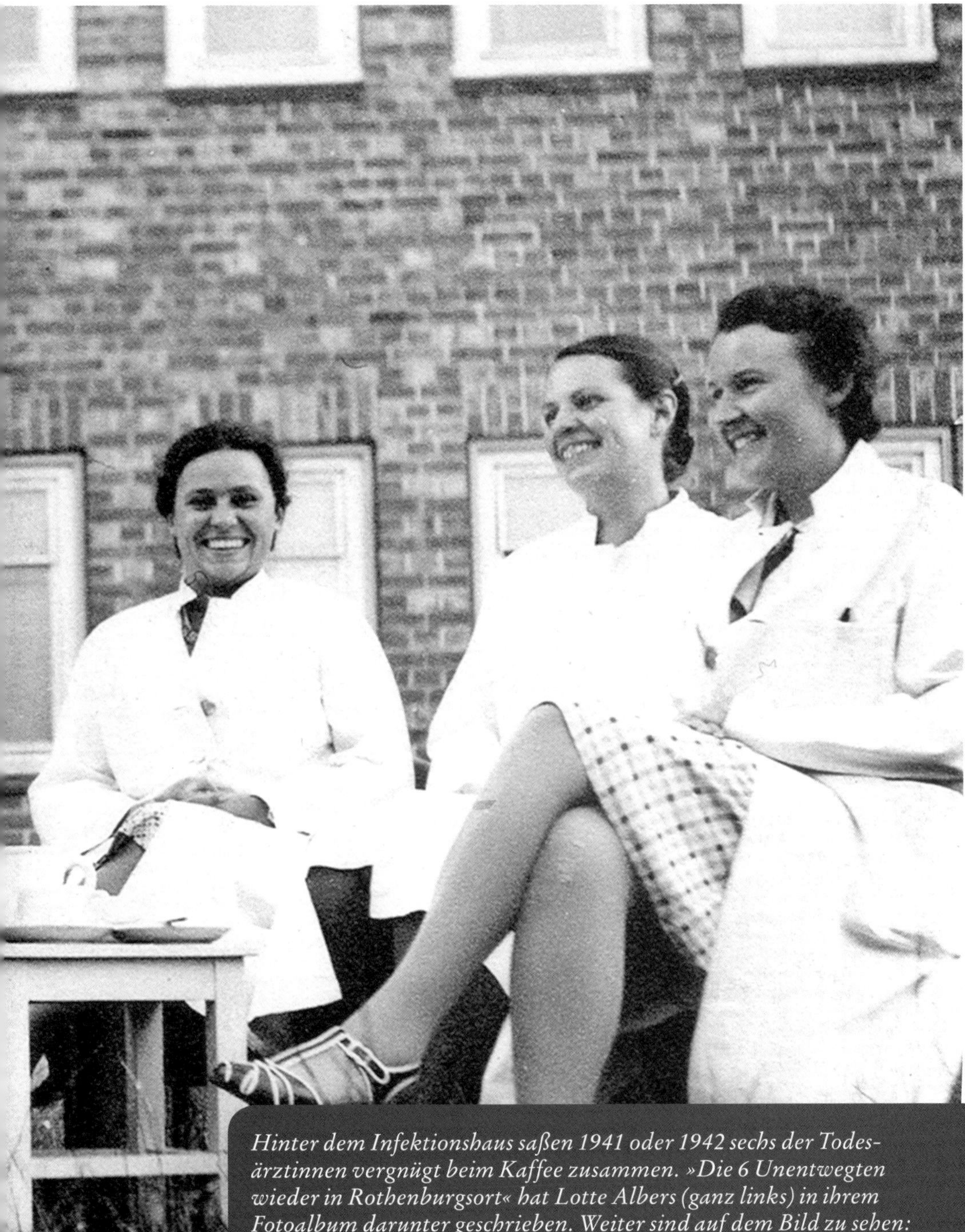

Hinter dem Infektionshaus saßen 1941 oder 1942 sechs der Todes-ärztinnen vergnügt beim Kaffee zusammen. »Die 6 Unentwegten wieder in Rothenburgsort« hat Lotte Albers (ganz links) in ihrem Fotoalbum darunter geschrieben. Weiter sind auf dem Bild zu sehen: (von rechts) Ingeborg Wetzel, Emma Lüthje, Helene Sonnemann, Ursula Petersen und Ilse Bauer

Der Vater der Stationsschwester **Wanda Kreth** hieß Otto Peters (* 1884) und war Musiklehrer. Von Juli 1912 bis Juli 1919 unterrichtete er am Lehrerseminar in Tondern, wo seine Tochter Wanda am 16.8.1913 zur Welt kam, und die nächsten sechs Jahre am Lehrerseminar in Ratzeburg, ehe er ab April 1925 am staatlichen Gymnasium in Altona als Musiklehrer arbeitete. Seine Tochter Wanda besuchte ein Oberlyzeum in Altona und verließ es mit der Mittleren Reife. Sie kam schon sehr früh ins KKR: Im Jahr 1932 trat die 19-Jährige dort ihre Arbeit als Schwester an. Die Krankenschwester gab zu, zwei Kinder, die die Ärztin Ingeborg Wetzel totspritzte, bei der Ermordung festgehalten zu haben. Sie sagte aber, dass sie kein Geld für diese Tätigkeit erhielt, »*andere Schwestern aber schon*«.[9]

Gudrun Kasch war eine der beschuldigten Krankenschwestern, die Wetzel und Albers bei Tötungen assistierten. Sie wurde am 18.4.1915 in Hannover geboren. Ihr Vater war Paul Ohlendorf, ihre Mutter hieß Martina, geborene Kussin. Am 22.5.1942 heiratete sie Ernst Rudolf Kasch, der als Zahlmeister bei der Ost-Afrika-Linie arbeitete.[10] Sie wohnte mit ihrem Mann mindestens seit 1966 in Poppenbüttel. Ende der 40er Jahre sagte sie aus, dass Dr. Lotte Albers mit der Krankenschwester Grete Rieckmann befreundet sei. Albers holte ihre Freundin Kasch nach Schwarmstedt zur Betreuung der dort untergebrachten Säuglinge, denn dort sei sie nur vom 6. bis 30.9.1943 gewesen, gab sie zu Protokoll. Kaschs Vater Paul Ohlendorf (* 8.1.1886 in Hameln) war als Studienrat größtenteils in Hannover tätig. Beispielsweise unterrichtete er an der dortigen Hindenburgschule von 1927 bis 1936 Deutsch, Französisch und Religion. Als Kasch dreieinhalb Jahre alt war, verstarb ihre Mutter. Weitere dreieinhalb Jahre später heiratete ihr Vater erneut. Auch Kaschs Großvater war Lehrer.[11]

Horst Krüger war Zollamtsrat a.D. und lebte schon viele Jahrzehnte in Kaschs Nachbarschaft. Er hatte keinen guten Kontakt zu dem Ehepaar Kasch, sagte er im Jahr meiner Recherche 2012. Die Eheleute seien sicher schon 15 Jahre tot, Kinder hätten sie nicht gehabt. Der weit über 80-Jährige wusste, dass Kasch im KKR

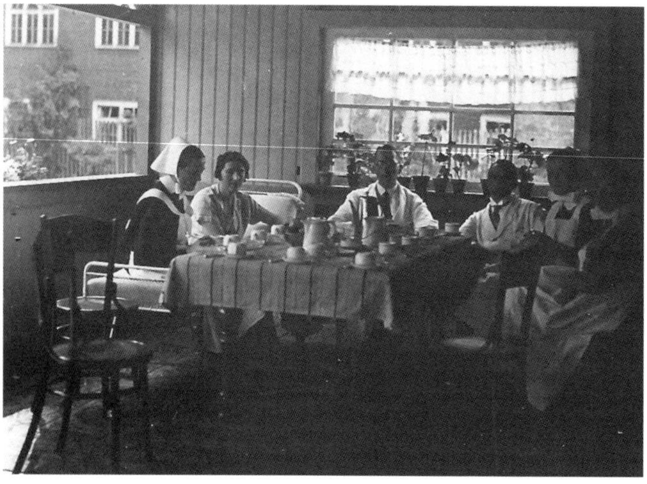

1929 war die Welt am KKR noch in Ordnung: In einem Pavillon saßen (von links) Oberschwester Sophie, Nori Herz, Dr. Oscar Herz, Wilhelm Meis und andere Schwestern beim Kaffeetrinken zusammen. Im Hintergrund ist die ehemalige Realschule an der Marckmannstraße zu erkennen

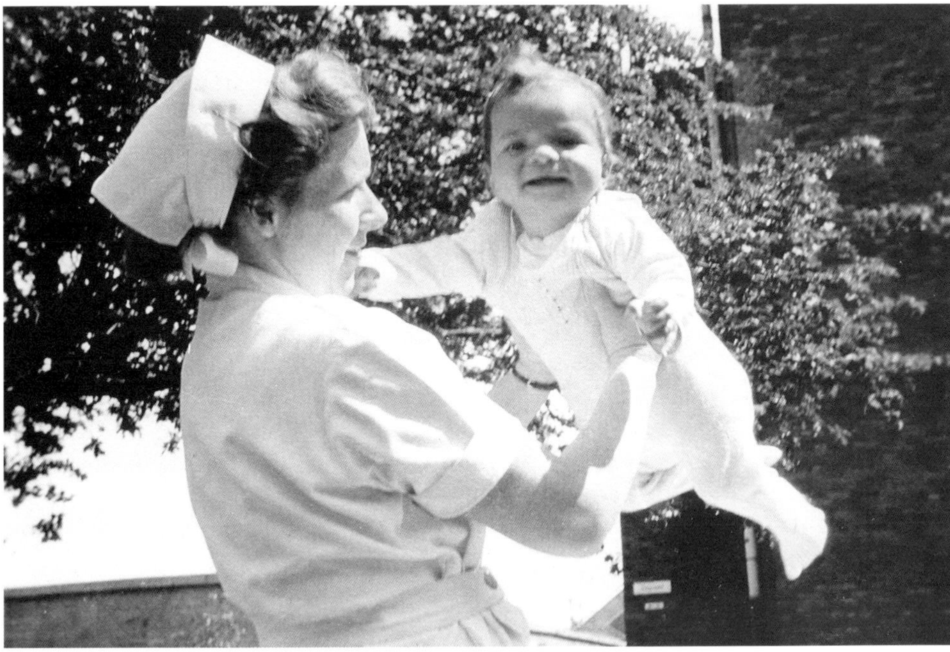

Gudrun Kasch spielte 1940/41 vergnügt mit den Säuglingen im Garten des KKR

beschäftigt war und dass es dort »Vorfälle unschöner Art« gab. Näheres ist ihm nicht bekannt. Man redete auch nicht darüber. **Margot Kammradt** hatte ihre ehemaligen Nachbarn vor deren Tod gepflegt. Die seinerzeit 75-Jährige war schockiert, als sie erfuhr, was Kasch getan hatte. Kasch arbeitete nach dem Krieg als Arzthelferin bei Dr. Albers. Kasch schenkte ihrer Nachbarin nach dem Tode ihres Mannes ein Wochenendgrundstück in Klecken, weil sie ihn gepflegt hatte. Diese Parzelle grenzte genau an das Grundstück von Albers. »Ich sehe noch vor meinem geistigen Auge, wie mein Mann und Frau Dr. Albers Arm in Arm dort entlangschlendern«, erzählte Kammradt. Kasch hatte mit niemandem sonst in der Straße Kontakt. Nur sie selbst gewann sie lieb: »Wir mochten uns irgendwie. Aber wenn ich das früher gewusst hätte, was sie getan hat, dann hätte ich sie mir nicht als mütterliche Freundin ausgesucht«, sagte die Frau, die unser Telefonat mehrere Male abbrechen wollte, dann aber doch weiterredete. Kasch starb irgendwann in den 1990er Jahren an Krebs. Sie habe nur ganz wenig aus dem persönlichen Besitz der Frau übernommen. »Wenn Sie sie gekannt hätten, hätten Sie es nicht geglaubt, dass sie zu so etwas fähig gewesen sein sollen«, sagte Kammradt über Kasch und Albers.

Nur einen Kilometer von Kasch entfernt lebte Mitte der 60er Jahre die ebenfalls beschuldigte Krankenschwester **Waltraut Grobe**. Ende der 40er Jahre wohnte sie noch an der Alsterdorfer Straße. Sie wurde als Tochter des Schneidermeisters

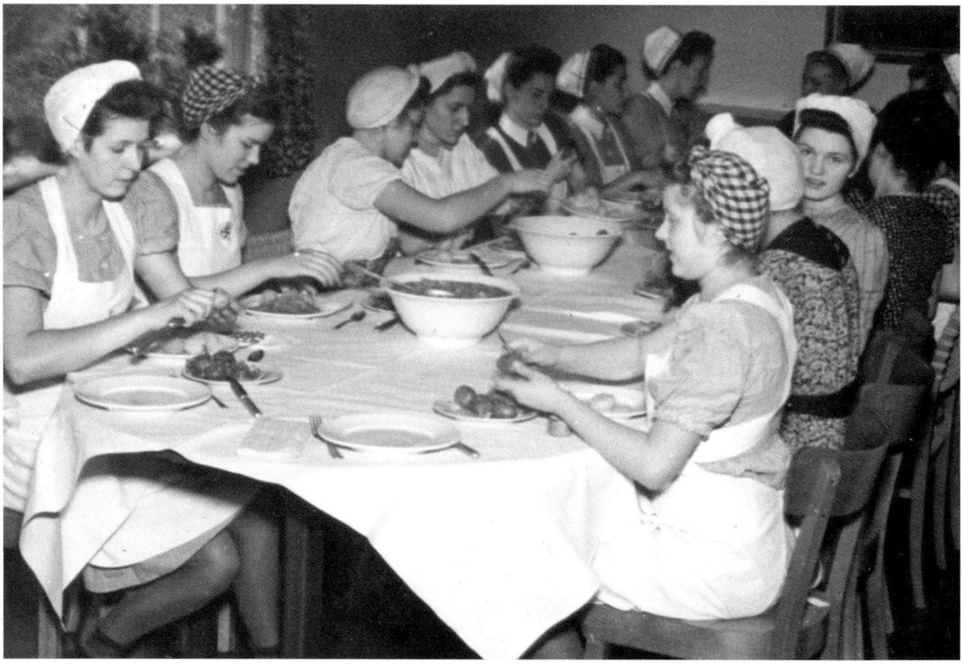

Die Schwesternschülerinnen in der Küche des KKR beim Kartoffelschälen

Adam Arnold und seiner Frau Wilhelmine am 6.5.1916 in Saarbrücken geboren und nahm am 13.9.1947 den Physiker Dr. Heinz Grobe zum Mann. Sie sagte während der Untersuchung unter anderem über Dr. Ursula Petersen aus. Als am 2.6.1948 am Ort des Verbrechens, im KKR, verhandelt wurde, wurde auch Grobe vernommen. Sie meinte, sich an die ihr vorgehaltenen Fälle nicht erinnern zu können. Lediglich dass ein Kind von den Krankenschwestern den Spitznamen »*Lufttorpedo*«[12] erhalten hatte, war ihr noch im Gedächtnis. Wie andere Schwestern aussagten, soll ein über 70-jähriger Luftschutzwart bei einem Fliegerangriff mit der Mutter des Kindes Geschlechtsverkehr gehabt haben.

Aus dem Umfeld der Grobe-Tochter war zu erfahren: »Sie war eine gastfreundliche, herzliche und humorvolle ältere Dame, die, das genaue Jahr weiß ich nicht, ungefähr 1992 verstarb.«[13] In der Familie Grobe sei über das Thema Rothenburgsort nie geredet worden. »Deshalb lösten die Informationen in Ihrem Buch auch Bestürzung aus, aber auch das Bedürfnis, präzisere Informationen über die Beschuldigungen der Mutter zu bekommen.«

Wenige Häuser von Grobes Haus entfernt wohnte im Jahr 2012 die hochbetagte **Margareta Veth**. Sie war die Tochter des einstigen KKR-Verwaltungsdirektors Wilhelm Meis. Außerdem war sie Säuglingsschwester in diesem Krankenhaus und Waltraut Grobe war ihre Cousine. Sie sei vor etwa zehn Jahren verstorben,

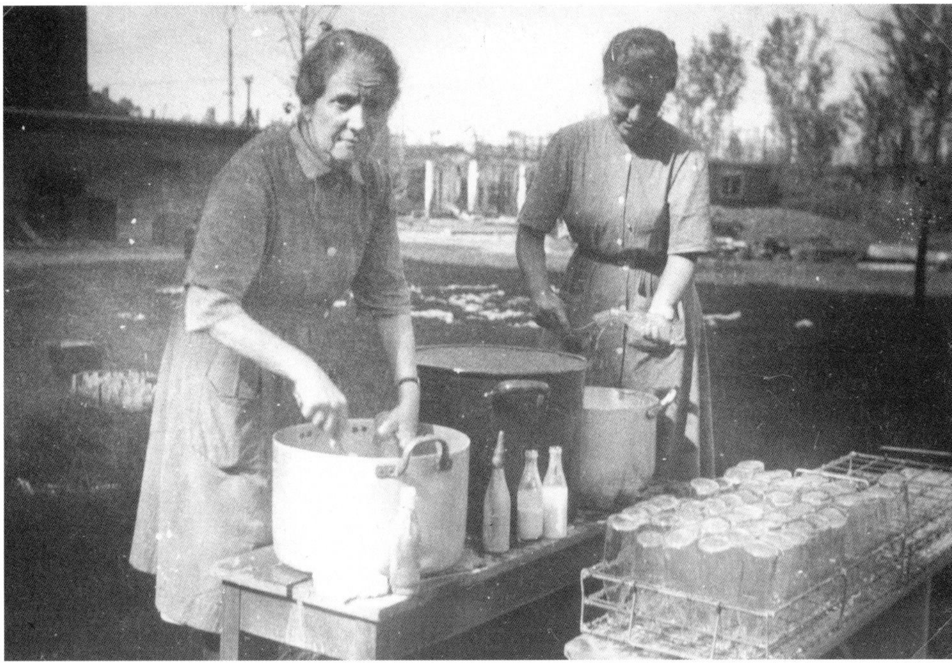

»Milchküche« hat Lotte Albers dieses Bild unterschrieben. Wegen der Kriegszerstörungen wurden die Milchflaschen im Freien gespült

schätzte die 1920 Geborene. Sie selbst arbeitete bis Mitte 1943 im KKR und verließ dann Hamburg, um zu heiraten. In den Ermittlungsakten erscheint sie als Margareta Sauerbier, geborene Meis.[14] Sie war vor der Ehe mit Kurt Veth mit einem anderen Mann verheiratet. Von Dr. Helene Sonnemann erinnerte sie, dass sie ein »sehr gutes Verhältnis« zu ihr hatte und sie »sehr sympathisch« fand. Nach dem Kriege hatte sie aber keinen Kontakt mehr zu ihr. Auch der Name der Südtirolerin Fontana sei ihr geläufig. Vor ihrer Recherche im Jahr 2012 im Internet sei sie »überhaupt nicht informiert gewesen«, was im Krankenhaus damals geschehen war. Dass sie kurz nach dem Krieg vernommen wurde, wird sie aber bei ihrem glänzenden Gedächtnis sicher nicht vergessen haben. Mit den Ärzten »hatte ich gar nichts zu tun gehabt« und dann hätten einige Ärztinnen andere Namen angenommen, so dass sie fast 70 Jahre nach ihrer KKR-Zeit nichts Näheres zu den Medizinerinnen sagen konnte.

Ihr Vater war von 1927 bis in die 60er Jahre hinein in der Verwaltung des Krankenhauses leitend tätig. Auch den vormaligen Krankenhausleiter Dr. Stamm kannte sie gut. Mit der Familie des ehemaligen KKR-Sekundärarztes Dr. Herz sei sie gut befreundet gewesen. Er sei nach San Francisco ausgewandert. »Die haben später jedes Jahr Urlaub bei uns gemacht.« Näheres über Dr. Stamm[15] zu erfahren, interessierte sie »gar nicht«. Und zum Ende unseres Telefonats fragte sie: »Dann

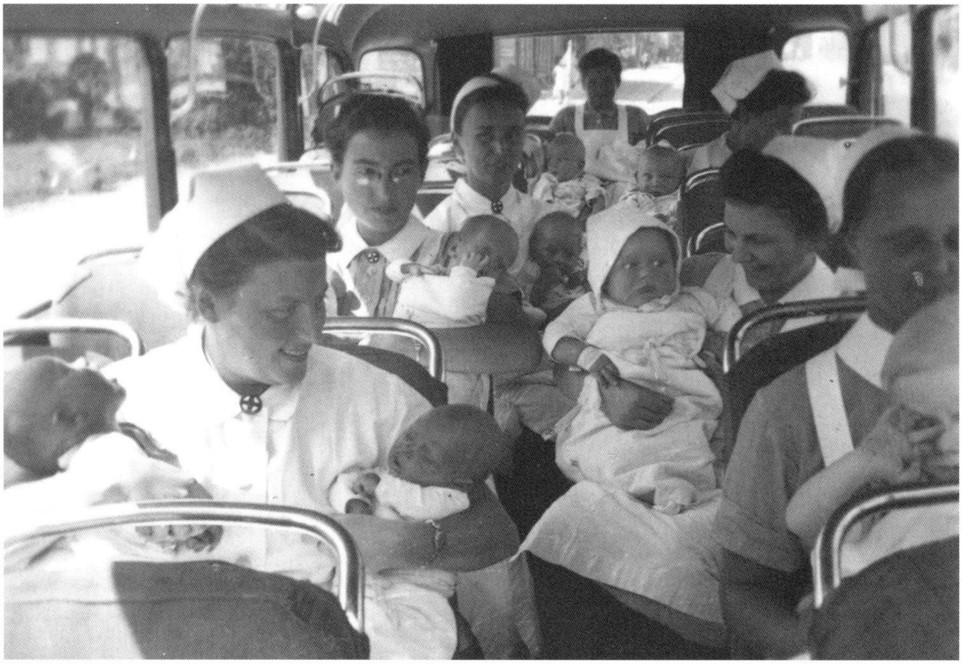

Im Bus hatte jede Krankenschwester zwei Säuglinge in den Armen, als sie im Sommer 1941 vom KKR zur Ausweichstation Wentorf verlegt wurden

ist das jetzt erledigt?« Einige Monate später sagte die alte Frau, dass die im Jahr 2007 verstorbene Gisela Seidler, geborene Meis, ihre Schwester war.[16] Sie war wie sie Krankenschwester am KKR und machte die Flucht nach Celle mit. Die Ärztin Ursula Petersen war einmal auf ihrer Station, meinte Veth etwa 70 Jahre nach diesem Ereignis. Sie identifizierte die Ärztin als die Dritte von links auf einem Bild, das sechs sitzende Ärztinnen zeigt. »Meine Hand kann ich dafür aber nicht ins Feuer legen«, relativierte sie diese Einschätzung. Im Dezember 2012 aber erkannte sie Petersen auf einer anderen Aufnahme eindeutig: Auf dem Foto, auf dem dieselbe Gruppe aus einer anderen Perspektive aufgenommen wurde, identifizierte sie Petersen als die ganz links Sitzende mit einer Zigarette in der Hand.[17]

Veths Tochter **Monika Westinner** (* 1945) ist die Enkeltochter des langjährigen Verwaltungsdirektors des KKR, Wilhelm Meis (27.1.1894 bis 1973). »Er hat alles vernichtet, was irgendwie Rückschlüsse zuließ«,[18] sagte sie mir in einem Gespräch nach dem Tod ihrer Mutter 2013. Ihr 1926 geborener Onkel, der noch eingezogen wurde und im letzten Kriegsjahr 1945 starb, hatte eine Benny-Goodman-Plattensammlung, die ihr Großvater während der NS-Zeit verschwinden ließ, um seine Angehörigen zu schützen. Den jüdischen Arzt des KKR, den Sekundärarzt Dr. Oscar Herz (9.10.1896 bis 1.9.1979), und das jüdische Zahnarzt-Ehepaar Dr. Edith und Dr. Hans Wahle, habe ihr Großvater »gedeckt«. Sie hätten bis in die 1970er

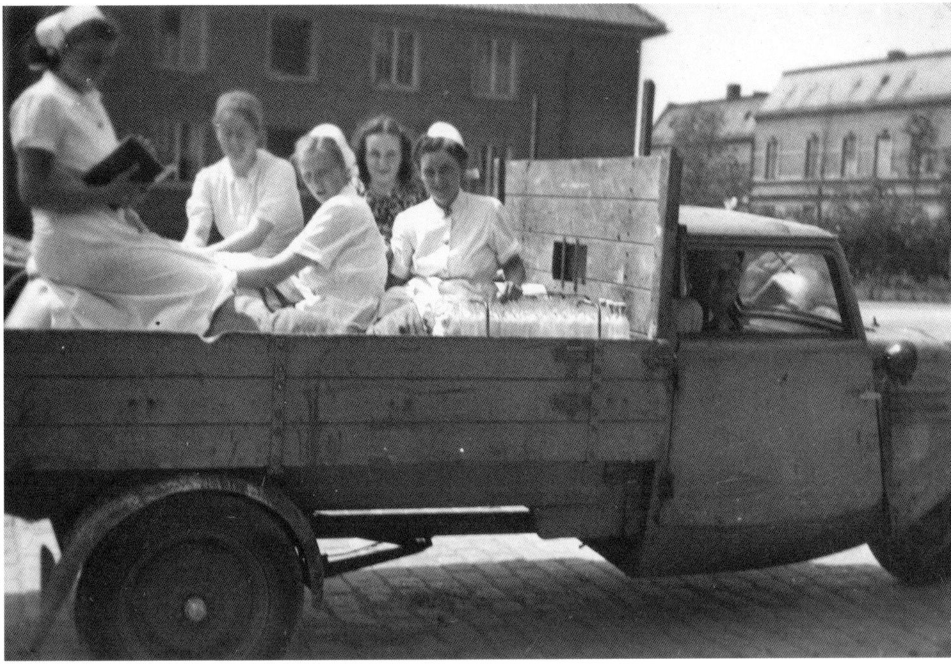

Auch ein Lastkraft-Dreirad diente dem KKR-Personal im Sommer 1941 als Transportmittel zur Ausweichstation in Billstedt. Die Ärztin Lotte Albers ist die Zweite von links

Jahre hinein den Kontakt zu ihm aufrechterhalten. Das Ärzte-Ehepaar Wahle emigrierte 1938 oder 1939 nach England. Es lebte in Southampton, erinnerte sich Westinner. Ihre Mutter Margareta wollte 1939 bei diesem Ehepaar als Au-pair-Mädchen anfangen. Wegen des Kriegsbeginns war das natürlich nicht möglich. Beide Mediziner-Paare hatten keine Kinder. »In diesen für jüdische Mitbürger gefährlichen Zeiten hielten sie es für besser, keine Kinder zu haben«, berichtete Westinner. Oscar Herz studierte in Heidelberg, Frankfurt am Main und Würzburg.[19] 1921 wurde der gebürtige Heilbronner Herz im Fach Familienmedizin an der Universität Würzburg graduiert. 1921 bis 1922 arbeitete er am Allgemeinen Krankenhaus Barmbek. Vermutlich 1922 heiratete Herz die gebürtige Würzburgerin Nori Sigmund (* 2.5.1899), die Krankenschwester im KKR war und ihm später in San Francisco als Sprechstundenhilfe zur Seite stand. 1933 wurden Stamm und Herz am KKR entlassen. Herz versuchte, sich mit einer Privatpraxis an der Isestraße über Wasser zu halten. Am 2.10.1936 emigrierte das rassistisch verfolgte Ehepaar. Am 20.4.1938 erhielt er seine Zulassung als Mediziner in San Francisco. Herz trat im August 1938 der »California Medical Association« des San Francisco County bei. Er blieb viele Jahre in San Francisco, wo er an der Moraga Street lebte. Er war nach Angaben des dortigen damaligen deutschen Konsulatsmitarbeiters Klaus Citron (1929 bis 2008)[20] ein »sehr beliebter Kinderarzt«, der sich »in den 60er und

70er Jahren sehr häufig in Deutschland« aufhielt. Zum Ende ihres Lebens kehrten Oscar und Nori Herz nach Deutschland zurück, wo sie 1979 beziehungsweise 1980 in Baden-Baden starben.

Gertrud Menke war mit Abstand die älteste der Stationsschwestern, die Kinder bei den Tötungen festhielten. Sie wurde als Tochter eines Pastors am 19.11.1898 in Diepholz geboren. Das hinderte sie aber nicht daran, bei der Tötung mehrerer Kinder mitzuwirken. In den Ermittlungsakten wird auf ihre Person und ihre Abstammung angespielt, wenn es heißt, dass man sie als Pastorentochter »*schonen*« wollte, wenn eine andere die fürchterliche Arbeit für sie übernommen hatte. Sie gab Ende der 1940er Jahre zu, »*in zwei Fällen auch Kinder gehalten*« zu haben. Auf ihrer Säuglingsstation SI seien bis zur Ausbombung im Juli 1943 in »*fünf bis sechs Fällen Sterbehilfe gewährt*« worden.[21] Der Vater Hermann (13.10.1868 bis 20.2.1946) war zweiter Pastor in Diepholz. Menkes Eltern sind in Eystrup bestattet worden, der letzten Wirkungsstätte des Seelsorgers.[22] Gertrud Menke heiratete am 22.12.1958 Eduard Oskar August Faust in Frankfurt und starb am 2.6.1969 in Bergedorf.[23] Sie hatte vier Geschwister, die alle in Diepholz geboren wurden.

Margarete Rieckmann wurde am 27.7.1908 in Harburg als Tochter eines Mittelschullehrers geboren. Sie wollte eigentlich Gewerbelehrerin werden, gab sie bei einer Vernehmung an.[24] Ihr Vater war wahrscheinlich Georg Rieckmann (* 24.2.1871), der zwischen 1891 und 1895 seine Lehramtsprüfungen im Regierungsbezirk Lüneburg ablegte, seit 1.10.1930 an einer Schule in Harburg unterrichtete und am 1.4.1933 in den Ruhestand trat. Am 20.2.1938 kam sie als Schwester ins KKR. »*Auf meiner Station habe ich nur mit den Assistenzärztinnen Dr. Albers und Dr. Petersen zu tun gehabt, die mit Euthanasiebehandlungen in Verbindung standen.*« Sie vermutete, dass »*in den ganzen Jahren nach meiner Schätzung auf der von mir betreuten Abteilung zehn Fälle Sterbehilfe geleistet*« wurden. »*Ich entsinne mich, dass ich in zwei Fällen die Kinder bei Verabfolgung der Spritze durch die Assistenzärztin gehalten habe*«, gab sie zu. Später veränderte sie diese Aussage.[25] Nun meinte sie, dass »*nicht in zehn oder mehr, sondern nur in sechs Fällen Kinder gehalten*« wurden. Rieckmann meinte über Dr. Bayer: »*Auch mit den geisteskranken Kindern hat er sich besonders lange beschäftigt und war zu den Kindern gut.*« Da Rieckmann mit Dr. Lotte Albers befreundet war, liegt die Vermutung nahe, dass sich die beiden Frauen auch nach dem Krieg öfter sahen, denn beide lebten in Harburg.

Felicitas Holzhausen war als Krankenschwester Abteilungsleiterin im KKR. Sie wurde am 19.3.1910 in Kiel geboren. Ihr Vater war der Marineingenieur Felix Holzhausen. Sie besuchte in Cuxhaven die Realschule und kam bereits im Februar 1933 ins KKR. Zu einem sehr frühen Zeitpunkt der Ermittlungen, nämlich am 30.7.1945, gab sie an, dass sie kein Mitglied der NSDAP, wohl aber im Reichskolonialamt war. »*Dr. Bayer war gewissenhaft, er wollte nur das Beste*«, sagte sie über ihren Chefarzt. Und sie nannte drei Namen von Assistenzärztinnen: »*Bei der betreffenden Behandlung der Kinder haben die Dr. Bauer, Dr. Albers, Dr. Wetzel Hilfe geleistet.*« Außerdem erinnerte sich Holzhausen an die Assistenzärztin von Lamezan.[26] Die Ärztin Ursula Bensel gab in einer Vernehmung an, dass sie mit

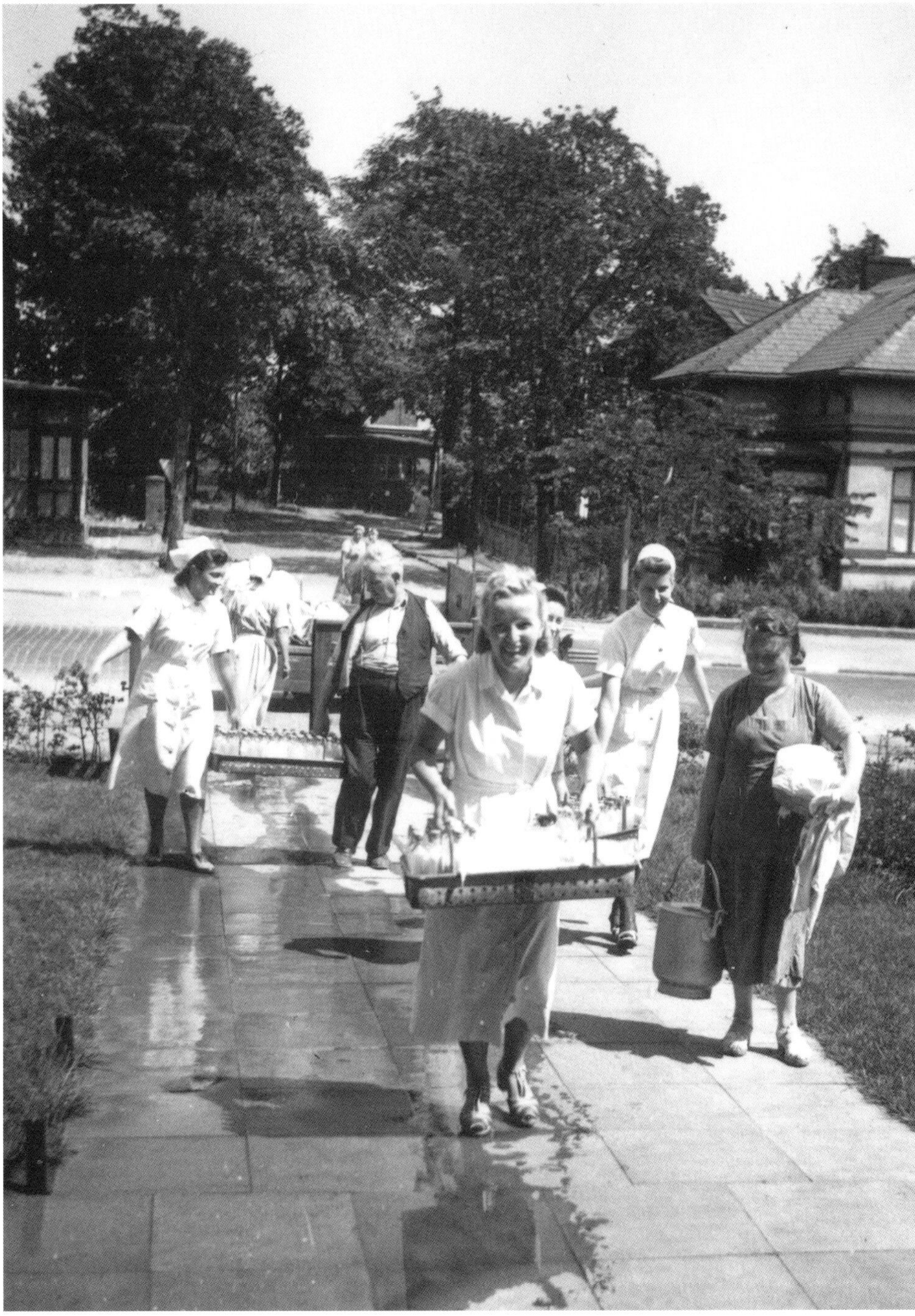

Trotz der kriegsbedingten Umstände ließen sich die Angestellten des KKR die gute Laune nicht verderben, als sie im Juli 1941 nach Billstedt umzogen. Bei der Flucht nach Celle zwei Jahre später war die Stimmung sicherlich nicht so gelöst

Holzhausen befreundet sei. Bensel wies die Vorwürfe von Dr. Bauer gegenüber Holzhausen zurück. Bauer hatte behauptet, dass Holzhausen süchtig sei: »*Ich war nämlich dabei, als die Schwester Holzhausen in der Kiefernklinik eine Morphiumtropin-Spritze bekam, die sie in keiner Weise vertrug. Ich kann nur sagen, daß die Schwester Felicitas Holzhausen die beste Schwester war, die wir in Rothenburgsort hatten und die im Dienst nahezu unfehlbar war. Ich halte sie für absolut glaubwürdig. In ihrem Privatleben ist sie im Gegensatz zum Dienst etwas psycholabil.*«[27] Auch Dr. Helene Sonnemann sagte über sie aus: »*Die Schwester Felicitas Holzhausen war von vornherein eine sehr umstrittene Persönlichkeit. Sie war als Schwester sehr tüchtig, in ihren Stimmungen aber ausserordentlich labil und sie stand in dem Verdacht, süchtig zu sein. Ich könnte mir vorstellen, dass sie in manchen Zeitabschnitten nicht glaubwürdig ist.*«[28]

Der Ermittler Kurt Steckel vernahm die Krankenschwester **Medy Fittschen** (* 10.2.1920 in Nienburg) am 12.5.1948 in Bremen. Über 60 Jahre danach lebte sie immer noch an der Weser. Sie gab während der Untersuchungen an, dass sie einen Fall eines gestorbenen »*idiotischen Kindes*« auf ihrer Station gehabt habe. Sie lieferte einen interessanten Bericht von der Evakuierung der Klinik nach dem Hamburger Feuersturm.

Denn Fittschen ist eine der Krankenschwestern, die nach dem verheerenden Bombenangriff vom Juli 1943 mithalfen, 200 Kinderpatienten aus dem schwer getroffenen KKR herauszuholen und nach Celle zu bringen. Die Bremerin versah damals ihren Dienst im Haupthaus.[29] »Wir hatten Gott sei Dank die Kinder schon im Keller«, erinnerte sich die Hochbetagte mit Grausen. »Die Wehrmacht hat uns dann rausgeholt. Wir bekamen klitschnasse Tücher über uns gelegt und schleppten die Kinder in das etwas abseits gelegene Infektionshaus. Dort kamen wir erst einmal unter. Ich bekam dann zwei Säuglinge rechts und links unter den Arm und ein Kleinkind um den Hals«. So ging der Weg durch die Trümmer der Hansestadt. »Links und rechts schlugen Bomben ein. Es war einfach fürchterlich. Wir waren jedes Mal froh, wenn wir an einem trockenen Platz kamen, wo kein Qualm und kein Feuer war. Und dann kam die Frage: Wer nimmt uns auf? Wir sind in einem Sonderzug und auch mal mit dem Bus wohl in einem Stück 24 Stunden gefahren, haben nur einmal irgendwo Station gemacht. Aber es war ja alles überlagert.« Und dann kam die frohe Kunde, dass Celle die Hamburg-Flüchtlinge aufnehmen würde. »Die Stadt hat ja nicht viel abgekriegt. Da war jeder heilfroh, mal etwas anderes zu sehen und nicht immer diesen Geruch der brennenden Häuser in der Nase und den Qualm in den Augen zu haben«, sagte die Frau, die später ihr »großes Krankenschwester-Examen« ablegte. Nach etwa zwei Monaten in Celle transportierte man nahezu alle Schwestern, Ärztinnen und Kinder wieder nach Hamburg zurück. »Dort nahmen uns der Leitende und die Oberin in Empfang und schickten uns erst einmal 14 Tage zur Erholung nach Hause.« Die Kinder wurden von den Eltern oder anderen Verwandten abgeholt oder kamen anderswo unter. Zu Hause in Bremen schlief die damals 23-Jährige wohl eine Woche durch, so hatte sie die Rettungsaktion mitgenommen, erinnerte sich Fittschen, die im Jahr 2015 in Bremen verstarb.[30]

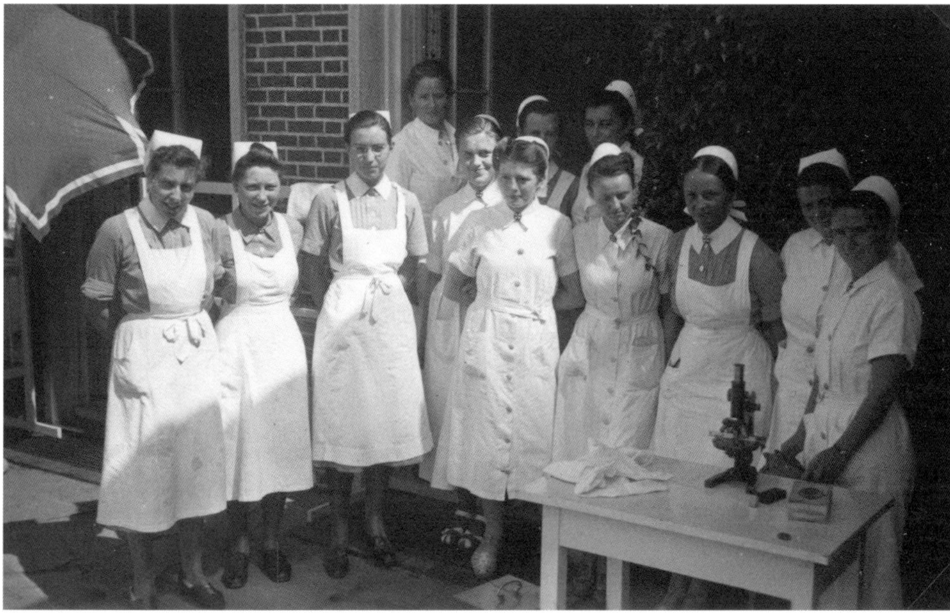

Im Ausweichstandort in Hamburg-Billstedt hat sich Dr. Lotte Albers im Kreise von Krankenschwestern 1941 ablichten lassen

Maria Trybisch (* 5.5.1923 in Gladbeck) war von November 1942 bis März 1943 als Schwesternschülerin am KKR. Sie erinnerte sich im Jahr 2014:[31] »Ich war dort nur kurz im Rahmen meiner fünfjährigen Ausbildung. Ich war ja noch Schülerin und hatte dort sechs, wie sagt man, mongoloide Kinder zu pflegen. Die waren alle zwischen einem Vierteljahr und einem halben Jahr alt. Ich musste die sechs Mongölchen nach unten in ein Labor tragen. Dort war eine Ärztin.« Wer diese Ärztin war, konnte Trybisch nicht mehr sagen. »Wir junge Schwestern fragten: Was wird denn jetzt mit den Kindern geschehen? ›Die haben eine Pneumonie und das ist eine Spritze zur Gesundung‹, hat man uns gesagt.« Lungenentzündungen hätten die Kinder damals leicht bekommen. Sie hätten die Kinder auf einen Tisch gelegt und die Ärztin habe die Spritze verabreicht. Wer die Kinder festgehalten hat, wusste sie nicht mehr. »Spritzen bekam ja jedes Kind im Krankenhaus«, sagte sie. Und wenn man nicht weiß, um was für eine Spritze es sich handelt, dann merkt man sich diese Dinge als Uneingeweihte eben nicht. »Wir dachten: Die kriegen eine Spritze, die ihnen helfen wird. Das Eigenartige war, dass die alle eine Lungenentzündung bekamen und nach ein paar Tagen waren sie tot.« Die Gladbeckerin meinte, dass im Krieg »sehr viele Kinder mit Down-Syndrom geboren worden sind«. Nach dem Krieg hat sie erfahren, dass Dr. Bayer in seiner »Kinderfachabteilung« die »Euthanasie« angewendet hat. »Ich war dann sehr enttäuscht von ihm und schockiert, denn er war so ein liebenswerter und herzensguter Mann. Im Krieg ist so viel passiert. Darüber kann ich gar nicht sprechen.«

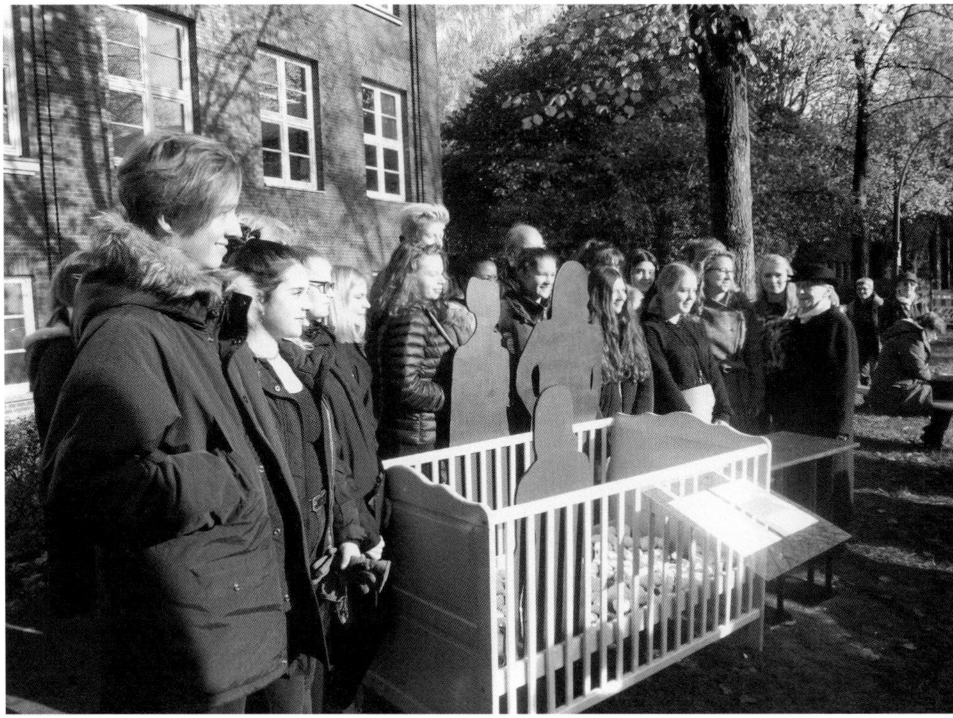

*Die Schüler*innen der Stadtteilschule Bergedorf haben hinter der Installation am KKR für ein Gruppenfoto Aufstellung genommen*

Ausblick

Die KZ-Gedenkstätte Neuengamme, die Bürgerschaft der Stadt Hamburg, die Stolperstein-Initiative, die Landeszentrale für politische Bildung und der Verein Bertini-Preis sind seit Jahren die Motoren einer äußerst aktiven Gedenkarbeit in Hamburg. Daneben sind es immer wieder junge Leute, die an die NS-Zeit und ihre Opfer erinnern.

Am Gymnasium Klosterschule in Hamburg setzen sich Schüler seit Jahren intensiv mit der Geschichte ihrer Stadt auseinander. Im Jahr 2016 haben Schüler des 10. Jahrgangs die szenische Lesung von Michael Batz (»Die Reichsausschusskinder«) unter Leitung der Lehrkraft Berit Juppenlatz als Theaterstück aufgeführt.[1] Dafür wurden sie mit dem Bertini-Preis 2017 ausgezeichnet.[2] Die Schülerinnen Laura Petrillo, Lisbeth Antoniazzi und Nadia Hamou haben ebenfalls im Jahr 2016 in Erinnerung an die Opfer des KKR ein Video produziert, in dem sie die Wegstrecke zwischen Klosterschule und KKR gefilmt haben.[3] Lotte Albers und Ingeborg Wetzel haben an dieser Schule ihr Abitur abgelegt.

Eine Installation für die im KKR ermordeten Kinder haben Anfang November 2019 Schüler der Profilklasse Musik und Theater der Stadtteilschule Bergedorf eingeweiht. Es handelte sich dabei um einen »temporären Gedenkort«, denn bis es dort an der NS-Mordstätte zu einem festen Platz des Gedenkens kommen kann, werden wahrscheinlich noch Jahre vergehen. Das wollten die Schüler nicht hinnehmen. Sie wurden selbst aktiv. Weil das an der Marckmannstraße untergebrachte Hygieneinstitut der Stadt Hamburg einen Neubau erhalten soll, ist die Nachnutzung der Gebäude unklar. Und von daher tut man sich schwer, zwischen Hauptgebäude und Bürgersteig einen festen Gedenkort zu installieren.

Pläne des Designers und Ausstellungs-Kurators der KZ-Gedenkstätte Neuengamme, Wolfgang Wiedey, wurden im Sommer 2019 in der Rothenburgsorter Thomaskirche vorgestellt. Dort wurden die Bergedorfer Schüler aufmerksam und entwickelten eigene Ideen. Wenige Monate später gab es eine eindrucksvolle Feier an der Marckmannstraße, die ganz von den Jugendlichen geprägt war. Sie spielten Theater, sangen und sprachen vor knapp 50 Gästen. »Das Thema beschäftigt uns seit mehr als zwei Jahren und immer noch, weil wir etwas verändern wollen«, sagte eine der Schülerinnen: »Die Kinder, die hier getötet wurden, waren Menschen wie du und ich. Kein Mensch ist normal. Das Unnormale kann man bei den meisten Menschen nicht sehen. Die Kinder wurden ermordet, weil man ihnen ihr Päckchen ansehen konnte.« Es sei ihr »kleiner Beitrag, dass sich Geschichte nicht

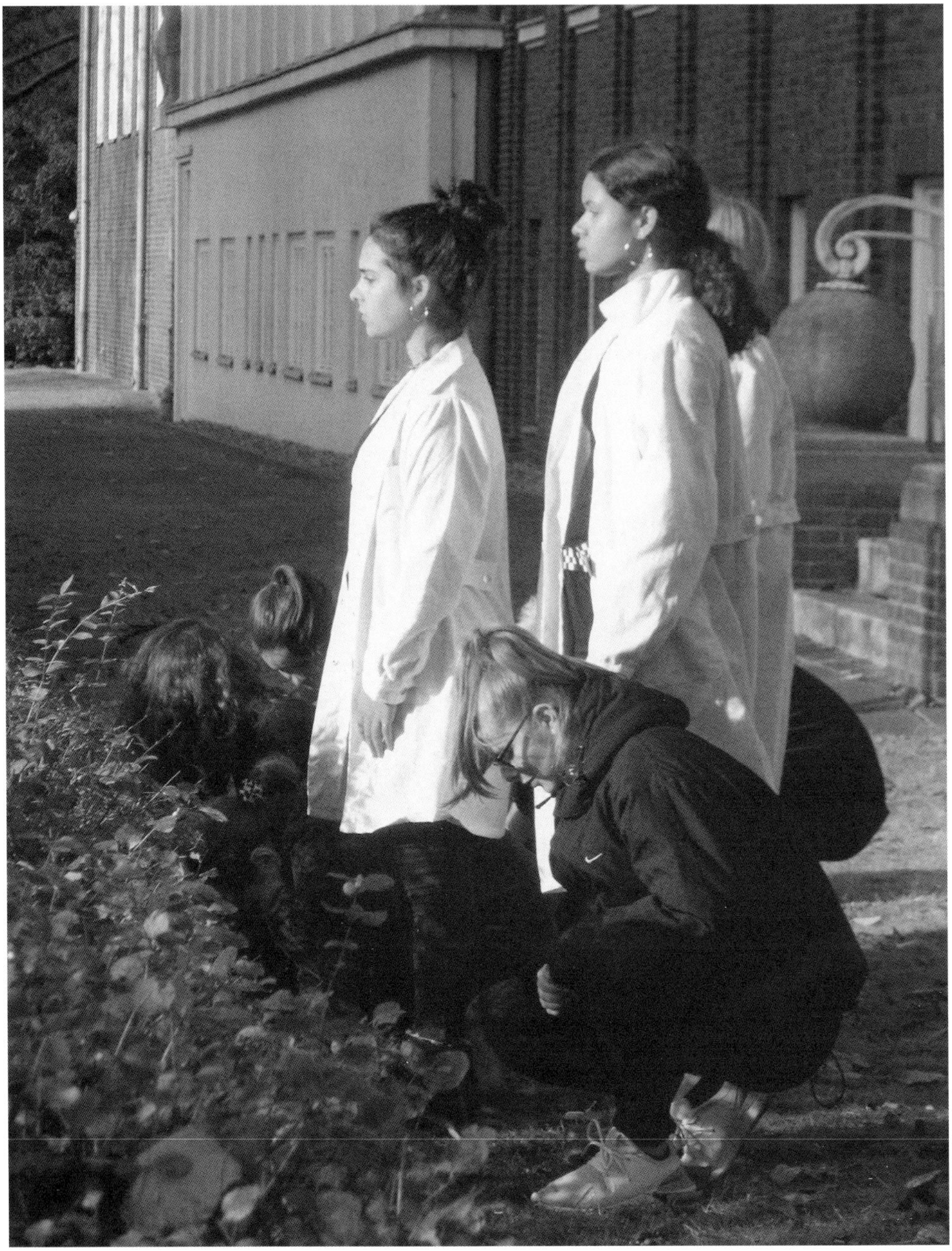

*Die Schüler*innen der Stadtteilschule Bergedorf zeigten im November 2019 vor dem KKR einen Ausschnitt aus ihrem preisgekrönten Musical*

wiederholt«, dass sie die Geschichte des Kinderkrankenhauses weitererzählen. »Wir sind die neuen Zeitzeugen«, sagte die Schülerin.

Die Jugendlichen hatten zusammen mit ihren Lehrern Bernd Ruffer und Christina Vad sowie dem Musical-Texter Dirk Schattner ein Musical entwickelt, das Ende 2019/Anfang 2020 gleich doppelt preisgekrönt wurde. Mit ihrem Stück »Das Kinderkrankenhaus von Rothenburgsort. Oder: Keine Ahnung« haben sie den ersten Platz des Wettbewerbs »andersartig gedenken on stage« gewonnen. Sie wurden am 19. November 2019 im Theater Thikwa in Berlin ausgezeichnet.[4] Am Holocaust-Gedenktag 2020 haben sie im Ernst-Deutsch-Theater Hamburg den Bertini-Preis erhalten.[5]

Die Präsidentin der Hamburger Bürgerschaft, Carola Veit (SPD), war sichtlich berührt bei der Einweihung des vorübergehenden Gedenkorts, als sie frei sprach. Sie hob die Aufarbeitung des Themas durch Michael Batz (szenische Lesung »Die Reichsausschusskinder«), durch Dirk Schattner (Musical »Nimmerwiederkehr«)[6] und durch mich hervor, die das Tun hinter diesen Mauern »erlebbar, aber nicht begreifbar« gemacht hätten. »Es ist für uns nicht zu verstehen und trotzdem ist es wichtig, dass wir daran erinnern, um andere mitzunehmen und andere aufzurütteln«, sagte Veit. Die Installation, ein weiß gestrichenes Kinder-Gitterbett mit weißen Steinen auf dem Lattenrost und zwei Silhouetten am Bett, die Menschen darstellen, wurde im Jahr 2020 vor dem KKR entfernt und auf dem Gelände der St.-Thomas-Kirche, wenige Hundert Meter entfernt, aufgestellt. Pastorin Cornelia Blum engagiert sich dort seit Jahren mit Herzblut für das Gedenken an die KKR-Opfer, unter anderem durch zahlreiche Veranstaltungen im Gotteshaus. Das Musical »Nimmerwiederkehr« ist im Jahr 2020 auch als CD veröffentlicht worden.[7]

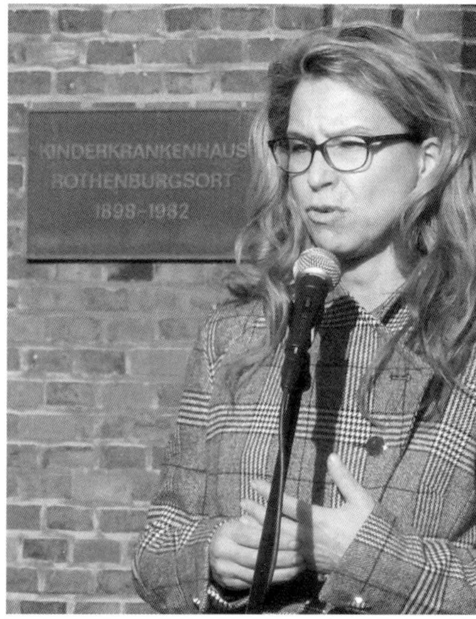

Die Hamburger Bürgerschaftspräsidentin Carola Veit (SPD) sprach bei der Einweihung des provisorischen Gedenkortes am KKR im November 2019

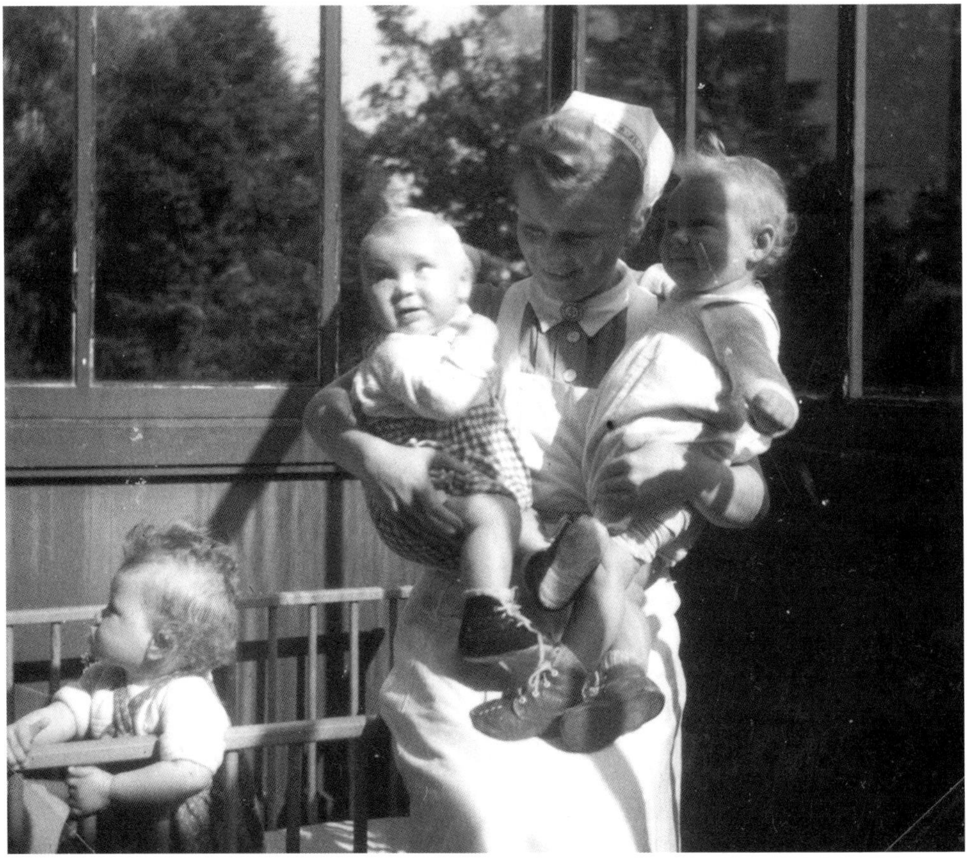

Normalität auch am KKR: Die Krankenschwestern kümmerten sich liebevoll um die kleinen Patienten – zumindest um die, die nicht geistig behindert waren

Zusammenfassung

Studierte und gebildete Frauen und Männer gerieten im KKR in die Mechanismen eines mörderischen Systems. Bei elf von ihnen ist es sehr wahrscheinlich, dass sie zu Werkzeugen der Nationalsozialisten wurden, indem sie behinderte Kinder umbrachten. Manche töteten aus Überzeugung, andere gegen ihren eigenen inneren Widerstand. Einige Frauen und Männer weigerten sich offenbar, bei diesem mörderischen Tun mitzumachen oder der ärztliche Leiter sprach sie wegen ihrer Haltung gar nicht an oder sie hatten einfach nur Glück, dass auf ihrer Station kein behindertes Kind lag, das »zur Behandlung freigegeben« war.

Was wäre passiert, wenn sich eine Medizinerin geweigert hätte, ein behindertes Kind zu töten? Manche Zeitzeugen meinten, die Ärztinnen hätten zumindest ihre Karriere gefährdet, wenn ihnen nicht gar Haft drohte. Zumindest für das KKR haben wir festgestellt, dass immerhin einige Ärztinnen und Ärzte nicht mitgemacht haben bei den Krankenhausmorden. Und keine von ihnen wurde vom NS-Apparat dafür zur Rechenschaft gezogen. Isabel Hahn, Ingeborg Sammet und Margarita van der Borg ließen sich so schnell wie möglich aus diesem Krankenhaus an andere Häuser versetzen, in denen keine sogenannten »Euthanasie«-Tötungen vorgenommen wurden. Maria Mainka und Walter Kalthoff verließen wie Isabel Hahn das KKR zu Beginn der Tötungsphase, etwas später auch Friedrich Meyer und noch etwas später Heinz Graul. Liesel Deidesheimer setzte ihre Laufbahn nach dem Krieg am KKR genauso fort wie ihre Freundin Ursula Petersen, gegen die ermittelt wurde. Auf beider »Karrieren« hatte die Entscheidung pro oder kontra »Euthanasie« offenbar keinen Einfluss. Und Lydia Fontana? Von ihrer Zeit am KKR weiß man nahezu nichts. Dass sie ihren Pass abgeben musste, könnte mit ihrer Weigerung zusammenhängen, an dem perfiden Projekt mitzuwirken. Was mit den standhaften Ärztinnen passiert wäre, wenn das NS-Regime länger an der Macht gewesen wäre, ist reine Spekulation. Wären sie später noch stärker unter Druck gesetzt worden? Hätten sie eines Tages auch die Giftspritzen zur Hand genommen? Das kann niemand sagen. Rücksichten auf Familienmitglieder musste damals keine der Ärztinnen nehmen, denn die Täterinnen waren während des Krieges noch unverheiratet und kinderlos – bis auf Liesel Deidesheimer, die von ihrem Mann geschieden war und schon eine Tochter hatte. Doch gerade sie wurde eben nicht zur Täterin. Festzuhalten bleibt, dass es immerhin einige starke, mutige Mediziner im KKR gegeben hat, die unter diesen unglaublichen Umständen ihren Weg gingen, ohne Schuld auf sich zu laden.

Die Ärztinnen des KKR Rothenburgsort während der NS-Zeit

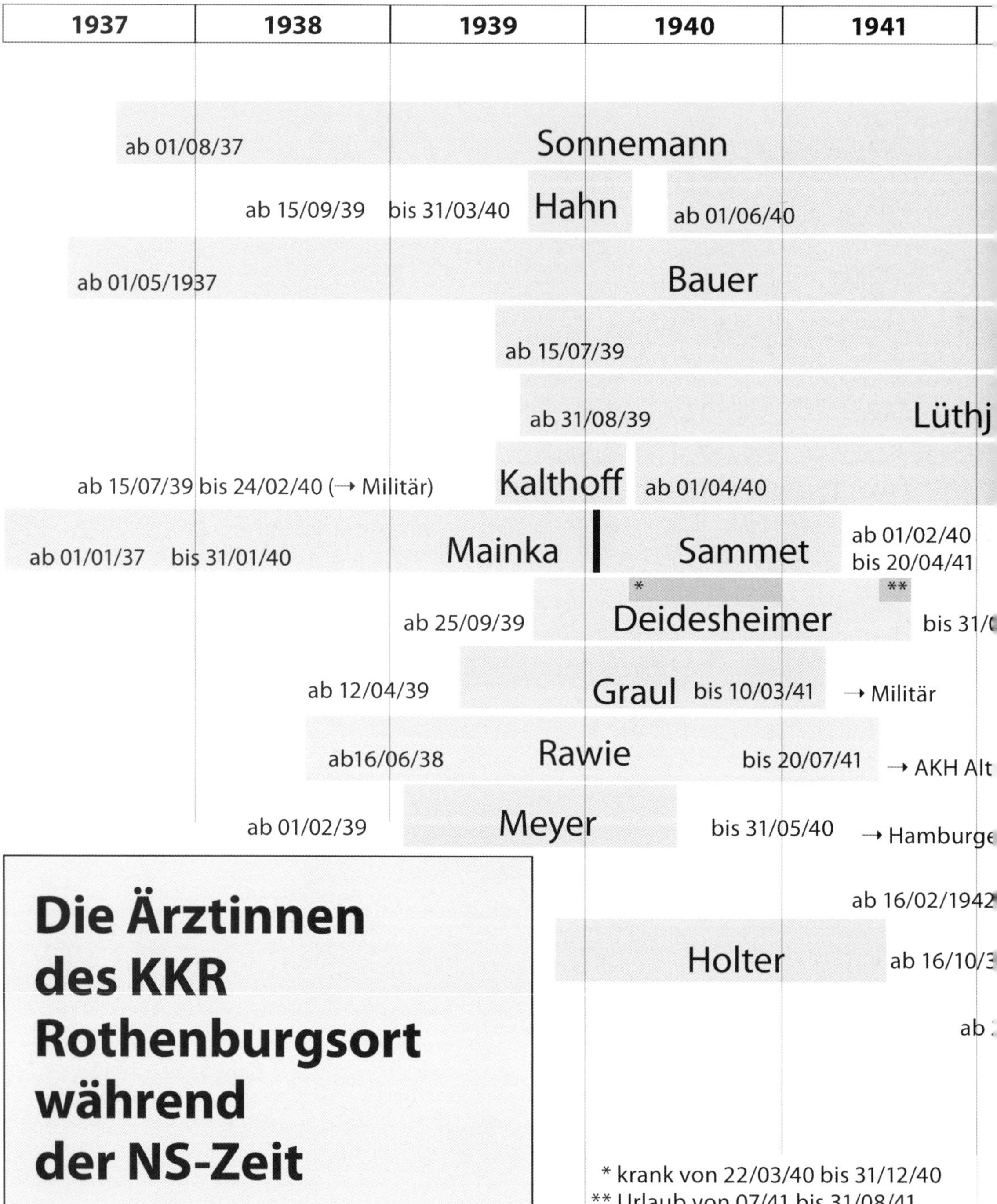

1942	1943	1944	1945	1946

Bombenangriff am 28. Juli 1943 — Kriegsende am 5. Mai 1945

bis Ausbombung 28/07/43 → Celle

Wetzel bis 04/12/44 → Bispingen

bis 31/10/43 → Essen

Petersen bis mindestens 31/03/48

ithje bis 12/03/44 → Eckernförde

Albers bis 30/09/44 → HH-Barmbek

/40
/41 → HH-Barmbek — ab 15/02/45 Werner bis 10/02/46

s 31/08/41 — ab 09/44 Deidesheimer bis 12/45

ab 01/12/42 Lange-de la Camp bis 28/08/43

H Altona — ab 11/02/44 Bensel bis 30/06/46

ourger Hochbahn — ab 09/44 Schwabe bis 05/45 → Bunkereinsatz

/1942 Fontana bis 30/07/43 → Celle → Augsburg → Bozen

/10/39 bis 21/07/41 — ab 05/12/44 van der Borg bis 15/04/45 → Wintermoor

ab 20/07/42 Fryd bis 21/11/43

ab 01/03/44 von Lamezan bis 31/05/48

ab 05/10/42 Mühlenbruch bis 21/11/43

Über die Motivation der Ärztinnen konnte im Rahmen dieser Untersuchung wenig herausgefunden werden. Die Frauen gehörten der ersten Generation an, die im Krankenhausbetrieb Karriere machen konnten, weil die Männer im Krieg waren. Diesem Karrieregedanken ordneten sie offenbar vieles unter – auch ihren hippokratischen Eid. Die Aussagen in den Ermittlungen aus der Nachkriegszeit sind dabei die wichtigsten Überlieferungen. Zeitzeugen hoben immer wieder hervor, dass man damals »anders« über das Thema »Euthanasie« dachte als heute. Das muss bei der Bewertung heute berücksichtigt werden. Dennoch: Nicht alle dachten seinerzeit so. Zeitzeugen wie Rudolf Degkwitz senior oder auch seine drei Studenten, die die Ermittlungen in Gang gebracht hatten, zeigten die Tötungen an – wohlgemerkt erst nach dem Ende der NS-Terrorherrschaft. Die britischen Ermittler bezeichneten die Taten schon damals treffend als Morde. Aktiver Widerstand während der NS-Zeit wurde von den Machthabern im Keim erstickt.

Zumindest Ilse Bauer bestritt, ein Kind getötet zu haben. Merkwürdig hört sich das aus ihrem Munde an, da sie sich ganz offen für die »Euthanasie« aussprach. Liest man ihren Lebenslauf, den sie als 18-Jährige verfasste, kann man ihren späteren Auslassungen eventuell Glauben schenken. Sie ertrug es angeblich nicht, wenn Tieren ein Leid angetan wurde, schrieb sie als Schülerin. Moralisch verwerflich ist ihre Haltung, was die »Euthanasie« angeht, natürlich trotzdem, ob sie nun selbst ein Kind getötet hat oder nicht. Lediglich zwei Täterinnen hatten offenbar große Gewissensbisse – zum einen Ursula Bensel, als sie sich kurz vor Kriegsende dazu gedrängt sah, ein Kind zu töten. Sie lehnte als überzeugte Anthroposophin die »Euthanasie« strikt ab, war aber unter den enormen Kriegseinflüssen so sehr unter moralischen Druck gesetzt, dass sie sich für die »gesunde« Familie entschied und diese von dem »behinderten« Kind »befreite« – Ursula Bensel wird sicher ihr gesamtes weiteres Leben unter dieser Tat gelitten haben. Auch von Erika Rawie ist überliefert, dass sie eigentlich gegen die »Euthanasie« war, und die Aussagen einer Krankenschwester belegen, dass diese Ärztin stark mitgenommen war, nachdem sie ein Kind getötet hatte. Vielleicht wurden solche Frauen wie Bauer und Rawie im weiteren Verlauf von Bayer tatsächlich »geschont«, weil sie nicht so »funktionierten«, wie es in dem Mordsystem vorgesehen war. Die Morde verübten dann eben andere Frauen, die weniger oder gar keine Skrupel hatten, Gottes Geschöpfe totzuspritzen. Diskussionen über die Tötungen gab es unter den Ärztinnen offenbar nicht.

Aus den drei Studenten Maier, Kuhlenkampff und Jochheim, die die Morde anzeigten, wurden angesehene Mediziner. Als letzter Überlebender war Jochheim Ende 2012 leider nicht mehr in der Lage, die damaligen Taten zu bewerten. Die meisten der KKR-Ärztinnen arbeiteten nach dem Krieg als niedergelassene Medizinerinnen weiter und haben Tausende von Kindern behandelt und geheilt.

Ortrud von Lamezan praktizierte als Ärztin offenbar an Hamburger Krankenhäusern weiter, auch Gisela Schwabe und kurzzeitig Lydia Fontana blieben dem Krankenhausbetrieb treu. Helene Sonnemann machte als Chefärztin und stellvertretende ärztliche Direktorin am Celler Krankenhaus in herausgehobener Position Karriere, man verehrte sie dort für ihre Arbeit und auch für ihre »Heldentat«,

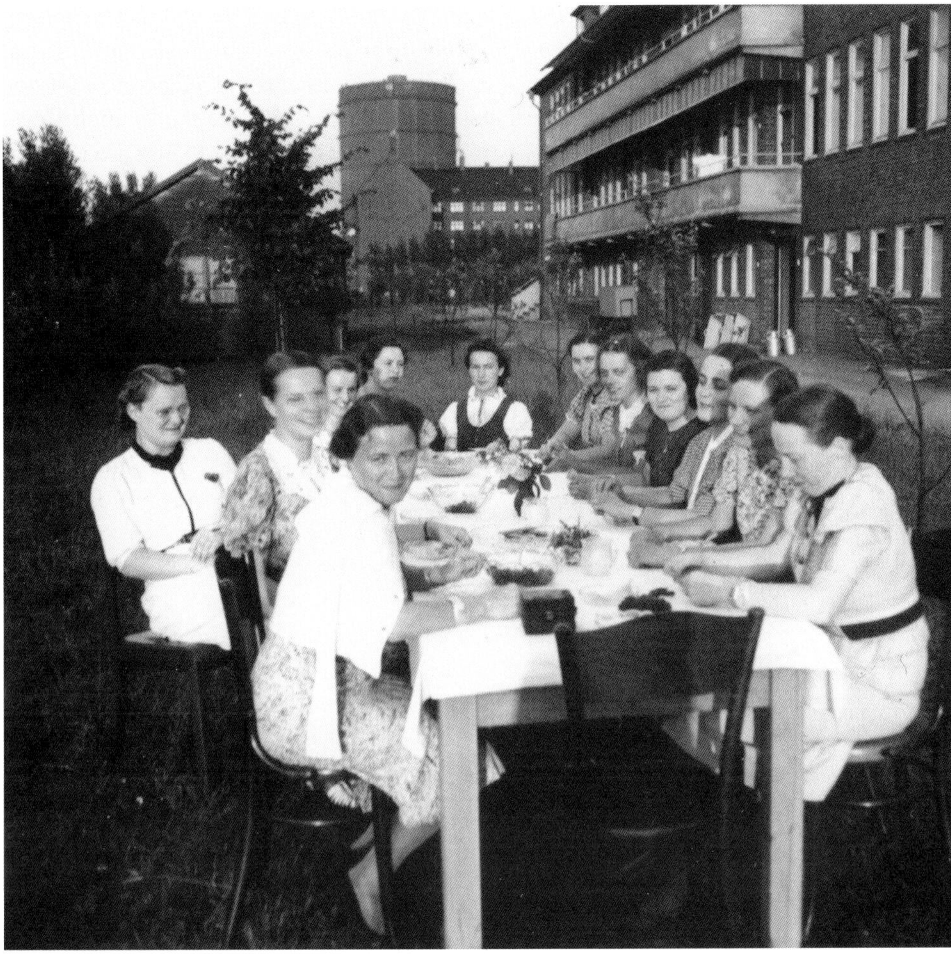

Idylle an der Mordstätte: Ärztinnen und Krankenschwestern haben sich zum Erdbeeressen hinter dem Infektionshaus an Tischen niedergelassen: (auf der Rückseite des Fotos sind Namen vermerkt, von links): Harriet Stoltenberg, Ärztin Emma Lüthje, Wilma Stahl, Herta Spravka, Hannah ?, unbekannt, Hilde Pietsch, unbekannt, unbekannt, Helga, Ilse Ruckholz † und Oberin Martha Louise Horstmann

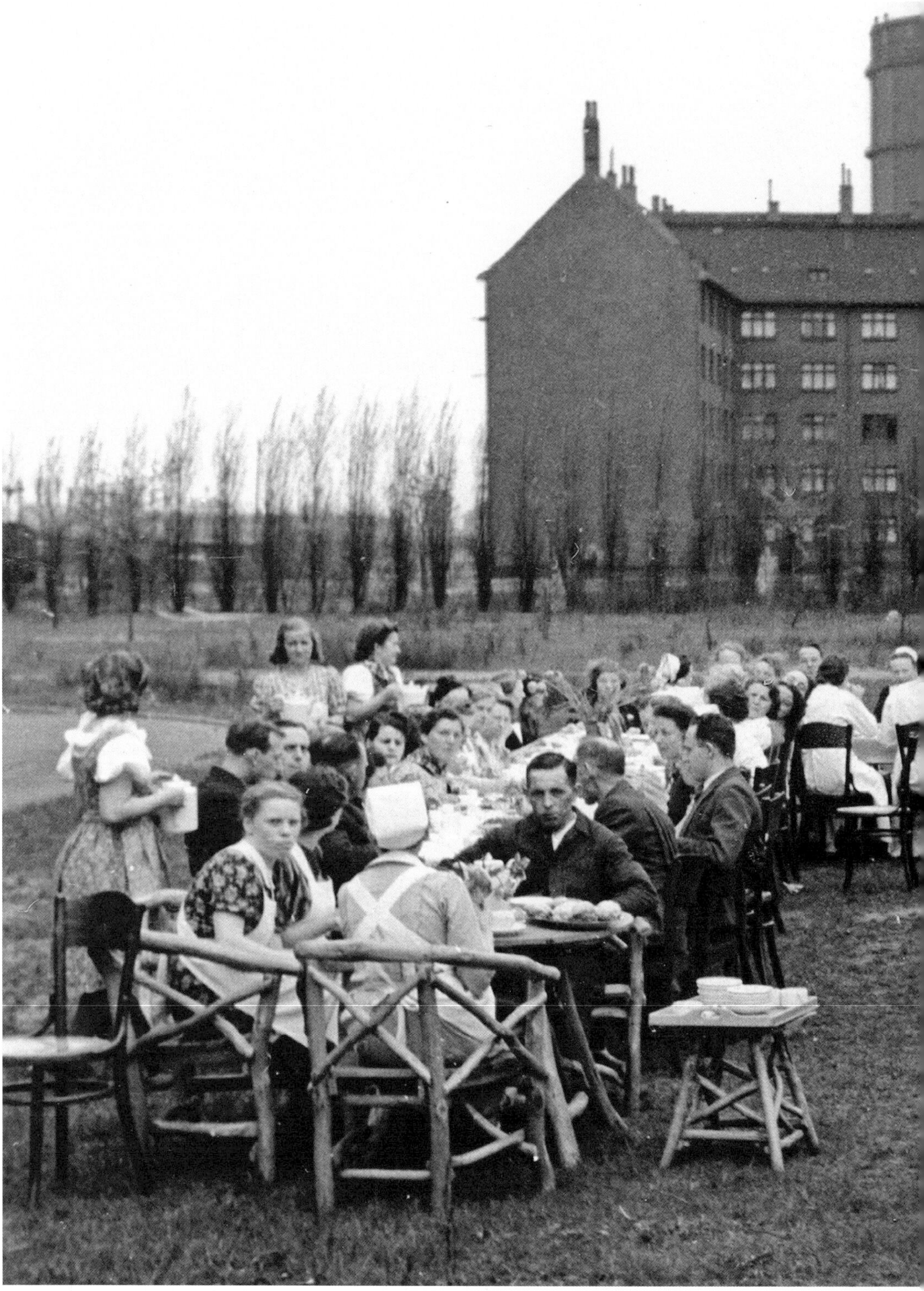

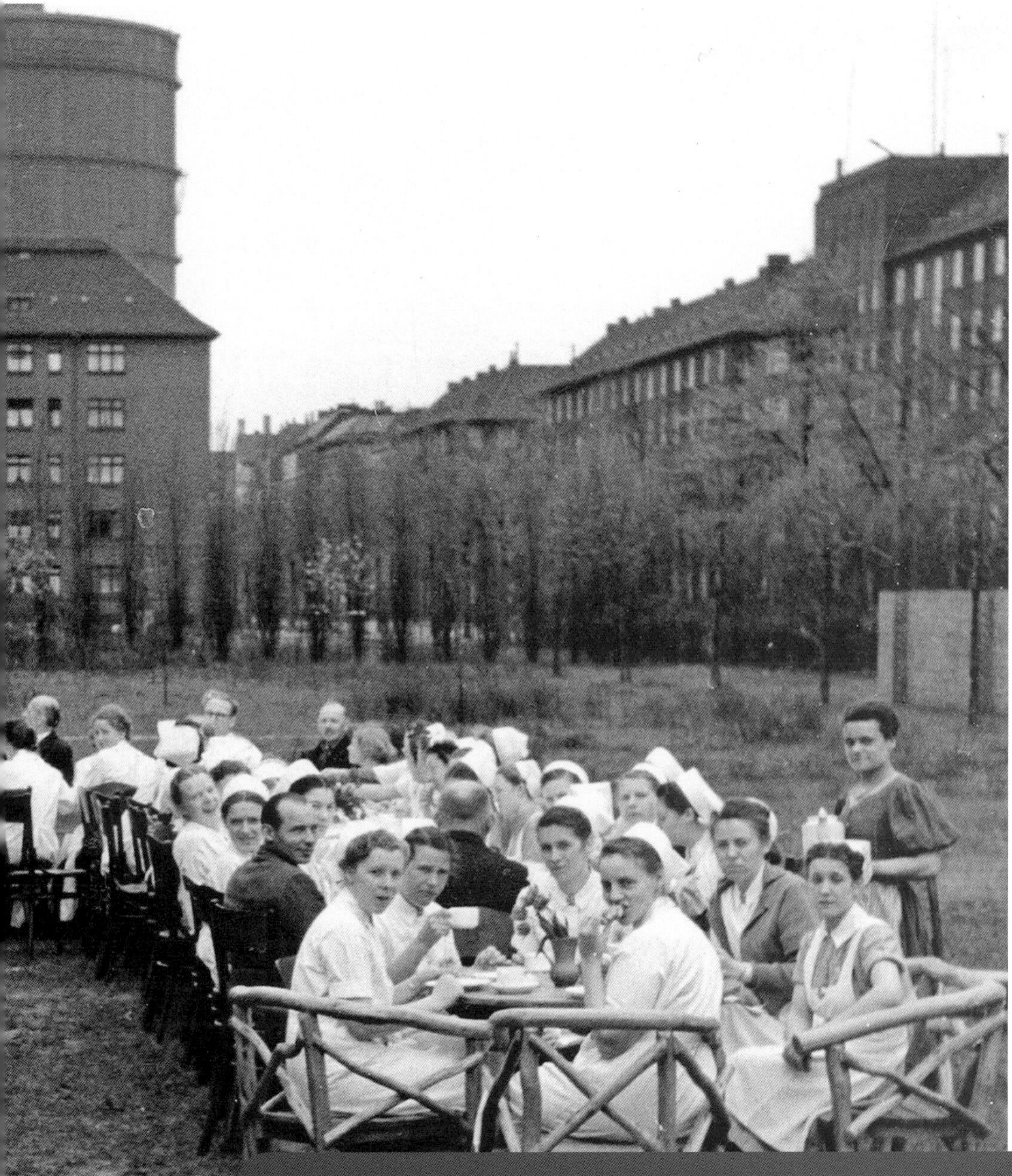

Das Bild vom Beginn des Buches noch einmal aus einer anderen Perspektive. Wir schauen in die Gesichter der Menschen, die sich hier um kleine Patienten kümmerten. Wenige Monate später wurden einige von ihnen zu Mördern. Die Ärztin, aus deren Fotoalben viele der bislang unveröffentlichten Aufnahmen in diesem Buch stammen, Lotte Albers, saß hinten am Stirnende der Tischformation und drehte sich zur Kamera um. Im Hintergrund ist der 99 Meter hohe Gasometer Tiefstack zu sehen, der bis 1984 das Bild von Rothenburgsort bestimmte

die Kinder aus dem brennenden Hamburg gerettet zu haben. Auch Maria Lange-de la Camp strebte nach einer Führungsposition, die sie schließlich in der DDR erreichte: Sie wurde dort zur angesehenen Pflanzenforscherin und Abteilungsleiterin an einem Institut in Aschersleben. Wohlgemerkt in der damaligen DDR, in der belastete Nationalsozialisten angeblich erheblich strenger verfolgt und bestraft worden sein sollen als im westlichen Teil Deutschlands. Obwohl viel gelesene Blätter wie das Nachrichtenmagazin »Der Spiegel« Anfang der 1960er Jahre die zehn Namen der beschuldigten Ärztinnen nannten, belangte man sie nie und stellte sie noch nicht einmal öffentlich zur Rede.

Sicher versuchten alle, nach dem Krieg zum Wohle der Allgemeinheit und im Besonderen zum Wohle ihrer kleinen Patienten zu wirken. Von daher ist die Frage erlaubt, ob es richtig war, dass sie weiter praktizieren durften, ohne irgendwelche Einbußen hinnehmen zu müssen oder einen Beitrag zur Wiedergutmachung zu leisten. Reichte es, wenn man nach dem Krieg seinen Beruf so gut es ging ausführte? Nein – eine Wiedergutmachung hätte anders aussehen müssen. Wahrscheinlich waren diese Frauen aber gar nicht daran interessiert, denn sie meinten bis zum Schluss, nichts Unrechtes getan zu haben. »Das machte man damals eben so«, wäre sicher von vielen als Antwort auf Vorwürfe gekommen. Hätte man die Frauen in betagtem Alter mit ihren Taten konfrontieren sollen? Hätte es etwas in ihnen bewegt? Man hätte es versuchen müssen. Warum die depressive Ursula Petersen sich umbrachte, ist nicht bekannt. Womöglich wurde sie nicht damit fertig, was sie mehr als 35 Jahre vor ihrem Freitod zu verantworten hatte. Wer weiß?

Eines ist Täterinnen sowie denjenigen gemeinsam, die nicht bei den Tötungen im Krankenhaus mitwirkten: Sie schwiegen ihr Leben lang. Nur wenige sprachen im familiären Bereich über die Vorkommnisse. Dass es falsch gewesen sein könnte, was sie taten, hat niemand von ihnen – weder im engeren Umfeld noch öffentlich – zugegeben. Von Dr. Bayer ist überliefert, dass er manches anders gemacht hätte, wenn er es aus späterer Sicht betrachtete. Was genau er damit meinte, bleibt aber ungewiss.

Die Alten schwiegen und die Jungen fragten nicht. Respekt vor den Eltern und Tanten verhinderten tiefere Diskussionen. Hinzu kommt, dass nahezu alle Täterinnen gar keine eigenen Kinder in die Welt setzten. Vielleicht hätten eigene Kinder sie ganz anders mit ihrer Vergangenheit konfrontiert?

Die meisten der Ärztinnen und Ärzte wurden nach dem Krieg zu Individualistinnen. Das trifft in hohem Maße für diese fünf Frauen zu, die nicht bei den Morden im Krankenhaus mitgewirkt haben: Isabel Hahn, Lydia Fontana, Liesel Deidesheimer, Margarita van der Borg und Ingeborg Sammet. Deidesheimer, Hahn und Sammet lebten bis zum Schluss in Hamburg, die beiden anderen zog es in die Ferne. Fontana und Sammet waren – beide auf ihre eigene Weise – tief religiös. Das gab ihnen offenbar Kraft, zu widerstehen. Van der Borg misstraute ihr weiteres Leben lang allen anderen Ärzten – war sie traumatisiert? Deidesheimer, Fontana, Hahn und van der Borg kümmerten sich nach dem Krieg auch um behinderte Kinder, während zumindest Helene Sonnemann und Ingeborg Wetzel ihre NS-Sicht offenbar bis zum Schluss »pflegten« und sich mit nicht heilbaren behinderten

Kindern nicht abgeben wollten. Allerdings sagte auch Hahn einer ihrer Töchter, dass sie ihr eigenes Kind getötet hätte, wenn es behindert auf die Welt gekommen wäre.

Von Schwabe, von Lamezan und Bensel ist nicht bekannt, dass sie Kontakte zu ehemaligen Kolleginnen von Rothenburgsort pflegten. Auch die übrigen Frauen, die untereinander zum Teil sehr eng befreundet blieben, waren ausgeprägte Persönlichkeiten, die ihren eigenen Kopf hatten, niemanden richtig an sich herankommen ließen und – ob nun durch die Vorgeschichte geprägt oder nicht – ohne sich politisch zu äußern oder zu engagieren, ein Leben lebten, das im gesellschaftlichen Raum wenige Spuren hinterlassen hat. Trotz mannigfaltiger Versuche ist es leider nicht gelungen, von einigen der Ärzte Fotos zu erhalten. So bleiben diese Mediziner gesichtslos.

Einige Ärztinnen hielten Kontakt zu ihrem einstigen Vorgesetzten, schrieben Briefe an Wilhelm Bayer, wie Maria Lange-de la Camp und Ilse Bauer (später Breitfort).[1] »Echte Freundschaften« bestanden zwischen Ingeborg Wetzel, Helene Sonnemann und Lotte Albers. Albers war auch mit ehemaligen Krankenschwestern von Rothenburgsort befreundet. Die in Eckernförde ziemlich isolierte Emma Lüthje war zumindest mit Helene Sonnemann und Maria Lange-de la Camp lange in Kontakt. Diese Freundschaften kann man nicht als Seilschaften oder Netzwerke bezeichnen, da nicht ersichtlich ist, wie sie den Ärztinnen in späteren Jahren genützt haben sollen. Kurzzeitig bildeten sie aber immerhin eine »Schicksalsgemeinschaft«: Direkt nach dem Krieg stellten Albers und Wetzel ihrer Freundin Sonnemann im Entnazifizierungsverfahren »Persilscheine« aus und hielten sich gegenseitig über den Verlauf der Ermittlungen auf dem Laufenden. Auch nahmen sich einige Ärztinnen Ende der 40er Jahre gemeinsam denselben anwaltlichen Beistand.[2] Dass sie lange Kontakt hielten, zeigt, dass es offenbar tatsächlich Sympathiebeziehungen waren. Das trifft auch auf die Freundschaft zwischen der sechsfachen Mörderin Ursula Petersen und zum Ersten mit der unbelasteten Liesel Deidesheimer und zum Zweiten mit der »Euthanasie«-Gegnerin Isabel Hahn zu. Gemeinsam war Petersen und Deidesheimer bis 1980, dass sie überwiegend in sozial schwachen Kreisen praktizierten. Sie waren augenscheinlich nicht darauf aus, Karriere zu machen. Das trifft auch auf Hahn zu.

Beunruhigend, um ein Wort von Götz Aly[3] aufzugreifen, sind die Biografien der elf Mörderinnen in der Tat. Die allermeisten Medizinerinnen stammten aus »gutem Hause«, die meisten der Väter waren Lehrer[4] und Kaufleute[5], offenbar kam nur die Südtirolerin Lydia Fontana aus einfacherem Hause. Die Ärztinnen hatten bis auf Bensel, Schwabe und von Lamezan ihre Schulausbildung vor Hitlers Machtergreifung abgeschlossen. Unterstellt man, dass die Menschen gerade in jungen Jahren am meisten beeinflusst werden, kann man den Rückschluss ziehen, dass der Gedanke der »Tötung lebensunwerten Lebens« schon weit vor den Nationalsozialisten existierte; der Nährboden für die Ideologie der Ausgrenzung des Andersartigen war in Deutschland schon Jahrzehnte zuvor fruchtbar.[6] Was aber ab Mitte der 1930er Jahre an Indoktrination stattfand, lässt sich an der Biologiearbeit von Schwabe gut ablesen. Nicht auszudenken, wenn eine weitere Medizinergeneration unter den Nationalsozialisten herangewachsen wäre. Eindrucksvoll belegt ist die damalige nationalsozialistisch-ausgrenzende Einstellung in Erika Holzmanns Dissertation.

Die Prägung durch das Elternhaus war offenbar ohne Belang für den weiteren Weg der meisten Ärztinnen. Lediglich Sonnemann und Schwabe waren NSDAP-Mitglieder. Ausgerechnet die Väter dieser beiden Frauen sollen erklärte Gegner der Nationalsozialisten gewesen sein, auch wenn sie sich als Beamte natürlich mit dem Schreckenssystem arrangierten. Ihren weltanschaulichen Weg suchten sich die Frauen also ohne den väterlichen Rat. Sonnemann nahm ihren Vater in ihrem Haus in Celle bis zu seinem späten Tod auf. Auch Schwabe lebte mit ihrem Vater bis zu dessen Tod unter einem Dach. Die unterschiedliche Weltsicht hat die beiden Väter-Töchter-Paare also offenbar nicht entzweit.

Ursprünglich wollte ich herausfinden, wie der Ermittler und NS-Richter Dr. Walter Tyrolf und die Todesärztin Dr. Ingeborg Wetzel zusammenkamen. Doch das wusste angeblich nicht einmal Tyrolfs einzige Tochter. Weil beide augenscheinlich wenige Freunde und nahezu keine Kontakte zu heute noch lebenden Angehörigen hatten, war es nicht möglich, das zu ermitteln.

Auch wenn viele Fragen ungeklärt bleiben: Mir war es auch wichtig zu zeigen, wie die Angehörigen heute ihre Vorfahren sehen und wie sie ihre Taten bewerten. Viele tun sich schwer damit, vor allem die Angehörigen der Kriegs- und der unmittelbaren Nachkriegsgeneration. Die Enkelgeneration ist da wesentlich auskunftsfreudiger, auch wenn ich selbst dort nicht gerade auf offene Türen gestoßen bin. Leider half auch folgender Hinweis in den meisten Fällen nicht: Die Sippenhaft der Nationalsozialisten gibt es heute nicht mehr. Die Nachgeborenen können nichts für die Taten ihrer Vorfahren. Außerdem ist es mir wichtig, dass man die Menschen nicht auf ihre Rolle während der NS-Zeit reduziert, sondern auch die Jahre davor und vor allem die Zeit danach in eine Gesamtsicht mit einbezieht. In der Zeit danach hätte sich jeder selbstkritisch mit dem eigenen Tun und dem der anderen Ärzte auseinandersetzen können. Möglicherweise ist das bei dem einen oder anderen geschehen, doch offen ist niemand damit nach außen getreten.

Wer heute schweigt über das, was er weiß, hält nicht das Nest sauber, aus dem er stammt, sondern er trägt dazu bei, dass sich der Schleier des Vergessens langsam über die Vorgänge in diesem organisierten und planmäßigen Mordsystem senkt. Um für die Zukunft gerüstet zu sein, bedarf es eines fundierten Wissens über die Vorgänge, die auf deutschem Boden stattfanden. Das dürfen wir nie vergessen.

Ein persönliches Nachwort

Die Ergebnisse dieses Buches sind zum allergrößten Teil wie bei einem Puzzle nach und nach zusammengetragen worden. Erschwerend kam hinzu, dass ich zunächst herausfinden musste, wo sich die einzelnen Teile befanden. Manches Mal wurde das Puzzle nicht angerührt, in Vergessenheit geriet es aber nie. Nun liegt das unfertige Ergebnis vor, es fehlen natürlich viele Teile, doch die zusammengefügten Stückchen lassen das große Ganze erkennen. Ein vollständiges Bild jener fürchterlichen Zeit zusammenzusetzen, wird niemals gelingen. Dazu müsste man in den Kopf eines jeden Menschen hineinschauen und die Ereignisse aus der Sicht jedes Beteiligten schildern können. Zudem müsste jeder ehrlich auch mit sich selbst sein und seine Gedanken und Gefühle so schildern, wie sie tatsächlich waren. Das geht schon allein aus Gründen des Selbstschutzes nicht, auch liegen Jahrzehnte zwischen dem Erlebten und heute. Die Akteure sind zudem allesamt verstorben. Also ein Ding der Unmöglichkeit.

Ich habe versucht, so viele Menschen wie möglich ausfindig zu machen, die mit den Tötungen von Rothenburgsort zu tun hatten. Und ich habe versucht, ihre Worte so wiederzugeben, wie sie im Gespräch mir gegenüber gewählt wurden. Ich bin der Meinung, dass nur so Authentizität annähernd möglich ist. Wie gesagt: Das Puzzle wird nie fertig sein. Wir können nur versuchen, uns damit zu beschäftigen. Wie, das bleibt jedem selbst überlassen. Mein Wunsch ist es, nach diesem Buch von möglichst vielen Zeitzeugen noch mehr über die Täter und ihre Innenansichten zu erfahren. Ich weiß, dass Wilhelm Bayer viele Briefe geschrieben hat, die erhalten geblieben sind. Aus ihnen könnte vieles erhellt werden, wenn auch gerade dieser Mediziner während der Ermittlungen seine Gedankenwelt am breitesten darstellen durfte. Sollten Tagebücher und zeitgenössische Aufzeichnungen von Ärztinnen oder Krankenschwestern die Zeit überdauert haben, wäre ich denjenigen zu großem Dank verpflichtet, die mir diese zugänglich machen. Man erreicht mich per E-Mail über andreasbabel@yahoo.de oder bei der Celleschen Zeitung, für die ich Ende des Jahres 2009 als Redakteur die wahre Geschichte der Helene Sonnemann enthüllt habe. Schön wäre es, wenn es gelänge, eines Tages auf dem Gelände des ehemaligen Kinderkrankenhauses Rothenburgsort, das heute vom Hamburger Institut für Hygiene und Umwelt genutzt wird, einen Gedenkort mit einem kleinen Ausstellungsraum einzurichten, beispielsweise in dem alten »Turnschuhgang«, über den man trockenen Hauptes von der einstigen Realschule in die im Krieg zerstörte Sporthalle neben dem Fußballplatz gelangen konnte.

Ein Gedankenanstoß zum Schluss: Leider hört man auch heutzutage noch des Öfteren die Beschimpfung »Vollidiot«. Dieses Wort hat man im deutschsprachigen Raum unter den Nationalsozialisten als ganz »normale« Bezeichnung für geistig beeinträchtigte Menschen benutzt, es war also damals kein Schimpfwort. Hingegen benutzen heute vorwiegend junge Leute Vergleiche mit behinderten Menschen, wenn sie »normale« Menschen beleidigen wollen. Wer ist aber tatsächlich mehr behindert? Derjenige, der eine geistige oder körperliche Beeinträchtigung hat? Oder ist nicht derjenige »seelisch behindert«, der – im Besitz seiner angeblichen geistigen Kräfte – vorsätzlich stark beeinträchtigte Kinder tötete? Und sind wir nicht selbst »behindert« in unserer Sicht des anderen, wenn wir diesen als solchen bezeichnen, nur weil uns etwas an ihm nicht passt?

Anmerkungen

Einleitung

1 Der Stadtteil Rothenburgsort wurde bei den alliierten Bombenangriffen auf Hamburg zwischen dem 25.7. und dem 3.8.1943 zum größten Teil zerstört. Tausende Zivilisten starben bei den Angriffen.

2 Staatsanwaltschaft Hamburg, Ermittlungsverfahren gegen Bayer und andere, Aktenzeichen 14 Js 265/48; verwahrt im Staatsarchiv Hamburg sowie in Kopie im Archiv der »Stiftung der Sozialgeschichte des 20. Jahrhunderts« in Bremen (im Weiteren mit Staatsanwaltschaft Hamburg, 14 Js 265/48 angegeben), hier zum Beispiel nach der Aussage der Assistenzärztin Ursula Petersen in Bd. 4, Bl. 16, zitiert.

3 Warum Bayer in der Marine-SA organisiert war und nicht in der Sanitäts-SA, was näherliegend gewesen wäre, ist nicht bekannt.

4 Zitiert nach Reiter, Raimond: Dr. Helene Darges-Sonnemann. Erfolgreiche Kinderärztin und Verstrickung in NS-Verbrechen, Celle 2010, S. 7, dort Verweis auf Moll, Martin: »Führer-Erlasse« 1939–1945. Edition sämtlicher überlieferter nicht im Reichsgesetzblatt abgedruckter, von Hitler während des Zweiten Weltkrieges schriftlich erteilten Direktiven, Stuttgart 1997, 89. JNS, II, S. 188). Thevs, Hildegard: Stolpersteine in Rothenburgsort. Biographische Spurensuche, Hamburg 2011, zeigt auf Seite 137 einen Scan des Originaldokuments, das im Bundesarchiv Berlin unter NS/51, Nr. 227 abgelegt ist.

5 Vgl. Benzenhöfer, Udo: Überblick über die »Kinderfachabteilungen« im Rahmen des »Reichsausschussverfahrens«. In: Kaelber, Lutz und Reiter, Raimond (Hg.): Kindermord und »Kinderfachabteilungen« im Nationalsozialismus. Gedenken und Forschung, Frankfurt 2011, S. 67–75. So auch: Burlon, Marc: Die »Euthanasie« an Kindern während des Nationalsozialismus in den zwei Hamburger Kinderfachabteilungen, Dissertation, Hamburg 2009, S. 24. Gute Darstellungen im Internet: uvm.edu/~lkaelber/children/ sowie dgppn.de/dgppn/geschichte/nationalsozialismus/kinderfachabteilungen.html.

6 Staatsanwaltschaft Hamburg, 14 Js 265/48, Bd. 2, Bl. 63L.

7 Ebenda, Bd. 2, Bl. 62: Die Büroangestellte Gertrud Frenz, die von 1939 bis 1945 im Vorzimmer des Krankenhausleiters Dr. Wilhelm Bayer allein die Akten des Reichsausschusses führte, sagte Ende der 1940er Jahre aus, dass schätzungsweise ein Jahr lang bis Juli 1943 monatlich 150 Reichsmark vom Reichsausschuss an Dr. Bayer überwiesen wurden. Der Chefarzt habe ihr gesagt, dass dieses Geld an die Stationsschwestern verteilt werden solle, auf deren Station *»Reichsausschuss-Kinder«* lagen. Die Geldzahlungen seien *»für die erschwerte Pflege der Kinder bestimmt«*, meinte Frenz. Sie können auch als Schweigegeld verstanden werden. Laut Frenz waren es *»bestimmt nur diese fünf Schwestern«*, die Geldzahlungen erhalten hätten: Holzhausen, Menke, Arnold (später Grobe), Kreth und Rieckmann. Vgl. auch Benzenhöfer, Udo: Überblick über die »Kinderfachabteilungen« im Rahmen des »Reichsausschussverfahrens«. In: Kaelber, Lutz und Reiter, Raimond (Hg.): Kindermord und »Kinderfachabteilungen« im Nationalsozialismus. Gedenken und Forschung, Frankfurt 2011, S. 67–75.

8 Im Jahre 2013 veröffentlichte Götz Aly quasi als Zusammenfassung seines Forschens das Buch »Die Belasteten«. Hier brachte er – 30 Jahre nach Beginn seiner Forschungen – aber einiges durcheinander: Erika Rawie wurde von einer Täterin zur Unbeteiligten und dass Ilse Bauer und Ilse Breitfort ein und dieselbe Person waren, wusste der Autor nicht. Meine Korrekturen nahm Aly aber allesamt in seine Taschenbuchausgabe auf, die Ende Juni 2014 erschien. Seine Ausführungen über die überwiegende Zustimmung der Eltern zu der Tötung ihrer behinderten Kinder bezieht er auch aufs KKR. Exemplarisch greift er einige Beispiele heraus. Die systematische Untersuchung von Marc Burlon hat hingegen gezeigt, dass es am KKR viele Fälle gab, in denen nicht von einer Zustimmung der Eltern ausgegangen werden kann, diese vielmehr vom Krankenhausleiter über die wahren Absichten getäuscht wurden.

9 Zitiert nach Aly, Götz: Der Mord an behinderten Kindern zwischen 1939 und 1945. In: Heilen und Vernichten im Mustergau Hamburg, hg. von Ebbinghaus, Angelika, Kaupen-Haas, Heidrun und Roth, Karl Heinz, Hamburg 1984, S. 150. Die Feststellung ist falsch, wie wir sehen werden: Es wurden zehn Ärztinnen beschuldigt, eine elfte (Erika Rawie), die auch ein Kind getötet hat, verstarb zu Beginn der Ermittlungen. Hinzu kommen sieben Ärztinnen und zwei Ärzte, die bei den Morden nicht mitwirkten.

10 Burlon, Marc: Die »Euthanasie« an Kindern während des Nationalsozialismus in den zwei Hamburger Kinderfachabteilungen, Dissertation, Hamburg 2009.

11 Thevs, Hildegard: Stolpersteine in Hamburg-Rothenburgsort. Biographische Spurensuche, Hamburg 2011.

12 Burlon, Marc: a.a.O.

13 Staatsanwaltschaft Hamburg, 14 Js 265/48, Bd.2, 370–373.

14 E-Mail von Hildegard Thevs vom 31.8.2020 und vom 19.10.2020 an den Autor.

15 E-Mail von Hildegard Thevs vom 31.8.2020 und vom 8.9.2020 an den Autor.

16 E-Mail von Hildegard Thevs vom 15.4.2017 an den Autor.

17 Vgl. Jenner, Harald und Wunder, Michael: Hamburger Gedenkbuch Euthanasie. Die Toten 1939–1945. Hg. von der Senatskanzlei Hamburg, der Senatskoordinatorin für die Gleichstellung behinderter Menschen und der Landeszentrale für politische Bildung Hamburg, Berlin 2017, S. 92, 112, 295, 403, 436 und 545.

18 Ernst Klee in einem Telefonat mit dem Autor Anfang 2010.

Wilhelm Bayer

1 Lebenslauf von Bayer aus dem Jahr 1950, verfasst für die Hamburger Gesundheitsbehörde, im Privatbesitz seiner Tochter.
In diesem Buch sind Zitate aus Dokumenten, die bis Anfang der 1950er Jahre entstanden sind, kursiv gesetzt.

2 Gespräch mit der Tochter Bayers am 21.11.2011.

3 Staatsanwaltschaft Hamburg, 14 Js 265/48, Bd. 5, Bl. 155.

4 Vgl. Ebenda, Bd. 6, Bl. 53. Hier heißt es, dass die gerichtliche Voruntersuchung unter anderem folgenden Sachverhalt ergeben habe: »*Dr. Bayer wurde im Juli 1933 Mitglied der früheren NSDAP und trat im Dezember 1933 in die frühere Marine-SA ein, bei der er 1937 oder 1938 unter Überspringung von 6 Dienstgraden zum Sanitätssturmführer, anläßlich der Eröffnung des Infektionshauses seiner Krankenanstalt zum Obersturmführer und nach der Rettung der Kinder und des Personals aus dem brennenden Krankenhaus im Jahre 1943 zum Hauptsturmführer ernannt wurde.*«

5 Ebenda, Bd. 1, Bl. 116f.: Lotte Westphal sagte aus, dass ihr mehrere andere Schwestern gesagt hätten, Bayer sei eines Mittags alleine bei einem Kind gewesen, das »*in der darauffolgenden Nacht verstorben*« sei. (Bd. 1, Bl. 125). Ilse Baedeker schilderte, wie Dr. Bayer einem vier bis sechs Monate alten Mädchen mit Rückenmarksbruch und Klumpfüßen eine Injektion verabreicht habe, »*ohne vorher die Einstichstelle steril zu machen*«. Abends habe das Kind noch die Flasche getrunken, am nächsten Morgen war es tot. (Bd. 1, Bl. 126).

6 Ebenda, Bd. 1, Bl. 155: Der Gutachter des Reichsausschusses, der Kinderarzt Ernst Wentzler, gab Bayer in einem kurzen Brief einen Rat in seiner »*Angelegenheit mit der Universität*«. Er erwähnt in diesem Zusammenhang auch Bayers Bereitschaft, in der »*Kommission der Deutschen Krankenhausgesellschaft*« mitzuarbeiten. Bayer sollte wie der Reichsausschuss-Gutachter Werner Catel zu der konstituierenden Sitzung eingeladen werden, so Wentzler.

7 Vgl. Thevs, Hildegard: Stolpersteine in Hamburg-Rothenburgsort. Biographische Spurensuche, S. 144.

8 Staatsanwaltschaft Hamburg, 14 Js 265/48, Bd. 1, Bl. 36.

9 Dr. Friedrich Theodor Ofterdinger (15.5.1896 bis 9.6.1946) studierte in Kiel und Hamburg Medizin. 1925 promovierte er in Hamburg. Ein Jahr später ließ er sich als Allgemeinmediziner in Hamburg-Groß Borstel nieder. Bereits im September 1929 trat er in die NSDAP ein. Von 1933 bis 1945 leitete der überzeugte Nationalsozialist die Gesundheits- und Fürsorgebehörde der Hansestadt. Nach seiner Amtsenthebung starb er in einem Internierungslager in Neumünster.

10 Staatsanwaltschaft Hamburg, 14 Js 265/48, Bd. 1, Bl. 77ff.

11 Ebenda, Bd. 1, Bl. 28.

12 Ebenda, Bd. 1, Bl. 44.

13 Ebenda, Bd. 1, Bl. 47.

14 Ebenda, Bd. 1, Bl. 27.

15 Ebenda, Bd. 2, Bl. 59: Wilhelm Meis wurde am 27.1.1894 als Sohn eines Geschäftsführers geboren.

16 Ebenda, Bd. 2, Bl. 61: Gertrud Frenz wurde am 3.11.1909 in Thüringen geboren und lebte Ende der 40er Jahre im Hamburger Stadtteil Lokstedt. Sie hatte 1931 den Postangestellten Wilhelm Frenz geheiratet. Die Ehe wurde 1939 geschieden.

17 Ebenda, Bd. 2, Bl. 62.

18 Ebenda, Bd. 1, Bl. 59f.

19 Ebenda, Bd. 1, Bl. 60. Nach dem Arzt ist 1969 die »Thiedingsreihe« benannt worden. Vgl. Ba-

ke, Rita: Ein Gedächtnis der Stadt. Nach Frauen und Männern benannte Straßen, Plätze, Brücken in Hamburg, Bd. 3, Hamburg, 2015, S. 258.

20 Ebenda, Bd. 1, Bl. 63.

21 Ebenda, Bd. 1, Bl. 15 und Bl. 23.

22 Ebenda, Bd. 1, Bl. 84R–99.

23 Ebenda, Bd. 1, Bl. 15. Mit dem »Euthanasie«-Gedanken setzten sich in Deutschland folgende Autoren schon um die Jahrhundertwende auseinander: Ploetz, Alfred: Die Tüchtigkeit unserer Rasse und der Schutz der Schwachen (1895); Jost, Adolf: Das Recht auf Tod (1895); Haeckel, Ernst: Die Lebenswunder (1904) und Ewigkeit (1917) und Binding, Karl und Hoche, Alfred: Die Freigabe der Vernichtung lebensunwerten Lebens. Ihr Maß und ihre Form (1920).

24 Ebenda, Bd. 2, Bl. 114: Irma Rohweder, am 31.7.1922 in Hamburg als Ju… (der Rest des Namens ist unleserlich) geboren, heiratete am 11.5.1946 den Lehrer Rudolf Rohweder und wohnte Ende der 1940er Jahre in Barlohe über Ratzeburg.

25 Ebenda, Bd. 2, Bl. 123: Lotte Stein, geborene Eickhorst, kam am 10.5.1918 in Hamburg zur Welt. Sie heiratete am 9.11.1944 den Stadtingenieur Wilhelm Stein und lebte Ende der 1940er Jahre in Hamburg-Bargteheide, Bahnhofstraße. Sie gab während ihrer Vernehmung an, dass sie seit April 1936 im KKR tätig war. Nach der Evakuierung des Krankenhauses nach Celle als Folge der verheerenden Bombenangriffe auf Hamburg im Hochsommer 1943 fand sie offenbar nahtlos eine Aufgabe im direkten Umfeld ihres Chefarztes.

26 Ebenda, Bd. 4, Bl. 62: Die Säuglingsschwester Gerda Funkenberg wurde am 18.9.1919 in Herne geboren. Sie war seit April 1941 am KKR. Ende der 1940er Jahre war sie Krankenschwester im Kinderkrankenhaus »Kind von Brabant« in Kassel.

27 Ebenda, Bd. 4, Bl. 129R: Hildegard Hauser wurde unter ihrem Mädchennamen Ludewig am 8.3.1912 in Hamburg geboren. Ende der 1940er Jahre wohnte sie bei Dr. Ludewig, Sittensen.

28 Auf der Internetseite des DRK-Ortsvereins Bad Segeberg wurde noch 2015 Elisabeth Bayer als ehemalige Vorsitzende genannt (drk-se.de/wir-uber-uns/chronik). Im Jahr 2020 war davon dort nichts mehr zu lesen.

29 Vgl. Fischer, Mathis: Dr. med. Bayer. Pflichtbewusster Kinderarzt oder fehlgeleiteter Mörder? Arbeit zum Geschichtswettbewerb des Bundespräsidenten 2010/2011. Hamburg-Volksdorf, Februar 2011, S. 11.

30 Ebenda, S. 28.

31 E-Mail von Astrid Wörn vom 29.4.2014 an den Autor.

32 E-Mail von Ilka K. vom 13.07.2016 an den Autor.

33 E-Mail der Enkeltochter von Wilhelm Bayer vom 21.5.2012 an den Autor.

34 E-Mail von Dietrich Kuhlbrodt vom 3.3.2012 an den Autor.

Helene Sonnemann

1 Thevs, a.a.O., S. 166–169.

2 Ebenda, S. 177ff.

3 Ebenda, S. 194.

4 Ebenda, S. 202.

5 Ebenda, S. 203.

6 Ebenda, S. 203f.

7 Ebenda, S. 228f.

8 Staatsanwaltschaft Hamburg, 14 Js 265/48, Bd. 4, Bl. 54.

9 Ebenda.

10 Ebenda, Bd. 4, Bl. 55.

11 Darges-Sonnemann, Helene: Aus dem Leben einer Ärztin. In: 75 Jahre Auguste-Viktoria-Schule Flensburg, Flensburg 1961, S. 91f.

12 »Junge Generation zu zusätzlicher Leistung anspornen«. In: Flensburger Tageblatt vom 19.6.1986.

13 Abiturzeugnis von Helene Sonnemann, Archiv der Auguste-Viktoria-Schule Flensburg.

14 Vgl. Reiter, Raimond: Dr. Helene Darges-Sonnemann. Erfolgreiche Kinderärztin und Verstrickung in NS-Verbrechen, Celle 2010, S. 8.

15 Darges-Sonnemann, Helene: Aus dem Leben einer Ärztin. a.a.O.

16 Laut einem Schreiben des Celler Oberbürgermeisters Ernst Meyer an den Regierungspräsidenten in Lüneburg vom 3.8.1943 waren es genau 200 Kinder, die aus dem KKR nach Celle verlegt worden waren. Davon kamen 45 Säuglinge nach Schwarmstedt. Der Brief wird im Stadtarchiv Celle im Bestand 5, unter der ONr. 66, als Bl. 32 verwahrt. Sonnemann nannte öfter die Zahl von 300 evakuierten Kindern, was nicht der Wahrheit entspricht.

17 Vgl. Zeitungsausschnittsammlung des Norddeutschen Rundfunks (Die Welt vom 7.7.1949, Neues Deutschland vom 28.8.1960, Staatliche Pressestelle Hamburg vom 3.1.1961 und vom 11.1.1961, FAZ vom 12.1.1961 und vom 13.1.1961, Rheinischer Merkur vom 20.1.1961, Hamburger Abendblatt vom 21./22.1.1961, Die Zeit vom 27.1.1961, Rheinischer Merkur vom 10.2.1961 und Die Welt vom 24.2.1961) sowie Spiegel-Artikel in Heft 34/1960, S. 34ff., und Spiegel-Artikel in Heft 3/1961, S. 34f.

18 »Junge Generation zu zusätzlicher Leistung anspornen«, a.a.O.

19 Darges, Fritz: Epilog auf Helene Darges-Sonnemann, Celle nach 1998. Garnisonmuseum Celle.

20 Zitiert nach Gilter, Jozef: Leben am seidenen Faden. Tagebuch aus dem Austauschlager Bergen-Belsen. Göttingen 2015, S. 55.

21 Hofmann, Johannes: Hälfte des Lebens dem Krankenhaus gewidmet. Chefärztin Dr. Helene Darges-Sonnemann trat in den Ruhestand. In: Cellesche Zeitung vom 2.4.1976.

22 Babel, Andreas: Sie war Teil der NS-Vernichtungsmaschinerie. Ehemalige Celler Chefärztin tötete Kinder. Teil 4 der Serie: Der Adjutant Hitlers. In: Cellesche Zeitung vom 5.12.2009, S. 22.

23 Babel, Andreas: Chefarzt der AKH-Kinderklinik will Kindermorde thematisieren. In: Cellesche Zeitung vom 12.12.2009, S. 20.

24 Babel, Andreas: Zwölf Tötungen zur Last gelegt. »Unnahbar« und »verhärmt«? In: Cellesche Zeitung vom 3.6.2010, S. 10. Für das »Hamburger Gedenkbuch Euthanasie. Die Toten 1939–1945« hat Hildegard Thevs 127 Namen von im KKR gestorbenen Kindern im Alter von wenigen Wochen bis zu sieben Jahren zusammengetragen, bei deren Tod man ein damals meldepflichtiges Leiden schriftlich festgehalten hat. Demnach war das erste dort gestorbene behinderte Kind Hans-Werner Schmidt, der am 3.3.1940 ums Leben kam, und das letzte Hannelore Scholz, die am 5.4.1945 an den Folgen einer Überdosis Luminal im KKR verstarb.

25 Zitiert nach Darges-Sonnemann, Helene: 32 Jahre Kinderabteilung des Allgemeinen Krankenhauses Celle, Vortrag, gehalten am 17.3.1976, S. 4f. Folgenden Lebenslauf gab Helene Sonnemann am 27.11.1947 in ihren Entnazifizierungspapieren ab, die unter der Signatur Nds. 171 Lbg 16007 im Nds. Landesarchiv Hannover verwahrt werden: *»Ich bin 1911 geboren als Tochter des Vermessungsrates Paul Sonnemann in Flensburg. In meinem Elternhause herrschte eine völlig unpolitische Einstellung, mein Vater gehörte niemals einer politischen Partei an. Ich habe niemals irgendwelchen Jugendverbänden angehört und mich auch auf der Universität von jeglicher politischer Betätigung und Organisation ferngehalten und mich trotz äusserem Drängen vor dem Staatsexamen 1935 nicht zum A.N.St. (nationalsozialistischer Studentinnenbund) gemeldet. Während meiner Ausbildungszeit an den Krankenhäusern in Hamburg (seit 1936) wurde uns immer wieder nahegelegt, dass eine Zulassung zur Praxis, die wir natürlich nach langem Studium und anschliessend unbezahlter Tätigkeit am Krankenhaus erstrebten, nur in Frage käme, bei Vorweisung irgendwelcher Mitgliedschaft und Tätigkeit in politischen Organisationen. Auf Vermittlung älterer Kolleginnen trat ich deshalb 1937 in den B.D.M, weil ich hier die Möglichkeit hatte, in meinem Beruf als Aerztin tätig zu sein. Eine ärztliche Beaufsichtigung und Kontrolle der von unerfahrenen Jugendlichen angeordneten Ausmärsche und sportlichen Veranstaltungen und dergl., die oft zu Ueberanstrengungen und gesundheitlichen Schäden führten, erwies sich als dringend und segensreich, hatte allerdings häufig Schwierigkeiten mit den politischen Führerinnen zur Folge. Mit rassepolitischen Schulungen und dergl. hatten wir nichts zu tun. Vom Juli 1941 bis Juni 1943 habe ich für eine wegen Krankheit beurlaubte Kollegin vertretungsweise auf der Gesundheitsabteilung des B.D.M. gearbeitet. Meine Arbeit bestand nur darin, alle 4-6 Wochen einmal Untersuchungstermine für die Kinderlandverschikkung festzulegen und die Ausbildung der BDM-Mädchen in Erster Hilfe bei Unglücksfällen zu regeln und zu überprüfen. Allmählich machte sich hier das Bestreben bemerkbar, die Aerztinnen zu politischen Besprechungen hinzuzuziehen. Weil ich dieses prinzipiell ablehnte und trotz Aufforderung niemals erschien, wurde die Vertretung Juni 1943 rückgängig gemacht und schied ich ganz aus der BDM-Arbeit aus. Mein Eintritt in die Partei 1939 nach Beginn des Kriegs wurde gefördert durch die Tatsache, dass sogleich nach Kriegsbeginn eine Bevorzugung der Militärdienst leistenden Kollegen bei der späteren Zulassung propagiert wurde, somit die Aussichten für uns noch schlechter wurden. Aus dem gleichen Grunde ging ich 1940 in den NS-Aerztebund. Juli 1943 wurde unser Krankenhaus, was in dem jetzt völlig zerstörten Viertel Rothenburgsort lag, weitgehend mit zerstört. Unter grossen Schwierigkeiten retteten wir aus dem brennenden Hause etwa 300 Kinder und nach 24 Std. Aufenthalt in Rauch und Brand wurden wir durch Militärhilfe aus der brennenden Stadt gebracht. Da unser Chefarzt durch Augenbeschädigung beim Löschen nicht fähig war, den Transport zu leiten, übernahm ich die weitere Versorgung von etwas über 200 Kindern und Schwestern. Nach mehrtägiger strapaziöser Irrfahrt, z.T. auf Lastwagen, z.T. in Viehwagen u. dergl. gelang es uns durch tatkräftige Hilfe der Stadtverwaltung, uns die Hehlentorschule als Hilfskrankenhaus einzurichten, wo wir die inzwischen in bedrohlichem Zustand befindlichen Kinder zum grössten Teil in einigen Monaten wieder gesund pflegten und entlassen konnten. Für diese Tätigkeit wurde mir das Kriegsverdienstkreuz mit Schwertern verliehen. Meine Erfahrungen, die ich bei der Katastrophe in Hamburg gesammelt hatte, habe ich dann hier in einem öffentlichen Vortrag vor dem Roten Kreuz und den verschiedenen verantwortlichen Dienststellen mitgeteilt, und wir haben uns später hier im Krankenhaus danach richten können. Ab Oktober 1943 übernahm ich dann hier die Kinderabteilung und die neu eingerichtete Schule für Säuglingsschwestern. Irgendwelche politische Tätigkeit habe ich hier nicht ausgeübt,*

auch niemals Parteiversammlungen besucht.« Sogenannte »Persilscheine« stellten die ebenfalls im KKR tätigen und mit ihr befreundeten Ärztinnen Lotte Albers und Ingeborg Wetzel sowie die KKR-Krankenschwestern Martha Müller, Milly Kohleick, Emma Hornung und Gertrud Menke, der Celler Chefarzt der dortigen Kinderklinik, Dr. Jessen, sowie ein Fräulein von Bobers aus. *»Es wird festgestellt, dass die Betroffene entlastet ist.«* Handschriftlich ist die Kategorie V vermerkt. Zu den Gründen wird ausgeführt: *»Die Betroffene ist im Jahre 1937 Mitglied der HJ und BDMÄrztin geworden. Im November 1939 ist sie der Partei beigetreten, nach ihrer Angabe, um beruflich nicht benachteiligt zu werden. Nach den vorliegenden Äusserungen ist nicht anzunehmen, dass die Betroffene sich politisch betätigt hat; wohl aber hat sie sich in ihrem Beruf als Ärztin nach Zerstörung des Kinderkrankenhauses in Rothenburg sehr bewährt und sich in hervorragendem Masse für die Unterbringung der Kinder eingesetzt. Sie ist als entlastet zu bezeichnen.«*

26 Vgl. Babel, Andreas: Edda Göring widerlegt Legende von direkter Verwandtschaft. In: Cellesche Zeitung vom 3.6.2010, S. 10.

27 Vgl. Babel, Andreas: Tante Helene »reine Mittäterin«? Onkel Fritz von Macht angezogen. Ebenda.

28 E-Mail des Neffen Sonnemanns vom 10.10. 2012 an den Autor.

29 Brief von Elisabeth Heiser-Pape vom 17.7.2010 an den Autor.

30 Die Schwiegermutter von Elisabeth Heiser-Pape, die in Königsberg geborene und am 8.1.1972 in Mannheim verstorbene Else Heiser, geborene Jaquet, war von 1918 bis 1921 Mitglied der Preußischen Verfassunggebenden Landesversammlung in Berlin, Mitglied der SPD und Antifaschistin. Als solche verfolgten die Nationalsozialisten sie. Es gab während der NS-Zeit Vorladungen, Verhöre, Hausdurchsuchungen und Amtsenthebungen gegen die Lehrerin; V g l . Zur Geschichte der Mannheimer SPD-Frauen, Mannheim 1992, S. 19.

31 Reiter, Raimond: Dr. Helene Darges-Sonnemann. Erfolgreiche Kinderärztin und Verstrickung in NS-Verbrechen, Celle 2010, S. 34.

32 Aus Rücksicht auf die Familie eines Opfers sind die in der zweiten Auflage dieses Buches enthaltenen Einzelheiten des »Falls« gestrichen worden.

33 Reiter, Raimond: Dr. Helene Darges-Sonnemann. Erfolgreiche Kinderärztin und Verstrickung in NS-Verbrechen, Celle 2010, S. 10.

34 Ebenda, S. 12–16.

35 Ebenda, S. 15.

36 Ebenda, S. 39.

37 Zitiert nach Babel, Andreas: Noch 1969 aktive Sterbehilfe empfohlen. In: Cellesche Zeitung vom 1.2.2011, S. 9.

38 Vgl. Babel, Andreas: Geborgen im Schoß der Familie. In: Cellesche Zeitung vom 10.10.2018, S. 8.

39 Telefonat von Hubert Schumacher am 15.10.2020 mit dem Autor.

40 Vgl. Frank Will hatte es nicht leicht. In: Cellesche Zeitung vom 2.8.2017, S. 10.

41 »Erinnerungen«, zitiert nach Reiter, Raimond: Dr. Helene Darges-Sonnemann. Erfolgreiche Kinderärztin und Verstrickung in NS-Verbrechen, Celle 2010, S. 31f.; Kontakt durch den Autor vermittelt, von daher ist diesem der Name der Mutter des Kindes bekannt.

42 E-Mail des erstgeborenen Sohnes, der die Erinnerungen seiner Mutter aufgeschrieben hat, vom 1.9.2010 an den Autor.

43 Vgl. Gries, Joachim: Betroffenheit im Publikum. In: Cellesche Zeitung vom 21.4.2017, S. 17.

44 E-Mails von Ursula Raab vom 12.7.2016 und vom 13.7.2016 an den Autor.

45 E-Mail von Ilse H. am 23.7.2016 an den Autor.

46 Telefonat des Neffen Sonnemanns mit dem Autor am 7.10.2013, 19.16 Uhr bis 20.48 Uhr, und dessen E-Mail vom 19.10.2013.

47 E-Mail von Hildegard Thevs vom 5.3.2010 an den Autor.

48 E-Mail des Sonnemann-Neffen vom 15.10.2020 an den Autor.

49 E-Mail von Dr. Johannes Büttner vom 6.2.2013 an den Autor.

Ingeborg Wetzel

1 Thevs, a.a.O., S. 173–177.

2 Ebenda, S. 188–191.

3 Ebenda, S. 197ff.

4 Ebenda, S. 199ff.

5 Ebenda, S. 206ff.

6 Ebenda, S. 223ff.

7 Ebenda, S. 228.

8 Staatsanwaltschaft Hamburg, 14 Js 265/48, Bd. 4, Bl. 6.

9 Auskunft aus dem Melderegister und Mikrofilmarchiv der Hansestadt Hamburg H/ZM 22, Weglage Wetzel, vom 4.3.2011.

10 Staatsanwaltschaft Hamburg, 14 Js 265/48, Bd. 4, Bl. 17.

11 Ebenda, Bd. 6, Bl. 72.

12 Die Abkürzung GK steht für das Wort Groß-Katastrophe. Im Staatsarchiv Hamburg sind einige GK-Einzelfälle der Jahre 1943 und 1944 unter der Signatur 131-10 II_311 einzusehen.

13 Das Dokument ist Bestandteil der Personalakte von Paul Wetzel, die im Staatsarchiv Hamburg unter der Signatur 361-3_A 2587 verwahrt wird.

14 E-Mail von Matthias Habel, Leiter des Friedhofs Rahlstedt, vom 14.3.2012: Paul Wetzel, lfd. Nr. 11023, lag in der Grabstelle J333/334.

15 Ebenda: Emmy Wetzel, Chronik-Nr. 2001101421, lfd. Nr. 6652, lag zusammen mit ihrem Mann in der Grabstelle J333/334.

16 Laut historischen Adressbüchern Hamburgs unter http://agora.sub.uni-hamburg.de/subhh-adress/digbib/start.

17 Vgl. Bömer, Franz (Hg.): Wilhelm-Gymnasium Hamburg 1881–1956. Hamburg 1956, S. 13.

18 Vgl Ebenda, S. 15 und 147.

19 Vgl. Ebenda, S. 19.

20 Vgl. Anmerkung 13 dieses Kapitels.

21 Archiv der Klosterschule Hamburg.

22 E-Mail von Ruben Herzberg vom 18.1.2012 an den Autor.

23 Die Unterlagen zum Gymnasium Klosterschule sind im Staatsarchiv Hamburg im Bestand 362-2/36 verwahrt. Eingesehen wurden die »Schülerbögen mit Abgangszeugnissen und Schulbesuchsnachweisen Geburtsjahrgänge 1859–1937« (Staatsarchiv Hamburg, Bestand 362-2/36, Nr. 436 »Ack–Neu«, Nr. 443 »Wall–Wils«), des Weiteren Reifeprüfungsarbeiten in verschiedenen Fächern aus verschiedenen Jahren (Staatsarchiv Hamburg, Bestand 362-2/36, Nr. 472–474).

24 Personalakte Ingeborg Wetzel, In: Personalakten der Gesundheitsverwaltung beim Staatsarchiv Hamburg, Nr. 718, im Bestand 352-10.

25 Beispielsweise Peters, Ulrich, Fehring et al. (Hg.): Deutsche Lebens- und Kulturbilder in vergleichenden Zeittafeln, Frankfurt/Main 1924.

26 Vgl. Anmerkung 13 dieses Kapitels.

27 Hasse, Edgar S.: Die Kindermörderin von Rahlstedt. In: Hamburger Abendblatt vom 12.2.2014, S. 10.

28 E-Mail von Edith Kerling vom 6.6.2012 an den Autor.

29 E-Mail von Erich Meyer vom 19.6.2012 an den Autor.

30 Vgl. Anmerkung 13 dieses Kapitels.

31 »Im Namen des deutschen Volkes«, In: Stern, 31.7.–5.8.1962, Heft 31, S. 18–29.

32 Nannen, Henri: Leitartikel zu »Im Namen des deutschen Volkes«, Ebenda, S. 5f.

33 Das »Dienstaufsichtliche Vorermittlungsverfahren gegen L. G. Dir. Dr. Tyrolf« ist beim Staatsarchiv Hamburg im Bestand 213-11 unter der Signatur 35403/72 verwahrt sowie bei den Justizbehörden Hamburg unter 1957–62, Aktenzeichen: 2220/1E-19 und 2200/1E-5.1 archiviert – die Unterlagen ergänzen sich.

34 Laut Untersuchungsakten der Justizbehörden Hamburg. Diese wurden von der Autorin des Gedenkbuchs »Die vergessenen Kinder von Zwangsarbeiterinnen in Hamburg« offenbar nicht eingesehen. Margot Löhr folgt hier im Jahr 2020 unkritisch den Darstellungen von Tyrolf, den sie als »jungen Staatsanwalt« bezeichnet, der angab, die Polin gerettet zu haben. Tyrolf war zu diesem Zeitpunkt schon über 40 Jahre alt.

35 Die Familienzusammenführung von Anna Jozefowicz mit ihrer Tochter Alina ist dokumentiert im Archiv des Internationalen Suchdiensts in Bad Arolsen. »Jozefowicz, Alina wurde am 29. Januar 1944 in Hamburg-Holstenglacis geboren – Name der Mutter: Anna Jozefowicz, geboren am 1.9.1921 in Nikolajewice, Kreis Lask, Fabrikarbeiterin, wohnhaft in Hamburg. Aus der hier vorliegenden Kinderakte ist zu entnehmen, dass Alina am 15. Dezember 1946 zu ihrer Mutter nach Lodz repatriiert wurde«, schreibt Kathrin Flor, Pressesprecherin des International Tracing Service (ITS) am 17.7.2012 in einer E-Mail an den Autor. In anderen in Bad Arolsen verwahrten Dokumenten wird offenbar fälschlicherweise das Jahr 1948 als Rückführungsdatum genannt.

36 E-Mail von Valentina Valtchuk von der Stiftung »Erinnerung, Verantwortung und Zukunft« in Berlin vom 19.11.2012 an den Autor: In der Auszahlungsdatenbank für Wiedergutmachungen tauchen die Namen von Mutter und Tochter nicht auf.

37 Vgl. Burlon, a.a.O., S. 192.

38 Die Personalakte von Tyrolf wird im Staatsarchiv Hamburg im Bestand 241-2 unter der Signatur A 3246 verwahrt.

39 E-Mail vom 15.5.2013 an den Autor: Das Corps führt ihn als Vorsitzenden Richter und ist über sein Todesjahr informiert.

40 Seine Promotionsarbeit trägt den Titel »Der nicht rechtsfähige Verein unter besonderer Berücksichtigung seiner Stellung als Erbe«. In Berlin legte er seine große oder 2. Staatsprüfung am 13.7.1927 wieder mit »ausreichend« ab. Seine ersten juristischen Beschäftigungen fand er von August bis 30.9.1927 an den Amtsgerichten in Sandau und in Stendal. Ende 1927 war er in Stendal mit den Voruntersuchungen gegen mehrere Ärzte in Salzwedel und Calbe beschäftigt wegen gewerbsmäßiger Abtreibung, die ihn eigentlich bis Mitte Dezember 1927 beschäftigen sollten. Des Weiteren war er am Landgericht Naumburg und am Landgericht Frankfurt/Main tätig, ehe man ihn am 1.12.1927 in den Hamburger Justizdienst übernahm.

41 In einem Schreiben vom 13.3.1943 teilte Osenberg als Lehrstuhlinhaber des Instituts für Werkzeugmaschinen der Technischen Universität Hannover mit, dass Tyrolf sich in seiner bisherigen Arbeit so sehr bewährt habe, dass er ihn bis zum 1.4.1944 gern voll zur Verfügung hätte. Das Gericht legte hierauf am 31.3.1943 einen Vermerk an, in dem es heißt, dass Tyrolf augenscheinlich nebenamtlich tätig geworden sei,

obwohl er keine Mitteilung über Ausmaß der Beschäftigung und die Höhe der Vergütung gemacht hatte, also ohne Genehmigung für Osenbergs Institut arbeitete. Er redete sich damit heraus, dass er habe sehen wollen, wie stark ihn die Nebenbeschäftigung in Anspruch nehme, und habe dann festgestellt, dass er die Nebenbeschäftigung nicht übernehmen könne, weil sie zu umfangreich sei. Er habe 1200 Reichsmark erhalten, die er zurückzahlen wolle, wenn die Genehmigung nicht erteilt werden sollte. Tyrolf behauptete, dass Osenberg die Anfrage nur gestellt habe, damit er nicht eingezogen werde. Am 7.5.1943 teilte Osenberg dem Gericht mit, dass Tyrolf seit dem 1.10.1942 beratend tätig war und dass die Besprechungen im Wesentlichen sonnabends und sonntags in seinem Institut durchgeführt wurden. Tyrolf habe eine angepasste Pauschalsumme in Höhe von monatlich 500 Euro Reichsmark erhalten – also sicherlich mehr als die 1200 Reichsmark, die Tyrolf im März 1943 angegeben hatte. Aus gesundheitlichen Gründen war Tyrolf seit einigen Wochen an der Ausübung solcher beratender Tätigkeiten verhindert, schrieb Osenberg. In einer Beurteilung aus dem Jahr 1943 heißt es vonseiten des Gerichts hingegen, dass Tyrolfs Gesundheitszustand »gut« war. Am 28.5.1943 erteilte das Gericht die nachträgliche Genehmigung für die Nebenbeschäftigung, die volle Abstellung blieb verwehrt. Das Gericht verband seine Genehmigung mit der Erwartung, dass zehn Prozent des Nettoverdienstes an die Richterhilfe gezahlt werde. Am 31.3.1944 wies Tyrolf nach, dass er tatsächlich 250 Reichsmark an die Richterhilfe überwiesen hat.

42 Eine schmale Akte, die über Luise Ritters Studienabschluss Aufschluss gibt, ist im Staatsarchiv Hamburg unter der Signatur 241-2_A784 verwahrt.

43 Vgl. Schlegel, Birgit: Waffenentwicklungen unter Prof. W. Osenberg in Hannover (1941–1943) und in Lindau a. H. (1943–1945). In: Heimat- und Museumsverein für Northeim und Umgebung e. V.: Northeimer Jahrbuch 2007, S. 75–107, sowie Schlegel, Birgit: Aktionen und Funktionen Professor Werner Osenbergs in Lindau a. H. 1943–1945. In: Heimat- und Museumsverein für Northeim und Umgebung e. V.: Northeimer Jahrbuch 2008, S. 73–83, sowie Federspiel, Ruth: Mobilisierung der Rüstungsforschung? Werner Osenberg und das Planungsamt des Reichsforschungsrates 1943–1945. In: Maier, Helmut: Rüstungsforschung im Nationalsozialismus (Geschichte der Kaiser-Wilhelm-Gesellschaft im Nationalsozialismus, Band 3), Göttingen 2003, S. 72–108. Zu demselben Ergebnis kommt eine Studie über die TU Hannover, an der Osenberg nach dem Krieg gewirkt hat: Jung, Michael: Eine neue Zeit. Ein neuer Geist? Eine Untersuchung über die NS-Belastung der nach 1945 an der Technischen Hochschule tätigen Professoren unter besonderer Berücksichtigung der Rektoren und der Senatsmitglieder. Hg. vom Präsidium der Gottfried Wilhelm Leibniz Universität Hannover, Petersberg 2020, S. 76–84.

44 E-Mail des Neffen Sonnemanns vom 28.4.2013 an den Autor.

45 Burlon, a.a.O., S. 193.

46 Vgl. Boy Kaiser, Alt-Bürgermeister. In: Barz, Paul. Menschen auf Sylt. Fotografiert von Hans Siwik, Heide 1988, S. 179–184.

47 E-Mail des Nachbarsohns vom 21.4.2011 an den Autor.

48 Telefonat am 5.4.2011 mit dem Autor.

49 Brief des Büros von Helmut Schmidt vom 4.7.2011 an den Autor. Der frühere Bundeskanzler Helmut Schmidt schrieb mir, dass er bei der Recherche nicht weiterhelfen könne. Er habe nicht zur Zuhörerschaft des Hanseatischen Sondergerichts Hamburg gehört. Außerdem wisse er nichts von tödlichen Folgen im Zusammenhang mit einem Leitartikel von Henri Nannen.

50 Die Personalakte von Dr. Justus Ritter, Tyrolfs Schwager, ist im Staatsarchiv Hamburg im Bestand 241-2 unter der Signatur A 3226 verwahrt. Ebenso wie die Personalakte seines Vaters, also Tyrolfs Schwiegervaters, im Bestand 241-2 unter der Signatur A 1227 sowie im Bestand 131-15 unter der Signatur C 379.

51 Der einzige Bruder von Ingeborg Wetzel galt als gesellschaftlicher Außenseiter: Paul-Gerhard Wetzel war nur ein Jahr älter als sie (* 25.6.1911) und stand ihr anfangs sehr nahe. Er hat ab 1924 das Wilhelm-Gymnasium besucht, wo er 1930 sein Abitur bestand. Leiter dieser Lehranstalt war sein Vater Paul. Damals äußerte er den Wunsch, Jura studieren zu wollen, wie Martin Richter, 2016 Schulleiter des Wilhelm-Gymnasiums, einer alten Karteikarte entnahm. Er kehrte am 1.4.1949 aus polnischer Kriegsgefangenschaft nach Hamburg zurück und lebte zunächst am Erdkampsweg (wie seine Schwester) bei den Eltern. 1950 zog er in das kleine, neu erbaute Haus seiner Schwester Ingeborg ein, in dem auch die Mutter wohnte. Dort war er bis zum 25.7.1963 gemeldet. Im Dezember 1963 zog Walter Tyrolf an der Amtsstraße ein. Ab dem 26.7.1963 war Wetzel an der Thunstraße in Hamburg bei »Vorwerk« gemeldet. Der Sohn des Hauses, Dirk Vorwerk, meinte sich zu erinnern, dass Wetzel bei der Textilfabrik »Schwanenwolle« gearbeitet hat. Wetzel hat sich am 30.9.1970 nach Germering bei München abgemeldet. Dort mietete er sich im Parterre eines siebenstöckigen 48-Parteien-Hochhauses ein und setzte sein unauffälliges Leben fort. Nach fast acht Jahren zog er in den Nachbarort Gil-

ching, an die Kiltrahinger Straße. Dort blieb er gut drei Jahre, ehe er in eine Einliegerwohnung nach Tuttlingen (30 Kilometer nordwestlich des Bodensees gelegen) umzog. Hier wurde er am 18.1.1990 tot aufgefunden. Mindestens vier der Erben haben Wetzel nie zu Gesicht bekommen, nur wenige vor der Erbschaft überhaupt jemals von seiner Existenz gehört, war Ende 2012 zu erfahren. Quellen: Bömer, Franz (Hg.): Wilhelm-Gymnasium Hamburg 1881–1956. Hamburg 1956; Auskunft aus dem Melderegister und Mikrofilmarchiv der Stadt Hamburg zu Paul-Gerhard Wetzel vom 31.10.2011, H/ZM 22, Wgl. Wetzel, S. 1; E-Mails von Dirk Vorwerk vom 9.11.2011 an den Autor; Mitteilung der Stadt Germering vom 6.12.2011; E-Mails des Tuttlingeners Siegfried B. vom 10.8.2012 an den Autor; Abschrift des Erbscheins von Paul Gerhard (sic!) Wetzel des Nachlassgerichts Tuttlingen.

52 Zwei kurzen Telefonaten am 8.5.2013 schloss sich ein längeres am 26.5.2013 an.

53 Die Personalakte von Kurt Steckel wird im Bestand 241-2 unter der Signatur A 3776 im Staatsarchiv Hamburg verwahrt.

54 Der Spiegel, 20/1992, S. 83–89.

Lotte Albers

1 Staatsanwaltschaft Hamburg, 14 Js 265/48, Bd. 4, Bl. 93.

2 Ebenda, Bd. 7, Bl. 58.

3 Thevs, a.a.O., S. 182f.

4 Ebenda, S. 183ff.

5 Ebenda, S. 191f.

6 Ebenda, S. 204ff.

7 Ebenda, S. 208–211.

8 Bei einer Myelografie wird ein Kontrastmittel in den Wirbelkanal gespritzt und anschließend eine Röntgenaufnahme angefertigt.

9 Thevs, a.a.O., S. 215ff.

10 Ebenda, S. 217f.

11 Ebenda, S. 218–221.

12 Ebenda, S. 222f.

13 Ebenda, S. 227.

14 Staatsanwaltschaft Hamburg, 14 Js 265/48, Bd. 4, Bl. 92R–94.

15 Hauschild-Thiessen, Renate: Mittell-Redlich, eine Hamburger Privatschule für Mädchen. In: Hamburgische Geschichts- und Heimatblätter, 15 (2007), S. 191–201.

16 Siehe Anmerkung 20 unter Wetzel.

17 Auskunft aus dem Melderegister und Mikrofilmarchiv der Stadt Hamburg, H/ZM 22, Wgl. Wetzel, vom 4.8.2011.

18 Telefonat von Heide Greibaum am 18.9.2020 mit dem Autor.

19 Telefonat von Norbert Schokol am 22.9.2020 mit dem Autor.

20 Telefonat von Christian Kock am 18.9.2020 mit dem Autor.

21 Borstel, Siegmund: Buchautor sucht Zeitzeugen. In: Elbe-Wochenblatt, Bezirk West vom 16.9.2020, S. 9.

22 E-Mails von Marlene Schaub vom 16.9. und 17.9.2020 an den Autor.

23 E-Mail von Cornelia Kost vom 3.2.2019 an den Autor.

24 Gemeint ist ein Artikel von Olaf Wunder und dem Autor, der am 10.11.2012 in der Hamburger Morgenpost erschien.

25 Telefonat von Christiane Döring am 19.9.2020 mit dem Autor.

26 Telefonat von Christiane Döring am 30.10.2020 mit dem Autor sowie E-Mail von Döring vom 3.11.2020 an den Autor.

27 E-Mail von Sönke Pesch vom 31.1.2021 an den Autor.

28 E-Mail von Wolfgang Benecke vom 16.11.2011, weitergeleitet an den Autor.

29 Laut Hamburger Adressbüchern; nach einer Karte von 1929 war die Nummerierung der Häuser im Immenhof vor dem Krieg anders als heute. »Die beiden Pastorate hatten die Nummern 3 und 4; Haus Nr. 6 befand sich an der Ecke zur Schürbecker Straße und wurde im Krieg zerstört«, teilte Harald Gevert von der Redaktion des Gemeindeblattes der St.-Gertrud-Kirchengemeinde am 19.4.2012 mit.

30 Am 13.2.2012 schickte Ernst Sauerwein vom Heimatarchiv Schwarmstedt dem Autor einen Auszug aus dem Sterberegister der Sankt-Laurentius-Kirche zu Schwarmstedt. Demnach sind hier zwischen dem 8.8. und 25.9.1943 folgende 15 Kinder im Krankenhaus in Schwarmstedt verstorben, die nicht in dem Einzugsgebiet Hannover, Celle, Nienburg und Schwarmstedt gemeldet waren: Heinz Müller, Dieter Feddern, (Vorname unbekannt) Bügel, Ursula Schmitz, Holger Mathiack (bei allen ist der Heimatort unbekannt), Jürgen Kock aus Hamburg-Altona, Georgstraße 36, Hans-Peter Lingnau aus Hamburg-Neuenfelde, Rosengarten 113, Ursula Junge aus Sankt Michaelisdonn im Kreis Süderdithmarschen, Ilse Stölken aus Hamburg-Neuenfelde, Neuenfelder Straße 227, Hannelore Höppner aus Hamburg, Osterbrock 50, Doris Kleinfeldt aus Hamburg 27, Nieburstraße 25, Harwig Martin Harder aus Stade, Elbinger Straße 26, Michael Wernecke aus Hamburg 39, Sierichstraße 32, sowie Jürgen Martin Wilhelm Siebke und Max Rainer Körtge (beide aus Hamburg). Von fünf Kindern ist auch das ungefähre Alter nicht bekannt. Die übrigen Kinder waren zwischen zwei und vier Monaten alt, nur Ilse Stölken war bereits neun Monate alt.

31 E-Mail von Martin Albers vom 2.4.2012 an den Autor.
32 Die gerichtliche Vorermittlung wurde eingestellt, einen »Freispruch« gab es nicht, weil man die Beschuldigten noch nicht einmal anklagte.
33 E-Mail von Martin Albers vom 28.11.2012 an den Autor.

Ursula Petersen

1 Staatsanwaltschaft Hamburg, 14 Js 265/48, Bd. 7, Bl. 57–96.
2 Thevs, a.a.O., S. 169–173.
3 Ebenda, S. 183.
4 Ebenda, S. 192.
5 Ebenda, S. 192f.
6 Ebenda, S. 194ff.
7 Ebenda, S. 221f.
8 Ebenda, S. 227.
9 In der Datenbank des DIPF (Leibniz-Institut für Bildungsforschung und Bildungsinformation) ist die Personalakte von Barbara Petersen verwahrt. Dort ist auf einem Zettel mit Stand 15.4.1948 vermerkt, dass sie nach dem Krieg offenbar eine Lehrerinnen-Stelle in Hamburg 24 hatte. 1933 bestand sie ihr Abitur in Ratibor. Von 1934 bis 1938 studierte sie in Berlin: In den Hauptfächern, Sport und Englisch, schloss sie jeweils mit »*gut*« ab. Ihr Sportlehrerinnenexamen bestand sie 1936 am Hochschulinstitut für Leibesübungen in Marburg. Sie war seit Beginn des Jahres 1938 Mitglied des NS-Frauenwerks. Bis 1941 hatte sie als Turnlehrerin an verschiedenen Schulen in Berlin gearbeitet. Was aus ihr wurde, ist unbekannt.
10 Der Katholik Wilhelm Petersen wurde am 20.12.1885 in Schwientochlowitz im Kreis Beuthen in Schlesien als Sohn des Maschinenwärters Paul (unleserlich) Pietrzik geboren. Laut einer Verfügung des Berliner Polizeipräsidenten vom 25.1.1910 hat man seinen Namen in Petersen eingedeutscht. Vom 1.4.1915 bis 15.11. 1918 nahm er als Soldat an den Feldzügen des Ersten Weltkriegs teil. Später engagierte er sich parteipolitisch: Am 1.11.1937 wurde er Pressewart im SA-St.R. 21/62, wenig später, am 1.2.1938, NSV-Blockwalter. Im Mai 1937 nahm man ihn in die NSDAP auf, vier Monate später wurde er Blockhelfer der NSDAP, am 23.8.1939 stieg er zum stellvertretenden Blockleiter auf. Er starb im Jahr 1945. Gerhard Staniczek (* 1927) hatte Petersen, über den die Kinder in der Schule nach seinem ursprünglichen Namen als Pietrzik oder aber auch als Zabiok (was Staniczek übersetzt als »Totschläger« in Erinnerung hat) gesprochen hätten, als Klassenlehrer in der Quinta, also der sechsten Klasse. Er sagte zum Beispiel öfter: »Ich werde euch die Ohrlöffel langziehen.« Und diesen Worten ließ er auch Taten folgen: Auch die Ohrfeigen, die Petersen verteilte, blieben Staniczek in Erinnerung. »Er hatte so eine besondere Art der Handhaltung, während er ausholte.« Wilhelm Petersens Wirken bezeichnet er als »typisches Mitläufer-Schicksal«. Er sei sicher unter dem Druck der Leute eingeknickt. Er erinnert sich auch noch an einen Aushang im großen Konferenzzimmer. Hier standen die Namen der Lehrer, »die immer noch nicht den Weg in die Partei gefunden hätten«. »Er ist mir als politisch Angehauchter, sprich als Nazi, überhaupt nicht in Erinnerung«, meinte Staniczek. Quellen: Die Personalunterlagen des Realgymnasiums (später unter den Nationalsozialisten Grenzlandschule genannt) Ratibor von 1919 bis 1943 liegen unter der Signatur GUT PERS 612 im Archiv des DIPF (Deutsches Institut für internationale Pädagogische Forschung) in Berlin, wie auch der vierseitige Personalbogen von Wilhelm Petersen sowie dessen Personalblatt, die im Online-Archiv freigeschaltet sind: www.dipf.de.
11 DIPF-Archiv, GUT PERS 612, Bl. 5 (Rückseite).
12 Ebenda, Bl. 21 (Rückseite).
13 Staatsarchiv Hamburg, 221-11 Entnazifizierungsakte M 2222, Ursula Petersen.
14 »Im Bestand des Güstrower Stadtarchivs befinden sich keine Unterlagen, aus denen sich Hinweise zur Tätigkeit von Dr. Petersen in Güstrow im angegebenen Zeitraum ermitteln lassen«, teilte Doris Dieckow-Plassa am 9.5.2012 dem Autor per E-Mail mit.
15 Staatsanwaltschaft Hamburg, 14 Js 265/48, Bd. 1, Bl. 48.
16 Ebenda, Bd. 4, Bl. 40L.
17 Ebenda, Bd. 4, Bl. 16.
18 Die schmale Ermittlungsakte wegen Mordes gegen Dr. Ursula Petersen wird im Staatsarchiv Hamburg unter der Signatur 213-11_6779 verwahrt.
19 Auskunft aus dem Melderegister und Mikrofilmarchiv der Stadt Hamburg vom 4.8.2011, H/ZM 22, Wgl. Wetzel.
20 Stadtarchiv Celle, Best. 5 O Nr. 66, Bl. 32f.
21 Lamprecht, Gerd: »Geh' nach Celle ...« – Gedenkbüchlein für Dr. med. Gertrud Lamprecht, Celle 1982.
22 Briefe von Gerd Lamprecht vom 23.4.2012 und vom 4.5.2012 an den Autor.
23 Vgl. Anm. 17 im Kapitel Sonnemann.
24 1999 wurde eine Gedenktafel am KKR angebracht, vgl. Hygiene Institut Hamburg: Gedenkschrift zur Erinnerung an Kinderopfer der NS-Zeit. Dokumentation zur Gedenkveranstaltung am 9.11.1999 am Hygiene Institut Hamburg, Hamburg 1999.
25 Die facettenreiche Schilderung von Ursula Petersen verdanken wir den beiden Töchtern der

Mitärztin am KKR, Dr. Isabel Hahn (später Neumann), Sibylle Gillabert und Elisabeth von Rolf, sowie deren Ehemann Hans-Henning von Rolf (Telefonat des Autors am 13.6.2020 mit Sibylle Gillabert, der ältesten Tochter von Dr. Isabel Neumann, geborene Hahn, sowie Gillaberts E-Mails an den Autor vom 16.6. und 21.6.2020; E-Mails von Hans-Henning von Rolf an den Autor vom 14.5., 28.5. sowie vom 5.6. und 6.6.2020).

26 In der umfangreichen von Ben Witter verfassten Literatur wurden keine Hinweise auf Ursula Petersen gefunden. Der Schriftsteller, dessen Beine in Folge einer Meningitis in der Jugend spastisch gelähmt waren, gab in seinen Geschichten aber auch so gut wie gar nichts von sich selbst preis. Gesichtet wurden »Deutschland deine Ganoven. Protokolle aus der Unterwelt«, Hamburg 1970, »Nachts, wenn wir schlafen. 36 Großstadtgeschichten«, Hamburg 1977, »Frauen am Nachmittag«, Frankfurt am Main 1980, »Angetippt. Zeitgeschehen im Handumdrehn«, Hamburg und Zürich 1992, »Schritte und Worte. Zeitgeschichte in Augenblicken«, Hamburg 1990 (herausgegeben und eingeleitet von Siegfried Lenz) sowie »Moment mal! 121 Versuche, den Augenblick zu retten«, Hamburg 2007 (herausgegeben und eingeleitet von Rolf Michaelis). In einem Nachruf bezeichnet die Journalistin Bärbel Könecke die Zwei-Zimmer-Wohnung des umherwandernden Schriftstellers als schlichte Mietwohnung im dritten Stock eines Mehrparteienhauses an der Bismarckstraße im Hamburger Stadtteil Eimsbüttel. Könecke meinte, dass er »die Frauen« liebte, »besonders die jungen«. Aber niemals habe eine ihn ganz erobert. Als er 1993 im Alter von 73 Jahren starb, hinterließ er neben seinem umfangreichen Werk eine Million DM, die in eine Stiftung floss, welche geistig unabhängige und gesellschaftskritische Autoren unterstützen sollte. Von dieser Stiftung wird seit 1995 jährlich der Ben-Witter-Preis vergeben.

Ilse Bauer

1 Thevs, a.a.O., S. 229f.

2 Staatsanwaltschaft Hamburg, 14 Js 265/48, Bd. 4, Bl. 74 und 126.

3 Ebenda, Bd. 4, Bl. 139.

4 Ebenda, Bd. 6, Bl. 102.

5 Ebenda, Bd. 2, Bl. 140L.

6 Vgl. Artikel »Die sittliche Norm« im Hamburger Abendblatt vom 21./22.1.1961.

7 Staatsanwaltschaft Hamburg, 14 Js 265/48, Bd. 7, Bl. 57–96.

8 Vgl. Dippel, Hans: »Sechs tapfere Frauen in Rothenburgsort«. Die Bomben im Kinderkrankenhaus – Rettung durchs Fenster – Keines der Babys verloren. In: Mittagsblatt vom 10.12.1942 sowie Lübecker Nachrichten, Nr. 327 vom 11.12.1942, verwahrt im Staatsarchiv Hamburg unter der Signatur 135-I-IV_3063.

9 Abiturunterlagen, Viktoria-Gymnasium Essen, Schularchiv.

10 Die letzten fünf Worte sind schwer zu entziffern, sie sind hier so wiedergegeben, wie es Sinn ergibt.

11 Der »Gemeinnützige Bauverein Essen-Stadtwald« beauftragte 1921 den Architekten Josef Rings mit der Planung der Eyhof-Siedlung. Sie wurde für den gehobenen Mittelstand konzipiert und bis 1924 als in sich geschlossene Einheit mit 183 Ein-, Zwei- und Mehrfamilienhäusern mit rund 300 großen Wohnungen gebaut. Der jüdische Architekt musste 1934 nach Palästina emigrieren, kehrte aber 1948 nach Deutschland zurück. Die Siedlung existiert noch heute (vgl. eyhof-siedlung.de).

12 E-Mail der Essenerin, die nicht genannt werden möchte, vom 6.11.2011 an den Autor.

13 E-Mail von Dr. Thomas Mönninghoff vom 14.9.2011 an den Autor.

14 E-Mail von Dr. Thomas Mönninghoff vom 21.3.2012 an den Autor.

15 E-Mail von Jutta Vonrüden-Ferner vom Essener Stadtarchiv vom 7.1.2016 an den Autor: Unter der Tagebuch-Nummer 41-3-26/16 teilte sie mit, dass der Bruder, Kurt Bauer, geboren am 31.3.1906 in Essen, am 20.1.1936 nach Rheda verzogen war. Er hat seine Ehefrau Meta Bauer, geborene Hansen, geboren am 3.2.1913, am 21.9.1936 vor dem Standesamt Essen-Rellinghausen geheiratet. Stephan Grimm vom Stadtarchiv Gütersloh teilte am 11.1.2016 mit, dass Meta Bauer am 14.9.1963 aus Rheda nach Gütersloh gezogen war und am 3.4.1970 nach Garching, Luise-Schneider-Straße, verzogen war. Die in Rheda geborene Tochter Karola hat 1967 Klaus Gierhake aus Gütersloh geheiratet, der 1970 nach München, Barerstraße, verzog. Intensive Nachforschungen im Januar 2016 nach dem Verbleib von Klaus und Karola Gierhake in dem Gütersloher Gierhake-Clan blieben erfolglos. Niemand der Befragten kannte Karola oder Klaus Gierhake.

16 Brief von Hildegard Stratmann vom 19.3.2012 an den Autor.

17 Vgl. Burlon, a.a.O., S. 235: Im Privatarchiv von Elisabeth Bayer befanden sich zwei Aufsätze aus dem Magazin »Kinderärztliche Praxis«: 1948 veröffentlichte Breitfort in einem Sonderdruck einen Aufsatz zum Thema: »Der röntgenologische Symptomkomplex der Wabenlunge durch Tumorwachstum« und 1950 einen zum Thema »Beobachtung eines seltenen Falles von Langhansscher Struma«. Nach Angaben von Bayers Nachfahren sind diese Unterlagen, die

Marc Burlon für seine Dissertation ausgewertet hat, nicht mehr vorhanden.

18 E-Mails von Holger Platte vom 24.10.2016 an den Autor.

Maria Lange-de la Camp

1 Den Hinweis verdanke ich dem Hamburger Michael de la Camp, der in einem Brief vom 17.10.2011 die Familienzusammenhänge anhand des Deutschen Geschlechterbuchs, Band 171, 12. Hamburger Band, S. 152, darlegt.

2 Staatsanwaltschaft Hamburg, 14 Js 265/48, Vernehmung vom 25.5.1948, Bd. 4, Bl. 129.

3 Naumann, Klaus und Schmiedeknecht, Martin: Nachruf auf Maria Lange-de la Camp. In: Nachrichtenblatt Pflanzenschutz, Jg. 44, Heft 11 (1990). Hg. von der Akademie der Landwirtschaftswissenschaften, S. 274f.

4 Meldekarte, Göttinger Stadtarchiv.

5 Wagenitz, Gerhard: Göttinger Biologen 1737–1945: eine biographisch-bibliographische Liste, Göttingen 1988.

6 Meldekarte, Göttinger Stadtarchiv.

7 Brief von Prof. Dr. Klaus Naumann vom 31.7.2012 an den Autor.

8 Stockmann, Gisela: »Gutes Klima für die Wissenschaft«. In: DDR-Frauenzeitschrift »Frau von heute« vom 12.11.1958, S. 19.

9 Das Hilfsverb ist vom Autor in Klammern sinngemäß ergänzt worden.

10 Brief von Dr. Klaus Skadow vom 12.2.2013 an den Autor.

Emma Lüthje

1 Tagebuchaufzeichnungen und Briefe sind im Archiv der Heimatgemeinschaft Eckernförde verwahrt. Diejenigen vom Ende des Ersten Weltkrieges sind für einen Beitrag im Jahrbuch ausgewertet worden. Diese Angaben und die weiteren zu Peter Heinrich Lüthje sind entnommen aus: Voigt, Roland: Die Zeit der Revolution in Eckernförde. Betrachtungen eines Zeitzeugen zum Zeitraum November 1918 bis März 1919. In: Jahrbuch der Heimatgemeinschaft Eckernförde 2004, S. 281–288.

2 Vgl. Betrachtungen der Lüthje-Freundin Etta Aeissen, »Die Schwester von Dr. Hans Lüthje. Dr. med. Emma Lüthje« und »Das Elternhaus von Dr. Hans Lüthje« verwahrt im Zentralarchiv der Christengemeinschaft Berlin, Personengeschichtliche Sammlung Hans Heinrich Lüthje (PS 0160).

3 Die Freundschaft der beiden Eisenbahn-Manager wird in einer Abhandlung dokumentiert, die Lüthje für ein Fachmagazin verfasst hat und die im Archiv der Heimatgemeinschaft Eckernförde verwahrt wird. Außerdem bestätigte Aeissen diese Tatsache in einem ihrer Schreiben, die im Zentralarchiv der Christengemeinschaft Berlin, a.a.O., verwahrt werden.

4 Vgl. Stutte, Harald: Vor hundert Jahren entdeckten die deutschen Kolonialherren in Namibias Wüste Diamanten. Der Boom war nicht von Dauer. Aufstieg und Fall der Stadt Kolmannskuppe. In: Berliner Zeitung vom 5.4.2008 (online abgerufen am 14.7.2018).

5 Die Sönke-Nissen-Gemeinschaftsschule bewahrt das geistige Erbe ihres Namensgebers. Beim Glinder Marktfest galt es im Juni 2018 für die kleinen Besucher, in die Fußstapfen von Sönke Nissen zu treten: bei der traditionellen Diamantensuche. Dass dieser Mann seinen Reichtum auf Kosten der einheimischen Bevölkerung gemacht hat, wurde bei dieser Gelegenheit nicht erwähnt.

6 Abiturunterlagen, Jungmannschule Eckernförde, Schularchiv.

7 Deutschunterricht hatte sie bei Dr. Wilhelm Lehmann, als Lyriker und Schriftsteller einer der bekanntesten Söhne Eckernfördes, übrigens ein Gegner des NS-Regimes, obwohl er 1933 in die NSDAP eingetreten war; vgl. Scrase, David: Wilhelm Lehmann. Biographie, Göttingen 2011.

8 Staatsanwaltschaft Hamburg, 14 Js 265/48, Bd. 7, Bl. 9.

9 Ebenda, Bd. 7, Bl. 57–96.

10 E-Mails von Meike Ross vom 4.8.2011 und vom 17.8.2011 an den Autor.

11 Laut E-Mail von Dr. Erik Koch vom 30.4.2012: »So heißen die genuinen Stadtteilbewohner – Borby ist ein Teil von Eckernförde.«

12 E-Mail von Dr. Erik Koch vom 29.4.2012 an den Autor.

13 Vgl. Artikel in der Eckernförder Zeitung vom 9.12.2015 (Seite 7) von Gernot Kühl, der selbst als Kind Patient der Ärztin war: »Ihre Praxis befand sich in der Gaehtjestraße. Dort, wo jetzt der Kiosk steht, der Pflanzhügel wuchert und in den nächsten Jahren wieder neue Häuser entstehen sollen.«

14 Im Jahr 2009 veröffentlichte die Christengemeinschaft eine Stellungnahme zu Friedrich Beneschs nationalsozialistischer Vergangenheit. Darin heißt es unter anderem: »Bevor er 1947 zum Priester geweiht wurde, hat er sich als evangelischer Pastor in Siebenbürgen als begeisterter Nationalsozialist betätigt. [...] Benesch – dem auch in späteren Jahren herrisches und zugleich unbeherrschtes Verhalten von mancher Seite vorgeworfen wurde – war sicherlich nach dem Kriege kein Neonazi. Aber dass er sich früher fanatisch und glühend zum Nationalsozialismus bekannt und dies später verborgen hat, stellt die Leitung der Christengemeinschaft vor Fragen, die wohl nach seinem Tode nicht

mehr gelöst werden können.« (christengemeinschaft.org/07_2benesch.html; abgerufen am 27.12.2020).

15 E-Mail des Psychoanalytikers Dr. Steffen Theilemann vom 10.4.2017 an den Autor. Theilemann forschte zu diesem Zeitpunkt schon mehrere Jahre lang zu Schultz-Hencke. Seine Recherche mündete in dem Buch: Harald Schultz-Hencke und die Freideutsche Jugend. Biografie bis 1921 und die Geschichte einer Bewegung, Gießen 2018; dort zu Lüthje eine Anmerkung auf S. 161. Im Jahr 2020 war Theilemann Vorsitzender der Harald-Schultz-Hencke-Gesellschaft. Einer der Trauzeugen bei Hans Lüthjes Hochzeit war der jüdische Professor für Staatsbürgerkunde und Sozialwissenschaften Ernst Kantorowicz. 1938 wurde er Nachfolger von Martin Buber als Leiter der »Mittelstelle« der »Reichsvertretung der deutschen Juden«. Theilemann bewertet das in einer Mail an den Autor am 10.1.2021 so: »Aus dem Freundesverhältnis Lüthje-Kantorowicz bzw. aus der Biografie von Ernst Kantorowicz entsteht ein Hinweis darauf, dass Gertrud Lüthje und vermutlich auch ihr Ehemann Hans eine zumindest bis 1930 politisch eher sozialdemokratische, teils linke politische Haltung bzw. eine humanistische Gesinnung pflegten. Gertrud Lüthje pflegte bis 1919 nachweislich – ihrem damaligen Partner Schultz-Hencke folgend – eine ebensolche politische Einstellung.«

16 Dem Autor liegt der schmale Band »Geliebtes Altersheim. Eine Art Monographie« aus dem Jahr 1973 vor. Darin beschreibt Hans Lüthje einige Bewohner des Murrhardter Altersheims der Bewegung und skizziert die Eigenheiten von Altenheimen allgemein. Ebenfalls im J. Ch. Mellinger Verlag Stuttgart ist Lüthjes Werk »Begnadete Tonsetzer. Das Wunder der klassisch-romantischen Musik« erschienen, und das sogar in mehreren Auflagen. Verschiedene Bücher über theologische Themen hat Lüthje in den 1970er bis 1990er Jahren im Selbstverlag herausgegeben.

17 Auskunft aus dem Melderegister 1914 von Eckernfördes Stadtarchivar Dr. Uwe Beitz am 24.11.2015.

18 Auskünfte aus dem Sterbebuch 1945 von Eckernfördes Stadtarchivar Dr. Uwe Beitz am 25.11.2015.

19 Spiegel-Artikel über Werner Catel in den Ausgaben 35/1960 (Reaktion des schleswig-holsteinischen Kultusministers Edo Osterloh auf den Artikel »Eingeschläfert« in der Ausgabe 34/1960, 39/1960 (Catel bittet um seine Emeritierung), 19/1961 (großer »Euthanasie«-Artikel), 8/1964 (Spiegel-Gespräch mit Catel über das Thema »Euthanasie«) und 12/1965 (Catel wird vom Landgericht Hamburg außer Verfolgung gesetzt); Zitat aus dem Brief von Dr. Karin Aeissen vom 1.10.2011 an den Autor.

20 Auch die Predigt wird im Zentralarchiv der Christengemeinschaft Berlin, a.a.O., verwahrt. Offenbar hat Etta Aeissen den Text der Predigt dorthin geschickt.

21 Vgl. Artikel in Die Welt vom 5.1.1961: »Im Zusammenhang mit dem Verfahren gegen den früheren Leiter der Kieler Universitätskinderklinik, Prof. Catel, und die Kinderärztin Dr. Emma Luethje in Eckernförde, denen eventuell wegen ihrer Beteiligung an dem Euthanasieprogramm des Dritten Reiches die Approbation entzogen werden soll, hat die Hamburger Gesundheitsbehörde eine Untersuchung gegen sechs Hamburger Ärzte eingeleitet«, beginnt der Artikel.

Gisela Schwabe

1 Thevs, a.a.O., S. 180ff.

2 Ebenda, S. 206ff.

3 Ebenda, S. 225f.

4 Staatsanwaltschaft Hamburg, 14 Js 265/48, Bd. 2, Bl. 20L sowie Bd. 4, Bl. 19f.

5 Abiturunterlagen im Archiv des Hansa-Gymnasiums Hamburg-Bergedorf.

6 Staatsanwaltschaft Hamburg, 14 Js 265/48, Bd. 2, Bl. 98R.

7 Ebenda, Bd. 4, Bl. 41L.

8 Dr. Jutta Heuck, geboren am 5.5.1908 in Graudenz, der Vater war Beamter und lebte 1932 in Hamburg-Volksdorf. (Quelle: Rostocker Matrikelportal, Immatrikulation von Jutta Heuck im Sommersemester 1932, Nr. 524, siehe matrikel.uni-rostock.de/id/200028007. Vorher studierte die damals angehende Medizinerin acht Semester lang an zwei weiteren, nicht genannten Universitäten. In Rostock meldete sie sich im Oktober 1932 schon wieder ab.) Laut Hamburger Adressbüchern lebte Heuck 1947 an der Bahnhofstraße in Neugraben, wo sie 1966 als Dr. med. unter Neugrabener Bahnhofstraße verzeichnet ist.

9 Dr. habil. Karl Krömer erscheint in den Hamburger Adressbüchern 1947 als Facharzt für Chirurgie und mit dem Vermerk »Heilanstalt für Unfallverletzte« an der Esplanade. Gleichzeitig ist für dieses Jahr der Zusatz »leitender Arzt des Unfall-Krankenhauses ›Nordmark‹ in Bad Oldesloe« vermerkt. 1960 hatte er seine Praxis am Rödingsmarkt, eine Privatklinik an der Heilwegstraße und lebte am Märkerweg in Niendorf; die Angaben für Praxis und Privatwohnsitz sind auch 1966 noch dieselben wie sechs Jahre zuvor, der Hinweis auf eine Privatklinik fehlt 1966.

10 In den Hamburger Adressbüchern findet sich 1947 lediglich ein Arzt namens Arnold, näm-

lich Dr. Karlheinz Arnold, und zwar unter der Adresse Lenbachstraße im Hamburger Stadtteil Groß Flottbek, wo er 1966 mit seinem Wohnsitz auch noch verzeichnet ist, während seine Praxis nun an der Burchardstraße in Hamburg lag. Ob es sich um ein und dieselbe Person handelt, konnte nicht ermittelt werden.

11 Staatsanwaltschaft Hamburg, 14 Js 265/48, Bd. 4, Bl. 19f.
12 Ebenda, Bd. 7, Bl. 57–96.
13 Ebenda, Bd. 2, Bl. 20L.
14 Ebenda, Bd. 2, Bl. 164f., vgl. auch Bd. 4, Bl. 61f.
15 Vgl. Gerrens, Uwe: Rüdiger Schleicher. Leben zwischen Staatsdienst und Verschwörung, Gütersloh 2009.
16 Auf einen drei Seiten langen Brief des Autors vom 10.11.2011 reagierten die drei Kinder von Gisela Colberg, geborene Schwabe, indem sie einen Anwalt einschalteten, der am 16.11.2011 schrieb, dass sie nichts dazu sagen könnten und dass sie absolut in Ruhe gelassen werden wollen. In einem zweiten Schreiben untersagte ihr Rechtsvertreter am 22.11.2011, die Namen der drei Kinder zu schreiben, was ohnehin ohne deren Zustimmung nicht geschehen wäre.
17 E-Mail von Jutta Fuchs vom 20.10.2020 an den Autor.

Ortrud von Lamezan

1 Thevs, a.a.O., S. 173–177.
2 Staatsanwaltschaft Hamburg, 14 Js 265/48, Bd. 4, Bl. 13.
3 Thevs, a.a.O., S. 188–191.
4 Staatsanwaltschaft Hamburg, 14 Js 265/48, Bd. 4, Bl. 12.
5 E-Mail der Stadt Kiel vom 10.10.2011 an den Autor, die sich auf Unterlagen im Archiv der Meldebehörde bezieht.
6 Meldekarte der Stadt Göttingen, Stadtarchiv Göttingen.
7 Das stimmt so nicht, wie wir sehen werden.
8 Vgl. Zehmisch, Heinz: »Von der Badestube bis zum Vogtlandklinikum«. Ein Streifzug durch die Medizingeschichte der Stadt Plauen, Plauen 2007, S. 503.
9 E-Mail von Claus Heinrich Bill vom »Institut Deutsche Adelsforschung« in Kiel vom 30.11.2011 an den Autor.
10 E-Mail von Friedrich-Karl von Kaehne vom 16.2.2012 an den Autor.
11 Personalbogen von Dr. Hans von Trotta, unter www.dipf.de.
12 Staatsanwaltschaft Hamburg, 14 Js 265/48, Bd. 7: Die beschuldigten Ärztinnen nahmen sich verschiedene Anwälte. Ortrud von Lamezan wollte sich von ihrem Schwager vertreten lassen, wie ein Schriftstück beweist.
13 Brief von Petra Wycisk vom 7.2.2012 an den Autor. Eine Personalakte der Gesundheitsverwaltung ist im Hamburger Staatsarchiv nicht auffindbar, was den Schluss nahelegt, dass von Lamezan nicht bei der Gesundheitsbehörde angestellt war.
14 Auskunft aus dem Melderegister und Mikrofilmarchiv der Stadt Hamburg H/ZM 22, Wgl. Wetzel, vom 31.10.2011, S. 2.
15 Brief vom Vorstandsvorsitzenden und Direktor des »Hospitals zum Heiligen Geist«, Thorsten Schulze, vom 30.8.2012 an den Autor.

Ursula Bensel

1 Thevs, a.a.O., S. 211–214.
2 Staatsanwaltschaft Hamburg, 14 Js 265/48, Bd. 4, Bl. 34.
3 Ebenda.
4 Martin, Anneliese, Lebenserinnerungen, Karlsruhe 1991 (Privatdruck).
5 Klee, Ernst: Das Personenlexikon zum Dritten Reich. Wer war was vor und nach 1945. Frankfurt 2007, 2. A., S. 698. Unter der Aktion T 4 (benannt nach der Berliner Adresse Tiergarten 4) versteht man die Ermordung von mehr als 70.000 behinderten Menschen in den Jahren 1940 und 1941.
6 Hebelisten der Jahre 1936 bis 1939/40; Wilhelm Hartnack: Stift Keppel im Siegerlande 1239–1951, Bd. III, Matrikeln und Übersichten zum Bd. I und II, Stift Keppel 1961; Abiturakten der Jahre 1937 bis 1944.
7 Fröhlich, Barbara: Zum Artikel Stift Keppel Ostern 1946 bis Weihnachten 1949 (Jahrbuch 2001). In: Verein der Freunde und Förderer des öffentlichen Gymnasiums Stift Keppel e.V.: Jahrbuch Gymnasium Stift Keppel 2001/02, S. 218–220.
8 Jehmlich, Dorothea: Schule für kommende Mütter? Anmerkungen zur NS-Zeit in Keppel. In: Verein der Freunde und Förderer des öffentlichen Gymnasiums Stift Keppel e.V.: Jahrbuch Gymnasium Stift Keppel 2001/02, S. 110–120.
9 Dammann, Ursula: Mittlere Reife 1937. 1. Treffen im Jahr 1984 nach 47 Jahren. In: Keppeler Mitteilungen 22, 1984/85, S. 15.
10 E-Mail von Bernhard Samtleben vom 23.12.2012 an den Autor.

Erika Rawie

1 E-Mail von Sonja Wahlbrinck vom Staatsarchiv Osnabrück vom 27.6.2012 mit Angaben aus den Einwohnermeldeunterlagen der Stadt Osnabrück, Signatur Dep 3b XVIII Nr. 248, an den Autor.

2 E-Mail von Anja Rosin vom Bürger- und Ordnungsamt der Stadt Osnabrück vom 2.7.2012 an den Autor.
3 Sterberegister des Standesamtes Hamburg-Altona, 332-5 Standesämter, 5439+1064/1945.
4 Staatsanwaltschaft Hamburg, 14 Js 265/48, Bd. 1, Bl. 68R.
5 Ebenda, Bd. 1, Bl. 99R.
6 Ebenda, Bd. 1, Bl. 100L.
7 Thevs, a.a.O., S. 185–188.
8 Staatsanwaltschaft Hamburg, 14 Js 265/48, Bd. 4, Bl. 92.
9 Im Staatsarchiv Hamburg ist eine Akte für Erika Rawie (Signatur 352-10_649) verwahrt, die am 11.6.2020 eingesehen wurde.
10 Die Prüfungsakte dieses Abiturjahrgangs befindet sich im Staatsarchiv Osnabrück unter der Signatur Dep 57 b Nr. 275.
11 Der Mittelfellraum in der Brusthöhle.
12 Am *Hilus* eines Organs treten Blutgefäße und Nerven in das Organ ein beziehungsweise aus ihm aus.
13 Professor Dr. Christian Kroetz (geboren am 6.12.1894 in Ravensburg, gestorben am 2.7.1980 in Hamburg) leitete 1944/45 das AKH Altona und von 1950 bis 1953 war er Ärztlicher Direktor des AKH Harburg, anschließend des AKH Barmbek (bis 1963); vgl. Eintrag von »Christian Kroetz« im Hamburger Professorinnen- und Professorenkatalog, hpk.uni-hamburg.de/resolve/id/cph_person_00000529 (abgerufen am 17.7.2020).

2. Teil: Die Nicht-Beschuldigten

Rudolf Degkwitz

1 Bussche, Hendrik van den: Rudolf Degkwitz. Die politische Kontroverse um einen außergewöhnlichen Kinderarzt. In: Kinder- und Jugendarzt, 30. Jg. (1999) Nr. 4, S. 425–431 und Nr. 5, S. 549–556.
2 Vgl. Lebenslauf von Bayer, siehe Anmerkung 1 zum Kapitel Bayer.
3 Bierich, Jürgen: Ärztlicher Widerstand im Nationalsozialismus. In: Pfeiffer, Jürgen: Menschenverachtung und Opportunismus. Zur Medizin im Dritten Reich, Tübingen 1992, S. 198–212.
4 Als Degkwitz nach der Befreiung nach Hamburg zurückgekehrt war, ließ er sich von seiner Frau Eva, der Mutter der vier gemeinsamen Kinder, scheiden und heiratete seine 1913 geborene Assistentin Dr. Lore Hasselkuss. Als Degkwitz in die USA emigriert war, sollte seine Ehefrau ihm folgen. Als sie aber erfuhr, dass ihr Mann sich in den Staaten mit der Psychiaterin Elisabeth Kleinberger liiert hatte, setzte sie am 31.8.1948 ihrem Leben ein Ende. Degkwitz soll in Amerika getobt haben und den Kontakt zu seinen einstigen Freunden in Deutschland jahrelang unterbrochen haben. 1954 wurde Elisabeth Kleinberger die dritte Ehefrau von Degkwitz: vgl. Greve, Beate: Prof. Dr. med. Rudolf Degkwitz. *19.1.1889 – †21.5.1973. Sein wissenschaftliches und politisches Leben vom Kaiserreich bis zur Demokratie, Hannover 2017, S. 92–95, 151–154, 200, 219 und 252.
5 Vgl. Ortner, Helmut: Der Hinrichter. Roland Freisler – Mörder im Dienste Hitlers, Darmstadt 2013.
6 Vgl. Bussche, Hendrik van den: Medizinische Wissenschaft im »Dritten Reich«. Kontinuität, Anpassung und Opposition an der Hamburger Medizinischen Fakultät, Berlin 1989, S. 427.
7 Degkwitz, Rudolf: Das alte und das neue Deutschland, Hamburg, 2. Auflage, 1947.
8 E-Mail von Jochen Degkwitz vom 13.9.2012 an den Autor.
9 Literatur zur »Weißen Rose« Hamburg: u.a. Bassler, Sibylle: Die Weiße Rose. Zeitzeugen erinnern sich, Reinbek 2006.
10 Schreiben von Regina Degkwitz vom 16.12.2012 an den Autor.

Margarita van der Borg

1 Staatsanwaltschaft Hamburg, 14 Js 265/48, Bd. 4, Bl. 16R.
2 Geburtsurkunde im Besitz des Sohnes von Margarita van der Borg.
3 Lebenslauf, von Margarita van der Borg für ihre Dissertation verfasst, im Besitz ihres Sohnes.
4 Das hat Stefan Wulf herausgefunden: Vgl. Wulf, Stefan: Tropenkurhaus und Tbc-Kinderklinik – Das Landhaus »Grüneck« als Ort der Hamburger Medizingeschichte 1939 bis 1951. In: Zeitschrift des Vereins für Hamburgische Geschichte, Band 106, Hamburg 2020, S. 53–81 (zu van der Borg S. 74f.).
5 Staatsanwaltschaft Hamburg, 14 Js 265/48, Bd. 1, Bl. 27.
6 Das Wort, vermutlich ein Adjektiv, ist unleserlich und wurde vom Autor sinngemäß ergänzt.
7 E-Mail des Sohnes von Margarita van der Borg vom 22.1.2013 an den Autor.
8 E-Mail von Prof. Dr. Christoph Maier vom 31.1.2013 und von Jörg Maier vom 1.2.2013 an den Autor.
9 Abschrift eines Briefs von Margarita van der Borg an Dr. Olaf Dammann vom 24.7.1986, freundlicherweise von Beate Greve zur Verfügung gestellt, die Dammanns Arbeit fortgeführt und ihre Dissertation über Rudolf Degkwitz Ende des Jahres 2017 eingereicht hat. Die Dissertation ist im Jahr 2020 von der Medizinischen Hochschule Hannover (MHH) ins Internet eingestellt worden: mhh-publikations-

server.gbv.de/servlets/MCRFileNodeServlet/mhh_derivate_00001263/2020_diss_greve_a.pdf (abgerufen am 27.12.2020). Margot Löhr, die Autorin des Gedenkbuchs »Die vergessenen Kinder von Zwangsarbeiterinnen in Hamburg«, erwähnt van der Borg zweimal als unterzeichnenden Arzt der Todesbescheinigungen von Zwangsarbeiterinnen-Kindern, einmal im UKE (S. 494) und einmal in Wintermoor (S. 507). Sie verweist direkt nach der Erwähnung des Arzt-Namens darauf, dass sich in der Todesanzeige der Aufdruck »Krankenhaus-Sonderanlagen Aktion Brandt Anlage Wintermoor« befindet. Das bewertet sie wie folgt: »Dies deutet darauf hin, dass Genja durch gezielte Vernachlässigung, durch Verhungernlassen oder eine Überdosis von Medikamenten getötet wurde.« Allein aufgrund des Aufdrucks und ohne irgendeinen weiteren Hinweis auf derartige, angeblich in Wintermoor durchgeführte Praktiken, zu unterstellen, dass das Kind Genja getötet worden sei, ist höchst fragwürdig. Es ist geradezu unseriös, die Ärztin Margarita van der Borg, von der die Recherchen zu diesem Buch ein ganz anderes Bild ergeben haben, in diesen Zusammenhang zu stellen. Sie, Erne Maier und Rudolf Degkwitz waren ganz entschiedene Gegner dieser Tötungspraxis. Ingo Engelmann kommt in seinem Buch »Scherbengalerie Wintermoor« zu dem Ergebnis, dass die Rolle Wintermoors an der »Schnittstelle zwischen Krankenbehandlung und Euthanasie« »im Nebel« liege (vgl. dort S. 40). Er nennt die Zahl von 340 dort verstorbenen Kindern und Jugendlichen für die Jahre 1943 bis 1948 (S. 38). Nach Marc Burlon (S. 240 seiner Dissertation) verstarben im KKR von 1940 bis zum 1.5.1945 insgesamt 1.897 Kinder (das entspricht bei 22.377 Patienten insgesamt einer Todesrate von 8,4 Prozent). Ohne die Patientenzahlen von Wintermoor zu kennen, kann man die Zahl dort verstorbenen Patienten nicht bewerten.

10 Laut historischen Adressbüchern Hamburg.

11 Das Ermittlungsverfahren gegen Dr. Ursula Petersen wurde eingestellt. Die schmale Akte wird im Staatsarchiv Hamburg unter der Signatur 213-11_6779 verwahrt.

12 E-Mails von Heiner Kramm vom 20.1.2016 und vom 25.1.2016 an den Autor.

13 Nach einem Artikel in der Sinsheimer Rhein-Neckar-Zeitung vom 8.1.2016 meldeten sich Brigitte Mesch und die folgenden Zeitzeugen beim Autor, der für dieselbe Zeitung einen weiteren Artikel verfasste, der am 16.1.2016 veröffentlicht wurde.

14 E-Mail von Hanne Detterbeck vom 23.2.2012 an den Autor.

15 E-Mail des Sohnes von Margarita van der Borg vom 4.10.2012 an den Autor.

Liesel Deidesheimer

1 Auskunft aus dem Melderegister und Mikrofilmarchiv Hamburg vom 21.9.2012, H/ZM Wgl. Wetzel: »Anna Margarete Marie ›Liesel‹ Deidesheimer geborene Hanssen geb. am 14.11.1905 in Neumünster ist am 25.02.1993 in Hamburg verstorben.«

2 Staatsanwaltschaft Hamburg, 14 Js 265/48, Bd. 4, Bl. 14L.

3 E-Mail des Heimatforschers Hermann Büttner vom 3.9.2012 an den Autor.

4 Vgl. Rosmus, Anna Elisabeth: Exodus, Tittling, 1988; darin: S. 24–27 über Deidesheimer.

5 Telefongespräche mit dem Autor am 2.2., 9.2. und 15.2.2016.

Lydia Fontana

1 Staatsanwaltschaft Hamburg, 14 Js 265/48, Bd. 4, Bl. 129.

2 Ebenda, Bd. 5, Bl. 370. In den Akten findet sich ihr Name sowohl als Lydia als auch als Lidia. Ihr Grabstein trägt die Inschrift Lydia. Deshalb habe ich diese Schreibweise ihres Vornamens für die Kapitelüberschrift gewählt.

3 Stadtarchiv Celle, Best. 5 O Nr. 66, Bl. 32f.

4 E-Mail von Gisela Fabian-Krauth vom Staatsarchiv Hamburg vom 5.3.2013 an den Autor.

5 Stadtarchiv Celle, Best. 5 O Nr. 66, Bl. 32f.

6 Fax von Alisa Neumann vom Stadtarchiv Augsburg vom 7.2.2013 an den Autor. Die Meldekarte ist demnach im Bestand »Meldekarten Abgabe 2« verwahrt.

7 Staatsanwaltschaft Hamburg, 14 Js 265/48, Bd. 5, Bl. 370: Hier ist das Städtische Krankenhaus Augsburg als nächster Wohnort beziehungsweise Arbeitgeber angegeben,

8 E-Mail von Matthias Lutz vom Archiv der Stadt Neusäß vom 20.2.2013 an den Autor.

9 E-Mail von Martin Frohner von der Gemeinde Nüziders vom 20.2.2013 an den Autor. Martin Frohner verdanke ich Einsicht in den Meldebogen der Mutter.

10 E-Mail von Sonia Pellegrini vom 11.8.2011 an den Autor.

11 E-Mail von Sonia Pellegrini vom 23.2.2012 an den Autor.

E-Mail von Bozens Bürgermeister Luigi Spagnolli an seine Mitarbeiter vom 14.12.2011.

13 E-Mail von Bozens Stadtarchivar Dr. Hannes Obermair vom 15.12.2011 an den Autor.

14 E-Mail von Pier Paolo Zannoni vom Historischen Archiv der Universitätsbibliothek Bologna (BUB) vom 20.4.2020 an den Autor.

15 E-Mail von Pier Paolo Zannoni vom Historischen Archiv der Universitätsbibliothek Bologna (BUB) vom 4.6.2020 an den Autor.

16 Personalverzeichnis, Dateien Lydia Fontana 1–2, Stadtarchiv Bozen.
17 Ein Brief von Lidia Fontana an die Universität Bologna aus dem Sommer 1950 trägt den Kopf »Ospedale Bambino Gesu Roma«.
18 E-Mail von Christl Stadler vom 3.6.2012 an den Autor.
19 Telefonat mit Christina Röckl Negro am 26.1.2012 sowie E-Mails von Christina Röckl Negro vom 10.3.2012 und vom 3.7.2012 an den Autor.
20 E-Mail von Claudia Röckl Negro vom 26.5.2013 an den Autor.
21 E-Mail von Peter Köllensperger vom 9.2.2012 an den Autor.
22 Im Catalogo del Servizio Bibliotecario Nazionale sind ihre italienischsprachigen medizinischen Aufsätze und Übersetzungsarbeiten, die sie in den Jahren 1965 bis 1971 verfasst hat, im Internet unter opac.sbn.it unter dem Namen Lidia Fontana aufgeführt. Daniela Elsasser vom Georg Thieme Verlag stellte dem Autor per E-Mail am 24.2.2017 zudem einen deutsch- und italienischsprachigen Aufsatz in der Zeitschrift für klassische Homöopathie, Ausgabe 03, 1970, S. 97–101, zur Verfügung, der sich um die Ziele einer homöopathischen Liga drehte.
23 E-Mail von Christl Stadler vom 11.9.2012 an den Autor.
24 Nach einer Postkarte vom 20.12.1973, die sich im Besitz von Christl Stadler befindet, wohnte Fontana an der Via Federico Zuccari 2 A. Diese Straße, allerdings mit der Hausnummer 12 A, ist auch bei einem 1970 verfassten Aufsatz angegeben (vgl. Anm. 22). In der nur wenige Dutzend Meter langen Straße gab es im Jahr 2020 nur eine Hausnummer 2a (ein viergeschossiges Mehrfamilienhaus), aber keine 12a.
25 E-Mail von Susanne Hellrigl, der Tochter von Annelies Blaas, vom 11.4.2012 an den Autor.
26 E-Mail von Susanne Hellrigl vom 19.4.2012 an den Autor.
27 E-Mail von Susanne Hellrigl vom 14.5.2013 an den Autor.
28 Eva Pobitzer meldete sich auf den Artikel des Autors in der Dolomiten-Zeitung bei der Redaktion der DZ. Aufgrund ihrer und der Aussagen anderer Zeitzeugen gab es einen zweiten Artikel von Isabelle Hansen am 9.2.2012.
29 In einer Meldebescheinigung im Archiv der Gemeinde Ritten in Südtirol ist über Dr. Lydia Fontana vermerkt, dass sie ab 17.3.1944 am Krankenhaus Klobenstein gemeldet war (Mitteilung von Mechthild Rottensteiner vom 30.5.2012 an den Autor).
30 E-Mail von Dr. Martina Adami vom 7.2.2013 an den Autor.
31 E-Mail von Thomas Klauser vom 6.6.2012 an den Autor.
32 E-Mail von Christl Stadler vom 10.10.2012 an den Autor.
33 Nach den melderechtlichen Unterlagen der Stadt Bozen war Ignaz Gabloner mit Hedwig Steinkellner (* 10.9.1898 in Wien) verheiratet. In Herthilde Gabloners Unterlagen ist Hedwig Steinkellner als Mutter vermerkt.
34 Brief von Helga Hofer vom 7.1.2013 an den Autor.
35 Rund um zwei Vorträge in Bozen am 19.5.2015 und in Völs am Schlern am 21.5.2015 gab es ein großes Medienecho auf das Thema in Bozen: Christine Janssen las in einer italienischsprachigen Zeitung über ihre Tante.
36 E-Mail von Christine Janssen vom 25.11.2015 an den Autor.
37 E-Mail von Christine Janssen vom 20.5.2015 an den Autor.
38 E-Mail von Christine Janssen vom 28.5.2015 an den Autor.
39 E-Mail von Linda Omobono vom 28.5.2015 an den Autor.

Ursula Fryd

1 Staatsanwaltschaft Hamburg, 14 Js 265/48, Bd. 5, Bl. 370.
2 Stadtarchiv Celle, Best. 5 O Nr. 66, Bl. 32f.
3 Die Personalakte von Dr. Ursula Kuhn wird im Staatsarchiv Hamburg unter der Signatur 441-3_119 verwahrt.
4 Vgl. tsingtau.org/ohlwein-walter; Der Beitrag wurde von Wilhelm Matzat (1930 bis 2016) erstellt.
5 Telefonat von Jens Cords am 28.5.2020 mit dem Autor.
6 E-Mail von Inka von Bodungen vom 5.6.2020 an den Autor.
7 Telefonat von Sandra Issen-Großer am 1.7.2020 mit dem Autor.

Heinz Graul

1 Staatsanwaltschaft Hamburg, 14 Js 265/48, Bd. 5, Bl. 370.
2 Ebenda, Bd. 2, Bl. 128.
3 Damit ist Krankenhausleiter Dr. Wilhelm Bayer gemeint.
4 Noack-Wiemers, Franca: Robert Hermann Tillmanns (1844–1927) – ein Pionier der Kinderchirurgie in Leipzig, Leipzig 2005.
5 Diese Angabe und die folgenden stammen vom Sohn Hans-Heiner Graul (E-Mail vom 30.11.2020 an den Autor).
6 Den Nachlass seines Vaters Professor Dr. Friedrich Neumann hat Peter Neumann der Universität Göttingen übergeben. Das Findbuch (Acc. Mss. 1979.5) ist mehr als 140 Seiten stark: hans.

sub.uni-goettingen.de/nachlaesse/Neumann_Friedrich.pdf.
7 Telefonat von Peter Neumann mit dem Autor am 29.12.2020.
8 Graul, Heinz: Das Licht im Lager. In: Unter den Sternen. Weihnachtsgeschichten aus schwerer Zeit. Erzählt von Freunden und Förderern des Volksbundes Deutsche Kriegsgräberfürsorge e. V., Bd. 11, S. 118-121; auch in: Hamburger Abendblatt, 1./2. Dezember 1984, Rubrik »Leser schreiben Weihnachtsgeschichten«.
9 Laut Hans-Heiner Graul, der diese Auskunft von der Hamburger Liedertafel erhielt (Telefonat am 7.12.2020 mit dem Autor).
10 Frank, Kurt (unter Mitarbeit von Stoeckler, Werner): 175 Jahre Hamburger Liedertafel von 1823 in der Freien und Hansestadt Hamburg. Hg. von der Hamburger Liedertafel von 1823, Hamburg 1998, S. 35.
11 Ebenda, S. 37.
12 Ebenda, S. 50.
13 Ebenda, S. 65.
14 Ebenda, S. 85.
15 Ebenda, S. 99.
16 Ebenda, S. 108.
17 E-Mail von Hans-Heiner Graul vom 24.6.2013 an den Autor.
18 E-Mail von Manfred Graul vom 21.6.2013 an den Autor.
19 Staatsarchiv Hamburg, 741-4 K 2545 (Hamburger Hausmeldekartei, ab dem 19.8.1939 nach Wohnungen geführte Meldekartei).
20 Telefonat von Angela Graul am 7.9.2020 mit dem Autor.
21 Telefonat von Bertha Hinz am 9.9.2020 mit dem Autor.
22 Telefonat von Leonhard Baader am 2.9.2020 mit dem Autor nach einem Artikel im Hamburger Wochenblatt vom selben Tag.
23 Telefonate von Conny Kellerer am 10.9.2020 und ihrer Mutter Ute Kellerer am 11.9.2020 mit dem Autor sowie E-Mails vom 12.9.2020 an den Autor.
24 Telefonat von Gisela Lukas im September 2020 mit dem Autor.
25 E-Mails von Ronald Prothmann vom 3.9.2020 und vom 8.9.2020 an den Autor.
26 Damit meint er das Foto aus dem Jahr 1939, das den Wochenblatt-Artikel illustrierte und das hier am Anfang des Kapitels zu sehen ist.
27 Telefonat von Hans Eggert Wagener am 3.9.2020 mit dem Autor.
28 E-Mail von Franziska Stapelfeldt vom 3.9.2020 an den Autor.
29 Telefonat von Helga Midding am 15.9.2020 mit dem Autor.
30 Telefonat von Gabriele Schewe am 7.9.2020 mit dem Autor.
31 E-Mail von Marianne Manzke vom 13.9.2020 an den Autor.
32 Telefonat von Peter Neumann am 29.12.2020 mit dem Autor.
33 Telefonat von Anke Scharmer am 15.9.2020 mit dem Autor.
34 Telefonat von Klaus Stopka am 9.9.2020 mit dem Autor.
35 Telefonate von Jürgen Güldner am 4.9.2020 und am 5.10.2020 mit dem Autor sowie Brief vom 6.10.2020 an denselben.
36 Telefonat von Hildegard Milla am 1.10.2020 mit dem Autor.
37 E-Mails von Bettina Voß vom 7.10.2020 und vom 8.10.2020 an den Autor.
38 Das Kinderbuch »Momo« von Michael Ende (1929 bis 1995) erschien 1973. »Momo« wurde 1986 verfilmt und als Zeichentrickserie erstmals 2003 im Fernsehen gezeigt.
39 Bettina Voß hatte den Namen voll ausgeschrieben, er ist hier nur abgekürzt wiedergegeben.
40 Telefonat von Jürgen Voß am 10.11.2020 mit dem Autor.
41 Telefonat der Ehefrau von Dr. C., der seit einer OP im Jahr 1978 auf einem Ohr taub war, am 14.11.2020 mit dem Autor.

Isabel Hahn

1 Staatsanwaltschaft Hamburg, 14 Js 265/48, Bd. 5, Bl. 370.
2 E-Mail von Hans-Henning von Rolf, Ehemann der jüngeren Tochter von Dr. Isabel Neumann, geborene Hahn, an den Autor vom 15.5.2020.
3 E-Mail von Hans-Henning von Rolf an den Autor vom 28.5.2020, 14.33 Uhr.
4 E-Mail von Hans-Henning von Rolf an den Autor vom 28.5.2020, 14.01 Uhr.
5 E-Mail von Isabels Neumanns älterer Tochter, Sybille Gillabert, an den Autor vom 22.6.2020.
6 E-Mail von Joachim Neumann an den Autor vom 15.6.2020.
7 Telefonat des Autors mit Sibylle Gillabert am 13.6.2020.
8 E-Mail von Sibylle Gillabert an den Autor vom 21.6.2020.
9 E-Mail von Sibylle Gillabert an den Autor vom 16.6.2020.
10 E-Mail von Sibylle Gillabert an den Autor vom 21.6.2020.
11 E-Mail von Jürgen Sutterlüty an den Autor vom 17.6.2020.
12 Vgl. sutterluety.at (unter: Über uns/Geschichte), abgerufen am 16.7.2020.
13 E-Mail von Sibylle Gillabert an den Autor vom 19.7.2020.
14 E-Mail von Hans-Henning von Rolf an den Autor vom 5.6.2020, 19.52 Uhr.

Ernst Hain

1 Staatsanwaltschaft Hamburg, 14 Js 265/48, Bd. 5, Bl. 370.
2 E-Mail der Hain-Tochter vom 14.6.2020 an den Autor.
3 Leserbrief von Rolf Herrmann. In: Der Waldreiter. Hg. vom Heimatverein Großhansdorf-Schmalenbeck e.V., 15. Jg., Nummer 5 (Mai 1963), S. 28 (Briefe an den »Waldreiter«).
4 Klinik-Ärzte protestieren. In: Hamburger Abendblatt vom 19.5.1969.
5 E-Mail der Hain-Tochter vom 14.6.2020 an den Autor.
6 Vgl. Wie alle Rentner keine Zeit. Fachmann in der Arbeitsmedizin. In: Hamburger Abendblatt vom 31.10.1984.
7 Nachruf. In: Deutsches Ärzteblatt 93, Heft 10, 8. März 1996 (71) A-631.
8 E-Mail der Hain-Tochter vom 14.6.2020 an den Autor.
9 Nachruf. a.a.O.
10 Vgl. Wie alle Rentner keine Zeit. a.a.O.
11 Telefonat von Dr. Christa Hain am 27.8.2020 mit dem Autor.
12 Vgl. Wie alle Rentner keine Zeit. a.a.O.
13 Telefonat von Monika Beutler am 18.9.2020 mit dem Autor.
14 Vgl. Brendlin, Ulrike: Asbest. Jedes Jahr 100 Opfer in Hamburg. In: Hamburger Abendblatt vom 22.3.1988.
15 Vgl. Das lange Leiden ohne Würde. In: Hamburger Abendblatt vom 15.8.1990.
16 Vgl. Tidick, Markus Joachim: Luftnot – vom Herzen oder von den Atemwegen? In: Das Ostpreußenblatt vom 4.7.1981, S. 15.
17 Vgl. Dalquen, Peter: Der Garten, im Kapitel Wacholder geht es auch um Ernst Hain, hier zitiert aus den Seiten 552-557.
18 E-Mail von Sabine Hain an den Autor vom 3.3.2021.
19 Vgl. Nachruf. a.a.O.

Erika Holzmann

1 Laut Hamburger Adressbüchern der Jahre 1941 und 1943.
2 Vgl. Klee, Ernst: Das Personenlexikon zum Dritten Reich, Frankfurt am Main 2007, S. 269.
3 Vgl. Hamburger Fremdenblatt, Nr. 259 vom 19.9.1938, Signatur 08135-0002 BEC im Hamburger Welt-Wirtschafts-Archiv (HWWA).
4 Einem Untergau gehörten etwa 1800 bis 2700 Mädchen an.
5 Der Lebenslauf findet sich ohne Seitenangabe, aber in logischer Folge auf Seite 39 am Ende ihrer Dissertation, die unter der Signatur »R. U. Holzmann, Erika« vom Universitätsarchiv Rostock über die Fernleihe durch die Stadtbibliothek Celle angefordert und eingesehen wurde.
6 Staatsanwaltschaft Hamburg, 14 Js 265/48, Bd. 5, Bl. 371.
7 Die Angaben über die Ausbildung und die Kriegsstationen der Ärztin Erika Holzmann sind der im Staatsarchiv Hamburg unter 352-6_2301, Nr. 679, verwahrten Akte im Bestand »Approbationsurkunden« entnommen.
8 Laut Hamburger Adressbüchern der Jahre 1950, 1951 und 1952.
9 Der Ehemann findet sich nur in den Jahren 1954 und 1955 in den Adressbüchern unter der Adresse »Am Klingenberg«. Vgl. auch Hamburger Adressbücher der Jahre 1953, 1954, 1955 und 1956.
10 Laut Hamburger Adressbüchern der Jahre 1957, 1958, 1959, 1960 und 1961.
11 Staatsarchiv Hamburg unter 352-6_2301, Nr. 679.
12 Siehe Anmerkung 5 zu diesem Kapitel.
13 Mit der Dissertation hat sich beschäftigt: Kühl, Stefan: The Nazi Connection: Eugenics, American Racism, and German National Socialism, New York 2002, S. 118; die Arbeit von Erika Holzmann wird im Kapitel »Sterilisation in Deutschland und in den Vereinigten Staaten« angeführt. Das Coverblatt der Doktorarbeit ist abgebildet bei archives.hsl.unc.edu/nyamtheses/nyamcovers/H00514562N.pdf, S. 164 (Collection Number: HC0011, Collection Title: New York Academy of Medicine Collection of International Medical Theses, 1801-1981); im Matrikelbuch der Universität Rostock des Jahres 1941 ist vermerkt, dass sie evangelisch-lutherischer Konfession war: purl.uni-rostock.de/matrikel/300006023 (abgerufen am 21.8.2020). Erwähnt wird sie auch bei: Lohalm, Uwe: Völkische Wohlfahrtsdiktatur: öffentliche Wohlfahrtspolitik im nationalsozialistischen Hamburg. Hg. von der Forschungsstelle für Zeitgeschichte in Hamburg, München und Hamburg 2010, S. 314. Auch hier wird kurz auf Erika Holzmanns Arbeit Bezug genommen: Czarnowski, Gabriele: Das kontrollierte Paar: Ehe- und Sexualpolitik im Nationalsozialismus, Weinheim 1991, S. 280.
14 Vgl. Dissertation von Erika Holzmann, S. 3.
15 Ebenda.
16 Ebenda, S. 4.
17 Ebenda, S. 5.
18 Ebenda, S. 29.
19 Ebenda, S. 35.
20 Ebenda.
21 Ebenda, S. 36.
22 Geisler, Anika (Text) und Elleringmann, Stephan (Fotos): Mit wenig Gerät und viel Gefühl. In: Stern, 3/2006, S. 108–123.
23 Ebenda, S. 110.
24 Ebenda, S. 111. In einem kurzen Telefonat mit dem Autor am 7.8.2020 bestätigte Sabine Strohbehn diesen Sachverhalt.
25 Brief von Enno Strohhehn an den Autor vom 26.8.2020.

26 Das Grab suchte und fand Dr. Ingo Engelmann aus dem benachbarten Buchholz Anfang November 2020. Die Angaben verdanke ich dem historisch interessierten Psychotherapeuten und Buchautor.

Ernst-Hermann Maier

1 Staatsanwaltschaft Hamburg, 14 Js 265/48, Bd. 5, Bl. 372.
2 Professor Dr. Kurt-Alphons Jochheim wurde am 20.1.1921 in Hamburg geboren. Der Rehabilitationsmediziner lehrte nach dem Studium auch in New York. Seit der Gründung der Zeitschrift »Die Rehabilitation« im Jahre 1962 war er deren Mitherausgeber. 1998 erhielt er von der deutschen Ärzteschaft die Paracelsus-Medaille, 1998 das Große Verdienstkreuz der Bundesrepublik verliehen. Von 1972 bis 1976 war er Präsident der »Rehabilitation International«, die ihren Sitz in New York hat. Er war Ehrenvorsitzender der Deutschen Vereinigung für Rehabilitation (DVfR). Er starb am 30.3.2013.
3 Professor Dr. Caspar Kulenkampff, geboren am 12.11.1921 in Bremen und gestorben am 29.3.2002 in Hamburg, hat ab 1970 eine Psychiatriereform in Deutschland umgesetzt. Zu Ehren des anthropologischen Psychiaters wird der Caspar-Kulenkampff-Preis verliehen.
4 Staatsanwaltschaft Hamburg, 14 Js 265/48, Bd. 1, Bl. 14–16.
5 Vgl. Maier, Erne: Kinderfuß und Kinderschuh. Entwicklung der kindlichen Beine und Füße und ihre Anforderungen an fußgerechte Schuhe, München 2003, S. 204. Die Maier-Tochter korrigierte das in der Veröffentlichung genannte Geburtsdatum ihres Vaters in einer E-Mail an den Autor vom 1.3.2015. Das Geburtsdatum ist in der KKR-Liste korrekt benannt. Vgl. auch Gritz, Klaus: in: Kinder- und Jugendarzt 32. Jg. (2001) Nr. 8, S. 692 sowie E-Mail von Johanna Maier vom 8.8.2020 an den Autor.
6 Zum Tode von Ernst Maier, in: Die Elbgemeinden vom 30.9.1950 sowie Abschied von Ernst Maier, in: Die Elbgemeinden vom 4.10.1950.
7 Telefonate von Erne Maiers jüngstem Sohn Jörg am 6.8.2020 und am 22.9.2020 mit dem Autor.
8 E-Mails von Johanna Maier vom 17.8.2020 und vom 28.9.2020 an den Autor.
9 Telefonate von Doris Ammon am 7.8.2020 und am 8.10.2020 mit dem Autor.
10 Vgl. Maier, Erne: Kinderfuß und Kinderschuh. a.a.O., S. 8.
11 Vgl. Ebenda, S. 9.
12 Vgl. Ebenda, S.10.
13 Gritz, Klaus: in: Kinder- und Jugendarzt 32. Jg. (2001) Nr. 8, S. 692.
14 Diemer, Henriette: Abschied von Prof. Dr. Erne Maier. In: Podologie LII, Heft 6/2001, S. 5.
15 sm, 25/1993, S. 10f.: 45 Jahre Kinderschuhforschung und -entwicklung. Der Vater des WMS-Systems wurde geehrt (Verfasser mit dem Kürzel sr).
16 Maier, Erne: Gegenwärtiger Stand der Mütter- und Säuglingssterblichkeit im nationalen und internationalen Vergleich. Folgerungen für den Aufgabenkatalog des Öffentlichen Gesundheitsdienstes. In: Öffentliches Gesundheitswesen 39 (1977), S. 525–536.
17 Koerber, Heribert: Die programmierte Geburt: Moderne Technik im Kreißsaal verringert das Risiko beim Schritt ins Leben. In: Die Zeit vom 14.10.1977.
18 E-Mail von Christoph Maier vom 8.10.2020 an den Autor.
19 Laut Carola Frankes Dankesansprache am 6.8.2020 zur Ausstellung in der Galerie Alte Feuerwache Göttingen »A. Paul Weber (1893-1980) - Ein früher Mahner gegen Faschismus und Krieg«.
20 Vgl. Maier, Erne: A. Paul Weber zum Gedenken (1893-1980) von einem Sammler. In: Katalog zur A.-Paul-Weber-Ausstellung im Arbeiterbildungszentrum Gelsenkirchen-Horst vom 27.11. bis 31.12.1992.
21 Der Ende 2020 aus dem Amt ausgeschiedene langjährige Leiter des A.-Paul-Weber-Museums in Ratzeburg, Dr. Klaus J. Dorsch, war im Oktober 2020 mit seinem Team dabei, die Briefe des Künstlers zu erfassen. Darunter ist ein Brief vom 28.7.1944 von Weber an Maier, in dem jener dem Sammler schrieb, dass er sich jederzeit über seinen Besuch freue. Der Briefkontakt hielt bis in die 1970er Jahre hinein.

Ingeborg Sammet

1 Laut Dr. Uta Krukowskas Zusammenfassung, die sie für den Nachlass von Ingeborg Sammet im Internet verfasst hat und die im Staatsarchiv Hamburg im Bestand unter 622-1/241 Sammet, 1854-2005, verwahrt wird. Die Akte konnte wegen der Corona-Pandemie und der zeitweisen Schließung des Staatsarchivs für Besucher nicht eingesehen werden.
2 Andreas Schnapauff hat den Nachlass dem Staatsarchiv übergeben; er schrieb mir am 12.11.2020 dazu: »Frau Dr. Sammet hat mir in der Zeit, als ich bei ihr zur Untermiete gewohnt habe, die Papiere über die Verbindung zum dänischen Königshof (zur Zeit Struensees etwa) zu lesen gegeben. Wir haben dann später darüber gesprochen. Einerseits fand sie diese Berichte hochinteressant, allerdings waren wir uns darüber einig, dass sich darin vielleicht Dichtung und Wahrheit gemischt haben könnten. Wenn ich mich recht erinnere, war die konkrete Nachvollziehbarkeit einer evtl. Verwandtschaftslinie

ein Punkt des Zweifels. Ich meine, es ging u. a. auch um eine uneheliche Nachkommenschaft, bei der das Kind zu einer Pflegefamilie (evtl. Handwerker) gekommen ist.«

3 Laut schriftlicher Mitteilung von Karola Rüger vom 14.2.2014 sind Ingeborg Sammet sowie ihre Eltern in der Grablage H 30 - 30/32 auf dem Friedhof Ohlsdorf beigesetzt.

4 Auskunft aus dem Melderegister und Mikrofilmarchiv der Stadt Hamburg vom 10.2.2012, H/ZM2, Wgl. Borg/Wetzel.

5 Staatsanwaltschaft Hamburg, 14 Js 265/48, Bd. 4, Bl. 128.

6 Vgl. eingangs des Kapitels Heinz Graul.

7 E-Mail von Karola Rüger vom 22.2.2012 an den Autor.

8 Brief von Almut Indina Bettendorf vom 11.3.2012 an den Autor.

9 E-Mail von Andreas Schnapauff vom 2.8.2012 an den Autor.

10 Brief von Pastor Dr. Ottfried Jordahn vom 2.4.2012 an den Autor.

Die weiteren Mediziner

1 Staatsanwaltschaft Hamburg, 14 Js 265/48, Bd. 5, Bl. 370.

2 Vgl. Sting, Jan: Volkshochschule. Rechenkünstler im Bombendonner. In: Kölner Stadt-Anzeiger vom 9.3.2011 (online) und Markolf, Manuela: Schultagebücher erzählen Geschichte. In: Rheinische Post vom 26. März 2011 (online).

3 Telefonat mit dem Autor am 10.8.2020.

4 Telefonat mit dem Autor am 10.8.2020.

5 Staatsanwaltschaft Hamburg, 14 Js 265/48, Bd. 5, Bl. 370.

6 Staatsarchiv Hamburg, 352-6_2142 Verfahren gegen Eversmann, Julius.

7 Offenbar hat Julius Eversmann selbst einen Abriss über seine Ahnen geschrieben und veröffentlicht in: C. A. Starke, Bearbeiter: Hans-Friedrich von Ehrenkrook: Ahnenreihen aus allen deutschen Gauen, Bd II, 1931–1936, S. 17–22, Verlag für Sippenforschung und Wappenkunde.

8 Laut Hamburger Adressbuch des Jahres 1934.

9 Laut Hamburger Adressbuch des Jahres 1940.

10 E-Mail des Enkels Thomas Eversmann vom 26.5.2020 an den Autor.

11 Staatsanwaltschaft Hamburg, 14 Js 265/48, Bd. 5, Bl. 371.

12 Laut Hamburger Adressbüchern der Jahre 1932, 1934 und 1940.

13 Staatsanwaltschaft Hamburg, 14 Js 265/48, Bd. 5, Bl. 371 (hier wird er fälschlicherweise *Harmstorff* geschrieben).

14 Laut Hamburger Adressbüchern der Jahre 1960, 1962, 1963, 1966 und laut Hamburger Telefonbuch des Jahres 1970.

15 Laut Datenbank »Find a Grave« (de.findagrave.com), abgerufen am 21.12.2020 (Find-a-Grave-Gedenkstätten-Nummer 199634158).

16 Vgl. Fofana, Susanne: »Seewolf« mit Oldesloer Wurzeln. In: Lübecker Nachrichten (online vom 21.7.2018).

17 Vgl. Staudenmaier, Peter: Between Occultism and Nazism. Anthroposophy and the Politics of Race in the Fascist Era, London 2014, S. 217.

18 Staudenmeier gibt als Quelle an: Bundesarchiv BA/D392: 289-320.

19 Vgl. Selg, Peter und Glöckler, Michelle: Anthroposophische Ärzte: Lebens- und Arbeitswege im 20. Jahrhundert, Dornach 2000, S. 297–300. Die Autorin konnte dem Autor leider nicht mehr persönlich Fragen zu Harmstorf beantworten, da sie am 18.4.2018 verstorben ist, wie ihr Sohn Thomas A. Küstermann dem Autor per E-Mail am 24.8.2020 mitteilte.

20 Vgl. Steiner, Rudolf: Understanding Healing: Meditative Reflections on Deepening Medicine Through Spiritual Science. The Collected Works of Rudolf Steiner, übersetzt von Christian von Arnim, London 2013, S. 116: Rudolf Steiner beantwortete eine Frage von Ernst Harmstorf, die er seinem Lehrer während eines Meetings, das von Januar bis April in Dornach stattfand, gestellt hatte. Harmstorf hatte ihn nach dem Zusammenhang zwischen dem »Kalender der Seele« und der Sternen-Konstellation gefragt.

21 Rohde-Posern, Susanne: Wer kannte den Arzt Dr. Ernst Harmstorf? In: Stormaner Tageblatt vom 12.11.2020, S 9.

22 E-Mail von Kerstin Hauschild-Wegener am 28.11.2020 an den Autor und Telefonat derselben am 30.11.2020 mit dem Autor.

23 Staatsanwaltschaft Hamburg, 14 Js 265/48, Bd. 5, Bl. 370.

24 Die weiteren Angaben (wenn nicht anders angegeben) stammen aus der Personalakte, die im Staatsarchiv Hamburg, 441-3_72, verwahrt wird.

25 Laut Hamburger Adressbuch des Jahres 1941.

26 Laut Hamburger Adressbüchern der Jahre 1960, 1968 und 1969.

27 Osterausgabe 1981 des Hamburger Abendblatts.

28 Leserbrief im Hamburger Abendblatt vom 3.2.1987.

29 Auskunft von bergedorfarchiv.de (E-Mail von Gerd Hoffmann vom 26.5.2020 an den Autor).

30 Vgl. Busse, Ulf-Peter: Die »guten Ärzte vom NS-Kinderkrankenhaus«. In: Bergedorfer Zeitung vom 15.9.2020, S.13.

31 Staatsanwaltschaft Hamburg, 14 Js 265/48, Bd. 5, Bl. 371.

32 Ebenda, Bd. 2, Bl.2, Bl. 55R.

33 Ebenda, Bd. 2, Bl. 165R.

34 Ebenda, Bd. 5, Bl. 371.

35 Vgl. denkmalprojekt.org/dkm_deutschland/blekendorf_1848-50_1870-71_wk1u2_sh.htm; auch auf der Seite volksbund.de ist unter Gräbersuche ein Eintrag zu finden.

36 Eutiner Landesbibliothek, Album V. Begonnen Winter 1912/13 – Michaelis 1928. Den Hinweis auf diese Matrikel verdanke ich Professor Dr. Detlev Kraack, Plön.

37 Sterbebuch der Kirchengemeinde Blekendorf, Jahrgang 1970, Seite 222, Nr. 8 (freundlicherweise von Cathrin Christensen vom Kirchenkreisarchiv des Kirchenkreises Plön-Segeberg am 16.6.2020 dem Autor zur Verfügung gestellt).

38 Laut Hamburger Adressbüchern der Jahre 1960, 1962, 1966 und laut Hamburger Telefonbuch des Jahres 1970.

39 Baumann, Horst: Buchautor sucht Zeitzeugen. In: Elbe Wochenblatt, Eimsbüttel vom 7.10.2020, S. 3.

40 E-Mail von Dr. Angela-Birgit Maass vom 6.11.2020 an den Autor.

41 Telefonat des Nachbarn mit dem Autor am 8.11.2020.

42 Staatsanwaltschaft Hamburg, 14 Js 265/48, Bd. 5, Bl. 371.

43 Diese Angabe und die folgenden Angaben laut Hamburger Adressbüchern der Jahre 1950 bis 1955, 1960, 1964, 1966 und laut Hamburger Telefonbuch des Jahres 1970.

44 Telefonat des Schwiegersohns mit dem Autor am 9.9.2020.

45 Telefonat der Nachbarin mit dem Autor am 9.9.2020.

46 Staatsarchiv Hamburg, 14 Js 265/48, Bd. 6, Bl. 371.

47 Vgl. Archiv für Kinderheilkunde, Band 120-121, S. 40.

48 Vgl. Staatsarchiv Hamburg, 352-10_609 (Personalakte als Schulärztin).

49 Vgl. Staatsarchiv Hamburg, 352-6_2303 (Ärztliche und zahnärztliche Approbationen), Nr. 878.

50 Vgl. Staatsarchiv Hamburg, 352-8/9 2723.

51 Laut Hamburger Adressbuch des Jahres 1952.

52 Auskunft aus dem Melderegister der Freien und Hansestadt Hamburg, Bezirksamt Harburg, Weglage Geppert, vom 10.8.2020.

53 Vgl. viermalleben.de/4xleben/namensliste.htm. Das Ehepaar Isey war gut befreudet mit dem Blankeneser Kinderarzt Dr. Max Schmidt, wie Johann Michael Schmidt in dem gleichnamigen, Ende 2020 erschienenen Buch über seinen Vater schreibt. Im Juli 1945 schrieb der unter den Nazis verfolgte Jude Oscar Isey in Schmidts Gästebuch: »*Es ist eine wahrhaft große Freude, in diesem Hause ein- und ausgehen zu dürfe* [sic!], *in dem alles auf die herzlichste Hilfsbereitschaft und schönste Menschlichkeit gerichtet ist.*« (S. 156)

54 Staatsanwaltschaft Hamburg, 14 Js 265/48, Bd. 5, Bl. 371.

55 Telefonat des Autors mit dem Meyer-Sohn am 12.5.2020.

56 Laut E-Mail von Lars Jochim, Leiter des Hamburger Hochbahn-Fachbereichs Personal Service Center, vom 12.5.2020 an den Autor liegen dort keine Personalakten mehr vor. Auskünfte an Dritte seien zudem nicht erlaubt.

57 Telefonat des Autors mit dem einstigen Nachbarn am 11.5.2020.

58 Laut Hamburger Adressbüchern der Jahre 1952 und 1966 und laut Hamburger Telefonbuch des Jahres 1970.

59 E-Mail des Meyer-Sohns an den Autor vom 13.5.2020.

60 Staatsanwaltschaft Hamburg, Bd. 2, Bl. 154 R.

61 Ebenda, Bd. 5, Bl. 371.

62 Stadtarchiv Celle, Best. 5, O.-Nr. 66, Bl. 32f.

63 Staatsanwaltschaft Hamburg, 14 Js 265/48, Bd. 5, Bl. 371.

64 Laut Hamburger Adressbuch des Jahres 1943.

65 Staatsanwaltschaft Hamburg, 14 Js 265/48, Bd. 5, Bl. 372.

66 Laut Hamburger Adressbüchern der 1940er Jahre.

67 Auskunft aus dem Melderegister der Freien und Hansestadt Hamburg, H/ZM 2-Wgl.: Geppert, vom 10.8.2020.

68 Vgl. Hamburger Abendblatt vom 16.12.1978.

69 Hamburger Abendblatt vom 21.1.1978.

70 E-Mails von Astrid Schaaf vom 27.11. und 30.11.2020 an den Autor.

71 Helmut und Loki Schmidt berichten von ihrer Zeit in der Lichtwarkschule in: Schmidt, Helmut …: Kindheit und Jugend unter Hitler, Berlin 1992, S. 25–32 (Loki Schmidt) und 196–206 (Helmut Schmidt).

72 Telefonate von Marianne Specovius mit dem Autor am 15.9. und 17.9.2020.

73 Telefonat von Lars Rieck mit dem Autor am 16.9.2020.

74 Telefonat von Britta Krämer mit dem Autor am 16.9.2020.

75 Telefonat von Dr. Stefanie Kavka mit dem Autor am 16.9.2020.

76 Staatsanwaltschaft Hamburg, 14 Js 265/48, Bd. 5, Bl. 372.

77 Ebenda, Bd. 1, Bl. 203.

78 Ebenda, Bd. 1, Bl. 204.

79 Ebenda, Bd.1, Bl. 126L.

80 Ebenda, Bd. 5, Bl. 372 (hier ist ihr Familienname fälschlicherweise mit *Richter* angegeben).

81 Laut Hamburger Adressbüchern der Jahre 1943, 1950, 1952, 1954, 1960 und 1966 sowie laut Telefonbuch des Jahres 1970.

82 Telefonat der ehemaligen Nachbarin mit dem Autor am 20.8.2020.

83 Laut Akte, die im Staatsarchiv Hamburg in dem Bestand Ärztliche Approbationsurkunden, 352-6_2298, Nr. 376, verwahrt wird.

84 Staatsanwaltschaft Hamburg, 14 Js 265/48, Bd. 5, Bl. 372.
85 Vgl. Smiatacz, Carmen: Stolpersteine in Hamburg-Barmbek und Hamburg-Uhlenhorst. Biographische Spurensuche. Hg. von der Landeszentrale für politische Bildung Hamburg und dem Institut für die Geschichte der deutschen Juden, Hamburg 2010, S. 96. Auch hier: Smiatacz, Carmen: Kurt Albin Friedrich, Eintrag in stolpersteine-hamburg.de.
86 Die Akte wird im Staatsarchiv Hamburg im Bestand 351-11_38425 verwahrt.
87 Die Lungenheilanstalt Edmundsthal-Siemerswald wurde im Mai 1899 in Geesthacht eröffnet. Wegen ihrer besonderen Lage war sie besonders für die Genesung von Tuberkulosekranken geeignet. Gestiftet hatte die Heilstätte der Hamburger Großkaufmann Edmund Siemers.
88 Vgl. Diercks, Herbert: Gedenkbuch Kola-Fu. Für die Opfer aus dem Konzentrationslager. Gestapogefängnis und KZ-Außenlager Fuhlsbüttel. Hg. von der KZ-Gedenkstätte Neuengamme, Hamburg 1987, S. 21.
89 Vgl. Hochmuth, Ursel und Meyer, Gertrud: Streiflichter aus dem Hamburger Widerstand 1933–1945, Frankfurt/Main 1969, S. 357.
90 Vgl. Puls, Ursula: Die Bästlein-Jacob-Abshagen-Gruppe. Bericht über den antifaschistischen Widerstandskampf in Hamburg und an der Wasserkante während des Zweiten Weltkrieges. Hg. vom Institut für Marxismus-Leninismus beim Zentralkomitee der Sozialistischen Einheitspartei Deutschlands, Berlin 1959, S. 47.
91 Vgl. Ursel Hochmuth, Ursel und Meyer, Gertrud: a.a.O., S. 371 f.
92 Vgl. Puls, Ursula: a.a.O., S. 199 f.
93 Laut Hamburger Adressbüchern der Jahre 1955, 1956, 1957, 1958, 1960, 1961, 1962, 1963 und 1966.
94 Auskunft aus dem Melderegister der Freien und Hansestadt Hamburg, H/ZM 2-Wgl.: Geppert, vom 10.8.2020.
95 E-Mail von Carmen Zemke vom Museum der Stadt Parchim vom 16.11.2020 an den Autor.
96 Staatsanwaltschaft Hamburg, 14 Js 265/48, Bd. 5, Bl. 372.
97 Laut Hamburger Adressbuch des Jahres 1942.
98 Staatsanwaltschaft Hamburg, 14 Js 265/48, Bd. 1, Bl. 47.
99 Ebenda, Bd. 5., Bl. 372.
100 Die Angaben zu ihrem Vater stammen aus: Werner's Syndrome and Human Aging. Advancesin experimental medicine and biology, Volume 190. Hg. von Darrell Salk, Yoshisada Fujiwara und Georg M. Martin (basierend auf einem US-japanischen Seminar über das Werner-Syndrom und menschliches Altern, gehalten vom 10. bis 12.12.1982 im japanischen Kobe), London 1985, S. 2.
101 Vgl. Hamburger Abendblatt vom 9.8.1984.
102 E-Mail des Sohns an den Autor vom 18. Mai 2020.
103 Staatsanwaltschaft Hamburg, 14 Js 265/48, Bd. 5, Bl. 373.
104 Hamburger Abendblatt vom 12.7.1960, Zeitungsartikel verwahrt im Staatsarchiv Hamburg, 731-8_A 767.
105 Hamburger Abendblatt vom 19.11.1966.
106 Telefonat von Dr. Wolfgang Schneider mit dem Autor am 19.6.2020.
107 Staatsarchiv Hamburg, 131-10 I_1933 Ja III 64.
108 Staatsarchiv Hamburg, Ermittlungsakten 213-12_0017 Bd. 2, Bl. 137 (Vernehmung als Zeuge und Sachverständiger am 28. Mai 1948).
109 Staatsarchiv Hamburg, 131-10 I_1933 Ja III 64.
110 Laut historischen Adressbüchern der Stadt Hamburg aus den Jahren 1949, 1960 und 1966.
111 Das Todesdatum und die weiteren Angaben zu seiner beruflichen Laufbahn sind dem Eintrag von »Josef Heine« im Catalogus Professorum Rostochiensium, purl.uni-rostock.de/cpr/00003406 (abgerufen am 22.12.2020), und dem Lebenslauf Heine vom 12.7.1931 in der Personalakte der Universität Rostock, Bl. 30f., entnommen.
112 Vgl. Hamburger Abendblatt vom 17.11.1992.
113 Andrae, Matthias: Die Vertreibung der Jüdischen Ärzte des Allgemeinen Krankenhauses Hamburg-St. Georg im Nationalsozialismus, Norderstedt 2003. Josef Heine wird auf den Seiten 157 bis 161 beschrieben.
114 Schmidt, Werner: Leben an Grenzen. Autobiographischer Bericht eines Mediziners aus dunkler Zeit, Zürich 1989, S. 89.
115 Ebenda, S. 93.
116 Ebenda, S. 94.
117 Ebenda, S. 127.
118 Ebenda, S. 248.
119 Ebenda, S. 291.

3. Teil: Die Kinderkrankenschwestern

Die Stationsschwestern und die Schwesternschülerinnen

1 Staatsanwaltschaft Hamburg, 14 Js 265/48, Bd. 1, Bl. 83f. und Burlon, a.a.O., S. 218.
2 Ebenda, Bd. 7 (diese Liste fehlt in der im Archiv für Sozialgeschichte des 20. Jahrhunderts in Bremen verwahrten Akten-Kopie).
3 Ebenda, Bd. 2, Bl. 68R, Bd. 2, Bl. 111 und Bd. 6, Bl. 27R. Ihre Mutter Johanna hieß mit Mädchennamen Tjardts. »*Mit Frl. Dr. Schwabe bin ich befreundet, seit Herbst 1947 duzen wir uns. Frl. Dr. Schwabe ist erst im Oktober 1944 als Assistenzärztin nach Rothenburgsort gekommen. Als diese Vorfälle passierten, war ich mit Frl. Dr. Schwabe noch nicht befreundet, da ich so schnell nicht Freundschaften schließe.*« Westermann negierte die Tötungen also nicht.

4 E-Mail von Jürgen Peters von der Stadt Wittmund vom 28.6.2012 an den Autor.

5 Staatsanwaltschaft Hamburg, 14 Js 265/48, Bd. 2, Bl. 117f.

6 Auskunft der Celler Stadtarchivarin Sabine Maehnert per E-Mail am 5.1.2016.

7 Auskunft aus dem Melderegister der Stadt Halle/Saale, wo sämtliche der Meldebehörde zur Verfügung stehenden Meldeunterlagen erst nach dem Jahr 1955 erstellt wurden. »Die Unterlagen verstorbener oder verzogener Personen sind nach dem damals geltenden DDR-Recht 20 Jahre nach dem Sterbefall bzw. Wegzug vernichtet worden«, teilte die Behörde am 11.1.2016 mit. Die Stadtarchivarin von Halle/Westfalen, Anke Limprecht, teilte am 14.1.2016 per E-Mail mit: »Im Geburtsjahr 1907 kann ich keinen Eintrag über eine Martha Müller finden. Ich vermute, dass sie in Halle (Saale) geboren ist.« Die Standesbeamtin der Samtgemeinde Uelsen, in der ebenfalls ein kleiner Ort namens Halle liegt, Erika Genetzky, teilte per E-Mail am 14.1.2016 mit, dass die Geburt einer Martha Müller nicht beim Standesamt Uelsen beurkundet ist. Dasselbe gilt fürs ehemalige Standesamt Halle, jetzt Bodenwerder-Polle, wie die dortige Standesbeamtin Ulrike Fischer am 19.1.2016 per E-Mail mitteilte.

8 Staatsanwaltschaft Hamburg, 14 Js 265/48, Bd. 2, Bl. 117f.

9 Ebenda, Bd. 2, Bl. 112: Wanda Kreth wurde am 16.8.1913 in Tondern, also nahe der deutsch-dänischen Grenze, geboren.

10 Ebenda, Bd. 2, Bl. 116f.

11 Das Personalblatt und der Personalbogen von Paul Ohlendorf sind in der Archivdatenbank des DIPF im Internet zu finden: Der Vater des in Hameln geborenen Pädagogen war Oberlehrer. Paul Ohlendorf lehrte seit 1911 in Hannover und mindestens von 1927 bis 1936 an der dortigen Hindenburgschule. Er hatte nach Gudrun mit seiner ersten Frau ein weiteres Kind, nämlich den am 6.12.1916 geborenen Helmut. Paul Ohlendorf verlor seine Frau am 4.11.1918. Der Witwer heiratete am 14.12.1922 erneut, nämlich Gertrud, geborene Hohmann. Mit ihr bekam er zwei weitere Töchter und zwar Gisela am 31.10.1923 und am 6.12.1929 eine weitere Tochter, deren Namen im Personalbogen leider unleserlich ist.

12 Staatsanwaltschaft Hamburg, 14 Js 265/48, Bd. 2, Bl. 152R.

13 E-Mails an den Autor vom 1.11.2017 und vom 21.10.2020.

14 Ebenda, Bd. 2, Bl. 92f. und Bd. 2, Bl. 117: Margareta Veth, geborene Meis, gab hier Ende der 1940er Jahre an, dass sie 1937 als Lernende in das KKR eintrat. »*Ende 1939 oder Anfang 1940*« wurde sie Stationsschwester und leitete die Scharlachstation bis Juli 1941. In Klammern ist hier »*(Luftmine)*« angegeben, was bedeutet, dass zu diesem Zeitpunkt erste Schäden am KKR auftraten. Anschließend tat sie einen Monat lang Dienst auf der Kinderstation I3 und dann ebenso lange auf der I1. Bis zur Ausbombung 1943 war sie Stationsschwester in der Aufnahme. »*Nach der Katastrophe bin ich ausgeschieden.*« Wenn mit »Katastrophe« der Feuersturm nach den schweren Bombardierungen der Hansestadt gemeint war, passt das zu den Angaben, die Veth im Jahre 2012 gegenüber dem Autor machte. »*Bis zu meinem Ausscheiden habe ich auch nicht einmal gerüchtweise gehört, daß in dem Krankenhaus Sterbehilfe gewährt wird. Ich nehme an, daß ich von den Gerüchten deshalb nichts gehört habe, weil ich sehr lange Zeit in der Infektionsabteilung gearbeitet habe und deshalb vom Haupthaus so gut wie abgeschlossen war*«, gab sie damals an.

15 Vgl. Thevs, a.a.O., S. 119–131.

16 Gisela Seidler, geborene Meis, berichtete über ihre Erinnerungen in Gretzschel, Matthias: Bürgersinn und Nächstenliebe. 775 Jahre Hospital zum Heiligen Geist, Hamburg 2002, S. 152ff.; vgl. Staatsanwaltschaft Hamburg, 14 Js 265/48, Bd. 2, Bl. 72: Zu ihrer Person gab Gisela Meis Ende der 1940er Jahre lediglich an, dass sie am 30.9.1922 in Hamburg geboren wurde. Von den Tötungen am KKR habe sie nichts gewusst. Eine Nachfrage beim Spital ergab, dass dort keine Unterlagen mehr über die Verstorbene vorhanden sind (Brief des Hospital-Vorstandsvorsitzenden Thorsten Schulze vom 6.9.2012 an den Autor).

17 Brief der Tochter von Margareta Veth, Monika Westinner, im Auftrag der Mutter vom 10.12.2012 an den Autor.

18 E-Mail von Monika Westinner vom 3.10.2013 an den Autor.

19 Vgl. Seidler, Eduard: Kinderärzte, 1933–1945: entrechtet, geflohen, ermordet, Bonn 2000, S. 253.

20 Mehrere E-Mails von Citrons Tochter Bettina Citron vom 30.10.2013 an den Autor.

21 Staatsanwaltschaft Hamburg, 14 Js 265/48, Bd. 2, Bl. 64.

22 Auszug aus der Chronik von Eystrup sowie Lebensdaten des Ehepaares dem Grabstein entnommen – recherchiert von Cord Ohlmeyer von der Evangelischen Landeskirche; E-Mail vom 5.9.2013 an den Autor.

23 Laut Familiengruppenbogen, verwahrt im Stadtarchiv Diepholz; zur Verfügung gestellt vom Stadtarchivar Falk Liebezeit am 29.8.2013. Der Vater von Gertrud Menke wurde in Nienburg geboren, seine Frau, eine geborene Laue, in Stolzenau.

24 Staatsanwaltschaft Hamburg, 14 Js 265/48, Bd.2, Bl. 60.

25 Ebenda, Bd. 6, Bl. 27.

26 Ebenda, Bd. 1, Bl. 49 und Bd. 2, Bl. 66f.
27 Ebenda, Bd.4, Bl. 39R.
28 Ebenda, Bd. 4, Bl. 116R.
29 Interview mit Medy Fittschen, veröffentlicht in: Cellesche Zeitung vom 1.3.2010, S. 15.
30 E-Mail von Klaus Fittschen vom 10.8.2015 an den Autor.
31 Telefonate mit dem Autor am 1.2.2014 und am 20.3.2014.

Ausblick

1 Hanke, Christian: Tödlicher Klinik-Alltag. In: Hamburger Wochenblatt, Ausgabe St. Georg, Uhlenhorst, Hohenfelde, City, Hafencity, 6. Jahrgang, Nr. 26, vom 28.6.2017, S. 4.
2 Bertini-Preis e.V: Bertini-Preis 2017, Hamburg 2017, S. 18f. sowie bertini-preis.hamburg.de/theaterstueck-reichsausschusskinder-systematische-kindermorde-in-zwei-hamburger-kliniken/
3 hamburg-memory.de/film/2016-06/1940-1945-euthanasiemorde-im-kinderkrankenhaus-rothenburgsort/
4 andersartig-gedenken.de/startseite.html
5 Bertini-Preis e.V: Bertini-Preis 2019, Hamburg 2019, S. 12ff. sowie bertini-preis.hamburg.de/erinnern-an-die-morde-im-kinderkrankenhaus-rothenburgsort/
6 unitedmusicals.de/produktion/nimmerwiedermehr-das-kinderkrankenhaus-von-rothenburgsort-hamburg-2018/; der Text einer Aufführung im Jahr 2019 ist hier einzusehen: beratungszentrum-alsterdorf.de/fileadmin/abz/data/NIMMERWIEDERMEHR_DAS_KINDERKRANKENHAUS_VON_ROTHENBURGSORT.pdf
7 lokalkompass.de/gelsenkirchen/c-kultur/nimmerwiedermehr-auf-cd_a1401273

Zusammenfassung

1 Laut Burlon, a.a.O., S. 235, der die Briefe der Ärztinnen an Bayer knapp auswertete. Nach seinen Angaben haben sich auch Fotos von Treffen der Medizinerinnen in der Nachkriegszeit in einer Kiste befunden, die er von Bayers Witwe erhielt. Diese Kiste sei heute nicht mehr auffindbar, teilten Bayers Tochter und deren Tochter mit.
2 Staatsanwaltschaft Hamburg, 14 Js 265/48, Bd. 7.
3 Vgl. Aly, Götz: Der Mord an behinderten Kindern zwischen 1939 und 1945. In: Heilen und Vernichten im Mustergau Hamburg, hg. von Ebbinghaus, Angelika, Kaupen-Haas, Heidrun und Roth, Karl Heinz, Hamburg 1984, S. 150.
4 Die Väter von Ingeborg Wetzel, Ursula Petersen und Gisela Schwabe sowie der leibliche Vater von Ortrud von Lamezan waren Lehrer.
5 Die Väter von Lotte Albers, Ursula Bensel, Maria Lange-de la Camp, Ilse Bauer und Erika Rawie sowie der nicht an den Morden beteiligten Ärztinnen Liesel Deidesheimer, Ingeborg Sammet und Maria van der Borg galten im weitesten Sinne als Kaufleute.
6 Vgl. Klee, Ernst: Deutsche Medizin im Dritten Reich. Karrieren vor und nach 1945, Frankfurt 2001, 2. A., S. 15–41 und Burlon, a.a.O., S. 16f.

Abbildungsverzeichnis

Fotos:
Andreas Babel: 13, 21, 22, 23, 35, 37, 38, 117, 125 (Repro), 229, 302, 312 u. 314 (beide Repros), 324, 348-351, 29, 41 (Repros von Fotos im Besitz der Tochter von Bayer) 58o (Repro eines Fotos im Besitz von Inge Will); Klaus-Peter Denecke: 89; Christl Stadler: 225; Carola Otterstedt: 260f.; Ingo Engelmann: 283.

Von Institutionen:
Staatsarchiv Hamburg: 83, 85, 93, 163, 309, 323, 327; Archiv der Evangelischen Stiftung Alsterdorf: 71, 96, 97; Garnisonmuseum Celle: 47; Fondazione Negro: 216; Personengeschichtliche Sammlung Hans Heinrich Lüthje (PS 0160) im Zentralarchiv der Christengemeinschaft Berlin: 144f.; Festschrift des Wilhelm-Gymnasiums Hamburg 1956 (Repro: Babel): 91; Sutterlüty Handels GmbH: 269; Ita Wegman Institut: 307.

Grafik:
354f.: Andreas Babel und Andreas Ziesemer.

Aus privaten Sammlungen:
Lotte Albers (im Besitz des Neffen Martin): Cover und 6, 15, 18, 19, 20, 26, 42, 68, 79, 94, 99, 105, 106, 112, 122, 128, 142, 152, 153, 155, 164, 165, 178, 184, 188, 206, 279, 296, 304, 332, 334, 335, 336f., 339-347, 352, 357ff. sowie 2 u. 111 (beide NSV-Gaupropagandastelle Weser Ems Oldenburg, Aufnahme Pröhl); Margareta Veth: 12f., 45, 129; Alwine Kotsch: 17; Monika Westinner: 31, 338; Hubert u. Klara Schumacher: beide 56; Inge Will: 58o; Vater von »Luna« (Name geändert): 61, 62; Elisabeth Heiser-Pape: 65; Bettina Tegen: 66, 67; Annegret Schröder: 81; Maria Osenberg: 87; Otto-Christian Gaedechens: 132; Klaus Naumann: 135, 137, 139 (Repro: Babel); Karin Aeissen: 149; Telse Kardel: 168, 171; Jochen Degkwitz: 186; Torben Bertram: 189, 191; Sohn von Margarita van der Borg: 194, 197; Susanne Marek: 209, 210, 211, 213, 215; Andreas Schnapauff: 301; Angehörige von Hannelore Scholz: 175; Bernhard Samtleben: 177; Heiner Kramm: 199, 203; Nachlass Ursula Wulf, geb. Weiss (Dr. Stefan Wulf, Hamburg/ Berlin): 204; Christine Janssen (Repro: Babel): 219; Helga u. Anton Hofer: 221; Mechthild Rottensteiner: 223; Thomas Klauser: 227; Brigitte Ohlwein: 230, 233; Peter Neumann: 236 und 239 (beide); Hans-Heiner Graul: 238, 242, 244, 245, 246, 247, 251; Jürgen Güldner: 253; Elisabeth u. Hans-Henning von Rolf: 254, 257, 264, 265 sowie (Repros Carola Otterstedt): 121, 258, 259, 260o, 261o, 263, 268; Tochter von Ernst Hain: 270; Sabine Hain: 275; Johanna Maier: 284, 287, 289, 291; Carola Franke (Repro: Babel): 295, Karola Rüger: 303; Gerd Thiessen: 313; Astrid Schaaf: 318.

Personenregister

L

M

N

O

P

R

S

T

V

W

Z

Literaturverzeichnis

Bücher

Aly, Götz: Die Belasteten, Frankfurt 2013. Korrigierte Version des Textes in der Taschenbuchausgabe 2014

Andrae, Matthias: Die Vertreibung der Jüdischen Ärzte des Allgemeinen Krankenhauses Hamburg St. Georg im Nationalsozialismus, Norderstedt 2003

Auch, Joachim (Hg.): »Ich kann auch anders!«. Das Leben des Lagerkommandanten Wolfgang Mohwinkel. Erzählt in Dokumenten und Erinnerungen der Tochter und des Schwiegersohns, Haigerloch 2010

Bake, Rita: Ein Gedächtnis der Stadt. Nach Frauen und Männern benannte Straßen, Plätze, Brücken in Hamburg, 3 Bände, Hamburg 2015

Bar-On, Dan: Die Last des Schweigens. Gespräche mit Kindern von NS-Tätern, Hamburg 2004, 2. A.

Barz, Paul: Menschen auf Sylt. Fotografiert von Hans Siwik, Heide 1988

Batz, Michael: »Bitte nicht wecken!« Holocaust in Hamburg. Zehn szenische Lesungen. Hg. von der Hamburgischen Bürgerschaft, München und Hamburg 2008, 2. A.

Batz, Michael: »Hört damit auf!«. 20 Dokumentarstücke zum Holocaust in Hamburg. Hg. von der Hamburgischen Bürgerschaft, München und Hamburg 2019

Baumann, Ruth; Köttgen, Charlotte; Grolle, Inge und Kretzer, Dieter: Arbeitsfähig oder unbrauchbar? Die Geschichte der Kinder- und Jugendpsychiatrie seit 1933 am Beispiel Hamburgs, Frankfurt am Main 1994

Beddies, Thomas (Hg.): Im Gedenken der Kinder. Die Kinderärzte und die Verbrechen an Kindern in der NS-Zeit, Berlin 2012

Böhm, Boris (Hg.) »Wird heute nach einer Landes-Heil- und Pflegeanstalt in Sachsen überführt.« Die Ermordung ostpreußischer Patienten in der nationalsozialistischen Tötungsanstalt Pirna-Sonnenstein im Jahre 1941, Leipzig 2Bohne, Eva: Was für ein Miteinander von Menschen mit und ohne Behinderungen. Einblicke in unsere jüngere Zeitgeschichte, Berlin und München 2017

Braese, Stephan und Groß, Dominik (Hg.): NS-Medizin und Öffentlichkeit: Formen der Aufarbeitung nach 1945, Frankfurt am Main 2015

Brahm, Felix: Lehren, Heilen, Überwachen. Die wechselvolle Geschichte eines historischen Gebäudekomplexes in Hamburg-Rothenburgsort, Bremen 2007

Bringmann, Fritz: Kindermord am Bullenhuserdamm. SS-Verbrechen in Hamburg 1945: Menschenversuche an Kindern, Frankfurt 1979, 2. A.

Brunner, Claudia und von Seltmann, Uwe: Schweigen die Täter reden die Enkel, Frankfurt 2006

Burlon, Marc: Die »Euthanasie« an Kindern während des Nationalsozialismus in den zwei Hamburger Kinderfachabteilungen, Dissertation, Hamburg 2009

Busold, Dietmar (Hg.): Tagebuch des Hauptmanns Ernst-Adolf Busold. Ein deutsches Familien-Schicksal, Norderstedt 2012

Bussche, Hendrik van den: Medizinische Wissenschaft im »Dritten Reich«. Kontinuität, Anpassung und Opposition an der Hamburger Medizinischen Fakultät, Berlin 1989

Degkwitz, Rudolf: Das alte und das neue Deutschland, Hamburg 1947, 2. A.

Degkwitz, Rudolf: Ethische Probleme in der Medizin. Ärztliche Ethik insbesondere im Hinblick auf die Fortpflanzungsmedizin und den ärztlichen Umgang mit Behinderten, Kranken und Sterbenden, Paderborn 1989

Deutsche Gesellschaft für Kinder- und Jugendmedizin, Historische Kommission (Hg.): 125 Jahre Deutsche Gesellschaft für Kinder- und Jugendmedizin e. V. 1883–2008. Jubiläumspublikation der DGKJ, Berlin 2008

Diercks, Herbert: Gedenkbuch Kola-Fu. Für die Opfer aus dem Konzentrationslager, Gestapogefängnis und KZ-Außenlager Fuhlsbüttel. Hg. von der KZ-Gedenkstätte Neuengamme, Hamburg 1987

Diercks, Herbert: »Euthanasie«. Die Morde an Menschen mit Behinderungen und psychischen Erkrankungen in Hamburg im Nationalsozialismus. Texte, Fotos und Dokumente. Hg. von der KZ-Gedenkstätte Neuengamme, Hamburg 2014

Domes, Robert: Nebel im August. Die Lebensgeschichte des Ernst Lossa, München 2016

Drößler, Stefan, Hillringhaus, Klaus und Tanner, Magdalena: Erzähl mir für morgen. Frauen und Männer berichten von Zerbrüchen und Neuanfängen um 1945, Bad Salzuflen 2007, 2. A.

Dühr, Hartmut: Ergebung ohne Widerstand. Erinnerungen eines Mitläufers, Norderstedt 2010

Engelbracht, Gerda: Der tödliche Schatten der Psychiatrie. Die Bremer Nervenklinik 1933–1945, Bremen 2002

Engelbracht, Gerda: Medizinverbrechen an Bremer Kindern und Jugendlichen in der Zeit des Nationalsozialismus. Frankfurt/Main 2014

Engelbracht, Gerda: Erinnerungsbuch für die Opfer der NS-Medizinverbrechen in Bremen, Bremen 2016

Engelbracht, Gerda: »Denn bin ich unter das Jugendamt gekommen.« Bremer Jugendfürsorge und Heimerziehung 1933–1945, Bremen 2018

Engelmann, Ingo: Scherbenpark Wintermoor. Die verlassene Klinik in Wintermoor, eine heimliche Foto-Ausstellung und die Wiederentdeckung der Vergänglichkeit, Norderstedt 2020

Falkenstein, Sigrid: Annas Spuren. Ein Opfer der NS-»Euthanasie«, München 2012

Falkenstein, Sigrid: Annas Spur. Ein Opfer der NS-»Euthanasie«. Kurzfassung in Einfacher Sprache. Münster 2015

Felguth, Astrid: »Was war los in Hohehorst?«, Frankfurt am Main 2015

Fleßner, Alfred; George, Uta; Harms, Ingo und Keller, Rolf (Hg.): Forschungen zur Medizin im Nationalsozialismus.

Vorgeschichte – Verbrechen – Nachwirkungen, Schriftenreihe der Stiftung niedersächsischer Gedenkstätten, Band 3, Göttingen 2014
Gerrens, Uwe: Rüdiger Schleicher. Leben zwischen Staatsdienst und Verschwörung, Gütersloh 2009
Gerz, Carsten und Gerz, Wolfgang: Ein Schuss in den Hinterkopf. Die Geschichte des Kriegsverbrechers Wilhelm Dörr, Westernohe 2010
Gilter, Jozef: Leben am seidenen Faden. Tagebuch aus dem Austauschlager Bergen-Belsen, Göttingen 2015
Gretzschel, Matthias: Bürgersinn und Nächstenliebe. 775 Jahre Hospital zum Heiligen Geist, Hamburg 2002
Greve, Beate: Prof. Dr. med. Rudolf Degkwitz. *19.1.1889 – †21.5.1973. Sein wissenschaftliches und politisches Leben vom Kaiserreich bis zur Demokratie. Hannover 2017; veröffentlicht im Internet unter mhh-publikationsserver.gbv.de/servlets/MCRFileNodeServlet/mhh_derivate_00001263/2020_diss_greve_a.pdf (abgerufen am 27.12.2020)
Groschek, Iris und Vagt, Kristina: »… dass du weisst, was hier passiert ist«. Medizinische Experimente im KZ Neuengamme und die Morde am Bullenhuser Damm, Bremen 2012
Harlan, Thomas: Veit, Reinbek 2011
Heidenreich, Gisela: Geliebter Täter. Ein Diplomat im Dienst der »Endlösung«, München 2011
Hinz-Wessels, Annette: Tiergartenstraße 4, Berlin 2015
Hochmuth, Ursel und Meyer, Gertrud: Streiflichter aus dem Hamburger Widerstand 1933 1945, Frankfurt/Main 1969
Horsinga-Renno, Mireille: Der Arzt von Hartheim. Wie ich die Wahrheit über die Nazi-Vergangenheit meines Onkels herausfand, Hamburg 2008
Janzowski, Franz: Die NS-Vergangenheit in der Heil- und Pflegeanstalt Wiesloch. »…so intensiv wenden wir unsere Arbeitskraft der Ausschaltung der Erbkranken zu.«, Ubstadt-Weiher 2015
Jenner, Harald und Wunder, Michael: Hamburger Gedenkbuch Euthanasie. Die Toten 1939–1945. Hg. von der Senatskanzlei Hamburg, der Senatskoordinatorin für die Gleichstellung behinderter Menschen und der Landeszentrale für politische Bildung Hamburg, Berlin 2017
Jung, Michael: Eine neue Zeit. Ein neuer Geist? Eine Untersuchung über die NS-Belastung der nach 1945 an der Technischen Hochschule tätigen Professoren unter besonderer Berücksichtigung der Rektoren und der Senatsmitglieder. Hg. vom Präsidium der Gottfried Wilhelm Leibniz Universität Hannover, Petersberg 2020
Justizbehörde Hamburg (Hg.): »Für Führer, Volk und Vaterland …«. Hamburger Justiz im Nationalsozialismus, Hamburg 1992
Kaelber, Lutz und Reiter, Raimond (Hg.): Kindermord und »Kinderfachabteilungen« im Nationalsozialismus. Gedenken und Forschung, Frankfurt 2011
Kaminsky, Uwe: Über Leben in der christlichen Kolonie. Das Diakonissen-Mutterhaus Rotenburg, die Rotenburger Anstalten der Inneren Mission und die Rolle ihrer Vorsteher 1905–1955, Bremen 2016
Kardel, Hennecke: Deutschland – Heimatland. Rückschau auf achtzig Lenze, Hamburg 2002

Kershaw, Ian: Das Ende: Kampf bis in den Untergang. NS-Deutschland 1944/45, München 2011
Kinast, Andreas: »Das Kind ist nicht abrichtfähig.«: Euthanasie in der Kinderfachabteilung Waldniel 1941–1943 (Rheinprovinz), Köln 2014, 3. A.
Klee, Ernst: Das Personenlexikon zum Dritten Reich. Wer war was vor und nach 1945, Frankfurt 2007, 2. A.
Klee, Ernst: Deutsche Medizin im Dritten Reich. Karrieren vor und nach 1945, Frankfurt 2001, 2. A.
Klee, Ernst: »Euthanasie« im Dritten Reich, Frankfurt 2010, vollständig überarbeitete Neuauflage
Klee, Ernst: Was sie taten – Was sie wurden. Ärzte, Juristen und andere Beteiligte am Kranken- und Judenmord, Frankfurt 2004, 12. A.
Kleveman, Lutz: Kriegsgefangen. Meine deutsche Spurensuche, München 2011
Kulish, Nicholas und Mekhaerrat, Soud: Dr. Tod. Die lange Jagd nach dem meistgesuchten NS-Verbrecher. München 2015
KZ-Gedenkstätte Neuengamme (Hg.): »Euthanasie«-Verbrechen. Forschungen zur nationalsozialistischen Gesundheits- und Sozialpolitik. Beiträge der nationalsozialistischen Verfolgung in Norddeutschland, Heft 17, Bremen 2016
Lamprecht, Gerd: »Geh' nach Celle …« – Gedenkbüchlein für Dr. med. Gertrud Lamprecht, Celle 2016, 2. erweiterte A.
Lebert, Norbert und Lebert, Stephan: Denn Du trägst meinen Namen. Das schwere Erbe der prominenten Nazi-Kinder, München 2002, 4. A.
Löhr, Margot: Die vergessenen Kinder von Zwangsarbeiterinnen in Hamburg – ermordet durch Vernachlässigung und Unterernährung. Ein Gedenkbuch. 2 Bände. Hg. von der Landeszentrale für politische Bildung Hamburg, Hamburg 2020
Lorenz, Hilke: Weiterleben als sei nichts gewesen. Deutsche Schicksale zwischen Hakenkreuz und Bundesadler, München 2005
Lorenz, Hilke: Die Akte Verschickungskinder. Wie Kurheime für Generationen zum Albtraum wurden, Weinheim 2021
Mallmann, Klaus-Michael und Paul, Gerhard (Hg.): Karrieren der Gewalt. Nationalsozialistische Täterbiographien, Darmstadt 2011, 2. A.
Meyer, Kurt: Grenadiere, Zweibrücken 2006, 11., unveränderte A.
Meyer, Kurt: Geweint wird, wenn der Kopf ab ist. Annäherungen an meinen Vater – »Panzermeyer«. Generalmajor der Waffen-SS, Freiburg 1998
Nannen, Stephanie: Henri Nannen. Ein Stern und sein Kosmos. München 2013
Obenaus, Herbert und Sibylle: »Schreiben, wie es wirklich war …«. Die Aufzeichnungen Karl Dürkefäldens aus der Zeit des Nationalsozialismus, Hannover 1985
Ortner, Helmut: Der Hinrichter. Roland Freisler – Mörder im Dienste Hitlers, Darmstadt 2013
Peters, Ulrich; Fehring, Max; Wetzel, Paul und Freudenthal, Herbert (Hg.): Deutsche Lebens- und Kulturbilder in vergleichenden Zeittafeln, Frankfurt/Main 1924
Pfeiffer, Jürgen: Menschenverachtung und Opportunismus. Zur Medizin im Dritten Reich, Tübingen 1992

Pfeiffer, Moritz: Mein Großvater im Krieg 1939–1945. Erinnerung und Fakten im Vergleich, Bremen 2012
Piper, Joachim: »Lobetal habe ich säubern lassen«. Arbeit und Schicksal der Lübtheener Diakonissen, Celle 2010
Posner, Gerald S.: Belastet. Meine Eltern im Dritten Reich. Gespräche mit den Kindern von Tätern, Berlin 1994
Psychiatrische Klinik Lüneburg (Hg.): Psychiatrie in der Zeit des Nationalsozialismus, Lüneburg 2012
Puls, Ursula: Die Bästlein-Jacob-Abshagen-Gruppe. Bericht über den antifaschistischen Widerstandskampf in Hamburg und an der Wasserkante während des Zweiten Weltkrieges. Hg. vom Institut für Marxismus-Leninismus beim Zentralkomitee der Sozialistischen Einheitspartei Deutschlands, Berlin 1959
Reiter, Raimond: Hitlers Geheimpolitik, Frankfurt 2008
Reiter, Raimond: Dr. Helene Darges-Sonnemann. Erfolgreiche Kinderärztin und Verstrickung in NS-Verbrechen, Celle 2010
Ries, Henry: Abschied meiner Generation, Berlin 1992
Röhl, Anja: Das Elend der Verschickungskinder. Kindererholungsheime als Orte der Gewalt, Gießen 2021
Rosmus, Anna Elisabeth: Exodus, Tittling 1988
Rudnick, Carola S.: Den Opfern ein Gesicht, den Namen wiedergeben. Zwölf Lebensgeschichten von Kindern und Jugendlichen der Lüneburger »Euthanasie«-Maßnahmen. Katalog zur Sonderausstellung, Lüneburg 2014
Schad, Martha: Frauen gegen Hitler. Vergessene Widerstandskämpferinnen im Nationalsozialismus, München 2010
Schmidt, Helmut …: Kindheit und Jugend unter Hitler, Berlin 1992
Schmidt, Werner: Leben an Grenzen. Autobiographischer Bericht eines Mediziners aus dunkler Zeit, Zürich 1989
Schneider, Frank (Hg.): Psychiatrie im Nationalsozialismus. Erinnerung und Verantwortung, Berlin 2011
Schneider, Holm: »Was soll aus dem Kind bloß werden?«. 7 Lebensläufe von Menschen mit Down-Syndrom. Schwarzenfeld 2014
Schneider, Wolfgang: Frauen unterm Hakenkreuz, Hamburg 2001
Schwarberg, Günther: Der SS-Arzt und die Kinder vom Bullenhuser Damm, Göttingen 1997, 3. A.
Schwarberg, Günther: Das vergesse ich nie. Erinnerungen aus einem Reporterleben, Göttingen 2007
Schwarberg, Günther: Meine zwanzig Kinder, Göttingen 1996
Seidler, Eduard: Kinderärzte, 1933–1945: entrechtet, geflohen, ermordet, Bonn 2000
Stephan, Jean-Pierre: Thomas Harlan. Das Gesicht deines Feindes. Ein deutsches Leben, Frankfurt 2007
Scrase, David: Wilhelm Lehmann. Biographie, Göttingen 2011
Smiatacz, Carmen: Stolpersteine in Hamburg-Barmbek und Hamburg-Uhlenhorst. Biographische Spurensuche. Hg. von der Landeszentrale für politische Bildung Hamburg und dem Institut für die Geschichte der deutschen Juden, Hamburg 2010
Theilemann, Steffen: Harald Schultz-Hencke und die Freideutsche Jugend.

Biografie bis 1921 und die Geschichte einer Bewegung, Gießen 2018
Thevs, Hildegard: Stolpersteine in Hamburg-Rothenburgsort. Biographische Spurensuche, Hamburg 2011
Wagenitz, Gerhard: Göttinger Biologen 1737–1945: eine biographisch-bibliographische Liste, Göttingen 1988
Weisser, Ursula (Hg.): 100 Jahre Universitätskrankenhaus Eppendorf 1889–1989, Tübingen 1989
Wrochem, Oliver von (Hg. unter Mitarbeit von Eckel, Christine): Nationalsozialistische Täterschaften. Nachwirkungen in Gesellschaft und Familie. Hg. im Auftrag der KZ-Gedenkstätte Neuengamme, Berlin 2016

Aufsätze

Aeissen, Etta: Erinnerungen an die Kleinbahn von Eckernförde nach Owschlag. In: Jahrbuch der Heimatgemeinschaft Eckernförde 1987, S. 39–43
Aly, Götz: Der Mord an behinderten Kindern zwischen 1939 und 1945. In: Heilen und Vernichten im Mustergau Hamburg. Hg. von Ebbinghaus, Angelika; Kaupen-Haas, Heidrun und Roth, Karl Heinz, Hamburg 1984, S. 147–161
Babel, Andreas: Der Fall Dr. Helene Sonnemann in Celle. In: Kaelber, Lutz und Reiter, Raimond (Hg.): Kindermord und »Kinderfachabteilungen« im Nationalsozialismus. Gedenken und Forschung, Frankfurt 2011, S. 217–228
Babel, Andreas: Eine NS-»Täterin« aus Eckernförde und ihre besondere Familie. In: Jahrbuch der Heimatgemeinschaft Eckernförde, 76. Jg. (2018), S. 353–368
Babel, Andreas: Die NS-»Euthanasie« und Rahlstedt. In: Rahlstedter Jahrbuch für Geschichte & Kultur 2018, S. 78–95
Benzenhöfer, Udo: Überblick über die »Kinderfachabteilungen« im Rahmen des »Reichsausschussverfahrens«. In: Kaelber, Lutz und Reiter, Raimond (Hg.): Kindermord und »Kinderfachabteilungen« im Nationalsozialismus. Gedenken und Forschung, Frankfurt 2011, S. 67–75
Bierich, Jürgen: Ärztlicher Widerstand im Nationalsozialismus. In: Pfeiffer, Jürgen: Menschenverachtung und Opportunismus, a.a.O., S. 198–212
Bussche, Hendrik van den: Rudolf Degkwitz. Die politische Kontroverse um einen außergewöhnlichen Kinderarzt. In: Kinder- und Jugendarzt, 30. Jg. (1999) Nr. 4, S. 425–431 und Nr. 5, S. 549–556
Darges-Sonnemann, Helene: Aus dem Leben einer Ärztin. In: 75 Jahre Auguste-Viktoria-Schule Flensburg, Flensburg 1961, S. 91f.
Federspiel, Ruth: Mobilisierung der Rüstungsforschung? Werner Osenberg und das Planungsamt des Reichsforschungsrates 1943–1945. In: Maier, Helmut: Rüstungsforschung im Nationalsozialismus (Geschichte der Kaiser-Wilhelm-Gesellschaft im Nationalsozialismus, Bd. 3), Göttingen 2003, S. 72–108
Fontana, Lidia: Die Ziele der Liga. In: Zeitschrift für klassische Homöopathie, Ausgabe 03, 1970, S. 97–101
Hadeln, Regina von: »Lazar macht das schon«. Privatsekretärin und Hausdame bei Curd Jürgens. In: Deutsches Filminstitut: Curd Jürgens.

Kinematograph Nr. 14, Frankfurt 2000, S. 50–57
Hauschild-Thiessen, Renate: Mittell-Redlich, eine Hamburger Privatschule für Mädchen. In: Hamburgische Geschichts- und Heimatblätter, 15 (2007), S. 191–201
Kraushaar, Wolfgang: Der Kampf gegen den »Jud-Süß«-Regisseur Veit Harlan. »Ein Meilenstein in der Grundrechtssprechung des Bundesverfassungsgerichts«. In: Mittelweg 36, 4. Jahrgang (1995), S. 4–33
Maier, Erne: Die Zukunft der Schulgesundheitshilfe. In: Öffentliches Gesundheits-Wesen, Mai/Juni 1968, Bd. 30, Heft 5, S. 161–166
Maier, Erne: Schwerpunkte der Sozialpädiatrie in den 70er Jahren. Monatsschrift Kinderheilkunde, April 1972, Bd. 120, Heft 4, S. 157–161
Maier, Erne: Sozialpädiatrische Problematik der Säuglingssterblichkeit. In: Monatsschrift Kinderheilkunde, Juli 1973, Bd. 121, Heft 7, S. 461ff.
Maier, Erne: Gegenwärtiger Stand der Mütter- und Säuglingssterblichkeit im nationalen und internationalen Vergleich. Folgerungen für den Aufgabenkatalog des Öffentlichen Gesundheitsdienstes. In: Öffentliches Gesundheits-Wesen, September 1977, Bd. 39, Heft 9, S. 525–536
Meyer-Lenz, Johanna: Rezension der Erstauflage dieses Buches. In: Zeitschrift des Vereins für Hamburgische Geschichte, Bd 101, Hamburg 2015, S. 253ff.
Reiter, Raimond: Opfer der Psychiatrie im Nationalsozialismus aus Stadt und Kreis Celle. In: Celler Chronik 16. Beiträge zur Geschichte und Geographie der Stadt und des Landkreises Celle, Celle 2009, S. 91–105
Voigt, Roland: Die Zeit der Revolution in Eckernförde. Betrachtungen eines Zeitzeugen zum Zeitraum November 1918 bis März 1919. In: Jahrbuch der Heimatgemeinschaft Eckernförde 2004, S. 281–288
Wulf, Stefan: Tropenkurhaus und Tbc-Kinderklinik – Das Landhaus »Grüneck« als Ort der Hamburger Medizingeschichte 1939 bis 1951. In: Zeitschrift des Vereins für Hamburgische Geschichte, Band 106, Hamburg 2020, S. 53–81

Zeitungs- und Zeitschriftenartikel

Alster-Anzeiger: Zeitzeugen gesucht. In: Ausgabe 9 vom September 2020, S. 7
Babel, Andreas: Artikelserie über Fritz Darges und seine Frau Helene Darges-Sonnemann in der Celleschen Zeitung vom 28.11., 1.12., 3.12., 5.12., 8.12., 10.12. und 12.12.2009
Babel, Andreas: Celler AKH will Kriegszeit aufarbeiten. In: Cellesche Zeitung vom 1.3.2010, S. 15
Babel, Andreas: AKH-Auftrag: Historiker Reiter erforscht NS-Verbrechen. In: Cellesche Zeitung vom 27.3.2010, S. 11
Babel, Andreas: Zwölf Tötungen zur Last gelegt. »Unnahbar« und »verhärmt«? In: Cellesche Zeitung vom 3.6.2010, S. 10
Babel, Andreas: Edda Göring widerlegt Legende von direkter Verwandtschaft. In: Cellesche Zeitung vom 3.6.2010, S. 10
Babel, Andreas: Tante Helene »reine Mittäterin«? Onkel Fritz von Macht angezogen. In: Cellesche Zeitung vom 3.6.2010, S. 10

Babel, Andreas: Noch 1969 aktive Sterbehilfe empfohlen. In: Cellesche Zeitung vom 1.2.2011, S. 9

Babel, Andreas: Kindermörderin in der Iserhatsche. In: Böhme-Zeitung vom 19.11.2011, S. 5

Babel, Andreas: Die stille Südtiroler Heldin im Hamburger Kinderspital. In: Dolomiten-Zeitung vom 20.12.2011, S. 16, als Folge 87 der Serie »Zeitgeschichte: Vergeben Ja, Vergessen Nie«

Babel, Andreas: Lydia Fontana, eine besondere Ärztin. Vor 100 Jahren geboren. In: Dolomiten-Zeitung vom 19.6.2013, S. 8

Babel, Andreas: Celler Kinder in Lüneburg ermordet. In: Cellesche Zeitung vom 29.6.2013, S. 16

Babel, Andreas: Lesung: Kindermord im Krankenhaus. In: Hamburger Wochenblatt, Ausgabe Horn, Hamm,Rothenburgsort, Borgfelde, Hammerbrook vom 18.3.2015, S. 3

Babel, Andreas: Kindermord im Krankenhaus. In: Böhme-Zeitung vom 18.2.2015, S. 4

Babel, Andreas: »Meine Mutter hat immer mit Abscheu berichtet«. In: General-Anzeiger vom 3.11.2015, S. 10

Babel, Andreas: Sinsheimer Ärztin blieb in NS-Zeit standhaft. In: Rhein-Neckar-Zeitung, Ausgabe Sinsheim vom 8.1.2016

Babel, Andreas: Sinsheimer schwärmen von der patenten Kinderärztin. In: Rhein-Neckar-Zeitung, Ausgabe Sinsheim vom 15.1.2016.

Babel, Andreas: Autor über »Euthansie« (sic!) an Kindern. In: Blickpunkt Nienburg vom 15.10.2016, S. 6

Babel, Andreas: Kindermord im Krankenhaus. Sechsjährige Recherche. In: Kreiszeitung Nienburg vom 18.10.2016

Babel, Andreas: Kindermord im Celler Land. In: Cellesche Zeitung vom 4.3.2017, S. 21

Babel, Andreas: Frank Will hatte es nicht leicht. In: Cellesche Zeitung vom 2.8.2017, S. 10

Babel, Andreas: »Alle Patienten sind gleich«. In: Cellesche Zeitung vom 25.8.2017, S. 10

Babel, Andreas: Geborgen im Schoß der Familie. In: Cellesche Zeitung vom 10.10.2018, S. 8

Babel, Andreas: Im Gedenken an die Ermordeten. In: Cellesche Zeitung vom 5.5.2019, S. 19

Babel, Andreas: Beklemmend und beeindruckend. In: Cellesche Zeitung vom 21.5.2019, S. 17

Babel, Andreas: NS-Forschung nicht zu Ende. In: Cellesche Zeitung vom 29.1.2020, S. 11

Babel, Andreas: Die das Morden nicht unterstützten. In: DorfStadt-Zeitung, 12/2020 vom 27.8.2020, S. 12

Babel, Andreas: Auf den Spuren eines Kinderarztes in Hamburg. In: Hamburger Wochenblatt, Ausgabe Billstedt, 43. Jg., Nr. 36 vom 2.9.2020, S. 5

Babel, Andreas: Auf den Spuren eines Kinderarztes. In: Hamburger Wochenblatt, Ausgabe Barmbek, 22. Jg., Nr. 36 vom 2.9.2020, S. 6

Babel, Andreas: Sie hatte ein Herz für Kinder. In: Hamburger Wochenblatt, Ausgabe Rahlstedt, 44. Jg., Nr. 37 vom 9.9.2020, S. 9

Babel, Andreas: Wer erinnert sich an Dr. Erika Strohbehn-Holzmann? In: Winsener Anzeiger vom 24.9.2020, S. 6

Baumann, Horst: Buchautor sucht Zeitzeugen. In: Elbe Wochenblatt, Eimsbüttel vom 7.10.2020, S. 3
Bereuter, Kurt: Der strohblonde Junge und die junge Ärztin in der Kinderklinik. In: Thema Vorarlberg, 65. Ausgabe, Februar 2021, S. 29
Boehncke, Helmut: 80 Jahre Kinderheilkunde in Rothenburgsort. In: Hamburger Ärzteblatt, August 1978, S. 341–345
Borstel, Siegmund: Buchautor sucht Zeitzeugen. In: Elbe Wochenblatt, Bezirk West, vom 16.9.2020, S. 9Brelie, Klaus von der: Celler Seilschaften deckten Jahrzehnte einen Nazi. In: Hannoversche Allgemeine Zeitung vom 18.12.2009, S. 6
Brelie, Klaus von der: Celler Chefärztin brachte mindestens zwölf Kinder um. In: Hannoversche Allgemeine Zeitung vom 16.2.2011, S. 5
Busse, Ulf-Peter: Die »guten Ärzte vom NS-Kinderkrankenhaus«. In: Bergedorfer Zeitung vom 15.9.2020, S. 13
Corriere dell' Alto Adige (o. Verfasser) vom 17.5.2015, S. 13: L'infermiera altoatesina che disse no al delirio nazista
Czyz, Norbert: Andreas Babel gab den Nazi-Opfern ein Gesicht. In: Wilhelmshavener Zeitung vom 30.10.2015
Ende, Michael: Weitere Opfer der NS-Zeit »entdeckt«. In: Cellesche Zeitung vom 24.4.2018, S. 17
Francipane, Ettore: La pediatra del »No« a Hitler. In: Corriere dell' Alto Adige vom 27.5.2015, S. 11
Frieling, Klaus: Karriere durch Kindermord. In: Eppendorfer 7 & 8/2014, S. 19.
Fröhlich, Barbara: Zum Artikel Stift Keppel Ostern 1946 bis Weihnachten 1949 (Jahrbuch 2001). In: Verein der Freunde und Förderer des öffentlichen Gymnasiums Stift Keppel e.V.: Jahrbuch Gymnasium Stift Keppel 2001/02, S. 218–220
Glatzer, Kirsten: Bei uns ermordeter Kinder gedacht. In: Cellesche Zeitung vom 10.11.2018, S. 21
Göres, Joachim: Grausamer »Gnadentod« für Kinder. In: Flensburger Tageblatt vom 18.12.2015, S. 10
Göres, Joachim: »Das war doch damals so üblich«. In: Weser-Kurier vom 10.7.2016, S. 12
Graziosi, Ilaria: L'infermiera altoatesina che disse no al Hitler. Obermair: una vicenda sconosciuta. In: Corriere dell' Alto Adige vom 20.5.2015
Grell, Karen: Die Kinder sind nicht vergessen. In: Hamburger Wochenblatt, Ausgabe Horn, Hamm, Rothenburgsort, Borgfelde, Hammerbrook vom 13.11.2019, S. 3
Gries, Joachim: Kindermord. In: Cellesche Zeitung vom 7.2.2015, S. 22
Gries, Joachim: Krankenschwestern schockiert über ehemalige Chefin. In: Cellesche Zeitung vom 14.2.2015, S. 18
Gries, Joachim: Den Tränen nahe beim bunten Fest. In: Cellesche Zeitung vom 2.6.2015, S. 11
Gries, Joachim: Traumata aus NS-Zeit belasten Celler Familien noch heute. In: Cellesche Zeitung vom 11.6.2016, S. 15
Gries, Joachim: »Kindermord im Krankenhaus« neu aufgelegt. In: Cellesche Zeitung vom 3.9.2016, S. 12
Gries, Joachim: Mit Wort und Musik der jungen NS-Opfer gedenken. In: Cellesche Zeitung vom 16.11.2016, S. 11
Gries, Joachim: Was mit einer kleinen Recherche begann … In: 200 Jahre

Cellesche Zeitung, Sonderdruck vom 7.4.2017, S. 33
Gries, Joachim: Betroffenheit im Publikum. In: Cellesche Zeitung vom 21.4.2017, S. 17
Groth, Nicole: Sterben, um zu sparen. In: Markt. Wochenzeitung für Rahlstedt und Farmsen-Berne, 6. Jg., 31. Woche vom 1.8.2015
Hanke, Christian: Ärztinnen verweigerten Kindstötungen. In: Hamburger Wochenblatt, Ausgabe Osten, 2. Jg., Nr. 5 vom 6.2.2016, S. 3 sowie in Ausgabe Langenhorn, Fuhlsbüttel, Hummelsbüttel, 19. Jg., Nr. 5 vom 3.2.2016, S. 7, sowie Ausgabe Eppendorf, Harvestehude, Groß Borstel, Rotherbaum, Nr. 7 vom 17.2.2016, S. 3
Hansen, Isabelle: »Lydia Fontana war unser Engel.« Zeitgeschichte: Zeitzeugen melden sich nach »Dolomiten«-Aufruf – Die »stille Südtiroler Heldin« arbeitete später als Ärztin am homöopathischen Zentrum in Rom. In: Dolomiten-Zeitung vom 9.2.2012, S. 16
Hansen, Isabelle: Tapfer Hitlers Mordplänen widersetzt. In: Dolomiten-Zeitung vom 17.2.2015, S. 16
Hasse, Edgar S.: Die Kindermörderin von Rahlstedt. In: Hamburger Abendblatt vom 12.2.2014, S. 10, und in: Die Welt vom 21.2.2014, S. 27
Hasse, Edgar S.: Spätes Entsetzen über die frühere Chefin. In: Die Welt vom 25.2.2014, S. 26
Hasse, Edgar S.: Die NS-Todesärztin als nette Chefin. In: Hamburger Abendblatt vom 4.3.2014, S. 11
Hasse, Edgar S.: Kindermord im Krankenhaus. In: Hamburger Abendblatt vom 10.3.2015 (online abgerufen am 2.1.2021)
Heesch, Eckhard: Buchbesprechung Babel A (2015) Kindermord im Krankenhaus. In: Recht & Psychiatrie (R & P) 2017 (35), S. 192–194
Heesch, Eckhard: Wenn Mediziner zu Mördern werden …. In: Informationen zur Schleswig-holsteinischen Zeitgeschichte 57/58 (2016/2017). Hg. vom Arbeitskreis zur Erforschung des Nationalsozialismus in Schleswig-Holstein (AKENS), S. 189–194
Hildebrand, Axel und Schmitz, Stefan: Der ehrenwerte Herr D. In: Der Stern vom 10.12.2009, S. 144–152
Hofmann, Johannes: Hälfte des Lebens dem Krankenhaus gewidmet. Chefärztin Dr. Helene Darges-Sonnemann trat in den Ruhestand. In: Cellesche Zeitung vom 2.4.1976
Hülsmeyer, Almut: »Teil der Tötungsmaschinerie«. In: Neue Osnabrücker Zeitung vom 12.6.2015, S. 19
Jehmlich, Dorothea: Schule für kommende Mütter? Anmerkungen zur NS-Zeit in Keppel. In: Verein der Freunde und Förderer des öffentlichen Gymnasiums Stift Keppel e.V.: Jahrbuch Gymnasium Stift Keppel 2001/02, S. 110–120
Kabernagel, Ute: Als Ärztinnen Kinder in den Tod spritzten. In: Ostfriesen-Zeitung vom 27.10.2015, S. 12
Kascha, H.; Brandenburg, G. und Sause, H.-W.: Hitlers letzter Adjutant tot. In: Bild-Zeitung, Bundesausgabe, 29.10.2009, S. 14
Kühl, Gernot: Die schwere Schuld der jungen Nazi-Ärztinnen. In: Eckernförder Zeitung vom 9.12.2015, S. 7
Kunte, Robin: Ein ungeklärtes Stück Geschichte. In: Neue Ruhr-Zeitung vom 23.9.2016

Leng, Karsten: Ärztin Liesel Deidesheimer hat sich gewehrt. In: Kieler Nachrichten, Ausgabe Neumünster vom 11.10.2016, S. 30

Lochte, Dennis und Herrmann, Dirk M.: Hitlers letzter Adjutant in diesem Loch verscharrt. In: Bild-Zeitung Hannover, 19.11.2009, S. 6

Philipsen, Bernd: Kindermord für die Karriere. In: Schleswig-Holsteinischer Zeitungsverlag, in mehreren Zeitungen am 15.2.2011

Philipsen, Bernd: Der Todesengel im Arztgewand. In: Schleswiger Nachrichten vom 22.11.2012

Philipsen, Bernd: Skrupellose Kindermörder im Namen der NS-Ideologie. In: Schleswig-Holsteinischer Zeitungsverlag, in mehreren Zeitungen am 18.3.2015, S. 21

Pörksen, Kai: Für »nicht lebenswert« beschieden. In: Eckernförder Nachrichten vom 9.12.2015, S. 29

Pörksen, Kai: Respekt vor den Opfern der Nazis. In: Eckernförder Nachrichten vom 7.9.2016

Poersch, Jürgen: Nazis ermordeten 300 Kinder. In: Lünepost vom 21.1.2017, S. 3

Psenner, Karl: »Sie war so ein lieber Mensch«. In: Dolomiten-Zeitung vom 21.5.2015, S. 21

Rohde, Reinhard: Buchbesprechung. Andreas Babel. Kindermord im Krankenhaus. In: revista, Nr. 74, April/Mai 2015, S. 27

Rohde, Reinhard: Buchbesprechung. Andreas Babel. Kindermord im Krankenhaus. In: Dr. med. Mabuse 217, September/Oktober 2015, S. 64f.

Rohde-Posern, Susanne: Wer kannte den Arzt Dr. Ernst Harmstorf? In: Stormaner Tageblatt vom 12.11.2020, S. 9

Ruhrmann, Gerhard und Holthusen, Wilhelm: Das Kinderkrankenhaus Hamburg-Rothenburgsort (1898–1982) seine Entstehungsgeschichte und sein Ende (Teil II). In: Hamburger Ärzteblatt 11/1986, S. 363–365

Ruhrmann, Gerhard: Stellungnahme des Autors und Schlußwort. In: Hamburger Ärzteblatt 3/1987, S. 87f. (als Entgegnung einer hier abgedruckten Stellungnahme von 16 Eilbeker Ärzten)

Sakar, David: Kindermorde im Dritten Reich. In: Die Harke vom 13.10.2016, S. 16

Sakar, David: »Ich will die Leute berühren«. In: Die Harke vom 13.10.2016, S. 16

Schäfer, Antje: Beitrag in der Rubrik Leute Leute. In: Lüneburger Landeszeitung vom 21.1.2017, S. 8

Schlicht, Anke: Mord von helfender Hand. In: CellaVie 1 vom 16.12.2015, S. 36–39.

Schlicht, Anke: Tätern und Opfern ein Gesicht gegeben. In: Cellesche Zeitung vom 24.11.2016, S. 11

Schmidtsdorff, Dietrich: Im Krieg die Spritze – danach das offene Fenster. In: Cellesche Zeitung vom 28.11.2017, S. 16

Schmuhl, Hans-Walter: Sozialsanitäres Großprojekt: Arzt am »Volkskörper«. Kinderheilkunde in der NS-Zeit. In: Deutsches Ärzteblatt, Jg. 107, Heft 45, 12.11.2010, S. 1894–1897

Schulte, Gabriele: Wenn Täter Karriere machen. In: Hannoversche Allgemeine Zeitung vom 21.6.2016

Schulze, Maren: Theaterstück preisgekrönt. In: Cellesche Zeitung vom 20.11.2019, S. 18

Seberich, Rainer: Behördlicher Mord an behinderten Kindern im NS-Staat.

In: Völser Zeitung, XXVII. Jahrgang/Nr. 3, Mai/Juni 2015, S. 43
Soltau, Thorsten: Das Grauen von der Seele geschrieben. In: Jeversches Wochenblatt vom 3.11.2015
Stockmann, Gisela: »Gutes Klima für die Wissenschaft«. In: DDR-Frauenzeitschrift Frau von heute vom 12.11.1958, S. 19
Wieking, Elke: Hans wurde getötet, weil er behindert war. In: General-Anzeiger vom 23.10.2015, S. 9
Wilhelmshavener Zeitung (Kürzel BM) vom 14.10.2015: Kinder getötet – bis heute kein Verfahren
Wisser, Karsten: Vortrag mit Andreas Babel über die NS-Kindermorde. In: Buxtehuder Tageblatt vom 12.10.2016
Wunder, Olaf und Babel, Andreas: Der Tag, an dem die kleine Antje zu Tode gespritzt wurde. In: Hamburger Morgenpost vom 10.11.2012, S. 28f
Ziehm, Rolf: In schlimmer Zeit anständig geblieben. In: Holsteinischer Courier vom 5.10.2016
Ziesemer, Andreas: Bertini-Preis für »junges Gedenken«. In: Cellesche Zeitung vom 31.1.2020, S. 11
Zimmer, Christoph: Celle erweist Ermordeten die letzte Ehre. In: Cellesche Zetung vom 11.1.2020, S. 15, sowie Mein Anzeiger vom 15.1.2020, S. 5

Im Internet veröffentlichte Dokumente

Hygiene Institut Hamburg: Gedenkschrift zur Erinnerung an Kinderopfer der NS-Zeit. Dokumentation zur Gedenkveranstaltung am 9.11.1999 am Hygiene Institut Hamburg. Hamburg 1999. http://www.hamburg.de/contentblob/114616/data/gedenkschrift.pdf
Lange-de la Camp, Maria und E. H. Benedix: II. Deutsche Mykologentagung. Aufsatz über diese 1957 stattgefundene Tagung unter http://www.dgfm-ev.de/sites/default/files/ZP272033Benedix.pdf
Stadt Leipzig: Euthanasieverbrechen in der Zeit des Nationalsozialismus in Leipzig. Informations-Material für Lehrer und Schüler der 9. und 10. Klassen in Mittelschulen und Gymnasien in Leipzig. 2007 unter http://www.leipzig.de/fileadmin/mediendatenbank/leipzig-de/Stadt/02.5_Dez5_Jugend_Soziales_Gesundheit_Schule/53_Gesundheitsamt/Psychiatrie/euthanasieverbrechen_schulinfo-neu.pdf

Unveröffentlichte Manuskripte

Dalquen, Peter: Der Garten. Eine Autobiografie (Kapitel 25, Wacholder, zu Ernst Hain)
Darges, Fritz: Epilog auf Helene Darges-Sonnemann, Celle nach 1998, im Besitz des Garnisonmuseums Celle
Darges-Sonnemann, Helene: 32 Jahre Kinderabteilung des Allgemeinen Krankenhauses Celle. Vortrag, gehalten am 17.3.1976, maschinengeschriebenes Manuskript
Fischer, Mathis: Dr. med. Bayer. Pflichtbewusster Kinderarzt oder fehlgeleiteter Mörder? Arbeit zum Geschichtswettbewerb des Bundespräsidenten 2010/2011, Hamburg-Volksdorf Februar 2011
Martin, Anneliese: Lebenserinnerungen, Privatdruck, Karlsruhe 1991
Schölmerich, Paul: Rückschau auf neun Jahrzehnte. Teil 1: 1916 bis 1963, Privatdruck, Mainz 2006

Der Autor

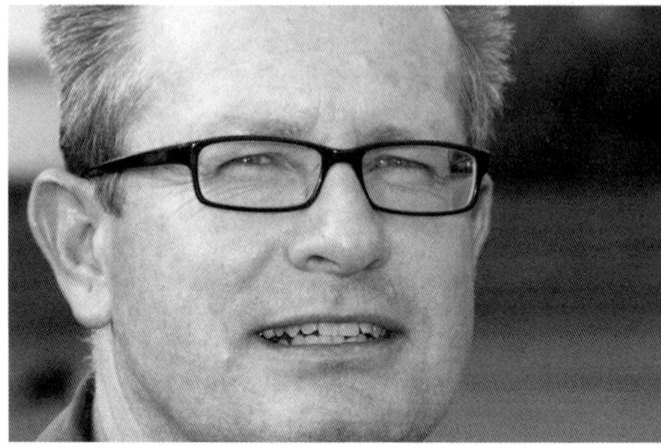

© Horst Eilers

Andreas Babel wurde am 29.10.1966 im beschaulichen Buxtehude, vor den Toren Hamburgs, geboren, wo sein Vater Volker während seines Bauingenieur-Studiums seine zukünftige Frau Ulrike kennengelernt hatte. Deren Mütter (Jahrgänge 1911 und 1915) hatten im Krieg einiges mitbekommen, schwiegen aber meist über das Erlebte. Die NS-Verbrechen waren niemals Thema zwischen dem Autor und seinen Großmüttern. Die Großväter lernte Babel nicht mehr kennen.

In seiner Abiturarbeit im Fach Geschichte beschäftigte sich der Autor mit dem Thema, warum sich Mitte der 1980er Jahre viele damals junge Leute nicht für die Aufarbeitung der NS-Vergangenheit interessierten. Sie wurden einfach zugeschüttet mit Informationen über grässliche, unvorstellbare Vorgänge. Damals lebten noch viele der Täter, doch befragt wurden sie nur höchst selten. Von strafrechtlicher Verfolgung in der Regel verschont, waren sie in den Ruhestand eingetreten. Man ließ sie in Ruhe.

Erst als sich in deutschen Archiven allmählich ein offener Umgang mit dieser Phase der Geschichte durchgesetzt hatte und Schutzfristen nicht mehr griffen, war es möglich, umfangreich in alten Akten zu forschen. Auch waren die einflussreichen Altnazis aus den Ämtern geschieden, die bis dahin erfolgreich verhinderten, dass man ihnen und ihresgleichen doch noch auf die Schliche kommen konnte.

Während seines Studiums (Deutsch, Politikwissenschaften und Soziologie) in Mainz lernte er unter anderem die Schreibweisen der inneren Emigration deutschsprachiger Schriftsteller während der NS-Zeit kennen. Seine Magisterarbeit schrieb er zum Thema »Soziale Macht im Romanwerk von Siegfried Lenz«. Von diesem großen deutschen Dichter ist der Journalist stark beeinflusst worden.

Babel, selbst Vater dreier gesunder Töchter, hat das Schicksal der in Hamburg getöteten Kinder nicht mehr losgelassen. So wie er traurig war über die dortigen Geschehnisse zwischen 1940 und 1945, so war er wütend über die Täter und deren Selbstgerechtigkeit, die diese meist bis an ihr Lebensende pflegten.

Er sah es als seine große Aufgabe an, durch dieses Buch und seine im Jahr 2014 einsetzende Vortragstätigkeit aufzuklären und sowohl die Opfer als auch die Mediziner zu ehren, die sich widersetzt haben. Ihm und seiner Frau Daniela ist es auch weiterhin ein Anliegen, sich für Schwächere und soziale Außenseiter einzusetzen.